实用中医临床医学丛书

实用中医乳房病学

陆德铭　唐汉钧　林　毅　主审

陈红风　裴晓华　陈前军　主编

全国百佳图书出版单位

中国中医药出版社

·北京·

图书在版编目（CIP）数据

实用中医乳房病学/陈红风，裴晓华，陈前军主编
. —北京：中国中医药出版社，2023.3
ISBN 978-7-5132-7992-5

Ⅰ.①实…　Ⅱ.①陈…②裴…③陈…　Ⅲ.①乳房疾
病-中医治疗法　Ⅳ.①R271.44

中国版本图书馆 CIP 数据核字（2022）第 244896 号

中国中医药出版社出版

北京经济技术开发区科创十三街 31 号院二区 8 号楼
邮政编码　100176
传真　010-64405721
鑫艺佳利（天津）印刷有限公司印刷
各地新华书店经销

开本 787×1092　1/16　印张 29.75　彩插 1　字数 650 千字
2023 年 3 月第 1 版　2023 年 3 月第 1 次印刷
书号　ISBN 978-7-5132-7992-5

定价　198.00 元
网址　www.cptcm.com

服 务 热 线　010-64405510
购 书 热 线　010-89535836
维 权 打 假　010-64405753

微信服务号　zgzyycbs
微商城网址　https://kdt.im/LIdUGr
官 方 微 博　http://e.weibo.com/cptcm
天猫旗舰店网址　https://zgzyycbs.tmall.com

如有印装质量问题请与本社出版部联系（010-64405510）

《实用中医乳房病学》编委会

主　审

陆德铭（上海中医药大学）

唐汉钧（上海中医药大学附属龙华医院）

林　毅（广东省中医院）

主　编

陈红风（上海中医药大学附属龙华医院）

裴晓华（北京中医药大学厦门医院）

陈前军（广东省中医院）

副主编（以姓氏笔画为序）

卞卫和（江苏省中医院）

司徒红林（广东省中医院）

刘丽芳（湖南中医药大学第一附属医院）

夏仲元（中日友好医院）

程亦勤（上海中医药大学附属龙华医院）

楼丽华（浙江中医药大学附属第一医院）

编　委（以姓氏笔画为序）

叶媚娜（上海中医药大学附属龙华医院）

任晓梅（江苏省中医院）

刘晓雁（广东省中医院）

许　锐（广东省中医院）

李桃花（北京中医药大学东方医院）

吴晶晶（上海中医药大学附属龙华医院）

沃立科（浙江中医药大学附属第一医院）

张士云（中国中医科学院北京广安门医院）

张晓清（江苏省中医院）

张董晓（首都医科大学附属北京中医医院）

周　亮（湖南中医药大学第一附属医院）

郑　丽（中国中医科学院西苑医院）

赵　虹（浙江中医药大学附属第一医院）

胡升芳（上海中医药大学附属龙华医院）

钟少文（广东省中医院）

姚　昶（江苏省中医院）

顾锡冬（浙江中医药大学附属第一医院）

郭　莉（广东省中医院）

廖明娟（上海交通大学医学院附属第九人民医院）

樊英怡（北京中医药大学第三附属医院）

学术秘书

吴晶晶（上海中医药大学附属龙华医院）

出版说明

医学科学是综合性实践科学，它是研究社会中人的疾病发生、发展规律的实践活动，形成了现代的生物－心理－社会医学模式。

现代科学技术为医学科学的发展奠定了坚实的基础，助力其加速发展。但是临床医学实践经验的积累仍然需要临床医师不懈地努力，仍然需要时间的积累。经验的积累与科学技术的结合，使医学科学理论上升到更高水平。

理论的发展需要经验和时间的积累，学科的发展亦有其自身规律。中医药学经过新中国成立后70年的发展，无论在科研、教学还是临床方面，都得到了长足的发展，尤其是临床方面，借助于现代科技，对疾病认识得更加深入、细致，辨证更加具体，对药物的认识更加全面，用药经验也极大地丰富起来。同时，经过几代人的努力，各医疗机构都建立了自己的专业团队，这些专业人员，代表了本专业的学术水平。

将70年中医临床医学进行系统梳理，理清其发展脉络，总结其卓有成效的治病方法，理清其固有的治疗思路，将零散的经验纳入到中医临床医学理论体系中，这是新时代中医药事业的紧迫要求，关系到中医药事业今后的稳步发展。这也是《实用中医临床医学丛书》编写的初衷。

《实用中医临床医学丛书》按临床分科分册，体现了现在的中医临床实际。本丛书是一套真正反映中医辨证论治思维，汇集古今中医临证经验，既有系统理论，又含具体治病方法的实用中医临床医学学术著作，理论系统、内涵丰富、临床实用为本书的特点。

本丛书参编人员大都是各专业委员会的骨干，他们首先是临床医生，长期从事临床研究，拥有丰富的临床经验，具备鲜明的专业特点。同时，他们大都从事教学工作，带教博士、硕士，具有较高的理论水平。另外，他们长期承担国家或省区市的科研工作，对疑难病有较深的研究。所以，编写团队代表了现在中医临床的时代水平。

本书是中医书，不是中西医结合书，更不是西医书，所以在编写过程中，编写人员根据中医临床实际，妥善处理了现代医学参与临床的问题，体现了中医学与时俱进、开放包容的态度、做法及优势，又不失中医药自身的完整性与系统性。

本书不是为初学者编写，读者定位于主治医师及以上职称。

科学在发展，医学在进步，中医学同样在不断完善。我们希望这是阶段性总结，也希望有更多的经验、理论纳入中医学体系中来，将中医药事业发扬光大。

中国中医药出版社

2022 年 4 月

前　言

　　中医乳房病学的学术理论及诊治方法具有悠长的历史，并不断发展、逐渐成熟。20世纪80年代，中医乳房病学成为独立的学科。30多年来，众多医家发扬中医药诊治乳房疾病的优势，并将现代科学技术运用于乳房疾病的临床与实验研究，取得了重要的成就和长足的发展，进一步充实了中医乳房病学的学术理论和诊治体系。为将中医乳房病学进行系统梳理，厘清其发展脉络，总结其卓有成效的诊治思路和方法，将零散的经验纳入中医临床医学理论体系中。中国中医药出版社组织编写《实用中医临床医学丛书·实用中医乳房病学》，其目标是编写出一本反映中医辨证论治思维，汇集古今中医临证经验，理论系统、内涵丰富、临床实用，面向中、高级医师的最具权威性的高层次学术专著。本书编写原则：①突出中医，融贯西医；②反映常规，融会个性；③既重理论，又重实用；④既重传统，又出新知。

　　本书分总论、各论两大部分。总论包括中医乳房病学发展概况、乳房结构与生理功能、乳房疾病的病因病机、乳房疾病的诊断、乳房疾病的治法、乳房的保健与调护及乳房疾病常见症状辨治，共七章；各论包括乳房炎性疾病、乳房增生性疾病、乳房良性肿瘤、乳腺癌、乳房其他恶性肿瘤、乳房发育异常与畸形、乳房皮肤病及乳房其他疾病，共八章。总论部分对中医乳房病学的发展脉络做了厘清，对乳房的结构与功能、乳房疾病的诊断与治疗及日常调护等均做了阐述。各论按目前临床所见病种分类，对常见病、罕见病，以及乳房异常发育均做了详细的叙述，并包括名医经验、临床研究等内容，细致全面，具备一定的深度与宽度，可满足专科医师临床参考书的查阅需求。

　　谨此，我们向参与编写本书的各位专家，以及范洪桥、王冰、孟畑、殷玉莲、周悦、仲芜沅、薛静娴、胡萌萌、朱智媛等医生为本书出版的辛勤付出致以真诚的感谢！本书虽经多次审修，但可能仍有纰漏之处，敬请读者或专家多提宝贵意见，以便我们不断改进，提高书籍质量。

《实用中医乳房病学》编委会

2022 年 10 月

目 录 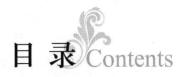Contents

总 论

第一章　中医乳房病学发展概况 ……………………………… 3
第一节　古代中医对乳房及乳房疾病的认识 ………………… 3
第二节　中医乳房病学的形成与发展 ………………………… 10
第三节　中医乳房病学的研究进展及展望 …………………… 12

第二章　乳房结构与生理功能 ………………………………… 19
第一节　乳房的结构和功能 …………………………………… 19
第二节　乳房与脏腑经络的关系 ……………………………… 23

第三章　乳房疾病的病因病机 ………………………………… 29
第一节　乳房疾病的致病因素 ………………………………… 29
第二节　乳房疾病的发病机理 ………………………………… 32

第四章　乳房疾病的诊断 ……………………………………… 34
第一节　中医四诊 ……………………………………………… 34
第二节　常用辅助诊断 ………………………………………… 39
第三节　辨病 …………………………………………………… 43
第四节　辨证 …………………………………………………… 45

第五章　乳房疾病的治法 ……………………………………… 51
第一节　内治法 ………………………………………………… 51
第二节　外治法 ………………………………………………… 56
第三节　针灸疗法 ……………………………………………… 60
第四节　其他疗法 ……………………………………………… 64

第六章　乳房的保健与调护 …………………………………… 71
第一节　婴幼儿期乳房保健 …………………………………… 71

第二节 青春期乳房保健 ················· 72

第三节 育龄期乳房保健 ················· 72

第四节 妊娠期哺乳期乳房保健 ············· 73

第五节 围绝经期绝经后乳房保健 ············ 75

第六节 乳房疾病的心理护理 ·············· 77

第七节 乳房疾病的饮食护理 ·············· 80

第七章 乳房疾病常见症状辨治 ·············· 84

第一节 乳房疼痛 ··················· 84

第二节 乳房瘙痒 ··················· 90

第三节 乳头溢液 ··················· 96

第四节 乳房肿块 ··················· 99

第五节 乳房脓肿、窦瘘 ················ 104

各　　论

第八章 乳房炎性疾病 ·················· 113

第一节 急性乳腺炎 ·················· 113

第二节 病毒性乳腺炎 ················· 126

第三节 浆细胞性乳腺炎 ················ 128

第四节 肉芽肿性乳腺炎 ················ 139

第五节 乳房部蜂窝织炎 ················ 146

第六节 乳房结核 ··················· 153

第九章 乳房增生性疾病 ················· 162

第一节 乳腺增生病 ·················· 162

第二节 乳房囊肿 ··················· 173

第十章 乳房良性肿瘤 ·················· 184

第一节 乳腺纤维腺瘤 ················· 184

第二节 乳腺导管内乳头状瘤 ·············· 188

第三节 乳腺错构瘤 ·················· 192

第四节 乳房脂肪瘤 ·················· 192

第五节 乳房血管瘤 ·················· 193

第六节 乳房神经纤维瘤 ················ 195

第七节　乳房汗腺腺瘤 ……………………………………………… 195

第八节　乳房平滑肌瘤 ……………………………………………… 196

第九节　乳房淋巴管瘤 ……………………………………………… 196

第十一章　乳腺癌 …………………………………………………… 199

第一节　早期乳腺癌 ………………………………………………… 199

第二节　晚期乳腺癌 ………………………………………………… 229

第十二章　乳房其他恶性肿瘤 ……………………………………… 253

第一节　乳腺叶状肿瘤 ……………………………………………… 253

第二节　乳房肉瘤 …………………………………………………… 256

第三节　乳腺癌肉瘤 ………………………………………………… 257

第四节　乳房部转移性恶性肿瘤 …………………………………… 258

第十三章　乳房发育异常与畸形 …………………………………… 261

第一节　副乳房 ……………………………………………………… 261

第二节　乳房发育不良 ……………………………………………… 265

第三节　巨乳症 ……………………………………………………… 270

第四节　女童乳房异常发育症 ……………………………………… 274

第五节　男性乳房肥大症 …………………………………………… 280

第六节　乳房先天性畸形 …………………………………………… 289

第十四章　乳房皮肤病 ……………………………………………… 298

第一节　乳房湿疹 …………………………………………………… 298

第二节　乳房丹毒 …………………………………………………… 308

第三节　乳房带状疱疹 ……………………………………………… 316

第四节　乳房部皮脂腺感染 ………………………………………… 323

第五节　乳房部痈 …………………………………………………… 327

第六节　乳房部真菌感染 …………………………………………… 332

第七节　乳房大汗腺炎 ……………………………………………… 339

第八节　乳房梅毒 …………………………………………………… 341

第十五章　乳房其他疾病 …………………………………………… 351

第一节　乳头皲裂 …………………………………………………… 351

第二节　产后缺乳 ·· 357

第三节　产后乳汁自出 ································ 364

第四节　泌乳—闭经综合征 ························ 369

第五节　排乳后乳痛 ···································· 374

第六节　乳腺假血管瘤样增生 ···················· 377

第七节　乳头雷诺症 ···································· 383

第八节　乳房血栓性浅静脉炎 ···················· 390

第九节　乳房寄生虫病 ································ 392

附　　录

乳房疾病常用内服方剂 ·································· 415

乳房疾病常用外用制剂 ·································· 437

乳房疾病常用中成药 ······································ 448

乳腺科常用药物哺乳期、妊娠期用药禁忌 ·········· 455

总　论

ZONG LUN

第一章 中医乳房病学发展概况

中医乳房病学是运用中医学理论阐述乳房疾病的发生发展、诊治及其预防规律的中医临床学科，是中医外科学的重要组成部分。乳房疾病是临床上的常见病和多发病，中医药治疗乳房疾病具有明显的优势和特色。中医诊治乳房疾病历史悠久，历代中医文献对乳房的生理病理和乳房疾病的病因病机、诊断治疗、预防调护等均有较为丰富的记载，并不断发展、逐渐成熟。中医乳房病学作为独立的学科，形成于20世纪80年代。30余年来，众多医家发扬中医药优势诊治乳房疾病，并将现代科学技术运用于乳房疾病的临床与实验研究之中，取得了重要的成就和长足的发展，进一步充实了中医乳房病学的学术理论和诊治体系。

第一节 古代中医对乳房及乳房疾病的认识

中医早期对乳房及乳房疾病认知的记载可追溯至夏商周时期，散见于中医外科、妇科著作以及方书、类书、丛书中。

一、夏商周至汉代

早在殷墟甲骨文中就有关于乳房病的记载："贞：（御）帚（妇）印乃（奶）执？"（《粹》卷1241）。这里的"奶执"是指乳头堵塞不通的病症。全句的意思是，妇印（女性人名）产后乳头塞堵不通，可能要影响哺喂婴儿，所以贞问：是否要用御祭、禳解来治疗。还记载了男子患乳房病的情况："壬子（卜），争贞：王佳（有）（跎）？"（《铁》六·三）大意是殷王（当为武丁）乳房有病，卜问是否为鬼神作祟。

长沙马王堆三号汉墓出土的帛书《五十二病方》，是我国现存最早的一部医学文献，其中记载的外科病证有"痈""疽"，就包含了乳房的化脓性疾病。其记载的砭法、灸法、熨法、熏法、按摩法、敷贴法等，均为适用于乳房疾病的有效外治方法。

战国时期的中医经典著作《黄帝内经》首次较全面地阐述了乳房的经络、生理病理以及乳房疾病的证治。与乳房有关的经络有肺经、胃经、心包经、肝经、胆经、脾经、冲脉、任脉等，其中关系最密切的是肝经、胃经、冲脉和任脉。《灵枢·经脉》："黄帝曰：经脉者，所以能决死生，处百病，调虚实，不可不通也。"从经脉走行来看，"胃足阳明之脉……其直者，从缺盆下乳内廉，下夹脐，入气街中""肝足厥阴之脉……夹胃属肝络胆，上贯膈，布胁肋"。而冲、任两脉皆起于胞中，《素问·骨空论》描述任脉"循腹里，上关元至咽喉，上颐，循面入目"，冲脉"夹脐上行，至胸中而散"。冲脉、任脉属奇经八脉，冲脉为十二经之海，任脉为阴脉之海，冲任之气血，上行为乳，下行为月水。《素问·上古天真论》谓："女子七岁，肾气盛，齿更发长；二七而天癸至，任脉通，太冲脉盛，月事以时下，故有子……七七任脉虚，太冲脉衰少，天癸竭，地道不通，故形坏而无子也。"乳房与胞宫通过冲任两脉的维系，上下相关，冲脉、任脉的功能变化直接影响着乳房与子宫的生理变化。由此可知，乳房与脏腑、经络、气血之间有着密切的联系，如果脏腑气血功能失和或经络传导紊乱就会导致乳房疾病。《灵枢·经脉》又云："胃足阳明之脉……是主血生病者……循膺、乳、气街、股、伏兔、骭外廉、足跗上皆痛。"这是胃的经脉病变导致乳房疼痛的最早文献记载。《素问·刺禁论》云："刺乳上，中乳房，为肿、根蚀。"乳上者，乳中穴位，针家向来列为禁刺之穴，只作胸腹部位取定位标志用。后世注说乳房是乳汁蕴藏之所，又是气血汇集之地，刺之失当，出现血肿，继发成痈、成瘘。早在2000多年前，中医对此就有了认识。

汉代有诊治乳房病的记载。《汉书·外戚传第六十七上》："女医淳于衍者，霍氏所爱，尝入宫侍后疾。"文中称淳于衍为女医或乳医，乳医为"视产乳之疾者"，是我国史书首次记载的诊治乳房疾病的女医生。

二、魏晋南北朝至元朝

自魏晋南北朝起，中医诊治乳房病的记载逐渐增多，内容不断丰富。

公元499年，由龚庆宣编撰的我国现存第一部外科专著——《刘涓子鬼遗方》中记载了治疗乳痈、发乳、妒乳等乳房病的方药，如淡竹叶汤、生地黄汤、辛夷汤等。晋代葛洪的《肘后备急方·卷五·治痈疽妒乳诸毒肿方第三十六》不但收录了数十首治疗妒乳、乳痈、乳头破裂、发乳、乳中瘰疬诸病的经验方，而且提出乳痈形成的病机是"乳汁不得泄，内结名妒乳，乃急于痈""产后不自乳，蓄积乳汁作痈"等，并记载用湿热敷，或蒲公英捣敷，或煎汤内服等治疗乳痈的法。《肘后备急方·治痈疽妒乳诸毒肿方》中论述了"石痈"的临床特点，颇似乳岩，"若恶核肿结不肯散""石痈结肿坚如石，或如大核，色不变，或做石痈不消""若发肿至坚而有根者，名曰石痈"。皇甫谧在《针灸甲乙经·卷十二·妇人杂病第十》记载用针灸治疗乳痈："乳痈有热，三里主之。"

隋代巢元方《诸病源候论》中设有专门论述乳房疾病的篇章，列举了乳肿候、妒乳候、乳痈候、乳疮候、发乳溃候、发乳后渴候、发乳下利候、发乳久不差候、发乳余核不消候、发乳瘘候、疽发乳候、乳结核候、（乳）石痈候等，并论述其病因病机。指出乳痈、乳疽的区别，"肿结皮薄以泽，是痈也""肿而皮强，上如牛颈之皮，谓之疽也"；乳痈可由"劳伤气血，其脉虚，腠理虚，寒客于经络，寒搏于血，则血涩不通，其血又归之，气积不散，故结聚成痈"，亦可"因乳汁蓄积，与血相搏，蕴结生热，结聚而成乳痈"；而"诊其右手关上脉，沉则为阴，虚则病乳痈，乳痈久不差，因变为瘘"。在"妒乳候"中则精辟地指出乳痈的病因病机，"此由新产后，儿未能饮之，及饮不泄，或断儿乳，捻其乳汁不尽，皆令乳汁蓄积，与气血相搏，即壮热大渴引饮，牵强掣痛，手不得近是也"。更提出至今仍有临床意义的乳痈初期的治法，

"初觉便以手助捻去乳汁，并令旁人助嗍（suō，吮吸）引之"。《诸病源候论·卷四十·妇人杂病诸候四·乳痈候》还描述了发生于妊娠期的乳痈，"怀娠发痈肿，及体结痈，此无害也。盖怀胎之痈，病起阳明，阳明胃之脉也，主肌肉，不伤脏，故无害"。《诸病源候论·卷三十二·痈疽病诸候上·石痈候》："石痈者，亦是寒气客于肌肉，折于血气，结聚所成。其肿结确实，至牢有根，核皮相亲，不甚热，微痛，热时自歇。此寒多热少，坚如石头，故谓之石痈也。"《诸病源候论·卷四十·妇人杂病诸候四·乳石痈候》专门论述了乳石痈的形态及其病因病机："乳石痈之状，微强不甚大，不赤，微痛热，热自歇，是足阳明之脉，有下于乳者，其经虚，为风寒气客之，则血涩结成痈肿，而寒多热少者，则无大热，但结核如石，谓之乳石痈。"指出乳石痈的临床特点是乳房肿块坚硬如石，此可以说是乳岩命名的起源。其用"核皮相亲"对肿块与皮肤粘连的临床特点做了确切而又形象的描述，至今仍有重要的诊断意义。

唐代孙思邈的《备急千金要方》对乳痈的辨脓、切开排脓时机及内服外治方药都有详尽的记载。《备急千金要方·卷二十二·痈疽第二》："发乳若热，手不可得近者，先内服王不留行散，外摩发背膏。若背生破无苦，在乳宜令极熟，候手按之随手即起者，疮熟也，须针之，针法要得著脓，以意消息，胸背不过一寸。"孙氏指出，乳痈切开宜熟不宜生，并注意进针深度不超过1寸。其"乳痈切开宜熟"的观点，一直为后世医家所沿用。书中记载的鹿角散方、连翘汤方等，至今仍运用于急性乳腺炎的治疗。《备急千金要方·卷二十三·肠痈第二（妒乳、乳痈附）》："妇人女子乳头生小浅热疮，痒搔之黄汁出，浸淫为长，百种治不差者，动经年月，名为妒乳。妇人饮儿者乳皆欲断，世谓苟抄乳是也。宜以赤龙汤及天麻汤洗之，敷二物飞乌膏及飞乌散佳。若始作者，可傅黄芩漏芦及黄连胡粉散并佳。"所述病证与现在的乳房湿疹样癌或乳房湿疹相似，其天麻汤、轻粉为主的飞乌膏，以及黄连胡粉散等外用方，至今仍有借鉴意义。

王焘的《外台秘要·乳痈肿方》中记载了众医家对乳痈的治法："广济疗乳痈大坚硬，赤紫色，衣不得近……大黄、芍药、楝实、马蹄……覆取汗，当睡着，觉后肿处散不痛，经宿乃消，明晨更服一匕，忌冲风热食。"书中还记载了许多医家治疗难治性或久治难愈的乳痈的经验。

宋代陈自明所著的《外科精要》和《妇人大全良方》，对乳房病的论述更为详尽。《妇人大全良方·卷之二十三·产后乳汁或行或不行方论第十一》："凡妇人乳汁或行或不行者，皆由气血虚弱，经络不调所致也……盖妇人之乳，资于冲脉，与胃经通故也。"认为乳汁的生化与运行是冲任之气血所化生，通过胃经输送，说明了乳房的经络与生理的关系。书中还描述了多种乳房疾病。《妇人大全良方·卷之二十三·产后吹奶方论第十三》："夫产后吹奶者，因儿吃奶之次，儿忽自睡，呼气不通，乳不时泄，蓄积在内，遂成肿硬。"认为吹奶是因婴儿含乳而睡所致的。《妇人大全良方·卷之二十三·产后妒乳方论第十四》："夫妒乳者，由新产后儿未能饮之，及乳不泄或乳胀，捏其汁不尽，皆令乳汁蓄积，与气血相搏，即壮热大渴引饮，牵强掣痛，手不得近是也。初觉便以手助捏去汁，更令旁人助吮引之，不尔或作疮有脓，其热势盛，必成痈也。"描述了产后妒乳的成因和症状特征及治疗方法。陈氏又指出："吹奶、妒乳、乳痈，其实则一，只分轻重而已。轻则为吹奶、妒乳，重则为痈。"认为吹奶、妒乳、乳痈是同一疾病的不同时期。《妇人大全良方》中，根据病机选载了治疗吹奶、妒乳、乳痈的单方、验方50余首，剂型有散剂、水煎剂、酒煎剂等，用法有内服、外洗、外贴、外敷、外涂等，并介绍了按摩、吸乳等疗法，内外合治，对控制病情发展，尽早治愈，缩短疗程，具有重要的意义。

《圣济总录·痈疽门·乳痈》对冲任二脉与乳房的关系做了极其重要的论述，指出冲任不调是发生乳房疾病的基础："冲脉者，起于气街，并足阳明之经，夹脐上行，至胸中而散。妇人以冲任为本，若失于将理，冲任不和，阳明经热，或风邪所客，则气壅不散，结聚乳间，或硬或肿，疼痛有核。"《太平圣惠方·卷七十一·治妇人乳痈诸方》："妇人乳汁不下，内结成肿，名为乳毒。"认为乳痈的病因主要是乳汁淤积。

金元四大家之一的朱震亨在《丹溪心法·卷五·痈疽八十五》中提出，乳痈病因病机是"乳子之母，不知调养，怒忿所遏，厚味所酿，以致厥阴之气不行，故窍不通而汁不得出，阳明之血沸腾，故热盛而化脓"。并详载治乳痈方药："青皮、瓜蒌、橘叶、连翘、桃仁、皂角刺、甘草节，破多加参、芪，上以水煎，入酒服。""疏厥阴之滞以青皮，清阳明之热以细研石膏，行污浊之血以生甘草之节，消肿导毒以瓜蒌子，或加没药、青橘叶、皂角刺、金银花、当归，或散，或汤，或加减，随意消息。"朱氏诊治乳房疾病之精当可见一斑。

元代齐德之《外科精义·卷下·附方》载有"白丁香散""治妇人吹奶，初觉身热头痛寒热及胸乳肿硬，是其候也。服之能令下其乳汁，通其血脉，立能自消矣"。在此提出了乳痈初起应以"通"为法，以"消"为贵。还有"皂蛤散"，"治妇人因露风，邪气外客于乳内，始为吹奶，积久不消，以为奶痈。此药导其汁，散其风邪，汗出，其病自然痊愈矣。"指出外吹乳痈的成因之一是外邪侵袭，治疗仍以通导消散为法则。齐氏总结了元以前医家的经验，强调外科疾病的治疗必须从整体出发，内外兼顾，"治其外而不治其内，治其末而不治其本，是舍本求末"。

三、明清时期

明清时期，医家辈出，著作涌现，关于乳房疾病的诊治理论和经验日渐成熟。

明代汪机《外科理例·卷四·乳痨一百七》论乳痨："乳内肿一块，如鸡子大，劳则作痛，久而不消，服托里药不应，此乳痨症也，肝经血少所致。"不仅阐述了此病的发病原因，还描述了此病的临床特征："乳内结核年余不消，日晡微热，饮食少思，溃而日出清脓不止。"指出乳痨应与乳癖及乳岩相鉴别。此外，其对乳痈、乳疽、乳岩等病的诊治经验也值得借鉴。

窦梦麟《疮疡经验全书·乳痨》曰乳痨："此疾因女子十五六岁，经脉将行，或一月二次，或过月不行，致生此疾，多生寡薄，形体虚弱……每乳上只有一核可治，若串成三四个即难疗也。"《疮疡经验全书·乳岩》中提出乳岩"已嫁未嫁皆生"，认为乳岩的病因在于"阴极阳衰""此毒阴极阳衰，奈虚阳结而与血无阳安能散，故此血渗于心经，即生此疾。若未破可疗，已破即难治，捻之内如山岩，故名之"。强调早期诊治："早治得生，若不治，内溃肉烂，见五脏而死。"

申斗垣《外科启玄·卷之五·乳痈》记载了乳漏、乳疳等疑难少见病。"乳核久之一年半载破而脓水淋漓，日久不愈名曰乳漏"。这可能是指乳房结核形成窦道。"有养螟蛉之子，为无乳，强于吮之，久而成疮，经年不愈，或腐去半截，似破莲蓬样，苦楚难忍，内中败肉不去，肉不生乃阳明胃中湿热而成，名曰乳疳"。此病证类似乳头湿疹样癌。龚居中《外科活人定本·卷之二·图形十五症·乳癖》云："何谓之癖，若硬而不痛，如顽核之类过，久则成毒。"所谓"成毒者"，可能指有恶变的倾向。

张介宾《景岳全书·卷之三十九·妇人规下·乳病篇·乳少》云："妇女乳汁乃冲任气血所化，故下则为经，上则为乳。"强调了冲任之脉与乳房生理的密切关系。李时珍的《本草纲目》也记载了不少治疗乳房疾病的药物，如："王不留行能走血分，乃阳明冲任之药，俗有'穿山甲、王不留，妇人服了乳长流'之语，可见其性行而不住也。"又认为青皮能"消乳肿，疏肝胆"；穿山甲有"通经脉，下乳汁，消痈肿"之功；僵蚕能治疗"痰疟癥结，人乳汁不通"。

杨清叟对乳痈初起忌用凉药颇有心得。其在《仙传外科集验方·敷贴热药第四·回阳玉龙膏》云："妇人乳痈……初发之时，切不宜用凉药冰之，盖乳者血化所成，不能漏泄，遂结实肿核，其性清凉，若为冷药一冰，凝结不散，积久而外血不能乳者，方作热病，蒸逼乳核而成脓，其苦异常。""用南星、姜汁酒二药调均敷，即可内消。"杨氏认为，乳痈初起忌凉敷，过用凉药可以造成"欲消不消，欲脓不脓"，即转化为慢性或亚急性迁延性乳腺炎。

陈实功《外科正宗》总结了明代以前的中医外科理论和临床实践，记述了多种外科疾病，素以"列证最详，论治最精"著称。《外科正宗》专立乳房疾病章节，详尽阐述了乳房的经络生理、病因病机和辨证论治。《外科正宗·卷之三·下部痈毒门·乳痈论第二十六》中论述乳痈："乳子之母不能调养，以至胃汁浊而寒滞为脓。又有忧郁伤肝，肝气滞而结肿，初起必烦渴呕吐，寒热交作，肿痛疼甚，宜牛蒡子汤主之。厚味饮食，暴怒伤肝妄动结肿者宜，橘叶散散之。"治疗外吹乳痈未成脓者使用的"牛蒡子汤"及"鹿角散"等方药，至今仍为中医外科医师所沿用。在论述内吹乳痈时陈氏说："怀孕之妇乳疾曰内吹，因胎气旺而上冲，致阳明乳房作肿，宜石膏散清之，亦可消散；迟则迁延日久将产出脓，乳汁亦从乳窍流出，其口难完，有此者，纯用托补生肌，其口亦易完矣。"还详细描述了乳岩的病因及诊治："忧郁伤肝，思虑伤脾，积想在心，所愿不得志者，致经络痞涩，聚结成核，初如豆大，渐若棋子，半年一年，二载三载，不疼不痒，渐渐而大，始生疼痛，痛则无解，日后肿如堆粟，或如复碗，紫色气秽，渐渐溃烂，深者如岩穴，凸者若泛莲，疼痛连心，出血则臭，其时五脏俱衰，四大不救，名曰乳岩，凡犯此者，百人百必死，如此症知觉若早，只可清肝解郁汤或益气养荣汤，患者再加清心静养，无室无碍，服药调理只可苟延岁月。"陈氏不仅阐述了乳腺癌的病因病机和临床证候，还认识到此病的恶性程度，提出了要尽早诊断，尽早治疗。陈实功对男子乳疾也有阐述："男子乳节与妇人微异，女损肝胃，男损肝肾，盖怒火房欲过度，以此肝虚血燥，肾虚精怯，血脉不得上行，肝经无以荣养，遂结肿痛。"还详细论述了乳房疾病不同阶段的治疗原则："初起发热恶寒，头眩体倦，六脉浮数，邪在表，宜散之。发热无寒，恶心呕吐，口干作渴，胸膈不利者，宜清之。忧郁伤肝，思虑伤脾，结肿坚硬微痛者，宜疏肝行气。已成焮肿发热，疼痛有时，已欲作脓者，宜托里消毒。脓已成而胀痛者，宜急开之。又脾胃虚弱，更兼补托。溃而不敛，脓水清稀，肿痛不消，疼痛不止，大补气血。"陈实功对乳房疾病的治疗，在辨证基础上，理法方药灵活多变，以阴阳为纲，运用消、托、补诸法，不但详于内治，更发挥外治的作用，悉诸刀圭，独树一帜，对后世治疗乳房疾病具有重要指导意义。陈实功对乳房的保健也有研究，他创制了"下乳天浆散"，对哺乳期妇女"乳汁微少，或生儿日久乳少"者，在以猪蹄汁煎服中药的同时，"以热木梳梳其乳房"，乳汁即可"如泉涌而来"。还创制了"回乳四物汤"，重用"炒麦芽二两"，此法现仍为临床医师所用。

祁坤《外科大成·卷二·分治部上》详述乳痨的临床特点、病因病机："乳劳，乳房结核，初如梅子，数月不疗渐大如鸡子，窜延胸胁，破流脓白汁，而内实相通，外见阴虚等症。"治疗："初起宜隔蒜灸之，绀珠膏贴之，萎贝散消之，已成者必见阴虚等症，兼八珍汤加姜、炒香附、夏枯草、蒲公英补之，已成者用瓜蒌散调之，兼用六味地黄丸料，以培其本。"这些治法，常为后世效法。还指出乳痈的治疗："未成形者消之，已成形者托之，内有脓者针之，以免遍溃诸囊为害，防损囊隔，致难收敛。"可见祁氏已经认识到对乳痈已成脓者应及时切开排脓，以防传囊之变。许克昌《外科证治全书·乳部证治·乳疽》则记述了乳疽的诊治："乳疽，乳房结肿一块，皮色不异，坚硬木痛，治法同流注。"

清代高憩云在《外科医镜·乳岩乳痰乳癖》中对乳岩、乳痰、乳癖做了鉴别诊断："凡乳岩一症，多系孀妇室女……忧郁伤肝，思虑伤脾而成……然予三十年内，所见乳岩症不下一百有奇，其间偶有一二苟延岁月，竟得终其天年者，其故何哉？殆非真乳岩，乃类乳岩，斯即谓之乳痰、乳癖……初如棋子，渐如李，又如桃，虽坚硬似石，然与乳岩之挺若峻岩不同，初推之似活动，久则皮肉亦粘成一块，却不甚疼痛。缘乳痰、乳癖以思虑伤脾为主，肝郁次之；乳岩则以忧郁伤肝为主，脾胃次之，三症初起毫无异同，不过乳岩未溃时则硬若岩，溃则嶙峋，与堆砌假山无异。"

顾世澄《疡医大全·卷二十·乳衄门主论》详论了乳衄："妇人乳房并不坚肿结核，唯乳窍常流鲜血，此名乳衄。乃属忧思过度，肝脾受伤，肝不藏血，脾不统血，肝火亢盛，血失统藏，所以成衄也。治当平肝散郁，养血扶脾为主。"指出了乳衄的病因病理为忧思过度，肝脾受损，确立了重在平肝散郁、养血扶脾的治疗原则。

高锦庭《疡科心得集·卷中·辨乳痈乳疽论》详细描述了乳头破碎的病因病机、临床表现及内服外治方法："乳头风，乳头干燥而裂，痛如刺也，或揩之出血，或流黏水，或结黄脂。此由暴怒抑郁，肝经火邪不能疏泄所致……内服加味逍遥散，外以白芷末，乳汁炖熟调敷。"在《疡科心得集·卷中·辨乳癖乳痰乳岩论》中谓："乳中结核，形如丸卵，不疼痛，不发寒热，皮色不变，其核随喜怒为消长，此名乳癖。"认为此病"良由肝气不舒郁积而成"，主张用逍遥散疏肝解郁。还认为乳岩的病因是"忧郁思虑，积想在心，所愿不遂，肝脾气逆，以致经络痞塞结聚成核"。其对乳痨、乳癖和乳岩在发病过程中乳房内出现结核辨之甚详，开乳房肿块鉴别诊断之先河。

陈世铎《洞天奥旨·卷七·乳痈》将乳房病分为乳发、乳痈、乳疽、乳核、乳漏、乳疳、乳岩。书中载有治疗乳吹、乳痈的方剂，如和乳汤、消化汤、救乳化毒汤、英藤汤、龙葱散、射干和萱草根研末蜜调外敷等。提出用回阳玉龙膏治疗乳吹、乳痈等初发，认为"切不可用凉药，恐凝住其血，不能化乳。宜此方中加南星、姜汁、酒调匀，热敷即消。欲急消，加草乌末，能破恶除寒。如已成痈，则用冲和膏治之，或加草乌、南星二味最妙。如破后，当观其源，若源于冷，用冲和收功；源于热，用洪宝膏退热。生肌，须加乳香、没药。止痛，内服神效瓜蒌散治之"。辨证明晰，用药精到。陈世铎另一医著《石室秘录·卷四（御集）·奇治法》记录了男子乳病的临床表现和病因病机："男子乳房忽然壅肿如妇人之状，扪之疼痛欲死，经年累月不愈者，乃阳明之毒气结于乳房之间也。然此毒非疮毒，乃痰毒也。"

吴谦在《医宗金鉴·外科心法要诀·卷六十六·胸乳部》中论述了内外吹乳、乳疽、乳痈、乳发、乳漏、乳中结核、乳劳、乳岩等多种乳房疾病。"乳痈乳疽乳房生，肝气郁结胃火成，痈形红肿焮热痛，疽形木硬觉微痒，痈发脓成十四日，疽发月余脓始成，未溃托里排脓治，已溃大补养荣灵。"认为这两种病证的病因病机是肝郁胃热蕴蒸所致，并简要概括了其临床特征。在描述乳岩时云："乳岩初结核隐痛，肝脾两损气郁凝，核无红热身寒热……耽延续发如堆粟，坚硬岩形引腋胸，顶透紫光先腐烂，时流污水日增疼，溃后翻花怒出血，即成败证药不灵。"指出乳岩的发病主要责之于肝脾。到了晚期，则预后不良。

沈金鳌在《杂病源流犀烛·乳病源流》中指出男子乳病因"怒火房劳过度，以致肝燥肾虚，亦如女子结核肿痛者，此男女所以异而同，同而异也，当分别治之"。其在《妇科玉尺·卷六·妇女杂病》亦提及女子乳病："其有乳病者，女子十三四岁，经脉将行，或一月二次，或过月不行，致生此疾。多生于寡薄虚弱之人。每乳上止有一核，可治。若串成三四个，即难疗。宜服败毒散加生地，再服黄蘗丸，通用逍遥调经汤。"

余听鸿对乳房疾病的诊治尤为精深，其许多精辟而独特的见解为后世医家所推崇。他在《外证医案汇编·乳胁腋肋部》中指出："乳症，皆云肝脾郁结，则为癖核，胃气壅滞则为痈疽。"又云："鄙见治乳症，不出一气字定之矣。脾胃土气，塞者为痈；肝胆木气，郁则为疽；正气虚则为岩；气虚不摄为漏；气散不收为悬；痰气凝结为癖为核，气阻络脉乳汁不行，或气滞血少，涩而不行。"不但在病因病机方面认为乳房疾病的关键在于一个"气"字，而且在乳房疾病的治疗原则上，也强调："若治乳从一气字着笔，无论虚实新久，温凉攻补，各方之中，夹理气疏络之品，使其乳络疏通。气为血之帅，气行则血行，阴生阳长，气旺流通，血亦随之而生，自然壅者易通，郁者易达，结者易散，坚者易软。"余氏总结了历代医家的经验，提出了"气病则乳病"的观点，强调了疏通气机在乳房疾病治疗中的重要意义。他的学术观点，奠定了理气疏络治疗乳房疾病的理论基础，至今对乳房疾病的诊疗实践仍起着重要的指导意义。余听鸿还详述了乳疬的病因病机："男子之乳房属肾，何也？男以气为主，女以血为先，足少阴肾之脉，络膀胱，其直者从肾上贯肝膈，入肺中，水中一点真阳，直透三阴之上。水不涵木，木气不舒，真阳不能上达。乳中结核，气郁，无血液化脓，比女子更甚。虽云肝病，其本在肾。"

林珮琴《类证治裁·卷之八·乳症论治》云："乳症多主肝胃心脾，以乳头属肝经，乳房属胃经，而心脾郁结，多见乳核、乳岩诸症……乳岩结核色白，属阴，类由凝痰，男妇皆有，惟孀孤为多，一溃难治。"指出了乳岩发病的病因病机、临床特征及预后。

马培之在《马培之外科医案》中认为"乳头为肝肾二经之冲"，指出乳核和乳岩的病因是截然不同的："乳岩、乳核，男女皆有之，惟妇人更多……痰气凝滞则成核，气火郁结则成岩。核则硬处作痛，岩则硬处不痛，四周筋脉牵掣作痛。"认为乳岩是由郁火而得，乳核是由痰气而成，审因论治则乳核宜用疏肝理气消核，乳岩应以清热泄火、凉血解毒为原则。其乳岩用药忌温燥的观点，对后世具有重要影响。

历代医家对于乳房疾病的防治积累了丰富的理论和实践经验，病种涉及较广，包括乳痈、乳发、乳疬、乳癖、乳核、乳痨、乳岩、乳衄、乳疳、乳头风等；治疗方法众多，内治、外治方药丰富，为中医乳房病学的形成奠定了坚实基础。然而，历代医家对于乳房疾病诊治的论述还缺少系统性，部分病名、概念存在混淆，诊治观点不尽一致。

第二节　中医乳房病学的形成与发展

中华人民共和国成立以后，中医药诊治乳房疾病进入了一个新的历史发展阶段。随着各省、直辖市相继成立了中医学院、中医药研究所、中医医院，并开设专病专科门诊和病房，开展中医药治疗乳房病的临床和相关研究，中医乳房病学逐步形成并快速发展。

一、1949—1989 年

这一时期，在一批著名中医外科大家，如上海顾伯华、南京许履和，以及北京赵炳南、房芝萱、王玉章等的带领下，承前启后，开展了中医诊治乳腺疾病的全面研究与实践。

1958 年，顾伯华教授在国内首次将浆细胞性乳腺炎形成瘘管命名为"慢性复发性乳腺漏管伴有乳头内缩"，而国内西医最先报道该病是在 1959 年。到 1964 年，顾伯华教授报道 30 例"慢性复发性伴有乳头内缩的乳晕部漏管"，采用切开、挂线等外治方法，全部治愈。20 世纪 60 年代，顾伯华教授提出了乳癖的发生与冲任失调关系密切，采用二仙汤加减治疗而获良效，丰富了乳癖的辨证与治法。其所主编的《中医外科学简编》（1960 年）、《中医外科学讲义》（1964 年）、《中医外科临床手册》（1966 年）中记载了 10 余种乳房疾病的诊治。1977 年出版的《外科经验选》则介绍了顾老诊治乳痈、乳晕部漏管、乳腺增生等病的经验。1985 年，顾伯华教授主编的《实用中医外科学》专列乳房疾病章节，阐述乳房疾病的中医诊治，并首次将浆细胞性乳腺炎命名为"粉刺性乳痈"，对其病因病机、临床表现、治疗方法及其要点等做了较详细的阐述。

1958 年许履和教授带领南京外科专家编著的《简明中医外科学》是中华人民共和国成立后最早出版的外科专著之一，1980 年出版的《许履和外科医案医话集》，均包含了乳房疾病的诊治内容。许履和率先论述了腺体疾病，认为与中医肝、脾、肾三经关系最为密切，"气"是腺体肿块之根，"火"是腺体肿块之源，"痰"是气火之果，治疗上则理气、清火、化痰三法并用，而治疗乳腺疾病尤以理气疏络为要。

北京中医外科名家赵炳南、房芝萱、王玉章治乳癖侧重调理为主，治乳痈侧重阴阳辨证，治乳岩则注重扶正和祛邪关系的把握，注重气血调治。在此基础上尤其注重结合不同疾病及气血盛衰，从疏气调气、益气养血、调和气血冲任等不同角度、层面进行气血调理。王玉章创制消癖糖浆内调、消化膏外敷治疗乳腺增生病、乳痛症等取得满意疗效。

1978 年，上海中医学院（现上海中医药大学）附属龙华医院开设乳房病专科门诊。1982 年，顾伯华教授首次招收了中医外科学专业乳腺病方向博士研究生，成立乳房病研究室。1985 年 10 月，全国首届中医外科学术经验交流暨外科学会成立大会在福建省漳州市举行，并成立了乳部疾患、银屑病等八个全国性攻关专题协作组。1987 年 6 月，在江苏省南通市，召开了全国第一次中医乳房病学术会议，会后分别在北京、上海、长春等地成立了乳腺疾病防治中心。1989 年 12 月，中国中医药学会外科分会乳腺病专业委员会正式成立，中医乳房病学的发展步入了新的里程。

至此，可以认为中医乳房病学作为独立的学科已经形成。

二、1990 年以来

20 世纪 90 年代初，有关中医乳房病的专著相继出版。1992 年马禄均主编《实用中医乳房病学》（人民卫生出版社），1993 年陆德铭主编《实用中医乳房病学》（上海中医药大学出版社），以及顾乃强、唐汉钧主编《实用中医乳房病学》（上海科学技术出版社）等。这些专著归纳、总结了中医乳房病学的理论体系和临床常见乳房疾病的辨证论治规律，对中医乳房病临床实践和理论研究具有重要的指导意义。

1994 年，全国中医乳腺病协作网络成立。2009 年以"中华中医药学会乳腺病防治协作工作委员会"的名义，在中国中医药学会直接领导下，在国家名老中医陆德铭教授、林毅教授、唐汉钧教授等带领下，积极开展全国性中医乳腺病学术交流活动。通过不断的研究、交流与合作，在中医乳腺病诊治规范化建设、中医适宜技术推广、中医乳腺病科普知识宣传以及成员单位的科室建设等方面均取得了显著进步，大大推动了中医药防治乳房疾病工作的进展。

2002 年，中华中医药学会外科分会乳房病专业委员会第八次会议讨论通过了"乳腺增生病中医诊断和疗效评价标准""浆细胞性乳腺炎中医诊断和疗效评价标准"，倡导在发挥中医药特色的同时，充分利用现代各种辅助检查技术，明确乳房疾病的诊断，进行中医药治疗乳房疾病的疗效评价并开展相应临床研究。2003 年，林毅、唐汉钧教授主编的《现代中医乳房病学》出版。全书分基础篇、临床篇、方药篇、研究篇，详细介绍了乳房疾病的现代中医诊治理论、方法和相关研究，对中医乳房病学的发展具有重要影响。

与此同时，各地陆续建立了中医乳房病专科、专病门诊、防治中心、研究基地等，设立了多个中医外科学专业乳房病方向的硕士培养点、博士培养点和博士后流动站，培养了一大批专攻中医乳房病研究的硕士、博士和中医乳房病专科医师，积极开展中医药防治乳房疾病的临床实践和研究，不断提高临床疗效，探索中医药作用机制。

2006 年，中华中医药学会乳腺病防治协作工作委员会制订《乳腺癌分期辨证规范化试行方案》，组织全国多中心研究制订乳岩、乳痈、乳癖临床路径、疗效评价等。2010 年，中华中医药学会组织专家制订了"中医外科临床诊疗指南"，2015 年再次修订、增订，其中就包括粉刺性乳痈、乳核、乳疬等乳房疾病，分别于 2012 年、2019 年由中华中医药学会发布实施，为进一步开展中医乳房病的临床研究奠定了基础，为中医乳房病诊疗走向国际化进行了有益探索。

2016 年 3 月，中华中医药学会乳腺病分会成立，标志着中医乳房病学发展日趋成熟。在陈前军主任委员带领下，分会每年召开 1～2 次全国性学术会议，交流炎症性疾病、乳腺癌、乳痛症等诊治经验和研究进展，交流乳房病学科建设、专科发展的思路、举措和体会，讨论制订《早期乳腺癌中医辨证内治专家共识》等，并开展多中心中成药治疗乳腺增生病的再评价研究、中医药治疗乳腺癌临床协作研究等。多个省级中医药学会成立了乳腺病分会，多地三甲医院中医乳腺科牵头区域中医乳腺病专科联盟建设，通过学术会议、远程会诊、进修培训、实地指导等方式推动一级医院、二级医院乳房疾病中医防治水平的提高。

第三节　中医乳房病学的研究进展及展望

中医药治疗乳房疾病，疗效确切，优势显著，其中最具特色的是对乳房良性病变的防治，比如急性乳腺炎、浆细胞性乳腺炎或肉芽肿性乳腺炎、乳腺增生病、乳房湿疹、乳头皲裂、产后缺乳等。近 10 年，随着研究的深入和临床干预经验的积累，中医药对于改善乳腺癌术后患者的生存质量、延长无病生存和总生存时间方面的优势日益彰显。

一、乳腺增生病

中医治疗乳腺增生病的方法众多，复方煎剂、成药、外治（药物热敷、药袋穴位外贴、中药乳罩、中药塞鼻等）及针灸（体针、耳穴贴敷、穴位磁贴），临床有效率高，毒副反应甚少。在传统疏肝解郁治法基础上，运用调摄冲任法、健脾化痰法、软坚散结法以及周期疗法，进一步提高了临床疗效。研究发现，中医药具有纠正乳腺增生病患者激素失调，调整机体神经—内分泌—免疫网络功能的作用。

动物实验研究表明，中药治疗能减轻动物实验性乳腺组织增生，调整雌、孕激素及受体水平，增强机体免疫力，改善血液流变学等。还有研究发现，中药能抑制大鼠乳腺导管和小叶上皮细胞异常增殖，抑制血管增生，降低乳腺组织中有关基因的表达，具有一定的阻止乳腺癌癌前病变进展的作用。

二、急性乳腺炎

急性乳腺炎是历代医家论述最多的乳房疾病，中医药治疗积累了丰富的临床经验，现代在处理其变证的治法及技术等方面有所发展创新。

此病论治宜早，以消为贵，以通为要；宜"消托补"分期施治，内服、外治并重。多采用疏肝清热、通络散结之法，对早期及僵块形成的患者可适当加用温通之剂，内外合治使其消散于无形。同时通乳药与回乳药的适当配合使用，可起到相得益彰的效果。运用药物外敷、手法按摩、穴位贴敷等疏通乳管、排出淤积乳汁，亦是初期治疗的关键所在。成脓则须及时引流，选用穿刺抽脓，或切开排脓，或火针洞式烙口引流，在保证通畅引流的前提下切口较小，配合药线外用以提脓祛腐，同时服用内托透达之剂。对发生袋脓、传囊或乳漏者，可加用垫棉绑缚疗法加快疮口愈合。中医药治疗急性乳腺炎，疗效理想，优于西医抗生素治疗，并能减轻患者痛苦，有效维持母乳喂养。

三、浆细胞性乳腺炎和肉芽肿性乳腺炎

浆细胞性乳腺炎和肉芽肿性乳腺炎属于非哺乳期乳腺炎范畴，均可归于中医"粉刺性乳痈"。

中医药治疗粉刺性乳痈 60 余年来，经历了不认识到认识，知之不多到知之较多，从单一瘘管期手术治疗到疾病不同阶段综合治疗的不断发展的过程。中医药治疗本病具有临床疗效好、损伤范围小、患者痛苦少、乳房外形改变小、复发率低等优点。

本病属少见疾病，但 21 世纪以来发病呈逐年上升趋势，近 10 年来肉芽肿乳腺炎患者尤为增多。针对临床上患者病情较以往复杂、病变范围也较前扩大的情况，对本病的治疗范围已从瘘管期扩展到各个不同时期，治疗方法也从单纯外治或内治发展到多种方法综合运用。在辨证论治的基础上，未溃偏重内治，已溃偏重外治。内治法不断补充，如疏肝清热法、清化痰湿法、温通散结法等；外治法综合运用，如药物外治法和切开、挂线、拖线等手术外治法，以及熏洗、垫棉绑缚等其他外治方法，根据具体情况选择，有机配合使用，对复杂病例的治疗尤有优势。

近年来专家普遍认为本病的发生与内分泌、免疫相关，研究发现部分患者外周血催乳素水平升高、免疫功能紊乱，并与其发病及病变程度有关。但有关本病的基础研究开展较少，发病机制及中医药治疗作用机制仍需进一步探索。

四、乳腺癌及手术后

中医药治疗作为乳腺癌综合治疗的重要手段之一，在减少因手术、放疗、化疗、内分泌治疗、靶向治疗等所产生的毒副作用，提高患者生存质量，减少肿瘤复发转移，延长患者无病生存和总生存时间等方面均具有积极作用。

在中医整体观念指导下，扶助正气兼顾祛邪的个体化治疗贯穿于乳腺癌治疗的全过程。中医药辨证施治，能显著改善乳腺癌手术后患者生活质量；治疗乳腺癌手术后并发症，如上肢水肿、创面不愈等；缓解放疗、化疗所引起的毒副反应，如骨髓抑制、消化道反应、周围神经炎等；减轻激素受体阳性乳腺癌内分泌治疗的副反应，如子宫内膜增厚、芳香化酶抑制剂相关骨代谢异常等；减少乳腺癌术后发生复发转移，尤其是临床预后不良的三阴性乳腺癌、HER-2过表达型乳腺癌；以及对晚期乳腺癌的支持及减瘤治疗作用等。

目前中医药治疗乳腺癌的临床研究采用多中心、随机、对照、双盲、前瞻性的大样本研究还较少，同时缺乏统一证型量化指标，干扰因素较多，重复性较差。在实验研究方面，随着对乳腺癌生物学行为研究的深入，在阐述中药抗癌作用机理的实验研究方面取得了一定的进展，但没有充分发挥中医整体观念和辨证施治的优势，体内外实验基本是按照西药的研究思路和方法来探讨中药复方或单味中药的有效成分的作用和机理，缺乏病证结合的乳腺癌实验研究模型；缺乏中药的靶向性和特异性研究，尤其是抑制乳腺癌复发转移及多药耐药的靶向研究。此外，对复方中药中多成分间的效能关系及对某一中药多生物效应研究重视与强化不够。

今后中医乳房病学的研究主要从以下几方面着手：

1. 继续学习和挖掘中医外科、内科、妇科、药物学、方剂学等有关乳房病的古代文献精华，积极整理和总结各地中医流派、名老中医治疗乳房病的学术思想和独特经验，拓展研究思路，开展临床实践。

2. 学习运用科学方法，加强对重大、疑难乳房疾病进行系统、全面的研究，尤其是乳腺癌、浆细胞性乳腺炎、肉芽肿性乳腺炎以及具有癌变倾向的乳腺非典型性增生疾病等重点疾病。如开展大样本、多中心的中医药及中西医结合防治乳房疾病的临床研究，对既往的诊断、辨证、疗效评价标准进行重新评价，更新规范化的中医诊疗方案，进一步提高临床疗效，并推广应用。

3. 充分发挥中医外治法简、便、验、捷的特色，结合现代高新技术，不断创新，以促进中医药外治方法与技术的现代化。如外用药剂型改革，外治材料、仪器、方法的改进，去粗取精，以新代旧，不断充实、丰富中医乳房病的治疗手段。

4. 深入开展中医药防治乳房疾病的机制研究，不但要研究乳房病与中医学脏腑、气血、经络的关系，还要从细胞、分子乃至更深层次水平探讨乳房病的实质，探索中医药治疗乳房病的作用机制，提高中医乳房病学的学术理论和临床诊治水平，从而实现中医乳房病学发展的新飞跃。

（陈红风　廖明娟）

参考文献

[1] 顾伯华. 采用挂线疗法治愈慢性复发性乳腺漏管伴有乳头内缩12例病例报告［J］. 上海中医药杂志，1958（9）：18-20.

[2] 顾伯华，陆德铭. 治愈30例慢性复发性伴有乳头内缩的乳晕部漏管临床分析［J］. 中医杂志，1964（9）：4-5，9.

[3] 顾伯华，陆德铭. 乳癖的辨证施治（附80例分析）［J］. 上海中医药杂志1965（5）：20-21.

[4] 顾伯华. 外科经验选［M］. 上海：上海人民出版社，1977.

[5] 顾伯华. 实用中医外科学［M］. 上海：上海科学技术出版社，1985.

[6] 徐福松. 许履和外科医案医话集［M］. 南京：江苏科学技术出版社，1980.

[7] 徐福松. 许履和老中医治疗乳房病的经验［J］. 中医杂志，1980，21（5）：19-21+35.

[8] 徐福松. 许履和老中医治疗腺体疾病的经验［J］. 辽宁中医杂志，1982（10）：22-24.

[9] 许履和，徐福松. 男子乳房发育症的中医治疗（附16例临床分析）［J］. 成都中医学院学报，1983（1）：36-38.

[10] 北京中医医院. 房芝萱外科经验［M］. 北京：北京出版社，1980.

[11] 北京中医医院. 赵炳南临床经验集［M］. 北京：人民卫生出版，2006.

[12] 张董晓，王淑玲，付娜，等. 王玉章教授治疗乳腺疾病思路撷要［J］. 环球中医药，2020，13（1）：134-136.

[13] 陆德铭. 实用中医乳房病学［M］. 上海：上海中医学院出版社，1993.

[14] 顾乃强，唐汉钧. 实用中医乳房病学［M］. 上海：上海科学技术出版社，1993.

[15] 陆德铭. 陆德铭谈乳房病［M］. 上海：上海科技教育出版社，2000.

[16] 林毅，唐汉钧. 现代中医乳房病学［M］. 北京：人民卫生出版社，2003.

[17] 唐汉钧. 唐汉钧谈外科病［M］. 上海：上海科技教育出版社，2004.

[18] 陆德铭，何清湖. 中国传统临床医学丛书·中医外科学［M］. 北京：中国中医药出版社，2004.

[19] 唐汉钧，陈红风. 中医乳房病临床手册［M］. 上海：上海中医药大学出版社，2004.

[20] 陆德铭工作室. 陆德铭学术经验撷英［M］. 上海：上海中医药大学出版社，2009.

[21] 唐汉钧工作室. 唐汉钧学术经验撷英［M］. 上海：上海中医药大学出版社，2009.

[22] 宋爱莉，李湘奇. 乳腺病中医特色诊疗［M］. 北京：人民军医出版社，2009.

[23] 陆德铭，陆金根. 实用中医外科学［M］. 2版. 上海：上海科学技术出版社，2010.

[24] 司徒红林，陈前军. 林毅乳腺病学术思想与经验心悟［M］. 北京：人民卫生出版社，2013.

[25] 顾锡冬，沃立科. 楼丽华中医乳房病学［M］. 杭州：浙江大学出版社，2016.

[26] 卞卫和，裴晓华. 许芝银乳腺病临证精要［M］. 北京：中国中医药出版社，2018.

[27] 陈红风. "乳块消"治疗乳腺增生病的实验研究［J］. 上海中医学院上海市中医药研究院学报，1993，7（2）：48.

［28］ 阙华发，陈红风，陆德铭，等. 乳宁冲剂对乳腺增生病神经内分泌免疫网络及淋巴细胞 DNA 修复调节作用的观察 ［J］. 中国中西医结合杂志，1999（9）：529 - 532.

［29］ 胡升芳，陈红风. 乳腺增生病 437 例中医证型特点分析 ［J］. 中医药学刊 2004，22 （12）：2350 - 2351.

［30］ 洪日，陈红风. 复方仙蓉颗粒抑制 MCF - 10AT 乳腺癌癌前病变的研究 ［J］. 中华中医药 学刊，2010，28（3）：567 - 570.

［31］ 谷丽艳，易佳丽，樊延宏，等. 中医药疗法治疗乳腺增生研究进展 ［J］. 辽宁中医药大学 学报，2014，16（1）：173 - 176.

［32］ 常秀娟，周军，张帅，等. 桂枝茯苓胶囊对乳腺增生大鼠性激素水平和乳腺组织的影响 ［J］. 中国中药杂志，2014，39（21）：4139 - 4142.

［33］ 王灿，苗明三. 乳络通胶囊对大鼠乳腺增生模型的影响 ［J］. 中药药理与临床，2014，30 （2）：128 - 131.

［34］ 宋婷，童钟，李中平，等. 四逆散、二仙汤及其合剂对慢性应激合并乳腺增生模型大鼠 的影响 ［J］. 南京中医药大学学报，2014，30（1）：57 - 60.

［35］ 周玉朱，胡贵长. 温通法治乳痈 25 例 ［J］. 安徽中医学院学报，1992，11（4）：38 - 39.

［36］ 郝芬妮，楼丽华，周丹. 应用温通法治疗乳痈 48 例 ［J］. 辽宁中医杂志，2009，36（7），1154 - 1155.

［37］ 胡升芳，陈红风，陆德铭. 陆德铭分期辨治外吹乳痈经验 ［J］. 中华中医药学刊，2011，29（1）：101 - 102.

［38］ 吴晶晶，陈红风，郑蔚，等. 通乳法治疗早期外吹乳痈 53 例疗效观察 ［J］. 上海中医药 大学学报，2012，26（2）：36 - 38.

［39］ 黄敏，金维捷，杨晓冬，等. 急性乳腺炎的中医治疗进展 ［J］. 云南中医中药杂志，2013，34（2）：51 - 53.

［40］ 鲍以嘉，田超颖，郑蔚. 乳痈方结合手法按摩治疗乳痈 76 例 ［J］. 上海中医药杂志，2014，48（8）：65 - 66.

［41］ 蔡李芬，沃立科，楼丽华. 急性乳腺炎患者中医体质类型的临床研究 ［J］. 浙江中医药 大学学报，2015，39（10）：745 - 746 + 749.

［42］ 陈红风，唐汉钧，陆德铭. 中医药治疗浆细胞性乳腺炎四十五年回顾 ［J］. 上海中医药 大学学报，2004（1）：59 - 61.

［43］ 程亦勤，陈红风，刘胜，等. 149 例浆细胞性乳腺炎的中医药治疗及临床病情分析 ［J］. 浙江中医杂志，2005（3）：25 - 27.

［44］ 赵慧朵. 卞卫和治疗浆细胞性乳腺炎经验 ［J］. 山东中医药大学学报，2007（6）：477 - 478.

［45］ 周丹，赵虹. 楼丽华治疗粉刺性乳痈经验 ［J］. 江西中医药，2009，40（5）：25 - 26.

［46］ 夏亚茹，陈红风，叶媚娜，等. 非哺乳期乳腺炎患者外周血 T 淋巴细胞、免疫球蛋白及 补体水平的变化 ［J］. 中华乳腺病杂志（电子版），2012，6（5）：504 - 514.

［47］ 关若丹，司徒红林，林毅. 林毅教授首创提脓祛腐综合疗法巧治肉芽肿性乳腺炎——典 型病案、理论渊源及操作规范 ［J］. 辽宁中医药大学学报，2013，15（1）：159 - 162.

［48］ 陈豪，程亦勤，陈莉颖，等. 疏肝清热法结合外治法治疗浆细胞性乳腺炎 60 例 ［J］. 陕 西中医，2014，35（2）：194 - 195.

［49］ 陈帆帆，冯佳梅，高晴倩，等. 非哺乳期乳腺炎患者外周血免疫功能检测及其临床意义

[J].外科理论与实践，2015，20（3）：252－254.

[50] 叶媚娜，杨铭，程亦勤，等.偏最小二乘判别分析法在九一丹外用治疗浆细胞性乳腺炎中的安全性分析 [J].中国中西医结合杂志，2015，35（4）：429－433.

[51] 许锐，郭倩倩，杨乐平，等.非哺乳期乳腺炎患者血液中自身抗体和免疫指标的变化及其临床意义 [J].南方医科大学学报，2016，36（8）：1157－1159，1168.

[52] 冯佳梅，蒋思韵，徐瑞敏，等.清化痰湿方治疗痰湿型粉刺性乳痈临床疗效观察 [J].上海中医药杂志，2016，50（8）：58－59，66.

[53] 陆清，夏亚琳，李琼，等.不同时期浆细胞性乳腺炎患者的免疫功能 [J].广西医学，2017，39（12）：1788－1790.

[54] 吴晶晶，陈红风.陈红风以"切扩—拖线—熏洗—垫棉"四联外治法为主辨治复杂性粉刺性乳痈经验 [J].上海中医药杂志，2018，52（6）：21－23.

[55] 梁欢，张董晓，孙宇建，等.从中医"痰邪致病"理论看肉芽肿性小叶性乳腺炎发病 [J]，2018，41（10）：808－811.

[56] 王筱璇，楼丽华.中医内外合治浆细胞性乳腺炎僵块期48例临床研究 [J].江苏中医药，2019，51（11）：36－38.

[57] 阙华发，吴雪卿，陈前军.陆德铭扶正法为主防治乳腺癌复发转移的经验 [J].辽宁中医杂志，1998，25（7）：297－298.

[58] 贾喜花，高尚璞，郑勇，等.唐汉钧治疗乳腺癌经验 [J].中医杂志，2003，44（2）：96－97.

[59] 吴雪卿，万华，赵晶，等.乳腺癌术后患者中医辨证分型试探 [J].上海中医药杂志，2005，39（8）：3－4.

[60] 阙华发，陈红风，徐杰男，等.生命质量与中医药治疗恶性肿瘤临床疗效评价标准探讨 [J].中西医结合学报，2005，3（4）：253－256.

[61] 裴晓华.乳腺癌中西医结合治疗的思路 [J].中国中西医结合杂志，2005，25（10）：943－944.

[62] 司徒红林，陈前军，朱华宇.林毅教授辨治乳腺癌经验介绍 [J].新中医，2008，40（7）：5－6.

[63] 陈前军，司徒红林，关若丹，等.545例乳腺癌术后巩固期患者证型聚类分析的临床研究 [J].北京中医药，2008，27（8）：590－592.

[64] 叶媚娜，陈红风.黄芪注射液对basal－like型乳腺癌MDA－MB－468增殖的影响 [J].中西医结合学报，2008，6（4）：399－404.

[65] 司徒红林，陈前军，吕晓皑.林毅治疗乳腺癌化疗骨髓抑制症经验 [J].辽宁中医杂志，2008，35（2）：173－174.

[66] 胡升芳，陈红风.乳宁Ⅱ号方防治乳腺癌术后复发转移临床疗效评价 [J].中华中医药学刊，2009，27（11）：2396－2398.

[67] 卢雯平，徐兵和，姜翠红，等.中药对中晚期三阴乳腺癌的生存影响及中医治疗策略探讨 [J].世界中医药，2013，8（1）：53－55.

[68] 范洪桥，刘丽芳，胡金辉，等.中医药治疗乳腺癌临床与实验研究进展 [J].中医药信息，2014，31（4）：178－181.

[69] 牟微娜，李苗，谢长生.78例三阴性乳腺癌的临床特征和中医证型分析 [J].肿瘤学杂志，2014，20（2）：106－109.

［70］王慧杰，王朝霞，万冬桂等．乳腺癌分子分型指导下的中医治疗思路与方法［J］．中国中西医结合杂志，2016，36（4）：480-483.

［71］郑桂兰，张建斌，李湘红，等．中医药对三阴乳腺癌术后预防复发转移的对比性研究［J］．现代肿瘤医学，2017，25（2）：220-223.

［72］贡丽娅，陈红风．乳腺癌巩固期中医证型与分子分型的相关性研究［J］．中国中西医结合杂志，2017，37（2）：174-178.

［73］王晨，梁晨露，俞星飞，等．乳腺癌中医辨证分型联合分子分型预测新辅助化疗疗效的应用研究［J］．中华中医药学刊，2017，35（2）：283-286.

［74］胡升芳，谷焕鹏，陈红风．乳宁Ⅱ号方对HER-2阳性乳腺癌PI3K/Akt信号通路的作用机制研究［J］．中华中医药学刊，2017，35（4）：980-983.

［75］顾文静．通阳祛瘀中药联合曲妥珠单抗治疗乳腺癌疗效及对血清CEA、CA153、CA724的影响［J］．现代中西医结合杂志，2017，26（23）：2599-2601.

［76］瞿文超，吴雪卿，冯佳梅，等．中药复方对不同分子分型乳腺癌患者无病生存率及总生存率的影响［J］．中医药学报，2017，45（6）：92-95.

［77］殷玉莲，张卫红，周悦，等．补肾壮骨方防治芳香化酶抑制剂引起的骨代谢异常的临床研究［J］．中国骨质疏松杂志，2018，24（9）：1195-1200.

［78］张玉柱，陈红风．基于NF-κB通路评价益气小复方对三阴性乳腺癌顺铂耐药的逆转作用．上海中医药大学学报，2018，32（1）：49-54.

第二章 乳房结构与生理功能

首先介绍乳房的基本解剖、乳房在不同生长发育阶段的变化、乳房与脏腑经络的关系等，从中医、西医两方面认识乳房和人体的相关性。

第一节 乳房的结构和功能

一、乳房的解剖

1. 乳房的位置

乳房位于胸骨旁线与腋中线之间，平第 2～6 肋高度。乳头、乳晕位于第 4、5 肋骨之间。成年女性的乳房呈半球形突出于体表，并向腋窝方向延伸形成腋尾。乳房位于皮下浅筋膜层，与胸肌筋膜之间的间隙称乳房后间隙，内有疏松结缔组织，因此，乳房可轻度移动。

2. 乳房的一般结构

乳房由皮肤、皮下组织、乳腺腺体组织构成（图 2-1）。乳房皮肤的中央有乳头，乳头周围色泽较深的环形区称乳晕。乳头神经末梢丰富，感觉敏锐，乳晕上有结节样的小突起，这是乳晕腺，又称为蒙哥马利腺的开口，这是一种皮脂腺（图 2-2）

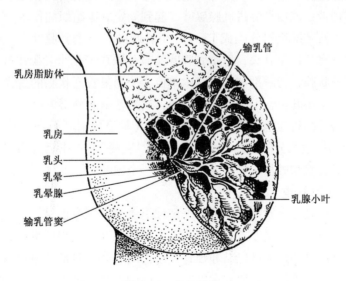

图 2-1 女性乳房

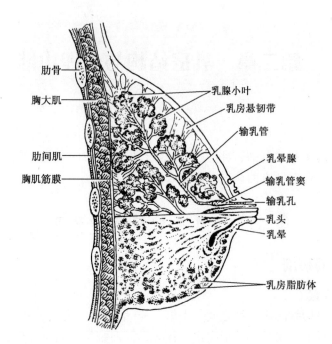

图 2-2　女性乳房矢状切面

注：以上两图均出自《人体解剖学》，主编邵水金，中国中医药出版社，全国中医药行业高等教育"十三五"规划教材，全国高等中医药院校规划教材（第十版）。

乳腺组织位于浅筋膜的浅、深两层之间。浅筋膜的浅层筋膜与皮肤连接较为紧密，深层筋膜借助疏松结缔组织附着于胸肌筋膜。浅筋膜的浅、深两层之间，叶间筋膜凝聚形成锥状的库珀韧带（Cooper's ligament），因其提供了乳腺腺叶的支撑框架而称之为乳房悬韧带，该韧带穿过乳腺腺叶，起到固定乳腺组织的作用。

乳腺的实质被结缔组织分隔成 15~20 个乳腺叶，每个乳腺叶由一组乳腺导管系统引流，经输乳窦开口于乳头，每个乳腺叶又被分隔成若干个乳腺小叶，每个乳腺小叶为一个复管泡状腺，为解剖和功能基本单位，一个复管泡状腺的直径约 2mm，基本上肉眼可见。每个小叶包含 10~100 个腺泡，这是基本的分泌单位。

中医对乳房的结构也有记载，把围绕乳头乳晕呈放射状分布的腺管结构称之为"乳络"，把由结缔组织分隔成的乳腺叶称之为"乳囊"。本书后面所讲到的乳痈传囊之变，指的就是乳腺脓肿从一个腺叶传染到另一个腺叶。

3. 乳房的淋巴系统

乳房的淋巴由乳腺实质部分和乳晕下区域引流至区域淋巴结，其中绝大多数淋巴结位于腋窝区。引流方向主要有 6 个：①乳房外侧部和中央部的淋巴管注入胸肌淋巴结；②上部的淋巴管注入尖淋巴结和锁骨上淋巴结；③内侧部的淋巴管注入胸骨旁淋巴结；④深部的淋巴管注入胸肌间淋巴结；⑤内侧部的浅淋巴管与对侧乳房淋巴管交通；⑥内下部的淋巴管通过腹壁和膈下的淋巴管与肝的淋巴管交通。每侧乳腺的淋巴大多沿着胸肌淋巴结到腋窝中央淋巴结及尖群淋巴结途径进入同侧腋窝淋巴结。乳腺癌发生淋巴转移时可侵犯腋窝淋巴结和胸骨旁淋巴结。如果淋巴回流受阻，肿瘤细胞会转移至对侧乳房或肝。

4. 乳房的血供

乳房的血供来自内乳动脉（胸内侧动脉）及胸外侧动脉。这两支动脉均起源于腋动脉，分别自乳腺的中上及外上的背面进入乳腺，其分支互相吻合。另外，内乳动脉发出形成肋间后动脉，肋间动脉的分支自深面穿过，达到乳腺表面。静脉形成丰富的乳晕下静脉丛，引流至肋间静脉和腋静脉及胸廓内静脉。

5. 乳房的神经支配

乳房的神经支配主要来自躯体感觉神经和与血管相伴随的自主神经。一般而言，乳头和乳晕富含躯体感觉神经，而乳腺实质主要由自主神经支配，仅为交感性。乳房上方的躯体感觉通过锁骨上神经（C3、C4）支配，外侧由胸肋间神经的外侧支（第三到第四）支配。乳腺内侧部分受胸肋间神经前支的支配，该神经支穿过胸大肌到达乳房皮肤。乳房外上象限的主要神经支配来自肋间臂神经（C8，T1），当其经过腋窝时分出一支到达乳腺的大分支。乳头、乳晕的神经支配多来自第三和第四肋间神经。

二、乳房的发育

1. 胚胎期至青春期前

胚胎形成初时，在胚胎腹面的腋窝至腹股沟出现左右对称的两条乳腺，其中有几处特别增厚，即为"乳腺始基嵴"，会形成 6 ~ 8 对乳腺始基。正常情况下只有胸部的一对始基会最终发育成乳房，其余始基均会在胚胎期退化消失。如果这些始基出现部分不完全退化，形成相对发育不成熟的乳腺或者乳头，即为副乳腺或者副乳头，多成对出现，沿乳线存在，以腋下为多。副乳腺本身没有临床意义，多数平时不被察觉，但在月经期前和妊娠及哺乳期它会与正常乳腺一样有肿胀的感觉。

胚胎发育中期，胸前区的一对乳腺始基增殖形成乳芽，乳芽基部的基底细胞向下生长、延伸，形成索状输乳管原基，输乳管原基进一步分支，形成 15 ~ 20 个实性上皮索，深入表皮内，并逐渐形成管腔，即为乳腺管。

胚胎发育末期，乳头乳晕形成，并且乳头下的结缔组织不断增殖，使乳腺逐渐外突；与此同时，乳腺管末端有小团的基底细胞，形成腺小叶的始基，是日后乳腺小叶的前身。在青春期时，乳腺小叶芽才进一步发育逐渐形成末端乳管和腺泡。

由于出生前，胎儿从母体获得高水平的黄体和胎盘激素，半数以上新生儿可以有乳头下肿胀或结节，并可分泌一些乳汁样物质，约一周后消失。此后，乳腺会逐渐退缩，至静止状态，这种现象与新生儿的性别无关。

2. 青春期

自新生儿进入到青春期前，乳腺发育处于静止状态。导管系统形成，但分泌部（腺泡）尚未发育，乳房外形扁平，仅有少量结缔组织和分支极少的乳腺管构成。

进入青春期后，下丘脑—垂体—卵巢轴功能逐步成熟，产生雌激素，刺激乳管发育，乳腺管分支增多，乳管系统也逐渐发育形成，乳管末端基底细胞增生形成腺泡芽。此时虽然乳腺导管形成，但分泌部仍未发育，这一状态持续到月经来潮。与此同时，乳房外形开始膨隆充实，乳头增大，乳头和乳晕颜色加深。月经来潮后，小导管末端逐渐形成乳腺小叶，乳腺发育才得以成熟。此时的乳房逐渐丰满，乳头成形，乳头、乳晕着色基本完成。但在未孕状态下，乳腺的分泌部依旧多呈萎缩状态。其乳腺组织大多为结缔组织和脂肪组织，上皮性导管稀少，散在于结缔组织中，偶见较大的末梢导管，大多为小叶内导管。

乳腺受脑垂体及肾上腺和卵巢的生理活动的影响，在雌激素和孕激素作用下也开始出现周期性改变。

3. 月经周期的乳房变化

正常月经周期中，性激素会发生周期性的变化，乳腺组织就像子宫内膜一样，对这些激素的变化也会产生相应的周期性改变。

（1）增生期：月经周期的 7 ~ 8 天起，到 18 ~ 19 天止。此时卵泡已接近成熟，在脑垂体分泌的 FSH 和 LH 刺激下，卵巢会产生高水平雌激素，雌激素合成和分泌很快达到极限，卵泡破裂，卵子排出，黄体发育，孕激素的产生开始增多。在黄体期的中期，黄体孕激素合成达到极点，雌激素分泌会出现第 2 个小高峰。在雌激素和孕激素的先后刺激下，乳腺导管会延伸和扩张，乳腺上皮会发生增殖，末端腺管分支也会增多，形成一些新的腺小叶，导致周围组织轻度水肿。

（2）分泌期：行经前 5 ~ 7 天起，到月经来潮止。此期开始时，体内雌激素和孕激素水平还很高，但正在逐渐降低。乳腺导管扩张，上皮基膜增厚，腺泡上皮细胞增生、肥大，分化成有分泌功能的细胞，部分呈单层排列，腺泡细胞内出现一些脂肪滴，腺泡会出现一些分泌物。小叶内和小叶间结缔组织中的血管充血，乳腺组织呈轻度水肿状。临床可见乳腺体积增大，有结节感，并可有胀痛和压痛。

（3）复旧期：月经来潮到月经周期的 7 ~ 8 天。体内雌激素和孕激素水平很低，上述改变相继退化，充血减轻，水肿吸收。月经过后 2 ~ 3 天，乳房的体积最小，此后进入新一周期的增生期。

乳房的这些变化，概括地说就是月经开始一周后进入增生期，下次月经来潮前约一周进入分泌期，月经来潮则意味着进入修复期，如此往返。

4. 妊娠、哺乳期

妊娠、哺乳期乳房会进一步发育，腺体会进一步分化。妊娠期间，乳腺内的导管、小叶和腺泡都会大量生长，这种生长是在卵巢和胎盘产生的雌激素、孕激素以及胎盘催乳素、泌乳素、人绒毛膜促性腺激素的共同作用下形成的。怀孕 3 ~ 4 周时，在雌激素刺激下，导管会变长和形成分支，并会有小叶形成；5 ~ 8 周时，乳房会明显增大和沉重，出现表面静脉扩张以及乳头和乳晕色素沉着。此后，在孕激素的作用下，小叶形成明显加速，并会超过导管的生长速度。在催乳素的作用下，腺泡内会出现初乳。妊娠后期，腺泡内会充满初乳。

分娩后，因胎盘分泌的孕激素在血中浓度突然下降，受其抑制的泌乳素水平急剧上升而大量泌乳；第 4 ~ 5 天内，腺泡和导管内已经充满分泌物，导致乳房明显肿胀。

在泌乳素和婴儿吸吮乳头的刺激下，乳汁在一年左右的时间内可以保持高水平的分泌量。此后产乳量会下降，一旦停止哺乳，数日内就可以停止泌乳。停止泌乳后，乳腺组织会逐渐复旧，乳房外观会变得松弛。分娩后，如果没有哺乳，乳腺在数日后就可迅速退化。

5. 绝经期

绝经后，雌激素和孕激素水平会迅速下降，腺体组织退化，小叶内腺泡萎缩，输乳管也部分萎缩。组织间质萎缩，胶原纤维也减少，导致结缔组织的支持作用减弱，但脂肪组织增多，因而乳房松弛下垂，但脂肪组织含量的个体差异甚大，有些人甚至可能由于肥胖等原因反而使乳房更加丰满。绝经后，仍然会有少数妇女会有乳腺疼痛，影像学检查中也仍然可以见到乳腺质地不均匀及结构紊乱的表现。

综上所述，乳腺作为女性生殖系统的一部分，其生理变化受到神经体液的调节，其中下丘脑、垂体和卵巢激素对乳腺的影响最为突出。同时，甲状腺、肾上腺、男性的睾丸分泌的激素对乳腺也有一定影响。所有这些激素对乳腺的生理过程进行复杂而精密调控，影响乳腺的结构与功能。

三、乳房的功能

乳房其实是一种大汗腺组织，从生物角度讲，其重要的生理功能是分泌乳汁。乳腺的发育、成熟均是为哺乳作准备的。腺泡是哺乳期乳腺的基本组成，腺泡内表面的泌乳细胞从母亲血液中吸收营养、免疫球蛋白和激素，最终形成乳汁。泌乳细胞上的泌乳素受体从血液中吸收泌乳素，进入腺泡刺激乳汁的分泌。肌上皮细胞包围住腺泡，当受到催产素刺激时收缩，把乳汁射入腺管内。

中医认为，乳房的功能是授乳，而乳汁是气血化生的产物。《陈素庵妇科补解·产后众疾门卷之五·产后乳汁不行及乳少方论》云："乳头属厥阴，乳房属阳明，乳汁则手少阴、手太阳二经血也……至于产后乳少，大补气血则胃气平复，胃旺则水谷之精以生新血，血充则乳自足……"

除了作为哺乳器官的生理功能之外，乳房也是女性的第二性征，参与性活动。乳房外观也是女性形象和自信心的重要组成部分。因此，女性的乳房不仅是一个哺乳器官，也是美与爱的标志。

（樊英怡）

第二节　乳房与脏腑经络的关系

成年女性乳房位于胸前第 2~6 肋骨水平的浅筋膜浅层与深层之间，内接胸骨外侧缘，外达腋前线，左右对称，具有哺乳功能。中医认为，乳房禀先天之精而生，受五脏六腑、十二经气血津液所养，其生长发育及其病变与脏腑经络密切相关。男子乳房因生理废用而退化，女子则随精气盛衰而经历胚胎期、婴幼儿期、青春期、月经期、妊娠期、哺乳期、绝经期、老年期等不同阶段的盈亏变化。古今医家在长期临床实践中，逐步揭示了脏腑、经络、气血津液与乳房生理功能及病理变化之间的关系。

《素问·上古天真论》提出了"肾—天癸—冲任"轴，与西医学所论述的女性、男性生长发育规律理论相一致。岐伯曰："女子七岁，肾气盛，齿更发长；二七而天癸至，任脉通，太冲脉盛，月事以时下，故有子；三七，肾气平均，故真牙生而长极；四七，筋骨坚，发长极，身体盛壮；五七，阳明脉衰，面始焦，发始堕；六七，三阳脉衰于上，面皆焦，发始白；七七，任脉虚，太冲脉衰少，天癸竭，地道不通，故形坏而无子也。"

"女子二七而天癸至，任脉通，太冲脉盛，月事以时下，故有子……肾者，主水，受五脏六腑之精而藏之，故五脏盛，乃能泻……是故五脏之气皆由乎肾，注于冲任，而主乎天癸。"后世医家据此认为，天癸至乃肾之精气满溢也，人便具备生殖之能。在女性表现为月经来潮，按期排卵；在男性则产生和排泄精液。冲任二脉，下与内生殖器官相接，上与乳房相连。此外，因冲脉有"血海"之称，当血海满溢，则上可化为乳汁，下可形成月经。由此得知，女子14岁之时，乳房便随月经初潮的同时开始发育，并受冲、任二脉的盛、通所司。

综上所述，乳房之生理、病理直接受冲、任二脉经气盈亏调节。冲任二经属奇经八脉，非五脏六腑所直出之脉，却是十二经之湖泽，禀受十二经之余气，蓄以灌所养所司之组织。十二经脉中，又以肾、肝、胃、脾四经与冲、任二经关系最大。肾主乎先天之精气，集五脏六腑后天之精气，布敷于四肢百骸。胃与脾相表里，主乎受纳后天水谷之精气，化生精微、气血而养之。肝主乎藏血，疏泄条达一身诸气，使五脏六腑之气血达于均衡。而冲、任又蓄肝、肾、脾胃之气血，上灌于乳房，下注乎胞宫。此与西医学中肠胃主吸收营养，下丘脑、垂体、肾上腺皮质、卵巢（睾丸）主分泌激素（中医认为皆属于肾），肝主解毒、分解过多的激素、使之平衡的学说相契合。兹分述之。

一、脏腑与乳房关系

中医认为，肾为先天之本，先天之精气藏于肾。脾胃为后天之本，水谷精微由此化生。胃主受纳，脾主运化。肺主宣发，肝主疏泄，心主血脉，共同完成气血的生成、输布。而乳房的生长、发育、衰萎是受五脏六腑、十二经气血津液养护，在肾—天癸—冲任的协调下完成其生理功能。

1. 肾与乳房

《素问·六节藏象论》云："肾者，主蛰，封藏之本，精之处也。"言肾所藏之精，有先后天之分。《景岳全书·卷之十七·杂证谟·脾胃》言："人之始生，本乎精血之原。人之既生，由乎水谷之养。非精血无以立形体之基，非水谷无以成形体之壮，精血之司在命门，水谷之司在脾胃，故命门得先天之气，脾胃得后天之气也。是以水谷之海本赖先天为之主，而精血之海又必赖后天为之资。""先天之精"禀于父母，"后天之精"源于脾胃运化的水谷之精，且先天之精得后天之充养、闭藏，而不使无故流失，通过足少阴肾经的敷布而成为机体生长、发育和生殖的主要物质基础。

故云肾气盛则天癸至，任脉通，太冲脉盛，女子月事以时下，两乳渐见丰隆，孕育后乳汁充盈而哺；肾气衰，则天癸竭，乳房也应之而衰萎。

肾中精气又可分元阴元阳，有滋养、濡润和温煦、推动之用。对乳房而言，肾之阴精是其发育的物质基础，肾之阳气是其功能发挥的动力来源。此外，肾阳乃命门之火，脾得命门之火温煦才能腐熟水谷，泌其精微，化生气血，以充养乳房。

冲为血海，任主胞胎，胞脉系于肾，冲脉与肾脉并行，得肾阴滋养，故言"冲任之本在肾"。肾气化生天癸，激发冲任通盛，冲任二脉下起胞宫，上连乳房，其血气促使胞宫及乳房发育及功能活动。若先天肾精不足，则天癸迟至，冲脉失养，任脉不通，下无以注于胞宫而经水迟行，上不得濡养乳房而男女童稚发生乳疬、青春少女乳房发育不良；肾阳虚则不能温煦脾阳，脾胃运化呆滞，气血无以化生，水湿不能运化，久则湿聚为痰，结于乳络，产生乳中结核；肾阴虚则虚火自炎，炼液成痰，发生成年男子乳疬、成年女子乳癖；青春期、妊娠期，肝肾两虚，脾虚气弱，可发生乳房肥大、松弛、下垂。中年女子，劳伤肾精，水不涵木，气郁化火，每易变生乳癌。肺肾阴虚，炼液成痰，乃成肺痨、肾痨；结于乳络，便为乳痰。

2. 脾胃与乳房

《素问·经脉别论》云："饮入于胃，游溢精气，上输于脾，脾气散精，上归于肺，通调水道，下输膀胱，水精四布，五经并行，合于四时五脏阴阳，揆度以为常也。"脾胃居中焦，司气机之升降，受纳及运化水谷精微，并化生气血，主一身水液输布。如脾胃健则气血足，乳汁多而浓。《女科经纶·卷一·月经门》曰："妇人经水与乳，俱由脾胃所生。"妇人以血为用，乳即血液，乃脾胃气血所化。《胎产心法·卷之下·乳少无乳并乳汁自出论》曰："产妇冲任血旺，脾胃气壮，则乳足而浓，乃生化之源旺也。"脾胃虚则气血乏源，致乳汁缺乏，或淡而稀。乳房失气血之濡养，则为乳悬、乳泣。

脾主升清，胃主降浊。李东垣《脾胃论·卷上·脾胃虚实传变论》云："元气之充足，皆由脾胃之气无所伤，而后能滋养元气。若胃气之本弱，饮食自倍，则脾胃之气既伤，而元气亦不能充，而诸病之所由生也。"强调了脾气升发，元气充沛，人体始有生生之机。如脾失运化，生湿聚痰，痰阻乳络，则生乳房结核；湿与热搏结，结于乳络，易生乳痈；湿与肝火相兼，肝火湿热变生乳房湿疹等。

脾气又称中气，有升提气机、统摄血液之功，脾气充则统摄有权，血不得妄行。脾虚气弱，固摄无权，则乳房肥大、松弛、下垂，发为乳悬；或乳疾溃后常自渗出脓血，或乳岩翻花、流血不止等。

3. 肝与乳房

《灵枢·经脉》言："肝足厥阴之脉，其支者，复从肝别贯膈，上注肺。"《诸病源候论》云："女子乳头属肝，乳房属胃；男子乳头属肝，乳房属肾。又足少阴肾经，上贯肝膈而与乳相连。"

《素问·五脏生成》曰："故人卧则血归于肝，目受血而能视，足受血而能步……"王冰注曰："肝藏血，心行之，人动则血运于诸经，人静则血归于肝藏。何者？肝主血海故也。"肝藏血，是指肝贮藏足够量的血，调节血量，防止出血的功能。如肝不藏血，则出现肝血不足，机体各部分得不到足够血的滋养濡润，出现头晕、目花、肢麻，女子月经量少或闭经，产妇乳少，乳病后难脓、难溃、脓水清稀、难敛。

肝体阴而用阳。体阴者，主乎藏血也；用阳者，主乎疏泄也。疏者，疏通也；泄者，升发也。故言肝以气为用，气者阳也，主乎动，升降出入，流动不息，不可过、不可阻，其间全赖肝为调节。肝失疏泄，则气机不畅；肝气郁结，而见胸闷、乳胀、乳痛；导致血行不畅，引起血瘀病变，可生乳岩；升发太过，则肝气上逆，见头胀、头痛、目赤面红；血随气逆而乳衄；升发不足，气血不得上承，乳房无以为养，则发育不良。肝气的疏泄又主乎情志变化，肝之疏泄功能正常，则气机调畅，血运畅通，情志舒畅。若肝失疏泄，肝气郁结，则心情抑郁，多愁善感；若升发太过，气火上逆，则急躁易怒。而情志抑郁经年日久，又可影响肝的疏泄之功。故《外证医案汇编·卷三·乳胁腋肋部》云："治乳症，不出一气字定矣。"

此外，肝主气机的升降出入，脾升胃降赖肝之疏泄。若肝的疏泄功能失常，则脾之运化、升清，胃之受纳、腐熟、降浊受阻，形成肝脾不和或肝胃不和，出现脘腹胀满、纳食不化、大便溏薄或见嗳气频频。

二、经络与乳房关系

1. 经络的生理与乳房

人体作为结构和功能精密而复杂的整体，生理情况下，五脏六腑相安于里，五官九窍出于表，其间皮、肉、筋、骨、脉、气、血、津、液、神填充，各居其位，各司其职，它们彼此维系，皆由乎经络。经络之用，沟通表里上下，联系脏腑与官窍，通过经络运行气血，濡养脏腑、组织，传导感应，和调阴阳，使各安其位，各行其能。

《灵枢·经脉》云："脾之大络，名曰大包，出渊腋下三寸，布胸胁。"《素问·平人气象论》云："胃之大络，名曰虚里，贯膈络肺，出于左乳下，其动应衣。"脾胃之大络，皆布于胸中。足太阴脾脉，络胃，上膈。足阳明胃脉，贯乳中，下膈，属胃，络脾。脾胃二经之脉，皆过其间。足厥阴肝脉，上贯膈，布胁肋。足少阳胆脉，合缺盆，下胸中，络肝，循胁里。手厥阴心包之脉，起于胸中，循胸出胁，下腋。手太阴肺脉，循胃口，上膈，横出腋下。冲脉、任脉，皆起于胞中，任脉循腹里，上关元至胸中；冲脉夹脐上行，至胸中而散。

（1）胃经、肝经、肾经与乳房：对乳房区域的经络循行分布，早在《黄帝内经》中就有记载。《灵枢·经脉》："肾足少阴之脉，起于小趾之下，斜走足心，出于然谷之下，循内踝之后，别入跟中，以上踹内，出腘内廉，上股内后廉，贯脊属肾络膀胱；其直者，从肾上贯肝，入肺中，循喉咙，夹舌本；其支者，从肺出络心，注胸中。""胃足阳明之脉，起于鼻，交頞中，旁纳太阳之脉，下循鼻外，入上齿中，还出夹口环唇，下交承浆，却循颐后下廉，出大迎，循颊车，上耳前，过客主人，循发际，至额颅；其支者，从大迎前下人迎，循喉咙，入缺盆，下膈属胃络脾；其直者，从缺盆下乳内廉，下夹脐，入气街中；其支者，起于胃口，下循腹里，下至气街中而合，以下髀关，抵伏兔，下膝膑中，下循胫外廉，下足跗，入中指内间；其支者，下膝三寸而别，下入中指外间；其支者，别跗上，入大指间，出其端。""肝足厥阴之脉，起于大指丛毛之际，上循足跗上廉，去内踝一寸，上踝八寸，交出太阴之后，上腘内廉，循股阴，入毛中，过阴器，抵小腹，夹胃属肝络胆，上贯膈，布胁肋，循喉咙之后，上入颃颡，连目系，上出额，与督脉会于巅；其支者，从目系下颊里，环唇内；其支者，复从肝别贯膈，上注肺。"

后世医家对此也有论述，余听鸿《外证医案汇编·卷三·乳胁腑肋部》附论中曰："乳头属肝，乳房属胃，男子乳房属肾。"后世医家冯楚瞻云："人之气血，周行无间，寅时始于手太阴肺经，出于云门穴，穴在乳上，丑时归于足厥阴肝经，入期门穴，穴在于乳下，出于上入于下，肺主气，肝藏血，乳居其间也。其足阳明之脉，自缺盆下于乳，又冲脉者起于气街，并足阳明夹脐上行至胸中而散，故乳房属足阳明胃经，乳头属足厥阴肝经。"

由于经络的通调、灌养作用，将肾中的先天精气和集聚五脏六腑之后天精气，以及胃受盛水谷精微化生之气血濡养乳房。肝也通过经络对乳房施行其藏血和疏泄作用，使乳房维持正常的生理功能。

（2）冲脉、任脉与乳房：冲者，要冲也。冲脉并足阳明、少阴之间，循腹上行于头，下行至足，贯穿全身，乃总领诸经气血之要冲。脏腑经络气血有余，冲脉乃湖泽之；脏腑经络气血不足，冲脉则灌溉之。以此维系人体各脏腑组织正常生理活动的需要。故冲脉有"十二经脉之海"和"五脏六腑之海""血海"之称。此外，女子以血为主，血海充则得以按时满溢，表现出乳房周期性的增生与复旧，分娩时产生乳汁等变化。

任者，妊养也。《奇经八脉考》云："任脉起于中极之下，少腹之内，会阴之分，上行而外出，循曲骨，上毛际，至中极，同足厥阴、太阴、少阴并行腹里，循关元，历石门、气海，会足少阳、冲脉，于阴交，循神阙、水分，会足太阴于下脘，历建里，会手太阳、少阳、足阳明于中脘，上上脘、巨阙、鸠尾、中庭、膻中、玉堂、紫宫、华盖、璇玑，上喉咙，会阴维于天突、廉泉、上颐，循承浆与手足阳明、督脉会，环唇上至下龈交，复而分行，循面系两目下之中央、至承泣而终。"任脉循行于腹，多次与足三阴经及阴维脉交会，统任诸阴脉之间的联系，故有"阴脉之海"之称。

冲为血海，任为阴脉之海，共司一身气血。冲脉盛，任脉通，五脏六腑和调，则乳房生长发育正常。张景岳曰："妇人乳汁乃冲任气血所化，故下则为经，上则为乳……"薛己《外科发挥·卷八·乳痈》云："夫乳汁乃气血所化，在上为乳，在下为经。若冲任之脉盛，脾胃之气壮，则乳汁多而浓，衰则少而淡。"

2. 经络的病理与乳房

经络以通为用，通则脏腑之精、气、血、津、液得以荣肤充身，泽毛，养五官，濡九窍，贯通脏腑，传导信息，协调气血。

经络闭阻不通，则气机不畅，乳络不得冲任灌养，瘀血凝滞，痰块痞结，遂成乳房疾病。如《素问·骨空论》云："冲脉为病，逆气里急。"指出气机失常，紊乱则逆、郁滞则里急的乳房实证表现。薛已《外科发挥·卷八·乳痈》云："大抵乳房属阳明胃经，乳头属厥阴肝经。若忿怒伤肝，或厚味积热，以致气不行，窍不通，乳不出，则结而为肿为痛。""大抵郁闷则脾气阻，肝气逆，遂成隐核，不痛不痒，人多忽之。最难治疗……凡势下陷者，皆曰乳岩，盖其形岩凸似岩穴也。"中医论治乳房病，无论是乳痈还是乳岩，或针刺，或内服汤药，皆不离疏通乳络，配合疏肝理气、活血化瘀。

（赵虹）

第三章 乳房疾病的病因病机

第一节 乳房疾病的致病因素

乳房疾病的发生，有内因、外因之分。外因可归六淫所致；内因又分先天及后天不足之异，是人体气血、津液、脏腑、经络等失调或因湿、痰、瘀等病理产物形成而引起乳房结构及功能异常。

一、内因

1. 先天不足

父母构精，胚胎形成之时，或从疾病遗传，或因药石伤胎，或母体羸弱，胎中失养，致儿初生即有肾精亏损，形体羸弱，畸形（如一侧或双侧乳房缺如，多乳症、乳头畸形、先天性不对称等）。此相当于西医学所认为的遗传、先天发育不良、药物致畸等因素在乳房疾病中的作用，一旦发生便难以纠正。

2. 后天失养

后天失于调养，人体气、血、阴、阳虚衰，以致机体抗病能力低下，是乳房病发生的重要因素。其中，饮食所伤、劳倦内伤、情志失调皆可导致正气虚衰而发生乳房病。

（1）饮食所伤：饮食为后天之本，脾胃受盛水谷，化生精微，以溉五脏六腑是为气；变化而赤，是为血。气血者，和调五脏，洒陈六腑，熏肤，充身，泽毛，所以养生者也；在男子则化为精，在女子则以为经水、乳汁也。男子乳房属肾，乳头属肝；女子乳房属胃，乳头属肝。皆以气血所养也。故乳房之发育、泌乳皆与饮食相关。如脾胃气弱，饮食不周，气血虚弱者，可见乳房发育不良。元代朱震亨《丹溪心法·卷五·乳痈》云："乳痈阳明所经，乳头厥阴所属，乳子之母，不知调养，怒忿所逆，郁闷所遏，厚味所酿，以致厥阴之气不行，故窍不得通，而汁不得出，阳明之血沸腾，故热盛而化脓。"指出饮食厚味是乳痈的致病因素之一。后世医家认为，饮食损伤包括暴饮暴食、恣食膏粱厚味，阻碍脾胃运化，导致食滞中焦，久蕴而化湿生热；或肝郁气滞，横逆犯胃，胃失和降，运化呆滞，肝胃湿热壅结脾胃，贯注乳络，煎熬乳汁，肝失疏泄之职，阻隔经气，乳汁浓而易滞；或饮食不洁，食生或不熟之品，出现乳房寄生虫病。

（2）劳倦内伤：劳逸相宜则形体壮实，脏腑和调，气血充盈，精力充沛。劳力过度，耗损元气，则形态疲惫，筋肉松弛，精神困倦，胃纳不佳，睡寐不安。劳累过度，日久便会形成正气内伤。《素问·举痛论》曰："劳则气耗。"《素问·调经论》云："有所劳倦，形体衰少，谷气不盛，上焦不行，下脘不通，胃气热，热气熏胸中，故为内热。"即是说劳伤脾胃，精神疲乏，胃纳渐少，运化乏力，气血生化不足，而致形体消瘦。在乳房病中，产后劳伤，则乳少，即发生乳汁分泌异常性疾病中的乳少症。劳倦内伤，虚则卫外力薄，气阴两伤，感受痨虫，而发乳痨。

《素问·宣明五气论》云："久卧则伤气。"景岳释云："久卧则阳气不伸，故伤气。"过度闲逸，先伤气，次伤血，再伤脏腑，食后反倦、卧起反疲，久而脾虚生痰、生湿，气虚生郁、生瘀，而生乳癖。

（3）情志失调：七情者，喜、怒、忧、思、悲、恐、惊也，七情之变均可致病。实践证明，剧烈的情志伤，如精神压力负荷过重往往可诱发乳房病，如乳悬等。

《素问·举痛论》曰："百病伤于气也，怒则气上，喜则气缓，悲则气消，恐则气下，惊则气乱，思则气结。"情志内伤多先伤气，乳房病又以肝脾气滞为多，如元代朱丹溪于《丹溪心法·卷五·乳痈》中论述乳岩的病因时云："忧怒郁闷，朝夕积累，脾气消阻，肝气横逆所致。"肝主疏泄功能失司，情志不畅，思虑过度，损脾结气，不能运化水液而留湿成痰，生乳癖。妇女产后如情志不畅，思虑过度，易出现乳汁分泌不足甚至无乳。

二、外因

《外科启玄·卷一·明疮疡当分三因论》云："天地有六淫之气，乃风寒暑湿燥火，人感受之，则营气不从，变生痈疽疮疖。"《素问·刺法论》（遗篇）云："正气存内，邪不可干。"《素问·评热病论》云："邪之所凑，其气必虚。"说明外邪致病，必然存在机体正气不足。临证实践表明，炎性乳房病多由虚人感受六淫之邪而发，且六淫之邪导致乳房病者，以火邪为主，次为风邪、湿邪、寒邪等。

1. 火邪

乳痈、乳疽、乳房部丹毒、带状疱疹等以实证、热证为主者，多由火邪引起。《灵枢·痈疽》云："大热不止，热胜则肉腐，肉腐则为脓……故名曰痈。"《医宗金鉴·外科心法要诀·痈疽总论歌》曰："痈疽原是火毒生，经络阻膈气血凝。"火邪致病，起病快，来势急，局部焮红、灼热、肿痛，易脓易溃，常伴有发热、恶寒、小便短赤、大便干结、舌红苔黄、脉数有力等见症。

火性炎上，性急暴而侵犯广，乳房化脓性疾病偶可并发疮毒内陷。此时火邪内逼可见不思饮食，纳药呕吐，神昏谵语，呼吸喘急，鼻翼扇动，时渴引饮，身体强直，目难正视，肢体浮肿，呕吐呃逆，肠鸣泄泻，口糜满布，嗜卧低语，汗出肢冷等变证。

2. 风邪

风邪所致的乳房病不多见，如乳头破碎，《疡科心得集·卷中·辨乳痈乳疽论》谓之乳头风；乳痈，《外科全生集·卷一·乳痈》谓："妇人被儿鼻风吹入乳孔，以致闭结，内生一块，红肿作痛，大谓痈，小谓疖。"

风邪所致的乳房病，从其本性多属浅表轻证，发在皮肤肌腠，起病急，变化快，如湿疹、荨麻疹多瘙痒。风邪为病，每多兼夹，如乳晕、乳房部湿疹多夹湿、乳痈多夹热等。

3. 湿邪

乳晕、乳房湿疹、乳头湿疹样癌等，多由湿邪所致。湿邪致病，从其本性，常见水疱、糜烂、渗出、结痂、痒痛并作，缠绵难愈，且多兼夹，易于化热化火，湿热互结为患。

三、特殊之邪

痰、虫、毒、瘀可引起脏腑、经络、气血、津液失调。这些致病因素在乳房病领域中，有形成病种多、病情重、病机复杂等特点。临证时，如能从其临床表现着手，辨明痰、瘀、虫、毒、气滞之属及由来，便可审因论治，直达病所。

1. 痰

素体脾虚，或恣食肥甘厚腻，损伤脾胃，致脾失健运，则清阳不升，浊阴不降，留于中焦，滞于膈间，生湿聚痰；或肺有实热，炼液为热痰；或命门火衰，火不生土，脾失温煦，运化不能，聚湿成痰。痰结乳络而发粉刺性乳痈，或乳瘘，或乳痰等乳房疾病。

2. 虫

囊虫、包虫、疥虫、丝虫等可通过消化道、皮肤等进入机体，所到之处产生寄生虫病。如囊虫寄生于乳房皮下或乳腺组织内，形成圆形或椭圆形结节，名曰乳房囊虫病。虫在体内致病，与脏腑气虚，胃肠之寒热、功能紊乱相关。《景岳全书·卷之三十五·诸虫》曰："虫之为病，人多有之，由于化生诚为莫测，在古方书名曰由湿、由热、由口腹不节、由食饮停积而生，是固皆有之矣。然以常验之，则凡脏强气盛者，未闻其有虫，正以随食随化，虫自难存。而虫能为患者，终是脏气之弱，行化之迟，所以停聚而渐致生虫耳。"

3. 毒

所谓毒邪者，泛指各种致病性剧而发展迅速，或顽固难愈的病因。在乳房疾病中，所见的毒邪之病，有火毒致成的乳房部带状疱疹，药毒致伤的乳疬和乳泣，癌毒致成的各种乳房癌等。

4. 瘀血

因血流运行不畅，或离经之血留滞经脉及脏腑内，皆谓之瘀血。气滞、气虚、寒凝、血热、损伤、出血皆能致瘀。血瘀与多种乳房疾患有关，乳岩患者见肿块坚硬如石，皮色紫暗，证属气滞血瘀或气虚血瘀。乳痈失治，溃穿乳络成传囊者，因腐穿血络、血出脉外，故脓肿每夹有血块。

瘀血致病，局部有刺痛，皮色或青紫，或暗黑，伴有目眶、面色黧黑、口唇青紫、皮肤枯槁如鱼鳞等见症。如乳房外伤性瘀血肿、外伤性脂肪坏死等，近期可见局部青紫、瘀斑、结块，久而可见舌质青紫或瘀斑。乳癌中期局部多见紫黯色或瘀斑，手背皮肤黧黑，全身皮肤枯槁或面色黧黑。

第二节 乳房疾病的发病机理

乳房疾病的发病机理，主要有以下几个方面。

一、肝功失调

若素有肝病，或情志失畅，或湿热邪气阻滞气机，使肝气郁结，失于疏泄，致气滞痰凝，结于乳络，则发乳疬、乳癖。

肝藏血，血虚无以灌养冲任，荣养乳房，青春期女孩则见乳房发育不良。

肝通过经脉对乳房施行疏泄效用，肝经蕴热；或肝气升发太过，气有余便是火，肝火上炎，灼伤乳头而见乳头破碎疼痛；火热上炎，迫血妄行而见乳衄。

二、中气不足

脾虚中气不足则难升清，水谷精气不能敷布于上，甚者气陷于下，在产妇则乳汁清稀；固摄无能，滴漏不已而发乳泣。或气虚固摄无权而发乳悬。或因脾气虚，统血失司而发乳衄。

三、湿热内蕴

湿邪外侵或脾虚不运，水湿不化，与热互结而生湿热，留滞中焦而发乳痈、乳疽、乳发、乳房部湿疹等。

四、肾精不足

肾为先天之本，蕴真阴而寓元阳，藏而勿泄。若命门火衰，脾阳失于温煦，不能运化水湿，而生痰块，结于乳络而成乳疬。肾司冲任，肾虚则冲任失其所养，乳络不行则发乳癖。

五、肺肾阴虚

素体羸弱，肺肾阴虚，虚火上炎，烁液为痰，可导致乳痰，乳上发生结节状肿块、触之不痛、边界不清；数月后皮色潮红，逐渐化脓，溃出稀冷夹有豆渣样的脓。

六、瘀血阻滞

血遇寒凝而成瘀，火热迫血妄行也可成瘀，气虚不能摄血，气滞、痰湿水饮停滞，外力损伤，津液脱失皆致瘀。瘀阻经络而不通，引发局部疼痛、皮色青紫，瘀久化火而成痈，故乳痈、乳岩皆伴有血瘀之症。

七、冲任失调

冲任失调为乳房疾病最主要的病机。冲为血海，任为阴脉之海。下司月水而主胞胎，上散于胸中，主乳房之发育、生长。冲任二脉无本脏，不能独行经，乃受盛于肾、脾、肝三脏而灌养乳房胞宫。故凡肾之精气不足、脾之运化呆滞、肝之阴血不足，皆可导致冲任失调，而发生各类乳房疾病，如乳痈、乳岩等。

（赵虹　楼丽华）

参考文献

[1] 林毅，唐汉钧. 现代中医乳房病学 [M]. 北京：人民卫生出版社，2003.

[2] 张保宁. 乳腺肿瘤学 [M]. 北京：人民卫生出版社，2013.

[3] （美）丽贝卡·曼内，（加）帕特里夏·J. 马滕斯，（美）玛莎·沃克. 泌乳顾问核心课程 [M]. 懿英教育，译. 上海：上海世界图书出版公司，2018.

[4] 徐福松. 中医乳房病诊治 [M]. 南宁：广西人民出版社，1985.

[5] 陆德铭. 实用中医乳房病学 [M]. 上海：上海中医学院出版社，1993.

[6] 唐汉钧，陈红风. 中医乳房病临床手册 [M]. 上海：上海中医药大学出版社，2004.

[7] 胡国华，哈荔田. 浅述女性乳房亦属肾 [J]. 上海中医药杂志，1987 (1)：38 – 39.

[8] 顾乃强. 实用中医乳房病学 [M]. 上海：上海科学技术出版社，1993.

[9] 尚德俊. 新编中医外科学 [M]. 济南：济南出版社，1995.

[10] 李佩文，邹丽琰. 乳腺癌综合诊疗学 [M]. 北京：中国中医药出版社，1999.

[11] 吕伯中. 浅析乳房与冲脉的联系及治疗问题 [J]. 中医药学报，1997 (2)：3 – 4.

[12] 郭宇飞. 从乳房经络循行谈乳癖的辨证论治基础 [J]. 陕西中医，2004 (11)：1008 – 1009.

[13] 彭红华. 浅析肾对乳房的影响 [J]. 四川中医，2013，31 (4)：40 – 41.

[14] 顾锡冬，楼丽华，沃立科. 中医乳房病学 [M]. 杭州：浙江大学出版社，2016.

[15] 徐静，莫晓枫. 从经络理论论治乳腺增生病 [J]. 新中医，2017，49 (7)：179 – 180.

[16] 楼丽华. 乳病珍本集腋 [M]. 杭州：浙江科学技术出版社，2007.

[17] 赵虹，沃立科. 楼氏乳痈辑要 [M]. 武汉：华中科技大学出版社，2017.

（赵虹　楼丽华）

第四章 乳房疾病的诊断

第一节 中医四诊

四诊即"问诊""望诊""闻诊""切诊"，是为辨证提供充分信息的基础手段。通过四诊所获取的临床资料是否准确，直接影响到辨证的准确性，如果缺乏四诊获取的充分而真实的患者全身症状及患处信息，辨证论治就是无源之水，无本之木，由此可见四诊在中医诊断中的重要性。同样，四诊在乳房疾病的诊断与鉴别诊断中也具有重要的作用。

一、问诊

1. 问诊注意事项

在乳房病的问诊中，需要注意以下几点：①由于乳房疾病的特殊性，问诊应在环境安静且有一定隐私保护的诊室中进行；②一般应直接询问本人，如有无法顺畅交流的老人和小孩则询问陪诊者；③态度应严肃和蔼，可适当提示，但不可暗示；④使用患者能清楚理解的通俗语言问诊，以确保问诊信息的准确有效。

2. 问诊内容

问诊的内容包括一般情况、主诉、现病史、既往史、个人生活史、家族遗传病史、经带胎产史等。

（1）一般情况：包括患者的姓名、性别、年龄、籍贯、民族、饮食习惯、婚育、住址、工作情况等。

乳房与脾胃经关系密切，患者的饮食习惯是与乳房疾病较密切的相关因素之一；乳房又与肝经有关，患者的工作性质、情志调摄等信息可以提供乳房疾病病因的可能线索；同时乳房受到垂体—性腺激素轴的影响、天癸的起止时间、冲任二脉的影响与作用强度随婚育过程发生改变，与多种乳房疾病的病因及转归有关，因此，婚育史也能提供部分与乳房内分泌环境相关的信息。

（2）主诉：是指患者就医最主要、最明显的症状或体征，以及体征的开始时间、可能诱因、是否有加重等信息。通过对主诉的问诊和归纳，医者可以大致获取乳房疾病的最主要表现、急慢性程度、是否有诱发因素等信息。

（3）现病史：详细听取患者的叙述，提取有用信息。

①起病时间与诱因：了解疾病从何时开始，是否存在某些诱因，如病症较为相似的浆细胞性乳腺炎和肉芽肿性乳腺炎，了解起病前是否有外力撞击的诱因，生育后是

否有完整的母乳喂养史及回乳的方法等都有助于诊断与鉴别诊断。

②问疼痛：疼痛是乳房疾病最常见的症状之一，有虚实之分，"不通则痛"属实，"不荣则痛"属虚。

疼痛部位：疼痛发生于单乳还是双乳，在双乳发生的部位是否对称，在乳房表面还是深部。除乳房疼痛外，腋下是否有疼痛。此外，浅静脉炎表现为乳房部位静脉凸起于皮肤表面，其疼痛在静脉循行范围。

疼痛性质：刺痛，痛如针刺，固定不移，或痛如电击，提示瘀血阻滞；胀痛，即胀满疼痛，兼有走窜不定的特点，提示肝气郁滞；隐痛，疼痛虽不剧烈，但绵绵不休，多为气血亏虚、经脉失养所致；跳痛，疼痛时呈有节律的跳动，可能提示经脉痉挛，血管收缩。

其他如急慢性乳腺炎（乳痈）的疼痛，其疼痛发展较为迅速，疼痛拒按，而经治疗成脓后，可能发展为脓肿张力过高引起的胀痛。此外，乳房部的疼痛还要与心肺病变的疼痛，肋间神经的疼痛等相鉴别。

疼痛的诱因：乳房的疼痛往往与患者的饮食结构、情绪及压力变化、月经的周期相关；长期繁重的工作导致身体疲劳，机体免疫功能下降，从而导致乳房疾病的发病率升高；情绪的大起大落，或暴怒伤肝，肝失疏泄，会诱发乳房疼痛；饮食不节，大量摄入的高蛋白、高脂肪食物，或摄入大量含类似激素样物质的食品或保健品，是诱发乳房结构改变和疼痛的重要因素之一；月经周期不规律，或月经期间激素水平变化过大，也是诱发乳房疼痛的病因。

③问肿块：乳房肿块同样是乳房疾病的常见症状之一，同时也往往指示了病位所在。辨清乳房肿块的性质特点十分有意义，因此在问诊时也需要重点关注。

问肿块初起的时间：从肿块第一次发现到首诊的时间越久，代表了留给肿块这个生物体成长变化的时间越长；是否有诱发因素，可以帮助判断病因。

肿块的生长速度：通过肿块生长速度的信息，以及肿块是否有近期的突然增大，能从一个侧面了解肿块的活跃程度。

肿块是否伴有疼痛或疼痛是否受情绪变化的影响：可以帮助判断肿块的性质。

④问诊疗经过：从乳房疾病初起到首诊期间，经过哪些检查和治疗，这对后续的诊断和治疗，以及鉴别诊断有十分重要的意义。如乳痈患者前期是否经过治疗，是否使用抗生素，以及经治后症状改善是否理想等信息，都可以作为后续选择温通治痈或清通治痈的理法依据；又如乳腺癌患者的手术方式，病理结果，放化疗药物的使用次数和药物组成等。此外，还应问询患者其他内服及外用药物的使用，如某些胃药和精神类药物，就会对激素水平产生较大影响，问诊时应避免遗漏这类对诊断有帮助的信息。

（4）个人生活史

①问睡眠：睡眠作为衡量人体健康状态的一项内容，与机体免疫力相关。睡眠状态，也是人体自我修复损伤细胞，清理衰老和变异细胞的重要时段。良好的睡眠效率，适当的睡眠时间对于养护人体的正气有着无法替代的作用。因此，睡眠问题应当

在中医对乳房疾病的诊治中受到重视。

失眠：询问患者是否有夜间难以入睡，失眠是否与情绪焦虑、工作压力相关。

多梦：指睡眠不实，梦境过多，醒后仍然感觉神昏疲惫。

易醒：询问患者是否睡眠不深，动辄易醒，醒后难以再次入睡；同时也要询问患者起夜情况，以便选择施治的角度。

嗜睡：即多寐，多睡眠的状态。这是指白天睡意过多，常可提示阴阳平衡失调，或痰湿内盛。也可能与精神情志因素、糖尿病、肥胖、营养不良等因素有关。

②问汗：出汗作为乳房疾病的兼症，可以帮助临证分析患者的体质属性。问汗为治疗过程中辨明阴阳虚实以及配伍用药提供依据，中医乳房病的汗证一般较少表证出汗，里证出汗也以自汗、盗汗为多见。

自汗：醒时汗自出，活动时加剧，提示气虚证或阳虚证。

盗汗：睡时汗自出，醒则汗止，提示阴虚证。

局部汗出：身体局部的汗出，如头汗、半身汗、手足心汗等。

③问二便：二便的情况提示了脾胃功能是否正常，水液代谢是否平衡，也是判断疾病寒热虚实的重要依据。在乳腺疾病当中，大便或干燥秘结或黏腻不爽，小便频数或夜尿较多，也是较为普遍的兼症。在配伍用药中，如能有效改善二便状况，不仅有助于调理脾肾治疗乳病，也可大大提高患者就医的体验和依从性，因此二便的问诊不可忽视。

④问饮食口味：近年来，乳房疾病的发病率呈逐年上升的状态。其中极为重要的原因之一，就是随着生活条件的提高，肥甘厚味，嗜食无度，滋补之品摄入过多。而过量摄入的高脂肪、高蛋白质饮食与激素水平的紊乱及乳腺疾病的发生相关。另有一些含有类激素样作用的保健品与乳房疾病的关系虽有争议，但临床上对乳腺病患者后续的治疗和调摄具有指导意义。

（5）问家族遗传病史：在流行病学调查中，有5%～10%的乳腺癌具有家族遗传的特点。有乳腺癌家族史的患者，其罹患乳腺癌的可能性显著增高；有单侧罹患乳腺癌的病史，对侧罹患的风险也增高。有家族恶性肿瘤病史的患者，还可以询问是否进行过乳腺癌相关基因的检测。目前已经明确与乳腺癌发病相关的基因有 BRCA1/2，另有一些乳腺癌相关基因的研究正在进行中。

（6）问经带胎产史：雌激素的作用时间和强度与乳房疾病的发生密切相关。问经带胎产史能帮助医者收集激素的影响时间和强度信息。月经初潮过早（<12 岁）、闭经过迟（>55 岁）、行经年限超过 35 年以上等都是乳腺癌的高危因素。此外，大龄未婚未孕或第一胎足月产在 35 岁以后，或已婚未育，已育未哺乳者，也是乳腺癌发病的高危人群。这是由于女性第一次足月的妊娠可以导致乳腺上皮发生一系列变化而趋成熟，促进上皮细胞获取更强的抗基因突变能力，同时产生大量的孕激素。孕激素对抗雌激素的影响，大大增强了女性的抗疾病能力，这种能力越早获得，对于防止乳腺癌的发生就越有利。而有部分患者为了保持年轻，经口服或涂抹一些含有雌激素的美容或丰胸产品，对乳房健康造成较大的隐患。

除了乳腺癌，乳房炎性疾病也与经带胎产史相关，例如有流产史、或经孕哺乳后没有正规断乳的患者，其非哺乳期乳痈的发病率就会增高。

二、望诊

1. 望乳房

乳房的望诊需在光线充足的诊室内，望诊前嘱患者充分暴露双侧乳房及腋下区域。

（1）望乳房外形：观察双乳的大小及外形，是否对称。如有不对称的情况，区分先天还是后天形成的；观察双乳位置是否有偏移，是否有凹陷或隆起。

（2）望乳房皮肤：观察皮肤颜色是否一致均匀；是否有瘢痕、红肿、色斑，如有手术后瘢痕，愈合是否良好，瘢痕是否高出皮面；观察皮肤表面是否有酒窝征，橘皮征；观察皮肤是否有破溃，溃口大小形态；观察皮肤表面血管表现等，是否有静脉怒张。

（3）望乳头乳晕：观察乳头乳晕有没有中央型或周围型凹陷，凹陷程度，乳头是否有短缩；观察乳头乳晕处是否有皮疹、渗液、糜烂；是否有赘生物，分析其性质；观察乳头是否有分泌物，分泌物性质，挤压溢出还是自行溢出，单侧还是双侧，单孔还是多孔。

（4）望腋下副乳：观察双侧腋下是否有副乳腺存在，副乳腺是否有完整的乳头乳晕、是否对称。

2. 望神色

望神是指通过对人体目光、表情、神态、言语等方面的观察，分析判断机体脏腑功能；望色是指通过对患者面色、皮肤颜色和光泽观察，来判断病情。中医乳房疾病与脾胃肝肾等脏腑关系密切，也与人的情志相关，这些都可以通过望患者神色来获得诊断信息。

3. 望体型

中医认为肥人多痰，瘦人多火。患者整体体型的肥瘦强弱，对中医乳房疾病的配伍用药具有一定的参考意义。

4. 望舌

舌质和舌苔反映了脏腑气血的盛衰，正常的舌象为舌色淡红鲜明，舌质滋润，舌体大小适中，柔软灵活，舌苔均匀，薄白而润。临床可根据舌苔的病理性变化，判断乳房疾病患者体质的寒热燥湿、阴阳虚实，从而为遣方用药提供化裁依据。如热性疾病舌质红；心火旺盛的患者舌尖红；津亏患者舌苔干燥；热病伤阴，舌红少苔或见裂纹；瘀血阻滞，舌质瘀紫；脾阳虚衰见舌体淡胖，或兼有齿痕等。

三、闻诊

闻诊是通过听声音和嗅气味来收集疾病信息的方法。

1. 听声音

正常的声音特点是发声自然和谐，语言柔和流畅。问诊时，患者应答的语音高低强弱，显示了其体质的盛衰。在乳房疾病中，闻诊听声也有独特之处。例如，乳房疾病多有肝气郁滞的患者，一部分表现为语言急躁，音调高亢，吐字连珠，难以打断，并且较难静心聆听医生对病情的解释说明；另一部分患者表现为情绪低落，声调低沉细微，时时欲哭。

2. 嗅气味

乳房疾病的嗅气味，主要集中在口气、乳房分泌物气味、乳房脓液气味等。

（1）口气：可见于口腔不洁或龋齿的患者，也可见于胃肠积滞、胃热的患者。

（2）乳房分泌物：乳房作为一个腺体组织的开口器官，会产生哺乳期的乳汁分泌和其他阶段的异常分泌物，通过辨别不同分泌物的气味，可以对分泌物的生理或病理性质进行判断。如急性乳腺炎的分泌物有腥臭味，浆细胞性乳腺炎分泌物奇臭难闻。

（3）乳房穿刺脓液：在一些乳痈患者的成脓阶段，利用穿刺抽取的脓液，不仅可以从颜色上判断其性质和预后，也可以从气味上判断是否向愈。如某些患者初次抽脓色灰绿，气味秽臭，随着治疗，颜色转红，气味渐轻，直至无味，这就是疾病逐渐转轻向好的表现。

四、切诊

在中医乳房病的四诊中，切诊主要包括乳房触诊和切脉两部分。其中切脉的方法和诊断意义与其他病证基本相同，而乳房触诊则是在乳房病临床诊断中的一项重要而不可替代的诊断技术，临床仍有很高比例的乳房疾病是首先通过触诊发现的。

1. 触乳房皮肤

正常情况下，双侧乳房皮肤表面温度一致。在乳痈等炎症性疾病状态下，乳房局部皮肤有可能红肿、皮温升高。部分恶性肿瘤代谢旺盛时，也有皮肤温度升高的表现。

2. 触乳房肿块

当乳房触诊可及肿块时，需要仔细感知肿块的大小、形状、边界是否清晰、表面是否光滑、活动度、质地、张力、是否存在波动感等肿块特性，从而辨别疾病，判断预后。

一般情况下呈类椭圆形、边界清楚、表面光滑、活动度较好的肿块，良性的可能较大；反之形状不规则、边界不清、表面毛糙、活动度差的肿块，更要引起重视。也有部分患者仅表现为乳房非对称性的增厚，需要进一步明确诊断，避免漏诊。一般将肿块的质地分为软、韧、硬。如软而质地均匀的肿块，可以考虑为乳腺脂肪腺瘤、囊肿、部分乳腺增生病；触感韧而质地均匀的肿块，可以考虑良性肿瘤，部分恶性肿瘤及乳腺增生病可能；质硬而质地不均者，考虑恶性肿瘤和炎症性疾病可能。当然，无论是通过触诊还是其他影像学辅助检查所获得的信息，只能作为对肿块性质的判断，最终明确诊断仍以手术取出的组织病理为准。

3. 触乳房疼痛

当触及肿块时，部分会有疼痛表现，触痛的肿块可能是炎症性、增生性及部分恶性肿瘤，而大部分囊肿、纤维腺瘤等良性肿块无明显触痛。需要将部分乳房部位的肋软骨炎、神经性炎症与乳房部位的疼痛加以鉴别区分。

4. 触乳头乳晕

了解乳头乳晕部位是否有肿块，乳头是否有异常分泌物。触诊乳头时，动作不宜过重，以免损伤乳头乳管的结构。

（沃立科　楼丽华）

第二节　常用辅助诊断

诊断乳房疾病，除了中医传统的四诊方法外，还应借助现代西医相关辅助检查手段，以提高诊断的准确性。乳腺超声检查，因其无创性及适宜基层医院普及的特点而成为乳腺疾病首选的辅助检查。对于怀疑的恶性肿瘤，往往推荐乳腺钼靶检查。个体化的辅助检查，作为精准医学的一部分而越来越为大家熟知。作为一名中医乳腺外科的医师，也必须对各种乳腺辅助检查有所了解。

一、实验室检查

1. 相关肿瘤标记物

（1）糖链抗原15－3（CA15－3）：这是乳腺癌的标志物之一，主要用于乳腺癌的诊断。有研究表明，CA15－3可以作为乳腺癌患者术后复发预测的敏感指标，乳腺癌患者中有30%～50%的患者存在CA15－3的升高，在有远处转移的患者中，甚至可以超过80%，肝、骨转移时的阳性率达100%。当CA15－3＞100U/mL，往往提示有转移，而且可以比其他影像学出现改变提早几个月。该肿瘤指标的升高与肿瘤的发展进程有关，下降也和治疗反应密切相关，能够实时反映肿瘤负荷，是乳腺癌随访的良好指标。

（2）癌胚抗原（CEA）：该肿瘤指标主要出现在消化道恶性肿瘤中，对于乳腺癌的早期诊断意义不理想。当乳腺癌分期偏晚，出现淋巴结转移或者远处脏器转移时可有升高。动态监测该指标也可以反映肿瘤的进展或者消退。

（3）糖链抗原125（CA125）：又称卵巢癌相关抗原，乳腺癌患者可以增高，但是CA125增高不能单独用来诊断乳腺癌，也不能够反映病程，往往与CA15－3、CEA等联合作为晚期乳腺癌的标志物。

（4）其他抗原：糖链抗原72－4（CA72－4）、糖链抗原27－29（CA27－29）、糖链抗原549（CA549）等，类似抗原尚有很多，有些尚在研究，有些尚有争议。有研究提示，乳腺癌患者手术切除肿瘤后，CA72－4可以下降到正常水平。CA27－29和CA549都是乳腺上皮表达的高分子量糖蛋白，有学者建议将它们作为乳腺癌诊断和跟踪的常规检测指标。

（5）铁蛋白（Ft）：乳腺癌患者的Ft升高和肿瘤活动、临床分期相关。肿瘤患者越到晚期，Ft越高。研究认为，Ft可能是癌肿产生的一种铁蛋白异构体，检测Ft也有利于疗效监测。

（6）泌乳素（PRL）：乳腺癌患者血清 PRL 水平增高。PRL 可以通过调节 Bcl-2 基因而介导对抗细胞凋亡，从而促进肿瘤进展。同时 PRL 升高或者持续处于高限，也是促进乳汁分泌的原因以及非哺乳期乳头溢液（溢乳）的可能原因之一。

2. 激素受体

（1）雌激素受体（ER）：乳腺癌受到性激素调控，尤其是雌激素。对于激素受体阳性的患者，可以通过抗激素治疗而取得很好疗效。雌激素必须与雌激素受体结合，才能发挥激素效应。一般认为，雌激素受体可以存在于细胞膜、细胞质和细胞核中，但集中存在于细胞核与细胞质中。雌激素进入后与之结合，进而调控相关基因的表达。年龄大于 60 岁的乳腺癌患者，其 ER 阳性率大概为 80%，小于 60 岁的为 60%；组织学类型越差的乳腺癌患者，其 ER 表达率越低（以百分数表示），从原发灶到转移灶，ER 的表达率一般也是逐渐下降；而肿瘤的核心区与外周相比，核心区的 ER 表达率高。同样是 ER 阳性，不同的表达比率也会影响治疗效果。

（2）孕激素受体（PR）：PR 是雌激素（E2）和 ER 结合后诱导的产物。缺乏 ER 时，很少能够合成 PR；而 PR 的存在，也往往提示 ER 确实具有活力。因此，我们在阅读病理报告时，对 ER（-），PR（+）的结果需持审慎的态度。

性激素受体是大家公认的乳腺癌发生发展最为密切的生物学标志物，也是重要的预后指标。激素受体水平也从一个侧面反映了乳腺癌的生物学行为，受体阳性的转移性乳腺癌，转移部位多在骨、皮肤以及其他软组织；受体阴性的转移性乳腺癌，多以肝、肺等内脏转移为主。

3. 乳腺癌相关重要基因

（1）Her2/neu（CerbB-2）：人类表皮生长因子受体 2，是具有络氨酸激酶活性的跨膜蛋白。乳腺癌患者的过度表达，提示生存期短，肿瘤进展或者转移。在早期乳腺癌患者血液中，该蛋白含量低，多依赖组织学检测确认。但可以通过血清学检测该蛋白，间接反映病情是否进展，并指导治疗。目前对于 Her2 阳性乳腺癌进行抗 Her2 治疗，取得了很多重大成果，使得这部分患者的生存率获得了很大的提高。

（2）BRCA1 和 BRCA2：BRCA1 位于染色体 17q21.31，BRCA2 位于 13q13.1，两者的突变往往是 80% 左右遗传性乳腺癌的根本原因，而且这种突变还造成卵巢癌的风险增高。对于乳腺癌发病年龄小于 45 岁，多个家庭成员共同发病，多灶性病变以及同时或者先后乳腺癌并卵巢癌的患者，需要关注是否存在该基因的异常突变。

二、超声检查

1951 年，Wild 率先将 A 型超声应用于乳房检查，揭开了乳腺超声检查的序幕。直到今天，B 型超声依旧是乳腺疾病首选的无创性检查，为临床医生提供更多的富有参考价值的信息。

1. 常用的超声检查方法

目前临床常用的超声检查，包括二维超声、彩色多普勒超声和频谱多普勒超声。

（1）二维超声：可以显示乳房肿块的形态、大小、边界及其与周围组织的关系等。

（2）彩色多普勒超声：用来显示乳腺或者肿块内部的血供状态，包括彩色多普勒血流显像（CDFI）和彩色多普勒能量图（CDE）。CDE 检查的干扰因素少，更容易显示肿块血流分布和血管形态。

（3）频谱多普勒超声：是在前面两种超声检查的基础上，进一步分析血管流速，进而计算阻力指数（RI），用来协助诊断肿块性质，是目前乳腺肿块超声鉴别诊断中常用的一个参考指标。

2. 超声造影

随着超声造影剂的进步，目前已经可以实时显示乳腺癌新生血管的灌注情况。研究显示，乳腺恶性肿瘤的超声造影增强方式，往往表现为增强峰值出现早、持续时间长，而廓清缓慢呈平台样曲线，并且肿块不均匀强化；周边增强是乳腺癌重要的增强模式，良性肿瘤如乳腺纤维瘤的增强方式正好相反。

3. 三维超声

三维超声包括乳房肿块的多平面三维重建和乳房肿块周围血管树三维重建。通过一体化容积探头采集的超声信息，重建乳房肿块形态，或者周围血管形态，并进一步探究边界连续与否或者新生血管的形态多寡来间接推测肿瘤的良恶性。同时可以计算出肿瘤的真实体积，依照肿瘤负荷以协助制定治疗方案。

4. 弹性超声

弹性超声，又称超声弹性成像（UE）。它的基本原理就是因为不同组织的弹性系数（应力/应变）不同，通过测量在外力作用前后的形变，间接反映组织的良恶性。乳房内弹性系数最大的，是乳腺浸润性导管癌，最小的是脂肪组织。

5. 超声介入活检

这是目前已经广泛应用的技术。不管是临床上可触及还是不可触及的肿块，都可以在超声引导下对肿块进行穿刺活检。精准、安全的穿刺，并且保证获得足够的组织样本，供病理科进行组织学诊断。此外，针对良性肿瘤，也可以在超声引导下进行肿块切除，达到治疗的效果，而且损伤小、并发症少。

三、乳腺 X 线检查

乳房超声检查一般建议月经干净后 3~7 天进行，但是乳腺 X 线检查建议尽量在月经后期进行，比如月经后 1~2 周。当然，如果病变明显者，可以随时进行。乳腺 X 线检查的主要目的，在于乳腺的普查和乳腺癌的早期发现、早期诊断。

乳腺 X 线对于乳腺内钙化尤其是微小钙化的检出率很高，对于一个熟练的操作技师和诊断医师组合来说，往往可以在临床触诊发现之前数年诊断乳腺癌。因此，乳腺 X 线检查已经作为乳腺疾病的首选影像学检查，并被用于 40 岁以上妇女的普查。临床上乳腺 X 线检查主要放射源有钼、铑等，因为钼最早使用，因此乳腺 X 线检查有些地方也称之为乳腺钼靶。

1. 常见表现

常见表现为肿块和钙化。肿块的描述往往需要包括形态、边界和密度，这些信息有助于区分肿块的良恶性。发现钙化灶，是乳腺 X 线检查的优势，比超声更加敏感。钙化又可以分为良性钙化、可疑钙化和高度恶性钙化。圆形的、爆米花状的、环形的、轨道状的钙化等，往往提示良性病变。恶性钙化常表现为细小的颗粒点状钙化，多形性，类似于撒精盐样表现；在局限某一区域，并可见周围腺体的扭曲（Cooper 韧带侵犯）。可疑钙化即在两者之间，没有明确的倾向性，或者兼有良性钙化和恶性钙化的特点。

2. 影像报告

1992 年，美国放射学会提出了乳腺影像报告和数据系统（Breast Imaging Reporting And Data Systerm，BI - RADS）用来规范临床医师的影像诊断。目前该系统已经推广到几乎所有的影像领域，包括超声、乳腺磁共振等检查，而非仅仅限于乳腺 X 线检查。

该系统将乳腺 X 线的结果描述成为 0 ~ 6 类：0 类，往往推荐与其他影像学检查结合起来诊断；1 类，提示无异常发现；2 类，提示良性病变；3 类，提示可能良性病变，建议短期随访；4 类，表示可疑异常，需要考虑活检；5 类，表示高度怀疑恶性，临床应采取适当措施（几乎肯定的恶性）；6 类，表示活检已经证实的恶性。

四、乳房磁共振成像

磁共振检查对乳腺等软组织来说可以提供更多的参数、序列和角度信息，在乳腺疾病中应用广泛，尤其是在乳腺癌化疗后的疗效评估方面优于超声和乳腺 X 线。乳腺磁共振成像对于 X 线平片较为困难的致密型乳腺尤其合适。

由于乳腺磁共振可以同时多角度双侧成像，对多灶性病变、深部病变的检出率明显高于超声和 X 线。

此外，由于磁共振检查并没有辐射，而且动态扫描还可以提供血流灌注情况，增加了它的临床价值。当然乳腺 MRI 的不足在于费用较高、费时，对于微小的钙化灶不敏感。

五、乳腺导管镜检查

乳头溢液是常见的乳腺疾病表现，发生率在 3% ~ 8%，乳腺导管内乳头状瘤（病）、乳管炎、乳管扩张乃至乳腺癌均可以有此表现。此前往往借助溢液涂片进行诊断，但是阳性率较低。对于乳头溢液的首选检查手段，即是乳腺导管镜检查。目前应用的乳腺导管镜是硬性纤维乳管镜，通过超细光导纤维对乳腺管腔和管壁进行观察的微小内镜设备。除了观察诊断，还可进行乳管内视镜下面的治疗，比如乳腺导管冲洗、导管内新生物的活检等。

乳腺导管镜检查，理论上可以适用于所有乳腺疾病的检查，但目前不推荐无乳头溢液患者进行乳管镜检查。此外，乳管镜检查也存在假阴性和假阳性。对于多孔溢液，往往很难做到所有溢液乳管的检查。由于乳管镜本身的尺寸问题，对于 3 级以下的导管病变探查往往比较困难，需要有熟练的操作技巧等。

六、乳腺专用伽马成像

乳腺专用伽马成像（breast - specific gamma - imaging，BSGI），又称乳腺分子成像，是一种经过改进的乳腺闪烁扫描技术，即使用小视野 γ 相机与 99mTc - sestamibi 示踪剂的乳腺功能成像技术。99mTc - sestamibi 是一种带有正电荷的脂溶性化合物，90% 可经过被动弥散进入细胞内的线粒体，在体内衰变时释放出伽马射线，利用特殊的伽马相机即可检测到。相比较于传统钼靶 X 线摄影的敏感性随乳腺密度增高而下降，不适合致密型乳房尤其是青年妇女，以及 MRI 假阳性率较高等特点，BSGI 能够弥补这两项检查的不足。

七、其他

乳腺的其他辅助检查尚有许多。比如核素检查，往往可以用在乳腺手术时的前哨淋巴结示踪；CT 可以发现隐匿性乳腺癌和一些早期的小病灶乳腺癌。但是，这些检查都有其他的不足，限制了临床上的广泛应用，不宜作为首选检查，只有充分权衡利弊以后，再予考虑。

当然，随着计算机技术的不断进步，人工智能不断加入医疗领域，相信不久的将来，人工智能辅助的乳腺辅助检查，比如乳腺 X 片的阅读、MRI 的阅读等，将大大节省劳力，并且提供更加可靠的数据供临床医生参考。

（顾锡冬　楼丽华）

第三节　辨病

乳房疾病是典型的外科疾病，其发病部位有明确指向，疾病的分类也相对于内科疾病具有更为直观的表现。这些因素决定了中医乳房疾病先辨病，后辨证的诊治特点。

中医乳房疾病包括乳痈、乳发、乳痨、乳核、乳癖、乳疬、乳漏、乳岩、乳衄等。

一、乳痈

乳痈是由热毒侵入乳房所引起的一种急性化脓性疾病，相当于西医学的急性乳腺炎，《素问·生气通天论》有云："营气不从，逆于肉里，乃生痈肿。"《外科正宗》卷之三"乳痈论第二十六"中认为："夫乳病者，乳房阳明胃经所司，乳头厥阴肝经所属，乳子之母不能调养，以致胃汁浊而壅滞为脓。"好发于哺乳期的乳痈被称为外吹乳痈，怀孕期发病的乳痈被称为内吹乳痈，非哺乳和怀孕期间发生的乳痈被称为不乳儿乳痈。

乳痈的发病特点：乳房局部的突发肿块，红肿热痛；常伴有全身发热，容易传囊。哺乳期乳痈病势急迫，发病迅速；非哺乳期乳痈，病程迁延，治疗困难。

二、乳发

乳发是指发生在乳房部的肌肤之间，溃后大片皮肉腐烂坏死的严重化脓性疾病，相当于西医学的乳房部蜂窝织炎和乳房坏疽；《外科启玄》卷之五"乳痈"中云："乳肿最大者，名曰乳发。"《医宗金鉴·外科卷上》云："此证发于乳房，焮赤肿痛，其势更大如痈、皮肉尽腐，由胃腑湿火凝结而成。"

乳发的发病特点：乳房部皮肤焮红漫肿，疼痛剧烈，毛孔深陷，皮肉迅速溃烂坏死。症情重者，可发生热毒内攻的危象，好发于哺乳期妇女。

三、乳痨

乳痨是一种发生在乳房部的慢性化脓性疾病，因其溃后脓液稀薄，又名"乳痰"，相当于西医学的乳房结核。《外科大成》卷二"胸博"中云："乳房结核初如梅子，数月不疗，渐大如鸡子，串延胸胁，破流稀脓白汁而内实相通，外见阴虚等症。"

乳痨的发病特点：疾病进展缓慢，乳房内单个或多个结块，边界不清，皮肉相连，日久破溃，脓液如豆渣样，常伴随阴虚内热的表现。

四、乳核

乳核指乳腺小叶内纤维组织和上皮的良性肿瘤，相当于西医学的乳腺纤维腺瘤。

乳核的发病特点：乳中结核，状如丸卵，边界清楚，表面光滑，推之活动。

五、乳癖

乳癖是一种乳腺组织的良性增生性疾病，相当于西医学的乳腺增生病。其中不典型增生属于癌前病变，有一定的癌变风险，有乳腺癌家族史的患者更应重视。《疡科心得集》卷中"辨乳癖乳痰乳岩论"中云："有乳中结核，形如丸卵，不疼痛，不发寒热，皮色不变，其核随喜怒消长，此名乳癖。"

乳癖的发病特点：好发于中青年妇女，发病率居乳房疾病之首，单侧或双侧乳房疼痛并出现颗粒状团块状肿块，与月经周期、情志压力变化、饮食结构等因素密切相关。乳房肿块大小不一，形态不规则，边界不清，质地不硬；伴有疼痛，疼痛部位不固定，时如针刺，时如电击。

六、乳疬

乳疬是指发生于男女儿童或中老年男性乳房的一种发育性疾病，相当于西医学的乳房异常发育症。

乳疬的发病特点：单侧或双侧乳晕中央有扁圆形肿块，质地中等，有轻度压痛。

七、乳漏

乳漏是指发生在乳房或乳晕部的疮口溃脓后，久不收口而形成的管道，多为乳房炎症性疾病的后遗症。《外科真诠》卷上"乳漏"中云："乳漏，乳房烂孔，时流清水，久而不愈，甚则乳汁从孔流出。"

乳漏的发病特点：疮口脓水淋漓，或杂有乳汁，或杂有豆渣样物质，溃口经久不愈。

八、乳岩

乳岩是指发生在乳房部位的肿块，进行性增大，坚如岩石，牢而有根，也被称为"乳石痈"，相当于西医学的乳腺癌。南宋陈自明在其所著《妇人大全良方》中首次提出"乳岩"之名，云："若初起，内结小核，或如鳖、棋子，不赤不痛。积之岁月渐大，巉岩崩破如熟石榴，或内溃深洞，此属肝脾郁怒，气血亏损，名曰乳岩。"自此，后世多沿用此说。

乳岩的发病特点：初起乳中结成小核如豆大，渐渐大如棋子，不疼不痒，表皮不红不热，经年累月，渐渐长大，始感疼痛，痛即不休；未溃时，肿如堆粟，或如覆碗，色紫坚硬。渐渐溃烂，污水渗出，时出臭血。溃烂深如岩穴，疮口边缘不齐，或高凸如莲蓬，疼痛连心。

九、乳衄

乳衄是指乳头血性溢液。如《疡医大全》卷二十"乳衄门主论"中云："妇女乳房并不坚肿结核，惟乳窍常流鲜血，此名乳衄。"此病相当于西医的乳头溢血，多见于乳腺导管内乳头状瘤，此为发生在乳腺导管上皮的良性肿瘤，但有恶变可能，特别是多发性导管内乳头状瘤，恶变机会较大，需要重视。对单孔溢血者，尤其应小心诊断。

第四节 辨证

乳房疾病在辨病明确的情况下，再利用四诊得到的资料，依据八纲辨证、脏腑经络学说、气血津液学说等中医理论，对乳房疾病的病因病机、疾病性质分析、归纳、辨别、确定证候，从而为治疗提供依据。

一、八纲辨证

八纲辨证是将复杂的临床表现归纳为阴阳、表里、寒热、虚实四对纲领性证候，从而找出乳房疾病的关键线索，确定疾病类型，判断预后和引导用药，是乳房疾病最基础的辨证方法。

1. 辨阴阳

阴阳是八纲辨证的总纲，一般将乳房疾病临床证候中的表、实、热证归为阳证，里、虚、寒证归为阴证。

（1）辨阳证：阳证常发病急骤，进展迅速，病程较短，预后良好；病变部位较为表浅，范围局限；肿胀多高起红肿，疼痛剧烈，皮肤光亮灼热；肿块软硬适中，酿脓则软；脓液稠厚黄润，肉芽组织红活鲜润，容易愈合；伴有高热，烦渴、小便短赤、大便秘结，舌质红，苔黄，脉浮数或洪大或滑数等。多见于乳房的急性感染性化脓性病变，如急性乳腺炎、乳房蜂窝织炎、浆细胞性乳腺炎脓肿期等。

（2）辨阴证：阴证常发病缓慢，进展迟缓，病程较长，易反复发作，预后欠佳；病变部位较深，范围弥散；肿胀低平漫散；疼痛复杂，或不疼、隐痛、酸痛、抽痛等；皮肤晦暗，不热或微热；肿块多坚硬如石，或柔软如棉；脓液稀薄或夹杂絮状物，味恶臭，肉芽组织晦暗苍白，水肿松软，难以愈合；可伴有低热，神疲乏力，口淡不渴，小便清长，大便溏薄，舌淡胖，脉沉迟或弱或细涩等症。多见于乳房的慢性感染性疾病，如乳房结核、乳腺增生病、乳腺癌等。

2. 辨表里

表里是辨疾病内外深浅的一对辨证纲领，表里辨证可以观察病情的轻重深浅及变化趋势。如乳腺炎患者，初起炎症组织部位较深，以托里透脓的方法治疗，使形成的脓液向浅表部位透托而出，就是疾病向愈，由重转轻的表现。观察乳房局部皮色，皮肤温度，触诊肿物深度，询问病程长短，症状的循经改变等可帮助辨别表里。

3. 辨寒热

寒热是辨别疾病性质的一对纲领，反映机体的阴阳盛衰。乳房疾病的寒证多见乳房肿块，皮色温度不变，痛而不热，脓液溃后清稀，伴有全身恶寒喜暖等症；热证多见乳房红肿热痛，脓液色黄稠厚，可伴有全身壮热面赤等症。

4. 辨虚实

虚实是辨别疾病邪正盛衰的一对纲领，可通过虚实辨证掌握邪正盛衰的情况。乳房疾病的实证多见于青壮年，体质较强，肿块高凸，剧痛拒按者；虚证多见于年老、久病、体质较弱者，痛势不剧，按之痛减者。

二、脏腑、气血辨证

乳房为"宗经之所"，与足少阴肾经、足厥阴肝经、足阳明胃经及冲任二脉关系密切，几条经脉的循行路线也都络于乳房。女子乳房属胃，乳头属肝，乳汁的生成源于脾胃化生的谷气；疏泄为肝气所主导；乳汁的稀稠，与肾经及冲任相关。男子乳房属肾，肾阳循经上达于乳，起温煦作用。因此，乳房疾病的脏腑气血辨证也与这些主要的经络脏器相关。

1. 肝郁气滞证

乳房肿块随喜怒消长，或胀痛。常伴情志抑郁，急躁易怒，口苦咽干，胸闷不舒等症。舌质红，苔薄白，脉弦。多见于乳腺增生、乳房异常发育症、乳腺癌等病。

2. 肝郁痰凝证

乳房肿块，不红不热，不疼或微疼。伴情志不畅，急躁易怒，胸胁胀满窜痛。舌红，苔腻脉滑。多见于乳腺增生病、乳腺纤维腺瘤、乳房结核、乳腺癌等病。

3. 痰凝血瘀证

乳房肿块明显，质韧硬而不坚，胀痛或刺痛。伴情志郁闷易怒，胸胁刺痛等症。

舌质暗或有瘀斑，苔白腻，脉沉或涩。多见于乳腺增生病、乳腺纤维腺瘤、乳腺癌等病。

4. 寒凝血瘀证

乳房肿块明显，形成迅速，质坚硬，胀痛或剧痛明显，成脓期肿块变软，有波动感；伴或不伴有恶寒发热。舌暗，苔薄白，脉弦或涩。多见于哺乳期和非哺乳期乳腺炎。

5. 肝郁胃热证

乳房局部红肿热痛，易形成脓肿，溃后脓水黄稠或乳头溢脓。伴发热，口渴，尿赤，便秘等症。舌红苔黄，脉弦数。多见于急性乳腺炎、乳房蜂窝织炎等病。

6. 肝郁脾虚证

乳房经前肿胀、坠重，或有乳头溢液。伴情志抑郁或急躁易怒，胸胁闷胀，纳呆腹胀，泄泻，大便黏腻不爽等症。舌质红，苔白或腻，脉弦。多见于乳腺增生病、导管内乳头状瘤等病。

7. 肝火旺盛证

乳头皮肤裂损，疼痛，出血；或乳头溢血，色鲜红。伴乳房胸胁胀痛，急躁易怒，目赤心烦，口苦咽干等症。舌质红，苔黄，脉弦数。多见于导管内乳头状瘤、乳头皲裂、乳腺导管扩张症等病。

8. 脾不统血证

乳头溢液呈血性或棕黄色，自行溢出。伴神疲乏力，少气懒言，面色无华，食少便溏，虚烦不眠等症。舌淡苔白，脉细弱。多见于导管内乳头状瘤、乳腺癌等病。

9. 冲任失调证

乳房肥大或发育异常，肿块不疼或痛轻，肿块的变化与发育、月经周期相关。伴头晕耳鸣，腰酸肢软，月经不调等症。舌红苔白，脉弦细数。多见于乳房异常发育症、乳腺增生病、乳腺纤维腺瘤等病。

10. 脾肾阳虚证

乳房肿块，质硬隐痛。伴面色㿠白，畏寒肢冷，腰膝酸软，腹部胀满，大便溏薄或泄泻等症。舌淡胖或有齿痕，苔白滑，脉沉细。多见于乳腺增生病、乳房异常发育症等病。

11. 肺肾阴虚证

乳房肿块，皮色不变，微痛，化脓迟缓，脓水清稀或夹杂有干酪样物质，疮口迁延难愈。伴午后潮热，颧红盗汗，形瘦食少等症。舌体瘦，舌质红，少苔，脉细数。多见于乳房结核、乳腺癌等病。

12. 热毒蕴结证

乳房肿块，坚硬固定，局部红肿或紫暗；重者溃烂翻花，渗水恶臭。伴发热，心烦口干，大便秘结，小便短赤等症。舌质红，苔黄，脉滑数。多见于乳腺癌等病。

13. 气血两虚证

乳房肿块肿硬难消，溃后脓液稀薄，淋漓不尽，肉芽不鲜，疮口难愈。伴面色无华，短气乏力，头晕耳鸣等症。舌淡苔白，脉细数无力或沉迟。多见于乳房窦道、瘘管、乳房结核、乳腺癌等病。

三、局部辨证

对乳房疾病具有的肿块、疼痛、皮肤颜色及肤温变化、乳头溢液及瘙痒，乳头乳晕及皮肤的凹陷等具有特征性的症状体征进行辨证，有助于乳房疾病的诊治。

1. 辨肿

肿的形成与气滞、血瘀、痰浊、积乳、火毒等相关。对肿势的辨别，可以判断乳房疾病的病因及预后。

（1）火肿：肿而色红，皮薄光亮，焮热疼痛。如急性乳腺炎、乳房蜂窝组织炎、乳房坏疽等病。

（2）寒肿：肿而木硬，不红不热，进展缓慢。如乳房结核、乳腺纤维腺瘤等病。

（3）湿肿：肿而皮肉重胀，皮肤光亮饱满，可见溃破糜烂、滋水渗溢。如乳头湿疹、派杰氏病等病。

（4）气肿：肿而皮紧内软，不红不热，常随喜怒消长。如乳腺增生病。

（5）痰肿：肿块绵软，不红不热，界限清楚。如乳房皮脂腺囊肿、积乳、囊肿等病。

（6）郁结肿：肿块坚硬如石，高低不平，形如岩突，不红不热。如乳腺癌、乳房肉瘤等病。

（7）瘀血肿：肿而胀急，色初暗褐，后转紫青，逐渐变黄消退或乳房部有条索状肿物，抽掣疼痛。如乳房外伤性血肿、乳房血栓性静脉炎等病。

2. 辨痛

（1）热痛：痛而灼热，皮色焮红，遇冷或涂敷凉性药膏则痛减。如急性乳腺炎、乳房蜂窝组织炎等病。

（2）寒痛：痛而不热，皮色不变或紫暗，得温则减。如乳房结核等病。

（3）气痛：痛无定处，时而抽掣，随喜怒增减。如乳腺增生病等病。

（4）脓痛：痛无休止，如鸡啄，痛处中软，有波动感，或有反跳痛。如急性乳腺炎、浆细胞性乳腺炎、肉芽肿性乳腺炎的成脓期等病。

（5）瘀痛：疼痛部位固定，局部胀急、拒按，皮色青紫。如乳腺癌、乳房血栓性浅静脉炎、乳房外伤性血肿等病。

（6）实痛：痛势剧烈、拒按，如各类哺乳期及非哺乳期炎症等病。

（7）虚痛：痛势和缓，揉按或抚摸则痛减。如老年性乳腺增生等病。

3. 辨痒

乳房及乳头皮肤轻薄娇嫩，相比其他部位的皮肤角质层较少，如果受到风湿虫热等病邪影响；或因乳汁、脓水浸渍；或因乳腺导管内脂质、脱落上皮、分泌物等积聚刺激乳头；或血虚风燥，肌肤失养，均可能发生瘙痒。对痒的辨别能反应映乳房疾病的发展与预后。

（1）风邪致痒：发作急，走窜，变化快，时作时休，多为干性。如乳头慢性湿疹。

（2）湿盛致痒：乳头乳晕周围或乳房皱褶处皮肤红斑、丘疹或疱疹，糜烂、滋水淋漓，浸淫成片，瘙痒较剧，缠绵难愈。如乳头急性湿疹、乳头皲裂、乳房带状疱疹、派杰氏病等病。

（3）热邪作痒：刘完素《素问玄机原病式·五运主病》曰："人近火气者，微热则痒，热甚则痛。"乳房肿块，皮色潮红，根脚收束，脓犹未成，皮肤瘙痒。多为热毒侵袭，病变有发展之势。如急性乳腺炎、乳房部疖肿等病。

（4）溃疡作痒：脓肿溃破后，脓水浸淫，疮周皮肤潮红，灼热作痒不安。如乳房炎症性疾病溃后，或外用丹、散药物过敏等。

（5）余毒作痒：乳房肿疡或溃疡，肿痛已减，余肿未消，或脓腐减少、新肉渐生，疮周轻微作痒，为毒邪已衰，气血通畅，病症有消散之势。如乳房炎症性疾病、乳房结核等病。

（6）虫淫作痒：乳房皱褶处瘙痒难忍，状如虫行皮中，夜间或得热尤甚，浸淫蔓延，黄水频流。如乳晕湿疹、乳房疥疮等病。

（7）血虚作痒：疮口迁延不愈，皮色紫暗，肉芽不鲜，脓水淋漓，隐隐作痒，日久形成瘘管窦道。如浆细胞性乳腺炎、肉芽肿性乳腺炎、乳房结核等病。

4. 辨脓

脓是在肿疡不能消散的情况下，毒邪蕴结、气血凝滞、热盛肉腐形成的病理产物。辨脓有利于了解乳房炎症性疾病的病理阶段和脏腑气血盛衰，有助于不同炎症性疾病之间的鉴别诊断。

（1）热毒证：脓水色黄质稠，夹杂乳汁，色泽鲜明。多为正气充足，火毒炽盛。可见于急性乳腺炎。

（2）痰毒证：脓水色白清稀，夹杂絮状物，色泽灰滞浑浊。为正气不足，肝脾两伤，痰毒所化的表现。见于乳房结核、乳腺癌。

（3）瘀热证：脓中夹血，脓少血多，脓液灰黄稀溏，污浊不清。多为瘀毒并结，血瘀伤络。如浆细胞性乳腺炎。

（4）痰湿证：脓肿夹杂乳汁及脂质样物，色白质稀。多为痰湿互结，瘀阻乳络。可见于乳房皮脂腺囊肿、乳腺导管扩张症。

（5）邪毒证：似脓非脓，脓液紫暗晦涩，腥秽污浊，间杂血水，气味恶臭。多为邪毒羁留不化。见于乳腺癌癌性溃疡。

（6）血虚证：脓色淡黄，质清稀，或呈淡血性脓水，无臭味。多为气血两亏，不能蒸腐化脓。可见于乳房结核溃后、慢性窦道或瘘管。

5. 辨乳头溢液

乳头溢液多因忧思郁怒，肝郁化火，脾虚失摄所致。可发生在多种乳房疾病中，通过对乳房溢液颜色、性状、气味的鉴别可以帮助辨别。

（1）气虚证：溢液色白或无色，量多，常自行溢出。多见于脑垂体瘤、高泌乳素血症、溢乳症等病。

（2）脾虚证：溢液色红或淡黄，量多，可自行溢出。多见于囊性乳腺增生病、导管内乳头状瘤等病。

（3）肝火证：溢液色鲜红或暗红，多见于囊性乳腺增生病、导管内乳头状瘤等病。

（4）胃热证：溢液呈脓性，黄绿色，气味臭。多见于急性乳腺炎、乳房假体漏出导致的炎症、乳腺导管扩张症等病。

（5）痰湿证：溢液呈干酪样或粉渣样，黏稠味臭。多见于先天性乳头凹陷、浆细胞性乳腺炎、乳腺脂质样囊肿等病。

6. 辨溃疡

乳房炎症性疾病及乳房恶性肿瘤后期均可出现溃疡，其表现不一，预后不同。辨溃疡的形态、分泌物、气味，有助于了解气血盛衰和疾病走势。

（1）热毒证：疮面红活鲜润，脓液黄白稠厚。多为气血旺盛，火毒炽盛。见于急性乳腺炎。

（2）虚痰证：溃疡边缘潜行，皮下呈现空腔，脓液稀薄，夹杂败絮，腐肉难脱，新肉难长。多为肝肾双亏，阴虚内热。见于乳房结核。

（3）痰浊证：溃后肿消，疮缘无硬结，分泌物呈脓性；伴黏液及乳头内缩，疮口经久不愈。多为痰浊瘀滞化热所致。见于浆细胞性乳腺炎、乳房脂质样囊肿并感染。

（4）湿热证：疮面皮肤潮红、糜烂、滋水淋漓，瘙痒较剧，经久不愈。多为肝胆湿热互结。见于乳头、乳晕及乳房部湿疹。

（5）瘀毒证：疮缘不整齐，凹陷似岩穴或外翻菜花，内有紫黑色坏死组织，时时渗流臭秽血水，疮周结节呈卫星状分布。多为毒邪蕴结，伤及血络。

（沃立科　楼丽华）

参考文献

[1] 楼丽华. 乳病珍本集腋 [M]. 杭州：浙江科学技术出版社，2007.

[2] 陆德铭，陆金根. 实用中医外科学 [M]. 2 版. 上海：上海科学技术出版社，2010.

[3] 林毅，唐汉钧. 现代中医乳房病学 [M]. 北京：人民卫生出版社，2003.

第五章　乳房疾病的治法

乳房疾病的治疗方法主要分为内治法、外治法。在中医历代文献中，有关乳房疾病的症因脉治的内容很丰富，散见于中医外科、中医妇科专著，以及各种方书、全书、丛书中。历代医家对乳房疾病的防治积累了丰富的经验，各种方法辨证施用，配合应用，以增强疗效。

内治以消、托、补三大法为治疗原则，结合乳房疾病的特点，具体分为解表、清热、理气、通利、化痰、调摄冲任、托里透脓、补益扶正等治法。

外治传承了中医外科的外用药物疗法、手术疗法及其他疗法。其他疗法中的药线引流、导管引流、垫棉绑缚等均属于非主动创伤性外部治疗手段，明显不同于主动创伤性的手术疗法，予以分节论述。针灸疗法可归属于其他疗法，但其理论和操作自成一体，故分节论述。

第一节　内治法

乳房疾病以妇女患者占绝大多数，其发生与肝经、胃经、肾经，以及冲任二脉关系最为密切。由于各种乳房病的发病原因不同，病情的变化不一，在临床具体运用各种内治法时，要依据辨证审因的指导原则，灵活使用。如感染性乳房疾病多由乳头破碎，感染毒邪；或嗜食厚味，脾胃积热；或情志不畅，肝气郁结，以致乳汁积滞，郁久化热，热盛肉腐而成。肿瘤性乳房疾病，则系忧思郁怒，脾胃受损，以致气郁痰凝，阻于乳络而成。临床既要观察局部病变，又须详究全身症状，审症求因而后进行辨治。

乳房疾病的内治法是从整体观念出发，依据乳房疾病的发生、演变过程等进行辨证论治，基本以消、托、补三大法为原则。消法是应用各种不同的药物使各种原因引起的乳房疾病在初期得以消散的方法，应用较为广泛。托法是应用补益和透脓的药物，以扶助正气，托毒外出，防止脓毒扩散，是感染性乳房疾病中期的主要治法；补法是应用补益的药物使机体恢复正气，助养新生，是虚损性及感染性乳房疾病生肌收口阶段的主要治法。

现将乳房疾病常用内治法分述如下。

一、解表法

外感风热、风寒或机体不能抵御外邪而遭受侵犯，出现表证，如急性乳腺炎初期。症见乳汁分泌不畅，乳房肿块结痛，兼见寒热交作、身痛骨楚、头痛、胸闷等。方选银翘散、瓜蒌牛蒡汤或荆防败毒散。常用药物有薄荷、桑叶、蝉衣、牛蒡子、连翘、浮萍、菊花等辛凉解表；荆芥、防风、麻黄、桂枝、羌活、生姜、葱白等辛温解表；或佐党参、当归、玉竹等扶正解表；或选半夏、僵蚕、贝母疏风化痰。具体应用时，应根据气、血、阴、阳虚弱的不同，以及风、寒、湿之别，灵活运用。

二、清热法

感受外邪、情志内伤等均能生火化毒。热邪火毒是乳房感染性疾病的主要致病因素，应用时应分火之虚实，辨热之盛衰，临床具体应用如下。

1. 疏肝清热法

女性情志不畅，肝气郁结，日久则可化热。如急性乳腺炎、浆细胞性乳腺炎、肉芽肿性乳腺炎、乳腺癌等症见乳房结块红肿疼痛，或乳汁淤积，口干口苦。可选用丹栀逍遥散、柴胡清肝汤，常用药物有柴胡、黄芩、青皮、郁金、连翘、赤芍、生地黄、栀子、丹皮等。

2. 清热解毒法

化脓性乳房疾病热毒炽盛，肉腐成脓，乳房局部红肿高突，焮赤剧痛；兼见壮热头痛，口干欲饮，心烦易怒，尿赤便秘，舌红，苔黄腻，脉滑数。选方黄连解毒汤、内疏黄连汤、五味消毒饮，常用药物有紫花地丁、银花、连翘、栀子、生石膏、知母、黄连、黄芩、大黄、蒲公英、生地黄等。

3. 清热凉血法

乳房疾病热毒未解，内陷于里，伤及营血，出现皮肤红斑、高热、谵语之症。可选方清营汤、犀角地黄汤，常用药物有水牛角、生地、赤芍、玄参、麦冬、大青叶、仙鹤草、茜草、生地榆等。

4. 清热利湿法

肝经湿热，表现为乳头乳晕部潮红、糜烂、瘙痒或疼痛，滋水浸渍，乳头结黄色脂痂；伴口渴，舌边尖红，苔黄腻，脉滑数。常用龙胆泻肝汤，常用药物有龙胆草、栀子、柴胡、黄芩、薏苡仁、赤苓、泽泻、黄柏、苦参等。

5. 养阴清热法

热毒伤正，阴虚火旺而致乳房部溃疡，脓液稀薄，久不敛口；伴潮热、盗汗，五心烦热，口渴，舌红绛，苔少，脉细数。常用青蒿鳖甲汤、清骨散，常用药物有生地、玄参、麦冬、知母、青蒿、秦艽、鳖甲、地骨皮、胡黄连等。

6. 清解癌毒法

气滞血郁，久聚蕴毒，搏结于乳房而生癌瘤。症见乳房肿块质硬，不痛或轻度疼痛，边界不清，或溃后愈坚，渗流血水。常选用半枝莲、白花蛇舌草、蛇莓、蛇六谷、山慈菇、龙葵、石上柏等清热解毒抗癌之品。在乳腺癌术后治疗中，此类药配合扶正中药使用，可增加对放、化疗的耐受性，起到减毒增效作用。

三、理气法

女子以肝为先天，肝藏血，主疏泄，肝郁气滞在乳房疾病发病上具有重要的意义。气血以通为用，气滞基础上常伴血瘀，临床上理气药多与活血药物相伍，常用以下方法。

1. 疏肝理气法

由于精神不遂，久郁伤肝；或精神刺激，急躁恼怒，均可导致肝气郁结，气机瘀滞，蕴积于乳房胃络，乳络阻塞，不通则痛而引起乳房胀痛。肝气郁而化热，热灼阴液，气滞血凝即可形成乳房结块。症见乳房肿块，质韧，随喜怒消长，疼痛时轻时重，肋胁胀闷，心烦易怒，舌淡，苔薄，脉弦。方选逍遥散疏肝理气、调畅气机，常用药物有柴胡、薄荷、郁金、香附、陈皮、青皮、枳壳等。

2. 理气活血法

肝气郁结或肾气不足，肝失所养，均可致肝之疏泄功能失常，气滞血瘀变生乳腺增生病、乳房异常发育症等疾病。症见乳房硬结肿痛，肿块质硬，疼如针刺，常以理气活血同用。方选疏肝溃坚汤。常用药物有郁金、川芎、莪术、丹参等血中之气药；香附、柴胡等气中之血药，以及枳壳、延胡索、青皮、八月札、川楝子、佛手等药，意在调畅气机，气行则血行，气血通畅，则瘀结自消。

四、通利法

发于乳房部的疾病虽是一类发于局部的疾病，但与脏腑仍有着一定的关系。外证形成，多由于气血经络郁滞，脏腑气机失调所致。或局部经络阻塞，气血凝滞；或体表的病邪，由外传里，内攻脏腑；或内在病变，由里出表。上述情况的治疗，均可由通法来实现，具体分以下几种。

1. 活血通络法

肝气不舒，气机阻滞，久则由气及血，使血行不畅，经隧不利，乳络闭阻，气滞血瘀，凝结成块，不通则痛。乳房疾病临床表现以固定性疼痛及肿块为主症，如乳汁不行、乳房疼痛、按之有块，乳腺炎症早期或溃后僵肿不消，两者均为血瘀证的特征表现；伴见心烦易怒，胸胁胀满，疼痛如针刺等。治当活血化瘀，和营消肿，疏通乳络。方选桃红四物汤。常用当归、赤芍、桃仁、红花、三棱、莪术、泽兰、益母草等活血化瘀；活血化瘀药多加入理气之品，如香附、柴胡、延胡索等，使气血通畅则肿块消散于无形；王不留行、丝瓜络、路路通疏通乳络。

2. 通络下乳法

用通乳药物结合疏肝理气、益气活血药物治疗产后乳少或乳络不通的治法。适用于产后缺乳、排乳后疼痛等症。妇女产后乳汁不行，胸胁胀满，乳房疼痛，按之有块，心烦易怒，舌黯，脉弦或涩。属于肝气不疏，乳络郁阻之证。治宜疏肝通乳，方用通肝生乳汤加减，常用药物有柴胡、当归、白芍、香附、丹皮、青皮、桔梗、穿山甲、王不留行、漏芦、通草等。妇女产后乳汁不行，或行而量少，乳汁清稀，乳房软而无胀感；伴神疲气短，心悸怔忡，头晕目眩，面色无华，舌淡，脉细弱。属于气虚血弱之证，治宜补气养血通乳，用通乳丹，常用药物有党参、黄芪、当归、白芍、熟地、桔梗、路路通、甘草、通草、猪蹄等。

3. 泻下通里法

感染性乳腺疾病热毒入腑，或乳腺癌后期阴虚肠燥证，可用泻下或润下的药物疏通排泄蓄积在脏腑内的毒邪，达到除积导滞、泻热定痛、消肿散结的目的。方选大承气汤、麻子仁丸，常用药物有大黄、黄连、芒硝、火麻仁、郁李仁、瓜蒌子、当归等。

4. 温通散结法

寒性凝滞，寒痰内结，乳房结块日久不散，患处隐痛，皮肤不红不热，伴畏寒肢冷、小便清利等，可见于乳腺炎早期或溃后僵肿不消。可选用温经通络、散寒化痰的药物以驱散阴寒之邪。常用阳和汤，药选附子、鹿角粉、肉桂、细辛、干姜、桂枝等。

五、化痰法

痰浊凝聚在乳房部形成的肿块，可用咸寒化痰软坚的药物消散结块，根据成因的不同分以下几种。

1. 疏肝化痰法

乳房疾病多与情志的变化有密切的关系。思虑伤脾，或肝郁气滞，横犯脾土，均可导致脾失健运，痰湿内生，多见于乳腺增生病、乳房异常发育症、乳腺纤维腺瘤等病。症见乳房结块质韧，皮色不变，随月经或喜怒增长，伴胸闷、纳呆、嗳气等。方选开郁散，常用药物有柴胡、郁金、香附、夏枯草、白芥子、陈皮、半夏、白术、茯苓等。

2. 燥湿化痰法

脾失健运，则津液聚湿成痰，阻塞乳络。如乳房结核、乳腺癌手术后症见脘腹胀满，不思饮食，口淡无味，恶心呕吐，肢体沉重，怠惰嗜卧，舌苔白腻而厚，脉缓。方选二陈汤、平胃散，常用药物有姜半夏、陈皮、茯苓、苍术、厚朴、贝母等。

3. 软坚散结法

肝郁气阻，痰浊结聚，痰气互结而成质硬难消的乳块。如乳腺增生病、乳房异常发育症、乳腺纤维腺瘤等症见乳房肿块质地中等或韧，界限清楚，皮核不坚，轻度压痛或不痛，伴胸闷不舒等。方选逍遥蒌贝散、小金丹，常用药物选用贝母、瓜蒌、桔梗、夏枯草、白芥子、海藻、昆布、牡蛎、僵蚕、莪术等化痰软坚，散结消肿。

六、调摄冲任法

冲为血海，任主胞胎，胞脉系于肾，冲脉与肾脉相并而行，得肾阴滋养，冲任下起胞宫，上连乳房，其气血促使胞宫和乳房的发育，维持其功能活动。乳腺增生病、乳腺癌、乳房异常发育症等常见乳房病的发生，当首责冲任失调，故调摄冲任是治疗乳房病的求本之法。症见乳房肿块韧硬，疼痛相对较轻；伴月经不调，自汗乏力，夜寐梦多，膝酸软，舌淡苔白，脉沉细。常用经验方二仙汤，选药淫羊藿、鹿角片、肉苁蓉、巴戟天、补骨脂等性温不热，质润不燥，补助肾阳，调补冲任之品。从治本着手，佐以他法，不仅乳腺肿块、疼痛可消，同时胞宫不充，肾虚诸症均可得到纠正。在助阳药中酌加山萸肉、天冬、枸杞、生首乌等滋阴补肾，以期治阳顾阴，收阴生阳长、阴阳平补之功。

七、托里透脓法

托里透脓法分为透托法和补托法两类。

1. 透托法

如内脓已成，不易外溃，选方透脓散。药用生黄芪益气托毒；辅以当归、川芎活血和营；穿山甲、皂角刺消散穿透，直达病所，软坚溃脓。全方共奏托毒溃脓之功效。

2. 补托法

如体虚邪盛，脓毒不易外达而症见溃后脓水清稀，淋漓不尽；或疮形平塌，漫肿不收；或脓成日久难溃，隐隐作痛。舌淡苔薄，脉细无力等。选方托里透脓汤。药用党参、黄芪、茯苓、白术、茯苓、当归、赤芍、皂角刺、白芷、桔梗、银花、甘草等扶助正气，托毒外出。

八、补益扶正法

此法适合用于乳房病虚证、阴证，或阳证。采用补虚扶正的药物，补益气血，达到扶正祛邪的目的。临床根据气血阴阳虚损的不同，治法如下。

1. 补气法

脾胃虚则生化之源不足，不能灌养乳络，气虚失摄，见于乳少、溢乳、急性乳腺炎溃后久不愈合、手术或化疗后体虚等；伴气短声微，疲倦乏力，自汗，饮食不振，舌淡苔少，脉虚无力。方选四君子汤、保元汤，常用药物有生黄芪、党参、白术、茯苓、山药等。

2. 补血法

产后乳少或乳头溢液，色淡量多；乳腺炎溃后肉芽苍白，久不愈合；手术或化疗后体虚伴面色苍白或萎黄，唇色淡白，头晕眼花，心悸失寐，手足发麻，脉细无力等为血虚所致。选方四物汤、当归补血汤，常用药物有当归、白芍、熟地黄、鸡血藤、川芎、丹参等。

3. 温补助阳法

乳房病溃后疮色暗淡，新肉难生；伴畏寒肢冷，倦怠嗜卧，腰膝酸软，大便溏薄，小便频数，舌质淡，苔薄，脉象微细者，为阳虚之证。选方桂附八味丸、右归丸，常用药物有制附子、肉桂、当归、菟丝子、山萸肉、鹿角霜等。

4. 滋养阴液法

病久伤气损津，或放疗引起灼伤阴液而出现形瘦食少、潮热盗汗、口干咽燥、耳鸣目眩、手足心热、午后低热、舌红少苔、脉象细数者，常用六味地黄丸、左归丸。常用药物有地黄、山茱萸、山药、茯苓、玄参、麦冬、沙参、川石斛、枸杞以及鳖甲、龟甲等血肉有情之品。

以上各种内治疗法，在具体运用时往往需数法合并使用。因此，治疗时应根据全身和局部情况、病程阶段，只有按病情的变化和发展选法用药，才能取得较好的治疗效果。

（胡升芳）

第二节 外治法

外治法是运用药物、手术或配合一定的器械，直接作用于病变部位而达到治疗目的的方法。外治法是起源最早的中医治疗疾病的方法，始于原始社会，源自社会实践，历经千载，逐渐成熟，作用显著。有关治疗乳房疾病的外治法，自古以来受到诸多医家的重视。《小品方·卷第十·治乳痈妒乳生疮诸方》说："治乳痈方，大黄二分，草二分，伏龙肝二分，生姜二分。凡四物合筛，以姜并春治，以醋和，涂乳最验。"《备急千金要方·卷二十二·痈肿毒方·痈疽第二》说："大痈七日，小痈五日。其自有坚强者，宁生破，发乳。若热手不可近者，先内服王不留行散，外摩发背膏。若背生破无苦，在乳宜令极熟，候手按之，随手即起者，疮熟也。宜针之，针法要得著脓，以意消息，胸背不过一寸。"现今外治法已成为乳房疾病治疗中的一个必不可少的重要手段，具有疏通经络、清热解毒、引邪外达、调和气血、扶正祛邪等作用。

外治法可分为药物、手术、针灸及其他疗法等，以下分别叙述。

一、药物疗法

1. 膏药

膏药古称薄贴，现代称硬膏。膏药是按照配方，将若干药物浸于植物油（胡麻油）中煎熬，去渣、存油，加入黄丹再煎，利用黄丹在高热下经过物理变化，凝结而成，俗称药肉；再用竹签将药肉摊在纸上或布上，便于收藏、携带，用时稍加热微熔，贴于患部或穴位。也有不用煎熬，经反复捣打至烂而成，贮于容器，随用随取。常用的有太乙膏，性偏清凉，功能清热消肿、解毒生肌，适用于阳证，如早期乳腺炎，或溃后收口期乳腺炎。阳和解凝膏性偏温热，功能温经和阳、化痰软坚，适用于阴证乳病，如乳腺增生、乳房结核、乳腺癌等。千捶膏性偏寒凉，功能消肿解毒、提脓祛腐，适用于乳痈脓成而不愿接受手术治疗者。

膏药摊制的形式有厚薄之分，在具体应用上也各有所宜。一般薄型的膏药多适用于溃疡，须勤换；厚型的膏药多适用于肿疡。

2. 软膏

将药物和油类共同煎熬，或捣匀成膏而制成，又称油膏。常用的有金黄膏，功能清热消肿、散瘀化痰，适用于急性乳腺炎、浆细胞性乳腺炎、肉芽肿性乳腺炎等肿痛结块、皮色不红或红；冲和膏功能活血消肿、疏风祛寒，适用于乳病之半阴半阳证；回阳玉龙膏功能温经活血、散寒化痰，适用于乳病之阴证，如乳房结核、乳腺癌，亦适用于乳腺增生病；红油膏功能祛腐生肌，适用于乳房炎性疾病已溃、乳腺癌翻花、脓腐未脱之疮面；生肌白玉膏功能润肤生肌，适用于乳头破碎、乳房炎性疾病溃后脓腐已净或乳腺癌术后疮口不敛等。青黛膏功能收涩止痒，适用于乳头破碎、乳房湿疹等。

3. 掺药

将各种不同的药物研成粉末，掺于病变部位，或掺布于膏药、软膏上，又称散剂、粉剂。常用的有消散药、提脓祛腐药、生肌收口药、止血药等。

（1）消散药：具有渗透和消散作用，常掺布于膏药或油膏上，贴于病灶处；可直接发挥药力，使壅结之痰瘀、邪毒，凝滞之气血得以移深居浅，或肿消毒散。常用的有红灵丹、阳毒内消散，功能活血止痛、消肿化痰，适用于乳腺炎结肿、积乳结块、乳房部一切阳证。阴毒内消散、黑退消、桂麝散，功能温经活血、破坚化痰，适用于乳房炎性疾病僵块形成、乳腺增生病、乳房结核、乳腺癌等；亦有将大黄、芒硝研成粉末外敷，功能消肿散结回乳，适用于急性乳腺炎。

（2）提脓祛腐药：具有提脓祛腐作用，常用的有升丹制剂（如八二丹、九一丹等），适用于乳房炎性疾病溃后，脓腐未净之疮口。但升丹含汞，有毒性，须遵循"中病即止"之训，不可久用，恰当应用并无中毒之虑。黑虎丹适用于对升丹制剂过敏的患者。

（3）生肌收口药：具有生肌敛疮、促进新肉生长的作用，常用的有生肌散、八宝丹，适用于乳房部疮口脓腐已净或乳腺癌术后疮口久不敛合等。

（4）止血药：具有收涩凝血作用，常用的有桃花散、参三七粉，适用于乳房部溃破疮口出血、乳腺癌翻花出血等。

（5）清热收涩药：具有清热收涩止痒作用，常用的有青黛散、三石散，适于乳房湿疹、乳房部皮肤过敏性皮炎等。

4. 箍围药

古称敷贴，是将药物研为细末，加调制剂搅成糊状，敷贴于患部治疗疾病的方法。具有箍集围聚、收束疮毒的作用，可消散初期肿疡或溃疡余肿。如金黄散、玉露散、四黄散药性寒凉，用菊花汁、银花露或冷茶汁调制，功能清热解毒、散瘀消肿，适用于急性乳腺炎；玉露散对乳房红热、漫肿无块者，清热解毒效果更佳，回阳玉龙散药性温热，用酒、醋调敷，功能温经活血、散寒化痰，适用于不红不热的乳房结核病变；冲和散药性平和，用葱、姜、韭菜汁或蜂蜜调敷，功能行气疏风、活血定痛、散瘀消肿，用于肿而不高、痛而不甚的乳房结核、乳腺增生病及乳房炎症控制后形成慢性迁延性肿块。外敷箍围药物应超过肿势的范围，宜厚敷，并用同种基质时时淋洒其上，以保持潮润；毒势已聚或溃后余毒未消者，宜空出中央，四周摊药围敷，束毒消肿，使热毒得以由中央随脓穿溃而泄。调配箍围药时，要注意掌握好药物的干湿程度，以既不至于流淌，又不至于脱落为适宜。敷贴之后，箍围药应保持湿润，如果药已变干或脱落，则应随时更换，使其药力持续作用于患处。

5. 洗剂

将各种不同的方药，先研成细末，然后与水溶液混合在一起而成。因加入的粉剂多系不溶性，故呈混悬状，用时须加以振荡，故也称混合振荡剂或振荡洗剂。常用的有三黄洗剂，适用于乳房湿疹。应用洗剂时，应充分振荡，使药液和匀，以毛笔或棉签蘸之，涂于皮损处，每日 3 ~ 5 次。若皮损处糜烂渗液较多，宜禁用。

6. 草药

将新鲜的植物药捣烂外敷，又称生草药。常选用新鲜的蒲公英、地丁草、半边莲、丝瓜叶、马齿苋、芙蓉花叶、野菊花叶、七叶一枝花等，洗净后加少许食盐，捣烂外敷，治疗乳痈，具有清热消肿的作用。

二、手术疗法

手术疗法是运用各种器械和手法操作来进行治疗的方法，它在乳房病治疗中也占有重要的位置。其常用的方法有切开法、火针烙法、切开挂线法、拖线法、切除法等。在手术操作过程中，必须严格消毒，必要时麻醉。手术前做好解释工作，减少患者的精神紧张和恐惧。不要在患者饥饿、睡眠不足时进行手术。手术体位要适当。手术操作要细致，操作时间不宜太长。

1. 切开法

切开法是运用手术刀，对乳房脓肿行切开，使脓液排出的一种手术疗法。热毒可随脓液外泄而达到乳房肿消痛减，逐渐痊愈的目的。否则脓毒内蓄，侵蚀乳囊，形成传囊、袋脓之弊。适用于乳房炎性疾病以及所有乳房部手术后感染成脓者。

手术切开首先应选择适当的时机，当乳房结块酿脓成熟后，局部应指感明显，脓肿中央见透脓点时最适宜。切口位置应尽量选择脓肿稍低的部位，切开后可使脓液畅流，不致有袋脓现象。切开方向宜放射形切开，可避免损伤乳囊、乳络，并应避免损伤乳晕、乳头。进刀深浅必须适度，如脓腔较浅，切开须浅；如脓腔较深，切开当深，总以得脓为度。若脓肿深而浅开，则脓液不能充分引流；脓肿浅而深开，则脓液虽出而好肉受损。脓肿范围大而脓腔较深者，切口宜大；脓肿范围小而脓腔较浅者，切口宜小。一般说来，切口不能过大，以免损伤皮肤过度，况且切口大者，其愈合后形成的瘢痕也较大，影响术后乳房美观。但切口也不能过小，因切口小则引流不畅，往往导致迁延不愈。在一次手术两难选择下，可分次行切开引流术。

操作方法：右手握刀，刀锋向外，拇食两指夹住刀口，其余三指握住刀柄，并把刀柄的末端顶在鱼际上 1/3 处，这样能使进刀有力、准确。同时左手拇食两指按捺在所要进刀部位的两侧。进刀时，刀口一般宜向上。在脓点部位向内直刺，深入脓腔即止。如欲创口扩大，则可将刀口向上或向下轻轻延伸，反之将刀直出即可。

2. 火针烙法

火针烙法是运用针或烙器在火上加热后（现多采用通电加热），进行手术排脓泄毒的一种方法。适用于乳房炎性疾病脓成者。

操作方法：成脓浅者，以三棱针烧红，在脓肿波动明显处刺入脓腔，稍加转动，将针拔出，待脓出后，疮口插入药线引流。火针排脓以代替开刀，能防止出血。成脓深者，操作前先以乳腺 B 超确定病灶位置、数目、大小，定好进针方向及深度，如果病灶之间互不相通，可能导致引流不畅，可以开多个火针烙口。常规消毒铺巾，于进针皮肤及沿针道局部麻醉，待火针头部发热发红后，选好穿刺点、进针方向及深度进针。乳房脓肿经火针刺烙，形成光滑坚实的通道，拔出火针，脓液即可自行排出，轻轻加压，使脓液尽早排尽。用刮匙搔刮脓腔壁和火针烙口管壁的水肿肉芽、坏死筋膜和瘀血等组织，再用棉捻多次捻除残余的坏死组织，以求彻底清除脓腐。操作尽可能地避开乳晕，切忌在乳晕处取穿刺点。

3. 拖线法

拖线疗法多配合切开法进行，是以粗丝线贯穿于瘘管、窦道中引流，通过拖拉引流，排净脓腐，用以治疗瘘管、窦道的方法。本法适用于乳房部多灶性脓肿及复杂性瘘管，由于它无须切开或挂开管腔，因此使组织损伤减少，术后能较完整保持乳房外形和维持较正常生理功能。

操作方法：先将 4~6 根 4 号丝线，引置于瘘管内、丝线两端迂折于管外打结，以防脱落，但丝线圈不必拉紧，以便每天来回拖拉引流。每天换药时，用提脓祛腐药撒于丝线上，来回拖拉后将药物留置于管腔内，使管道中脓腐坏死组织得以排出，一般 7~10 日；待脓腐排尽后，拆除拖拉丝线，外用垫棉加压固定，促使腔道黏合。对于浅表的支管，则可行切开法。

4. 结扎法

结扎疗法又称缠扎法，是利用线的紧力结扎，使出血部位血络闭塞，达到止血的一种方法。适用于一切乳房疾病手术后及炎性疾病疮面出血者。清代吴尚先《理瀹骈文·妇科》中已有"扎绯线以止衄"的记述。

操作方法：找到活动性出血点，用血管钳夹住出血点根部，以带丝线缝针贯穿基底部，在基底部使缝线双线交叉，进行"8"字形结扎；或采用丝线以出血点根部为中心进行套扎。对于感染性疮面出血，以缝扎止血为妥。

5. 乳头切开内荷包缝合成形法

乳头切开内荷包缝合成形法是在乳头切开基础上加矫形缝合，以达到扩开乳头晕部瘘管并矫正乳头凹陷的一种手术疗法。适用于浆细胞性乳腺炎、肉芽肿性乳腺炎伴先天乳头凹陷且具有乳头晕部瘘管者。

操作方法：先用球头银丝自患侧乳晕外周溃口或疮口探入，经乳晕下从凹陷乳头孔内引出银丝，并循银丝放射状切开乳晕乳头皮肤全层，充分暴露银丝所贯穿之瘘管腔，清除管腔内坏死组织及管壁组织；松解乳头下索带，游离乳头下部分组织，令凹陷乳头外翻成形；然后用 1 号丝线在乳头下作一"口"字形内荷包缝合，掌握好扎线松紧度并留长线尾引出于乳晕旁创口；然后对位单纯缝合切开的乳头乳晕皮肤。

本法操作上有两个关键点：一是采用丝线沿乳头乳晕切缘对位缝合时，不能将手术切扩口完全封闭，在乳晕外缘必须留一创口以利于创面残留脓腐及乳腺导管分泌物外排；二是在术后 10～14 天，疮内脓腐脱净时，首先拆除乳头下方内荷包缝合线（术中将该缝合线留 2～3cm 线尾于创口外，便于拆线），此时乳头下组织支撑已基本定型，乳头在形态上更加饱满，术后也不容易回缩，然后逐步拆除其余所有矫形缝合线。

6. 穿刺抽吸法

穿刺抽吸法是用注射器刺破皮肤，直达局限性液性病灶，抽吸出内容液体的一种操作方法。具有操作简便，局部损伤小的特点。适用于乳房囊肿、乳房部局限性脓肿、乳房部手术后残腔积液、乳房部血肿等。

7. 切除法

切除法是运用手术刀切除乳房部病灶，以治疗疾病的一种方法。据史籍记载，早在春秋战国时期，古代医家已经在临床上能较为娴熟地运用本疗法治疗多种外科疾病。出土于长沙马王堆西汉古墓的《五十二病方·牝痔》中就有"徐以刀劙去其巢"，适用于乳房部一切良性肿瘤性疾病和恶性疾病，分为局部病灶切除术和全乳切除术。

操作原则：术前需进行必要的 B 超、X 线钼靶或 MRI 检查，知晓病灶边界、深度、大小、数目及相邻关系。手术所切除的病灶需包裹完整，尽量不要损伤瘤体的包膜而使内容物外溢。对于恶性病灶，禁止将瘤体分块切除；切缘应与瘤边界有一定的距离，显露肿瘤后，应尽早结扎肿瘤的出、入血管；尽量锐性分离，少用钝性分离，钝性分离清扫彻底性差，尽量使用刀、剪等锐性分离，采用电刀切割，不仅可以减少出血，而且可以使小血管及淋巴管被封闭，且高频电刀有杀灭癌细胞的功能，因而可以减少血道播散及局部种植；若不慎切入肿瘤，应用电凝烧灼切面，隔离手术，并扩大切除范围。手术中操作要轻巧，避免对病灶区或瘤体进行过度牵拉、挤压。

具体操作可参见《现代乳房疾病治疗学（第 2 版）》（宁连胜、方志沂主译，人民卫生出版社）和《肿瘤外科手术学》（沈镇宙主编，江苏科学技术出版社）。

（程亦勤）

第三节　针灸疗法

利用针刺与艾灸进行治疗，起源于新石器时代。针即针刺，以针刺入人体穴位治病。它依据的是"虚则补之，实则泻之"的原则，进针后通过补、泻、平补平泻等手法的配合运用，以取得人体本身的调节反应。灸即以火点燃艾炷或艾条，熏灼身体一定部位或穴位，将热力透入肌肤，以温通气血。针灸就是以这种方式刺激体表穴位，并通过全身经络的传导，来调整气血和脏腑的功能。

乳房与肝、脾、胃、肾及冲任诸经脉关系密切，针灸治疗乳腺疾病具有起效快、疗程短、医疗费用少等特点，是一种有效的治疗方法。早在晋代《针灸甲乙经·卷九·邪在心胆及诸脏腑发悲恐太息口苦不乐及惊第五》中就有记载："大惊乳痛，梁丘主之。"《针灸甲乙经·卷十二·妇人杂病第十》："妒乳，太渊主之。"

临床常用的有针刺法（包括毫针、电针、火针、刺络拔罐法、梅花针叩刺法、穴位注射法）、耳穴法、穴位贴敷、灸法等，可以单用，也可配合应用。

一、针刺法

针刺治疗乳房疾病常用体针刺激人体经络的穴位，临床多取乳根、膺窗、膻中、期门、丰隆、足三里、膈俞、太冲、肝俞、少泽、行间、肩井等穴位进行针刺，达到舒畅气机、活血化瘀、通利乳络、调节脏腑功能的目的。适用于乳腺炎、乳腺增生病、乳房异常发育症、乳房结核、乳腺癌等病。

1. 毫针刺法

毫针刺法是采用不同型号的金属毫针刺激人体一定的腧穴，以调和气血，疏通经络，从而达到扶正祛邪、防治疾病的目的。适用于乳腺炎、产后缺乳、乳腺增生病等病。

乳腺炎多发生于产后哺乳期，治疗取穴多以足厥阴经、少阳经、阳明经穴为主，针刺多用泻法，以调理肝胃之气，解郁泻热。取穴为肩井、膻中、乳根、少泽、足三里、太冲。随症配穴：寒热加合谷、外关；乳房胀痛加足临泣；回乳取穴足临泣、光明，针后配合艾灸，每穴 10 分钟，连续 3~5 次治疗。

治疗乳少，常规取穴为乳根、膻中、少泽。随症配穴：气血虚弱，加脾俞、足三里、三阴交，针刺补法并加艾灸；肝郁气滞者，加期门、内关、太冲，针刺用泻法或平补平泻法，酌用灸法。

针刺治疗乳腺增生病，临床常配合其他疗法综合治疗，单纯用毫针针刺并不多见。有学者认为，需择时针刺开穴，以与乳房密切相关的胃经、肝经开穴，如内廷、丘墟。有采用针刺配合腹针的方法，局部选穴膻中、屋翳、期门，联合腹部的任脉经穴，如关元、气海等穴位，远部配穴太冲、三阴交、血海。

2. 电针疗法

电针疗法是指针刺腧穴得气后，选用适当的波形和电流，使穴位获得一定时间持续和良性的刺激，以此代替人为行针的方法。波形选用多采用疏密波。临床多用于治疗乳腺增生病。

研究发现，电针配合围刺可改善患者的内分泌紊乱状态和乳腺组织的病理形态，从而抑制乳腺增生。李艳芳等认为，治疗本病重在调整下丘脑—垂体—卵巢轴的功能，治疗上针刺主穴取天枢、关元、子宫、血海、足三里、三阴交、太冲等穴位，配合局部膻中穴；电针选用疏密波连接于子宫、血海、足三里，予以中等强度刺激。肝郁气滞型乳腺增生病对该疗法最敏感，效果最佳。

3. 火针疗法

火针又名"燔针"，为"九针"之一，是用火烧红的针尖迅速刺入穴内，以治疗疾病的一种方法。《千金翼方·卷第二十三·疮痈上·处疗痈疽第九》有"处疖痈疽，针惟令极热"的论述。黄银兰认为，火针可以通过其温热作用以通达乳络，用于治疗乳房结节，临床运用火针直接针刺肿块局部取得良好效果。万欢等以烧至通红白亮的火针直接针刺乳腺增生的肿块结节，认为火针具有针刺和温热的双重作用，可使针刺部位附近血管扩张，血管壁的渗透性增强，从而发挥调节气血、疏通经络、改善局部微循环的作用，还可以加快乳腺组织的血流速度，影响甲皱循环。

4. 刺络拔罐法

刺络拔罐法是用针具刺破人体特定的穴位或一定的部位，放出少量血液，再利用拔罐吸出瘀血以治疗乳房疾病的一种操作方法，属于放血疗法的一种。具有热毒随血外泄，调畅局部经络气血运行之功。适用于乳房急慢性炎症早期或脓肿表浅者及乳腺增生病。操作方法是医生一手持针具，用拇指、食指、中指夹持针柄，指实掌空，对准放血处，迅速刺入 1.5 ~ 3mm，然后迅速退出，放出少量血液或脓液，以微微渗血为度，随即在点刺出血处拔罐，使其继续渗血，每罐放血 3 ~ 5mL，待血液自凝起罐，起罐时无菌棉球围罐口一圈以防血液流出，干棉球擦拭干净，局部再次消毒后无菌包扎。

段燕芳等选用期门和日月两穴刺络放血拔罐，以达活血化瘀之功，治疗乳腺增生病，总有效率为 90%。纪静芸等以该法治疗气滞血瘀型乳腺增生病，局部选穴天宗、膻中以宽胸理气、通络止痛，采用小针刀拨动天宗、膻中后助其出血。李梦楠以神经节段理论为指导，单取天宗刺络放血，促进增生的乳腺组织恢复正常。张继红、赵藏朵治疗急性乳腺炎，取乳根、曲池、肩井、内庭、行间，针刺之后再配合至阳穴三棱针点刺络拔罐，出血 5mL。至阳为督脉要穴，能清上焦阳热之邪，止痛消痈，治疗效果立竿见影。阳旭升等人运用刺络放血拔罐疗法治疗肿块期浆细胞性乳腺炎，确定乳房肿块后用碘伏消毒肿块皮肤表面，三棱针点刺肿块皮肤脉络后留罐 1 ~ 5 分钟，见脉络流出血液由暗红转为鲜红即可取罐，并配合中药阳和汤加减内服。乳房肿块通过放血改善了局部微循环，稀释了局部组织在伤害性刺激作用下所释放的致痛物质，如 K^+、H^+、5 - HT 和缓激肽等，因而有效缓解乳房疼痛。

5. 梅花针叩刺法

梅花针叩刺法是集合多支短针浅刺人体一定部位和穴位的一种针刺方法。梅花针在病变局部叩刺，使局部渗血，可以使局部祛瘀生新，并且结合利用拔火罐产生的负压吸血，将局部的瘀血除尽，从而祛瘀生新之力更强，以达到治疗效果。临床可用于治疗乳腺增生病、急性乳腺炎等。

温萍等以针刺配合背部梅花针叩刺拔罐治疗乳腺增生病，针刺主穴屋翳、膻中、足三里、肩井。肝火盛加太冲、侠溪，肾虚加太溪、肾俞，气血不足加脾俞，月经不调加三阴交。针刺后患者俯卧，在患者背部寻找反应点，如敏感点、条索状结节、红色或褐色斑点，用梅花针在 T3 至 T10 脊柱两侧沿膀胱经、华佗夹脊穴叩刺，再重点叩刺反应点至皮肤潮红微渗血，局部加拔火罐。王秀茜运用中药内服配合梅花针叩刺治疗急性乳腺炎早期，用碘伏消毒患侧乳房肿块部，用梅花针叩刺局部至渗血，再拔罐，留罐 15 分钟，吸出脓血。

6. 穴位注射疗法

穴位注射疗法是用注射器将药物注射入人体特定穴位以达到治疗疾病之目的的一

种方法。依据所选用的药物不同，具有活血化瘀、益气扶正的功效。操作方法是采用注射器对乳房部阿是穴或相关穴位如足三里等推注适量药物，多选用益气扶正、行气活血的中药制剂，适用于乳房手术后、乳房结核等一些虚损性疾病。本法使用过程中，应注意观察某些中药注射剂可能会引起过敏反应；对于慢性疾病长期使用者，应注意注射过多可能会引起局部的硬结反应。

二、穴位贴敷法

1. 药物贴敷

在一定的穴位上贴敷药物，通过药物和穴位的共同作用以治疗疾病的一种外治方法。王小平等以香附、延胡索、水蛭等理气活血化瘀药干燥成中药颗粒后贴敷于神阙穴、乳房阿是穴，通过药物的活性直接持久作用于患处，能减轻乳腺增生病患者乳房疼痛和肿块肿胀程度，降低 BI – RADS 等级。张晓梅等在乳腺增生局部、肝俞、胆俞、肾俞等处涂抹自制清热解毒散结药膏（主要成分为银花、黄柏、大黄、冰片和乳香，上述药物以相同比例调配），每次敷贴时间为 12 小时，10 次为 1 个疗程，治疗 2 个疗程，治疗组总有效率为 96.7%，对照组为 86.7%，两组比较差异具有统计学意义（$P < 0.05$）。甄旭等取膻中、乳根、太冲为主穴，以行气软坚散结药如柴胡、香附、乳香、牡蛎、昆布等为主，再根据不同证型辨证加减，药物磨粉后用制剂调匀制作成药饼贴敷相应穴位处治疗乳腺增生病，治疗组总有效率 90%，对照组为 79%，两组比较差异具有统计学意义（$P < 0.05$）。

2. 磁贴

穴位磁贴法是利用磁场作用，将磁贴或加中药放置于乳房局部或特定穴位，达到疏通经络、行气止痛、散结消肿的目的。常用中药磁薄片与水磁体片结合成药磁贴，贴于穴位治疗乳腺增生病，或采用曼格磁贴贴于局部穴位治疗乳腺增生病、乳房异常发育症。

三、耳穴法

乳房发生病变，通过经络的反应和传导作用，在相应的耳穴会有所反应，耳针针刺或药豆贴压耳穴可以调节脏腑经络功能，产生治疗作用。常用药物有王不留行、六神丸、磁珠丸等，常用耳穴有乳腺、内分泌、肾上腺、神门、交感、肝、肾等。通过耳穴治疗，可以疏肝理气、活血通络、散结止痛、调摄冲任，用于治疗产后缺乳、乳腺炎、乳腺增生病、男性乳房发育症、乳腺肿瘤等疾病。

四、艾灸法

艾灸法是用艾绒制成的艾炷或艾条，或掺合其他药物，对准或放置在体表一定的部位或穴位上燃烧，借灸火的温和热力和药物的作用透入肌肤，通过经络的传导作用，深入脏腑，起到温通经络、调和气血、扶正祛邪作用。灸治乳腺增生局部痛点，除具有灸法普遍具有的活血、散结通络作用以外，还能通过调节患者机体免疫功能达到治疗疾病的目的。艾灸法常选用肿块区域、阳陵泉、肝俞、足三里等处，以艾条配合葱白、大蒜等材料施灸，达到理气通络、活血止痛、消痈拔毒、温阳生肌的作用。用于治疗乳腺炎、乳腺增生病、男性乳房发育症等。

1. 直接灸

郑振兰在口服乳癖消的基础上配合艾灸双侧足三里治疗乳腺增生病，认为艾灸足三里能整体调节机能，进而促进增生的乳腺组织恢复正常。

2. 隔物灸

杨海泉取膻中、屋翳、乳根、阿是穴，穴位处置姜片，姜片上再置如半个橄榄核大小的艾炷点燃，以治疗乳腺增生病，既可消肿止痛，又可以调节内分泌水平，具有标本兼治的优势。苏立平取膻中、太冲、肩井、增生局部，施用隔蒜灸，每穴灸5壮，每日1次，同时配合内服小金丸，与对照组相比，收效更佳。何静等选增生局部或肿块处、膻中、肩井等穴隔蒜灸，将蒜切成薄片，中间制作多个小孔，更好地利用艾灸的温通和蒜汁的药物作用，通过刺激穴位和药力渗透达到治疗目的。

（胡升芳）

第四节　其他疗法

其他疗法是对外治法中药物疗法和手术疗法的补充，也是乳房疾病治疗中常用的辅助手段，主要包括有药线引流法、导管引流法、垫棉绷缚法、熨法、冲洗法、熏洗法、热疗法、湿敷法、按摩法、刮痧法等。

1. 药线引流法

药线引流法，又称"药捻疗法""纸捻疗法"，是用桑皮纸、丝绵纸或拷贝纸蘸药或内裹药物后，插入病变部位，用以治疗化脓性疾病的一种方法。乳房脓肿刀溃或自溃后，在脓腔较深的情况下，用药线引流，可使脓液畅排，腐脱新生，也可防止脓液横流而发生传囊，促使疮口早日愈合。适用于乳房化脓性疾病溃后，疮口小，脓腔深，排脓不畅者。

操作方法：系采用桑皮纸，或丝棉纸、拷贝纸裁成适度的阔狭长短，分成1号线（纸条为18cm×4.2cm）、2号线（纸条为15cm×3.4cm）、3号线（纸条为12cm×2.6cm）、4号线（纸条为9cm×1.8cm）、5号线（纸条为6cm×1.0cm），对折拧绞成粗细长短不同的药捻备用。药线的类别有外蘸药物及内裹药物两类。目前临床多应用外蘸药纸捻。外蘸药物一般多用含升丹成分的制剂，如八二丹、九一丹等。内裹药物法是将药物预先放在纸内，裹好搓成纸捻备用。内裹药物，一般多用白降丹、枯痔散等，因其有腐蚀化瘘的作用，故适用于难治性乳房部瘘管或窦道者。

本法主要利用药线引导提脓祛腐之类的药物直达于乳房病灶深处，对于皮肤溃口小、脓水不易排出，或已形成窦道瘘管者，具有换药方便、痛苦较小、术后瘢痕小且患者能自行更换等优点。

2. 导管引流法

导管引流疗法是以金属、塑料、乳胶制成的导管插入脓腔疮孔，使脓液排出畅达的一种治疗方法。《医门补要·卷上·拔脓管式说》中对其操作方法叙述甚详："其管以薄铜卷如像筋粗式,长约二十余,要中空似细竹,紧焊其缝,一头锉平,一头锉斜尖式。用时要尖头插患孔内,少顷,则脓自管中射出如箭。"这种导管引流方法较药线引流方法,能使脓液更易畅流。现多用橡胶或塑料作导管。适用于乳房后位脓肿等脓腔较深,脓液不易畅流者。用时将消毒的导管轻轻插入疮口,达到底部后,再稍退出一些即可。外用胶布固定导管。当脓液减少后,改用药线引流。

操作方法:采用医用塑料、橡胶、乳胶管等。用时依据疮口大小、深度选择相应的管径、管长,对于管腔深、渗出多者,可在导管上相隔一定距离剪裁数个小孔,以利脓液引出。导管应置放在疮口较低的一端,便于脓液畅流。导管必须做适当的固定,以防滑脱或落入疮腔内。导管管腔如被腐肉阻塞,可松动引流管或轻轻冲洗。塑料导管避免受压或受折,以保持引流通畅。

3. 垫棉绷缚法

垫棉绷缚法是用棉花或纱布折叠成块,以衬垫乳房疮部,再加以绷带绑缚,借助加压之力使脓液不致坠积袋脓,或使溃疡空腔皮肤与新肉得以黏合而达到愈合目的的一种治疗方法。适用于急慢性化脓性乳腺炎形成袋脓、乳房手术后脓腐已尽创腔难以黏合的患者。清代名医徐灵胎在《洄溪医案·乳疖》中记有"东洞庭刘某夫人患乳疖,医者用刀向乳头上寸余出毒,疮口向上,脓反下注,乳囊皆腐,寒热不食,将成乳痨,延余治之……至九十日而未见功。盖病者柔弱畏痛,既不敢于乳下别出一头,而脓水以上注下,颇难出尽,故有传囊之患。忽生一法,用药袋一个,放乳头之下,用帛束缚之,使脓不能下注,而获痊愈"。

操作方法:有袋脓现象时,将棉花或纱布垫衬在疮口下方袋脓空腔处,用胶布或阔绷带加以固定。对窦道深而脓水不易排尽者,用棉垫压迫整个窦道空腔,并以绷带扎紧。术后空腔的皮肤与新肉一时不能黏合者,使用时可将棉垫按空腔的范围,满垫压在疮口之上,再用阔胶布固定或阔绷带缠紧。在急性炎症红肿热痛尚未消退时,不宜应用本疗法,否则有促使炎症扩散之弊。妇女经前乳房胀痛明显时,加压绑缚的力度不宜过大。

4. 熨法

熨法是用药物加酒醋炒热布包熨摩患处,从而达到腠理疏通、行气止痛、消肿散结的治疗目的。这是一种直接接触于皮肤的温熨疗法。适用于治疗急性乳腺炎初期或回乳,可使气血流畅,乳络疏通。目前临床上多借助中药热罨包进行操作。

操作方法:将配置好的中药热罨包放置于乳房患处进行局部熨敷,或往返移动,具有行气止痛、消肿散结或回乳的功效,适用于急性乳腺炎初期或回乳。将配置好的中药热罨包放置于中脘或神阙穴,具有和中理气止吐的功效,适用于乳腺癌化疗期间。每次热熨时间以 15~30 分钟为宜,温度一般在 45~55℃ 为宜。另外,用皮硝 200~300g 置布袋中,覆于乳房部,再用热水袋放置在布袋上,待其融化吸收,具有回乳消肿的功效。

5. 冲洗法

冲洗法是用选定的中药水煎成药液(或现成的药液)反复冲洗患病部位,以治疗疾病的一种方法。冲洗疗法可使药液直接接触患处而发挥药效，又有洁净作用，多用于疮腔的清洗治疗。冲洗药物大致可以分为两种：一种以清热解毒消肿为主；一种以养血活血生肌为主。适用于乳房部手术后或乳房部化脓性疾病溃脓后创口不愈、乳腺导管扩张症伴乳头脓性溢液、残留窦瘘的治疗，冲洗法则可以利用其液体的流动性起到携药物达病所的作用，亦是药捻法、拖线法的辅助疗法。

操作方法：让患者取仰卧位或侧卧位，采用相应的注射器及导管，用事先配制好的药液对患处进行反复冲洗。冲洗液的温度要适宜，操作时采用适当措施，不要让药液四处流溢。进行乳腺导管冲洗时，应当选用大小合适的平针头，操作要轻柔，应减少对乳腺导管壁的摩擦或损伤。

6. 熏洗法

熏洗法是利用中药煎汤的热蒸气熏蒸患处，待温后以药液淋洗局部的一种治疗方法。目前临床上一般借助于专用的中药熏洗机。它是借助药力和热力，通过皮肤黏膜作用于肌体，促使腠理疏通，脉络调和，气血流畅。药液的热气雾洗又能使疮口洁净，祛除毒邪，从而达到治疗疾病的目的。适用于乳房化脓性疾病溃后、乳房部创伤或手术后创口难以愈合者。

操作方法：将制备好的中药药液置入熏洗机容器内，开启电源，2~5分钟后喷汽口喷汽，操作者用手感受一下蒸汽温度适宜后，嘱患者取合适的体位，去除敷料暴露患处乳房疮面，用干棉球或纱布吸去创面渗液，喷口对准患处，距离为18~25cm，每次治疗20~40分钟。治疗完毕后，根据疮面情况予以换药。治疗期间操作者，每10分钟巡视一次，嘱患者在治疗过程中切勿离喷汽口过近，以免烫伤。

7. 湿敷法

湿敷法是用纱布蘸取药液敷于患处，用以治疗疾病的一种外治方法。它通过清除患处渗液及坏死组织，消除肿胀，减轻感染，加速脱痂而达到治疗的目的。本疗法系由古代"溻渍法"发展演变而来。溻渍法又称"浸渍法"，是用药物煎汤浸渍患部，以使疮口洁净、祛除毒邪，从而达到治疗目的。如元代危亦林《世医得效方·卷一·伤寒撮要》载水渍法："以叠布数重新水渍之，稍捩去水，搭于胸上，须臾蒸热。又渍令冷，如前用之，仍数易新水，日数十易。"适用于乳房化脓性疾病溃后、乳房创伤或手术后创口。

操作方法：根据乳房部伤口之不同表现，如是否清洁、脓出多少、肉芽色泽等情况，将消毒纱布浸入选择制备好的外用药液（如中药药液或碘伏、酒精等），依创口大小选取恰当层数的药液纱布，挤去多余药液，以不滴水为度，敷于患处。视外敷料渗出情况，确定适合的更换时间，渗出多者当勤换。

8. 热疗法

热疗法是借助温热之力作用于乳房患部及相关穴位，以疏通乳络、行气活血、祛风除湿、温阳散寒、解毒消肿、软坚散结、止痛，达到治疗乳房疾病的目的。

目前临床上常用的有红外线照射和微波治疗。

（1）红外线照射：是应用红外线照射乳房患部及相关穴位，产生温热效应，以治疗乳房疾病。适用于乳房炎性疾病郁滞期及迁延期硬块未消者、乳腺增生病、乳房术后创口不愈、乳腺癌术后并发上肢水肿者。

（2）微波透热疗法：是运用微波治疗仪，通过电磁波的热效应作用，加快乳腺水分子运动并产生热量，同时热效应使局部组织血管扩张，血液循环加速，组织细胞膜的通透性增加，组织代谢加快，白细胞吞噬作用加强，起到活血化瘀、软坚散结、消肿、消炎止痛等作用。适用于乳腺增生疼痛、乳房术后创口不愈者。

9. 塞鼻法

塞鼻疗法是将药物制成适宜剂型塞入鼻内，利用药物强烈药味的刺激作用于鼻腔黏膜，通过经络传导，起到疏通乳络以治疗乳腺疾病的一种外治方法。适用于急性乳腺炎、乳腺增生病。

操作方法：先用棉签蘸生理盐水清洁鼻孔，然后酌情选用以下四种方法。

（1）鲜药塞鼻法：取新鲜植物药塞鼻，将鲜草、鲜叶揉搓为丸，或将根茎、果实类药物捣泥为丸，以合适的大小塞鼻。

（2）药液塞鼻法：将所用药物煎取药汁，或以酒浸取液，用棉球蘸药液后塞入鼻孔。

（3）散剂塞鼻法：将药物研成细末，使用时取消毒纱布包裹药末，或将棉球湿润后蘸药末少许，塞入鼻孔。

（4）膏剂塞鼻法：将所用药物研为细末，文火熬膏。使用时，以消毒棉球或纱布裹药成枣核大小，塞入鼻孔。也可熬成硬膏，搓成小药条塞鼻。

10. 按摩法

按摩法是运用一定的手法操作于患者乳房部及其相关穴位，具有排泄乳汁、疏通气血、止痛散结的功效。适用于急性乳腺炎初起。

操作方法：在患侧乳房涂上润滑油，操作者以五指第一第二指腹由乳房四周轻轻向乳头方向按摩，但不可用力挤压或旋转按压，而是沿着乳络方向按摩，把瘀滞的乳汁逐步推出。在按摩的同时，可轻揪乳头数次，以扩张乳头部的乳络。在按摩前先做热敷，其效更好。

11. 刮痧法

刮痧法是运用骨梳、边缘光滑的嫩竹板、瓷器片、小汤匙等工具，蘸食油或清水在体表特定部位进行反复刮动、摩擦，以达到行气活血、疏通经络来治疗疾病的方法。本疗法在我国流传甚久。郭志邃《痧胀玉衡·卷之上·玉衡要语·刮痧法》曰："刮痧法，背脊颈骨上下，又胸前胁肋两背肩臂痧，用铜钱蘸香油刮之。"吴尚先《理瀹骈文·六淫》载有："阳痧腹痛，莫妙以瓷调羹蘸香油刮背，盖五脏之系，咸在于背；利之则邪气随降，病自松解。"适用于乳腺增生病。

操作方法：选取仰卧、仰坐位，充分暴露乳房部位，用60℃毛巾热敷操作区片刻后，75%酒精常规局部消毒。施术者选取合适的刮痧板，蘸植物油或清水后，从乳房四周边缘向乳头以均匀力度刮拭，腕力要轻柔，力度应先轻逐渐加重，对乳房有肿块部位的力度可稍加大，操作时要沿同一方向刮，一般刮10~20次，以出现淡紫红色斑点或斑块为度。

12. 中药离子导入法

中药离子导入法是将中药溶液置于直流电场内，利用直流电将药物离子透过完整皮肤导入人体以治疗疾病的方法。按照同性电荷相斥、异性电荷相吸的原理，中药带电离子将按所带电荷的不同，而向不同的电极移动。如在不同的皮肤部位放置相应的电极，可以使药物离子在电极电场的作用下，经皮肤向体内扩散。

本法具有的特点：直流电可使机体产生一系列复杂反应，而导入体内的药物离子则保持原有的药理作用，二者作用相互加强；可将药物直接导入治疗部位，并可使药物达到较高的浓度，其导入皮肤浅部的药物量比肌肉注射法高，因此特别适用于治疗比较表浅或局部血流瘀滞的病灶；导入体内的药物离子在局部皮肤浅层形成离子堆，所以在体内存留的时间比其他给药方法长，药物作用的时间持续较久；不损伤皮肤，不引起疼痛，不刺激胃肠道，易于被患者接受。适用于乳腺炎、乳腺增生病。

常用中药中黄连、黄芩、黄柏、大黄、大蒜、罗芙木、钩藤、延胡索、洋金花、川乌、草乌、防己、牛膝、杜仲、远志、吴茱萸、马钱子、地榆、苍术为阳性离子；穿心莲、毛冬青、威灵仙、淫羊藿、川芎、酸枣仁、五味子、桐树皮、陈醋、辛夷、苍耳子为负离子，丹参、秦艽、木瓜为中性。

操作方法：所需的治疗设备，除直流电疗法外，还需备有药液及专用的药物衬垫。常用药物可配制成2%～10%的水溶液，剧毒药的浓度及剂量应严格掌握，在衬垫上的药物剂量不宜超过注射给药时的一次用量。浸药的衬垫以绒布或2～4层纱布制成，亦可用滤纸，面积与浸药的布衬垫相等。其中衬垫法最常用，将用药液浸湿的药物衬垫直接置于乳房相应区域皮肤上，在药垫上再放置用水浸湿的衬垫、金属电极板等。放置药垫的电极称为主电极，另一极为辅电极。主电极经导线与治疗机的一个输出端相接，亦可将与阳极及阴极相关联的衬垫都用药液浸湿，同时分别导入不同极性的药物离子。

注意事项：衬垫须有记号，正负极分开，最好采用一次性衬垫，以免残存的离子互相沾染，影响疗效；配制药液时，应避免离子或其他杂质存在，药液最好现用现配，使用前需检查药物是否变质及沉淀，中药煎剂应加防腐剂，以利贮存；体质虚弱、心力衰竭、湿疹、有出血倾向者，以及对直流电不能耐受者，禁用本法。

（程亦勤）

参考文献

[1] 林毅，唐汉钧. 现代中医乳房病学 [M]. 北京：人民卫生出版社，2003.

[2] 陆德铭，何清湖. 中医外科学 [M]. 北京：中国中医药出版社，2004.

[3] 唐汉钧. 中医民间外治独特疗法 [M]. 上海：上海科学技术出版社，2004.

[4] 陆德铭，陆金根. 实用中医外科学 [M]. 2版. 上海：上海科学技术出版社，2010.

[5] 陈红风. 卫生部"十二五"规划教材中医外科学 [M]. 2版. 北京：人民卫生出版社，2012.

[6] 宁连胜，方志沂. 现代乳房疾病治疗学 [M]. 2版. 北京：人民卫生出版社，2007.

[7] 沈镇宙. 肿瘤外科手术学 [M]. 南京：江苏科学技术出版社，2001.

[8] 孙占学，李曰庆，张丰川，等. 中医外治法源流 [M]. 中华中医药杂志（原中国医药学报），2016，31（11）：4416 - 4419.

[9] 阙华发，唐汉钧. 内外合治浆细胞性乳腺炎 109 例临床研究总结 [J]. 上海中医药杂志，1997（12）：35 - 37.

[10] 孙欣. 乳腺炎外治法新进展 [J]. 中医外治杂志，2008，17（2）：54 - 56.

[11] 唐汉钧. 中医外科证治心得 [J]. 上海中医药大学学报，2008，22（3）：1 - 4.

[12] 吴雪卿，万华，何佩佩，等. 浆乳方结合中医外治法治疗浆细胞性乳腺炎 55 例临床观察 [J]. 中医杂志，2010，51（8）：704 - 706.

[13] 钟少文. 林毅中医外治法治疗肉芽肿性乳腺炎 [J]. 河北中医，2012，34（8）：1128 - 1129.

[14] 黄巧，孙宇建. 非手术中医外治法治疗乳痛症研究进展 [J]. 北京中医，2016，35（4）：403 - 407.

[15] 朱琦，卞卫和. 乳腺增生病中医外治法研究进展 [J]. 中医药导报，2011，17（12）：79 - 81.

[16] 丘平. 乳腺增生中医外治疗法研究进展 [J]. 云南中医中药杂志，2018，39（2）：85 - 88.

[17] 樱峰，段永亮. 乳腺增生症的中医外治法近况 [J]. 新疆中医药，2011，29（4）：104 - 107.

[18] 王洁. 电磁波涡旋磁疗法对于产后乳腺疏通的应用及护理 [J]. 中国医学创新，2014，11（17）：73 - 75.

[19] 林霜. 外治法治疗急性乳腺炎的概况 [J]. 中医外治杂志，2007，16（2）：53 - 55.

[20] 李琳，宋爱莉. 中医外治法在乳腺增生病中的应用 [J]. 山东中医杂志，1998，17（8）：382 - 383.

[21] 陈明阳，姜大庆. 中医外治法治疗乳腺癌术后水肿的研究 [J]. 中医外治杂志，2018，27（2）：52 - 53.

[22] 杨金生，王莹莹. 中国针灸传承集萃 [M]. 北京：中国中医药出版社，2015.

[23] 李艳芳，艾炳蔚. 电针配合局部激光治疗乳腺增生疗效观察 [J]. 上海针灸杂志，2015，34（4）：348 - 350.

[24] 曹丽翠，王磊，黄银兰. 黄银兰老师应用火针的临床经验撷要 [J]. 针灸临床杂志，2013，29（11）：51 - 53.

[25] 万欢，张录杰. 火针配合针刺治疗乳腺增生 40 例 [J]. 上海针灸杂志，2014，33（1）：63.

[26] 段芳燕，曾科学. 期门日月穴周围刺络放血结合拔罐治疗乳腺增生 20 例疗效观察 [J]. 云南中医中药杂志，2014，35（12）：50 - 51.

[27] 纪静芸，聂斌. 天宗、膻中点刺放血治疗乳腺增生验案分析 [J]. 贵阳中医学院学报，2016，38（3）：69 - 70.

[28] 李梦楠. 天宗穴刺络拔罐治疗乳腺增生 20 例 [J]. 针灸临床杂志，2011，27（2）：45 - 46.

[29] 张继红，赵藏朵. 针刺加刺络放血治疗急性乳腺炎 58 例 [J]. 陕西中医，2004（7）：635 - 636.

[30] 阳旭升，凌文津. 刺络放血拔罐疗法治疗肿块期浆细胞性乳腺炎的临床研究 [A]. 2016年中华中医药学会外科分会学术年会论文集 [C]. 中华中医药学会，2016.

[31] 温萍, 吴岫芙, 刘满芬. 针刺配合背部梅花针叩刺拔罐治疗乳腺增生病 41 例 [J]. 针灸临床杂志, 2008 (7): 19-20.

[32] 王秀茜. 中药内服配合梅花针治疗急性乳腺炎 30 例 [J]. 基层医学论坛, 2012, 16 (5): 603-604.

[33] 王小平, 王群, 粟文娟, 等. 中药穴位敷贴治疗乳腺增生病疗效观察 [J]. 上海针灸杂志, 2010, 29 (8): 506-508.

[34] 张晓梅, 孙建华. 穴位贴敷为主治疗乳腺增生病疗效观察 [J]. 上海针灸杂志, 2015, 34 (7): 647-649.

[35] 甄旭, 王冠秀, 白春辉. 中药贴穴疗法治疗乳腺增生 107 例 [J]. 陕西中医, 2013, 34 (6): 745-746.

[36] 周万松. 磁疗法治疗乳腺疾病的应用 [J]. 进展生物磁学, 2004, 4 (4): 31-33.

[37] 郑振兰. 艾灸治疗乳腺增生疼痛疗效观察 [J]. 中国实用医药, 2015, 10 (15): 195-196.

[38] 杨海泉. 隔姜灸治疗乳腺增生病 63 例疗效观察 [J]. 中国民族民间医药, 2009, 18 (6): 71.

[39] 苏立平. 艾灸配合中药治疗乳腺增生的临床研究及护理方法 [J]. 时珍国医国药, 2013, 24 (9): 2175-2176.

[40] 何静, 贺建修, 李纳. 隔蒜灸联合小金丸治疗乳腺增生疗效观察 [J]. 现代中西医结合杂志, 2011, 20 (35): 4522-4523.

[41] 许凌雪, 董伟, 吴明霞. 近十年针灸治疗乳腺增生研究进展 [J]. 亚太传统医药, 2017, 13 (20): 90-92.

第六章 乳房的保健与调护

乳房的生长、发育、变化，贯彻生命的全过程，乳腺疾病的发生在不同年龄段各有特点。为了预防乳腺疾病的发生，促进乳腺疾病的康复，保护乳腺哺乳功能，甚至为了追求乳房的形态美观等，现代社会更加重视乳房保健和对乳腺疾病的护理。中医具有"治未病"的特色和优势，如重视情志调理，提倡饮食有节、劳逸适度、适应天时，以及药膳、针灸按摩等方法，在乳房保健中均可发挥很好的作用。西医学则强调乳腺疾病的三级预防。因此，要运用中医治未病的思想和方法，结合不同时期乳房的生理和病理特点，做好乳腺生命周期的全程管理和保健。

第一节 婴幼儿期乳房保健

胚胎发育第 5 周时，原始外胚层发生一对索状原始乳线，这是乳腺发育的开始；待到胚胎 6～9 个月时，受到母体胎盘激素的作用，乳腺导管和其末端的小囊泡状结构形成，即日后的乳腺小叶。其中 2%～5% 的女性和 1%～3% 的男性在胚胎期会形成多余的乳头或乳腺，日后将发育成副乳头或副乳腺。新生儿因受到母体激素的影响，不论男女，约 60% 可见乳腺生理活动，如乳头下硬结或乳头能挤出乳汁样分泌物，这些表现一般在出生后 3～4 天出现，1～3 周后逐渐消失，乳腺进入静止状态。因此，发现新生儿特别是女婴有乳汁分泌时，不要去"挤奶"。在幼儿至学龄期，男女孩的乳腺基本上无本质的生理和解剖差异。

近年来，儿童性早熟发病率呈逐年上升趋势，已成为小儿内分泌系统常见疾病之一。性早熟是指 8 岁前出现第二性征的疾病。有研究发现，性早熟的原因与饮食环境等有一定相关性。儿童经常使用的塑料制品中，如奶瓶、碗、玩具等，可能含有拟雌激素功能的环境内分泌干扰物，如双酚 A、塑料增塑剂邻苯二甲酸酯类等。这两种物质特别是在高温下容易迁移到食物中，可以通过对下丘脑－垂体－性腺轴产生影响，从而促进性早熟的发生。经常吃动物性或高蛋白，或含防腐剂、色素的食品，可能与 0～2 岁女童乳房早发育相关，而在年长儿童中性早熟相关危险因素调查文献中亦有报道。此外，遗传因素如母亲初潮年龄早，也是引起性早熟的高危因素。

综上，婴幼儿期的乳房保健，主要是防范因环境及饮食因素引起的儿童性早熟，包括不要使用劣质塑料儿童玩具及用品，提倡母乳喂养，选择天然的婴儿添加食品等。

第二节　青春期乳房保健

青春期是从儿童发育到成年的过渡时期，年龄从 10 岁开始到 20 岁结束。我国女孩在 12～15 岁进入青春期，城市生活的女孩还要提早 2～3 年。女性进入青春期的第一个特征就是乳腺发育，然后是腋毛、阴毛生长，身体快速长高，内外生殖器发育，最后月经初潮标志着性器官和乳腺完全成熟。所以，乳腺发育要早于月经初潮，可能在 8～10 岁就开始了（由于个体差异，也有人 16～17 岁才开始发育）。乳房发育期间，在内分泌的影响下，皮下脂肪和纤维间质大量增加，乳管延长、扩张、分支出现，上皮分泌功能增加，附近血管增多，但腺小叶尚未形成；从外观上，乳腺、乳晕、乳头都相继增大，乳头乳晕色泽加深，其中乳晕的发育与乳腺更密切，而乳头大小与乳腺的发育程度关系较小。

刚进入青春期，身体种种的变化常常会让小女孩不知所措，甚至恐慌羞耻，母亲及长辈要及时发现孩子的变化，并帮助其了解正常生理知识，解开心结。青春期也是乳房的发育期，青春期后乳房的发育增长也将结束。掌握正确的乳房保健观念及方法十分重要。在这个阶段，至少有 4 点需要注意：①加强上肢和胸部的力量锻炼，多做扩胸与深呼吸运动，并端正站姿坐姿，抬头挺胸，这样有助于胸廓与胸肌的发育，继而为乳房发育打下基础；②合理饮食，避免节食导致脂肪缺乏，乳房过小，但也不能多食熏烤油炸食品等，青少年在营养均衡的情况下不需要服用保健品；③情绪舒畅与规律作息可以维持内分泌稳定，进而有助乳房发育，睡眠中应避免总向一侧侧卧或俯卧挤压乳房，引起乳房不适感；④选择大小松紧合适的文胸保护和固定乳房，最好选择纯棉材质、不带钢托的运动款胸罩。

第三节　育龄期乳房保健

青春期后至怀孕前的整个育龄期女性的乳房保健重点有两个方面：一是生活方式调理和采用中医保健方法等，预防乳腺增生类疾病的发生；二是要避免丰乳误区所带来的乳房损伤。

由于性激素对乳房的影响，女性乳房会随月经发生周期性增生和退化改变，增生和复旧不全就会导致乳腺增生和乳房疼痛，是成年女性常见的乳腺问题。中医认为，多由情志失调、肝气郁滞，导致乳房经络阻滞；也可因冲任不调，经脉失于濡养所致。西医学亦认为，精神心理因素及内分泌失调与乳痛症的发生关系密切。乳房被称为情绪的晴雨表，调理情志对乳腺良性疾病以及乳腺癌的预防都有积极作用。开展健康宣教，指导女性做好情绪和压力管理，避免抑郁和焦虑的心理状态；建立良好的生活作息，少熬夜，饮食以清淡、富于营养为主，少食辛辣。选择按摩肝、胆经以及胸背部的穴位，如太冲、膻中、期门、章门、内关等疏通经络气血，对缓解乳房疼痛和不适有一定帮助。有少量文献报道，如用丁香油等按摩乳房对预防和缓解乳房疼痛有帮助。

不同个体的乳房大小、形状多存在一定差别。如何拥有美丽的乳房成为女性尤为关注的话题之一。爱美女性常常会尝试食疗、精油按摩、负压吸引、手术隆胸等方法，使自己的乳房符合现代社会审美特征。但是，盲目尝试丰胸方法或者接受不规范治疗，不仅达不到丰胸效果，而且还可能损伤乳腺，引起乳腺疾病。因为乳房发育的时间段主要在成年以前，成年后妊娠哺乳时乳房会第二次发育，哺乳后回归哺乳前水平。乳房扁平主要由遗传和内分泌因素决定，其他因素影响较小，在成年后乳房的形态、大小基本不会有太大变化。

丰乳霜等产品如果不含激素，短期内丰胸效果不会很明显。若含有雌激素，如用乙烯雌酚等涂搽乳房，因雌激素的作用可起到暂时增大乳房的效果，但效果并不持久，停用后乳房恢复原样。乙烯雌酚是一种人工合成的作用颇强的雌激素，主要用于治疗卵巢功能不全、闭经、子宫发育不全、功能性子宫出血等疾病，由于存在一定的副反应，患有肝、肾疾病者应慎用，孕妇、有乳腺癌病史或乳腺癌家族史者禁用。正常人若长期使用含乙烯雌酚的丰胸霜，不仅会使皮肤色素沉着，出现黑斑；而且还会引起子宫内膜过度增生，导致月经异常；引起乳房肿胀疼痛、乳腺增生，甚至还可能导致乳腺癌的发生。拔罐等负压吸引丰乳法，对乳房可能造成机械性损伤。

针灸治疗是否有丰胸作用尚无定论。针灸治疗对内分泌紊乱有一定调节作用，对身体也有一定调理作用，对乳房生长发育期伴有月经不调的女性，可尝试选用针灸达到丰胸的目的，运用调冲任、补肾气、运脾胃、疏肝气治法辨证选穴。常用穴位有乳根、膺窗、天池、膻中、气海、足三里、三阴交、关元、中极、太冲、太溪等。现代研究表明，针灸治疗对性腺激素水平、肾上腺皮质功能等有一定调节作用，从而达到促进乳房发育和保健的目的。

按摩丰胸主要在美容院中比较流行，以胸部点穴加乳房按摩为主，结合精油或按摩膏、丰乳霜等外用，但医学界尚无相关研究证实其丰胸效果。要注意因按摩力度过大、精油质量问题等导致的乳房损伤，特别是原有乳腺疾病的患者最好不用，以免导致疾病的发展和延误诊治。

第四节　妊娠期哺乳期乳房保健

一、哺乳期乳房变化及哺乳的建立

妊娠期伴随着孕妇其他妊娠反应，乳房也有相应变化。妊娠 3～4 月，孕妇乳房开始明显增大，为泌乳做好准备，此时可见乳头乳晕增大，乳晕内出现 12～15 个凸起（为乳晕腺，它们分泌皮脂为婴儿吸奶做准备），有时也伴有皮下静脉曲张，皮肤出现白纹。这个过程中，乳房可能会有轻微疼痛，偶尔还会出现肿块，这是乳腺发达以及荷尔蒙增加的缘故。末端乳管在月经期未能发展成小叶者，在妊娠期可得到发展，反复妊娠可以减少发育不良的小叶（多次妊娠使乳腺癌发病几率下降可能与此有关），但这种发展不平衡的乳腺将来也可能演变为乳腺囊性病变。在怀孕中期，乳房增大较多，足月时乳房可较妊娠前增大一倍，此时，乳房可能已开始产生乳汁，所以乳头会分泌少量白色乳汁，可以用棉签蘸清水擦洗。有轻度乳头凹陷和扁平者，妊娠7个月后，可以经常用拇指和食指从上下、左右两个方向轻压乳晕两边，提捏乳头，有益于乳头突出，为生产后哺乳做乳头条件准备。注意妊娠早期不要牵拉矫正乳头凹陷，因为可能会导致流产。妊娠期应该开始穿戴较大的孕妇专用内衣，穿戴承重、透气和舒适的全罩式胸罩。

乳汁分泌由一系列复杂的生理过程组成，受到多种激素的调控，泌乳之开始和维持又需要下丘脑—垂体轴发挥作用。妊娠时期，血液中雌激素水平升高，促进乳腺组织进一步发育；分娩后，脑垂体前叶分泌的催乳素、生长素等作用于乳腺组织。乳腺组织的分泌细胞，以产妇血液为原料，提取各种营养物质并生成乳汁。随着生成的乳汁越来越多，逐渐汇集，再通过婴儿的吮吸刺激，形成泌乳反射，经乳腺导管和乳头管流出。高水平的催乳素在整个泌乳过程中起到核心作用，它通过乳腺上皮细胞 Jak/Stat 通路促进乳汁分泌和诱导合成乳汁中重要的营养物质。

二、哺乳期保健重点及方式

哺乳期保健重点要注意"催奶""胀奶""堵奶""少乳""回乳"等五个方面的问题，以保障成功母乳喂养和避免乳腺炎的发生。

母乳喂养提倡"三早"原则，即早接触、早吮吸、早开奶，除了初奶营养价值高的原因外，还是为了促进乳汁分泌。若分娩后未及时哺乳，乳汁分泌就会减少；一般只要哺乳，乳汁就会持续产生。虽然产后 24 小时内就要开始哺乳，但初乳乳汁量很少，真正的乳汁分泌多在产后 2～4 天时开始。在这个时间段不要给产妇吃过多的发奶食物来催奶，否则容易导致涨奶和堵奶。如果乳汁分泌过多或婴儿吃得较少，就会出现胀奶甚至堵奶。

胀奶常发生在产后 2 周内，多表现为乳房双侧出现肿胀、发硬甚至疼痛，但乳房不发红，无发烧。除了让宝宝多吸以外，可以用吸奶器或手排出多余的奶，直至乳房舒适为度，挤出过多反而会刺激产奶。冷敷乳房可以适当减少乳汁的分泌和减轻肿胀不适。

堵奶除了乳汁分泌过多，还有乳管不通畅和乳头开口处堵塞等原因，表现为乳房肿胀基础上出现局部肿块、排乳不畅、乳头处有白色痂皮等。堵奶的处理，首选是要鼓励继续频繁喂奶和吸奶，还需要清除堵塞乳管开口的痂皮，处理好乳头皲裂，中医手法按摩排乳等，局部热敷有利于乳汁的流动和排出。排乳和通乳手法要由轻到重，避免暴力损伤乳腺。近年来，受过专业训练的母乳喂养指导师在国内外受到欢迎，她们可以帮助医生辅导产妇掌握正确的哺乳方式，如教会宝宝用深含乳（含着乳头和乳晕）的方法吃奶、按需哺乳等，对预防哺乳期乳汁淤积十分重要。此外，哺乳前后用温水清洗乳头、乳房，避免让小儿含乳而睡等；或者在哺乳前湿热敷（40～45℃）3～5分钟，按摩、抖动乳房，频繁哺乳，都可以帮助排空乳房，减轻胀痛。也可以用适量蒲公英等代茶饮，能减轻胀痛，预防乳腺炎的发生。

产后缺乳也是哺乳期常见的问题。预防产后缺乳最重要的一环是早期的乳头刺激，一般建议在生产后0.5小时内开始哺乳，时间和频率取决于新生儿的需要及乳母感到奶胀的程度。若产后母婴分离无法哺乳，也应行手法挤奶以促进乳汁持续分泌。中医理论认为，乳汁的通行取决于乳络的通畅；乳汁充足与否，取决于气血的旺盛与否。中医认为，与乳房有关的经络中关系最密切的是肝、胃两经和冲任两脉，乳房属胃，乳头属肝。肝主疏泄，情志条达，对乳络的舒畅，乳汁的泌出有调节作用。而肝气郁结，疏泄失职，或胃气壅滞，是乳汁不行的主要因素。陈无择《三因极一病证方论·卷之十八·下乳治法》曰："产后有两种乳脉不行，有气血盛而窒闭不行者，有血少气弱而不行者，虚当补之，盛当疏之。"即产后缺乳主要有两种类型，气血盛和血少气弱。先天体质虚，生产耗伤气血，或脾胃虚弱，气血生化不足，致气血虚弱无法化乳，则产后乳汁甚少或全无。产后乳汁不足的原因除了气血亏虚之外，还有"经络不调"，乳络不通，则乳汁不畅。乳汁分泌正常与缺乳的分水岭常发生在产后3～4天时，所以一开始乳汁分泌较少的妈妈也无需太紧张，可以选择催乳又通乳的少泽穴按揉，每次按揉5分钟，以小指末节皮肤微微发红为度，每天3次，辨证配合食补或中药内服，疗效更佳。俗话说"穿山甲、王不留，妇人吃了乳长留"，其中穿山甲可以用猪蹄甲代替，配合通草、蒲公英、仙鹤草等药物对通乳也有帮助。气血不足，脾胃亏虚的产妇宜增加营养，多吃鸡汤、鱼汤等富含营养又易消化的食物。哺乳期还应注意调理好情绪，若产后压力过大导致抑郁，肝郁不舒，则乳络不通，乳汁不行。饮食不洁或不节，过度劳累等，都可引起乳汁减少。母乳喂养的持续时间，以1～2年为佳。

回乳最好采用自然回乳方法，逐步减少喂奶次数，乳汁分泌相应会减少直至停止。也可以配合用生麦芽、炒麦芽60～90g，山楂30g，每日煎水代茶饮，或口服西药维生素 B_6 和溴隐亭回乳。乳房肿胀较重时，外敷芒硝等。残存的乳汁自身会吸收，不需要采取所谓的"排残奶"的方法。

哺乳后乳房复旧由断奶开始，随着乳汁分泌减少，腺泡逐渐萎缩崩解，融合成腺腔，导管也萎缩变窄，而纤维组织的增长不足以弥补这些损失，故断奶后乳腺趋于松弛下垂，3个月后方能基本恢复到妊娠前状态。

第五节　围绝经期绝经后乳房保健

绝经期随着卵巢功能的减退，乳腺中的导管、小叶结构逐渐萎缩，代之以纤维和脂肪组织，到老年期，随着乳腺周围纤维组织越来越多，出现硬化甚至钙化，残存的小乳管逐渐硬化而闭阻。

乳腺癌在我国的高发年龄段与西方国家不同，并呈现双峰分布，分别集中在绝经前期和绝经后期，具体为41～45岁和56～60岁。对于围绝经期女性来说，乳房保健重点在于乳腺癌的预防。

乳腺癌的预防，一般来说是三阶梯式的，包括病因预防、早诊早治、预防复发转移等。除采取调节生活方式来预防乳腺癌以外，针对高危女性还可以考虑药物预防等。虽目前乳腺癌危险因素研究尚无定论，高危人群的划分也存在多种标准，但总体来看，有肿瘤家族史（家族中出现年轻的肿瘤患者，尤其是乳腺癌患者）、绝经晚、初潮早、未生育、未哺乳、乳腺良性疾病史（如乳腺非典型增生）、不良情绪、肥胖等的妇女风险较其他人高，甲状腺功能低下的女性也应加以注意。在生活方式中，通过调节以下几点可预防乳腺癌发生。

一、合理的饮食结构

肥胖被认为是增加乳腺癌风险的危险因素之一。许多国内外的队列研究都证实了绝经后肥胖与乳腺癌发生甚至和乳腺癌死亡有明显的相关性。2018 年乳腺癌 NCCN 指南提出，BMI 指数是乳腺癌的独立危险因素，高 BMI 可增加绝经后女性的乳腺癌发病风险。大部分乳腺癌属于激素依赖型肿瘤，脂肪细胞可分泌一定的雌激素，刺激乳腺组织导致疾病的发生。绝经后女性随着激素水平的变化，机体代谢功能减弱，运动量逐渐减少，体重会明显增加。所以通过适当控制饮食，调整饮食建构来避免发胖尤为重要。在保证营养均衡、饮食结构多样化的基础上，要避免高淀粉、高脂肪及高糖食物。

值得一提的是，虽然植物雌激素、维生素 D、叶酸、微量元素硒、豆类食品、高钙食品、蔬菜水果等能够降低乳腺癌的发病风险，但均衡饮食更为重要，并非只能以蔬菜、水果为主，也不需要过分排斥肉类或油脂类食物。从中医理论分析，过食肥甘厚腻可损伤脾胃，聚湿生痰，痰瘀互结是乳腺癌发生的中医病机，随着年龄增大，脾胃功能逐渐衰退，饮食宜相对清淡以便运化。饮酒与乳腺癌之间的关系已经明确，即使是少量到中量饮酒也显著增加发生乳腺癌的风险，而且饮酒时间越长，其危险性就越显著。因此，为了乳腺健康应控制饮酒。

二、增加运动锻炼

增加运动是控制肥胖的另一个重要方面。国外研究证实，每周保持中等及以上强度的体育锻炼者，较之不锻炼的人群，其乳腺癌发病率降低约 25%。乳腺癌术后若能坚持运动锻炼，对预防复发转移、降低死亡率和改善生活质量等有明显的益处。但何为最佳运动强度和运动时间，仍然需要依个体情况而定。更年期妇女因骨质流失增加，应选择少负重的锻炼，如游泳和骑车以保护膝关节。气功、八段锦、太极拳等中国传统的健身方法对于更年期后的女性乳房保健也是很好的选择，特别是乳腺癌术后患者在通过这些锻炼以增强体质，同时还有调理脏腑功能的作用。

三、减少雌激素应用

在围绝经期和绝经期后，常使用的激素替代疗法对乳房健康也有一定影响。

激素替代疗法（HRT）是对围绝经期和绝经后妇女通过补充性激素，调整绝经过渡期紊乱的月经周期，缓解或根除绝经前后出现的症状，以提高生活质量的一种治疗方法。目前临床应用的一线药物主要有倍美力（结合性雌激素）、利维爱（7-甲基异炔诺酮）、补佳乐（戊酸雌二醇）、克龄蒙（戊酸雌二醇—醋酸环丙孕酮序贯配方），以及尼尔雌醇等，临床均取得满意疗效。但在缓解更年期症状的同时，因存在一定的副反应，如引起乳房疼痛、溢液，或子宫异常出血，甚至增加患乳腺癌和子宫内膜癌的风险等。有学者认为，HRT 是乳腺癌的危险因素，因雌激素会与乳腺中雌激素受体（ER）结合使 ER 二聚体化，二聚体再与靶基因的雌激素反应元件（ERE）结合，激活靶基因的表达而促进乳腺腺管的增生。后者增加了 DNA 复制错误的机会，易产生基因损伤和基因突变，进而改变正常乳腺细胞表型及生物学特性，最终导致肿瘤。在所有绝经后妇女使用雌激素的研究报道中的乳腺癌风险结果不很一致，其中最重要的随机化临床使用即妇女金卡行动（WHI）单用雌激素亚组的研究中，平均随访 7.1 年后，CEE（戊酸雌二醇片，每天 0.625mg）与浸润性乳腺癌的风险增加不相关。一般性观察研究报告，单独使用雌激素几年后乳腺癌的风险增加，风险随着时间延长而增加。过多的外源性激素刺激对乳腺不利，可引起乳房肿胀疼痛等，在进行雌激素替代治疗前，要进行乳腺疾病的筛查。我国 2018 年"绝经管理与绝经激素治疗中国指南"中，将乳腺良性疾病及乳腺癌家族史列为慎用对象，将乳腺癌或怀疑乳腺癌者列为禁忌证。因此，在临床应用激素治疗时，权衡治疗获益和风险，要坚持个体化、最低剂定期监测、规范使用的原则。

第六节 乳房疾病的心理护理

中医认为，乳房属肝，情志因素导致肝气郁结是引起乳房疾病的重要病因病机。西医亦认为，紧张、抑郁、恐惧、焦虑等不良的心理因素是乳房疾病发病的重要原因之一，也是影响乳房疾病预后的重要因素，尤其是乳腺癌患者，不良的精神状态易使肿瘤复发和进一步恶化。避免七情过极，调畅情志，是预防乳腺病和促进乳腺病康复的重要环节。因此，女性在日常生活中要保持良好的心态，医务工作者必须重视对患者的心理护理。

一、良性乳腺病的常见心理问题及调护

乳腺增生病是临床上最常见的乳腺疾病，不良情绪可诱发或加重乳房疼痛。指导患者放松情绪和消除"恐癌"心理等，是治疗的首要方法。慢性乳腺炎病程迁延日久，加上乳房脓肿、破溃等，患者心理压力大，应告知患者本病是可愈性的，树立信心和坚持治疗。肉芽肿性乳腺炎随着情绪的改善，自身免疫功能紊乱纠正，可以促进疾病的康复。急性乳腺炎患者多见于初次哺乳女性，由孕妇到新妈妈角色转变心理不适应，堵奶和喂奶困难等造成的心理压力对治疗不利，应在积极治疗同时进行心理

疏导。

二、乳腺癌患者常见的心理问题与护理

乳腺癌对患者的心理打击是巨大的。在疾病诊疗过程中，医护人员、家庭成员的鼓励安慰、心理支持，对患者尤为重要。医护人员告知病情和治疗方案等的方式既要讲究科学性也要讲究艺术性。有条件的乳腺科或肿瘤科，配备专门的心理辅导师或护理团队，对乳腺癌康复管理十分有利。

要了解乳腺癌不同阶段患者的心理问题，有的放矢进行疏导和护理。

1. 待诊期

（1）侥幸心理：由于乳腺癌肿块多为无痛性，故患者认为不会是什么大病，极易使患者延误诊治。

（2）耻病心理：一些患者会认为乳房疾病是"丢人现眼"的事，因而忧心忡忡，往往喜欢自行购药口服或外敷，不到医院就诊，导致贻误病情。

（3）恐惧心理：多表现为两种行为。一是反复辗转就医，来求证自己确患乳腺癌；二是极力否认乳腺癌的诊断，不惜代价，反复多处求医，以求证实并非癌症。这些均为内心极为恐惧的表现，其次对经济压力、家庭责任、工作责任、前途渺茫的忧虑也是造成恐惧的原因。

医护人员可以通过了解患者对疾病的认识程度及其社会背景、文化程度、性格等，判断其心理承受能力，从而掌握好谈话分寸，建立良好的医患信赖关系。对拟诊为乳腺癌需入院的患者，可以告诉患者说：您的乳房内长了一个肿瘤，需要入院手术治疗，手术的目的一是切除肿瘤，二是进行病理检查以明确诊断，判断预后，决定治疗方案，只要我们密切配合，您的病是可以获得有效治疗的。这样，才能使患者主动接受医生的建议，尽快入院诊治。

2. 入院期

患者入院后，心理活动是复杂的，知道疾病真相前是：我究竟得了什么病，这种病能治好吗？治疗效果如何？然后会想到这里的医疗水平怎么样？出院后能像过去一样的生活工作吗？这些问题，表现出对疾病、手术的担忧心理。知道真相后，会有震惊、怀疑、恐惧、不安、不知所措等心理。

对于肿瘤的疾病告知，目前有两种做法：第一是不告诉患者真相，而用一些界定不清的语言，避免增加患者心理压力。在我国癌症患者的家属也往往主动要求医务人员对患者隐瞒真相，其实这种做法并非合适。在多数情况下，尤其是对有较高文化层次的患者，隐瞒病情只能是暂时的，或根本难以实现。第二是主动告诉患者真相，但在病情的细节方面给予鼓励性的"欺骗"。在告知患者病情后，交谈中以"乳腺肿瘤"代替"乳腺癌"这一令人生畏的术语等。当然，对于每一个具体的患者采用何种做法，告诉其真相的具体时间与深度就必须根据患者的承受能力因人而异。这就要求一名合格的医护人员必须具有耐心听取患者各方面问题叙述的修养，对患者以诚相待，把握患者的心理状态，与患者家庭成员保持一致，积极协助患者渡过心理障碍这

一难关。

3. 术前期

对乳腺癌患者来说，不仅有手术对身体的创伤，而且还有因影响或失去女性的第二性征及体形的美丽而造成的心理创伤，甚至可能还会对夫妻感情与家庭稳定造成影响。因此，患者的心理主要表现为对手术以及术后第二性征丧失的焦虑、担忧与恐惧。

在术前，医生应向患者简明扼要地介绍各种治疗方案，并允许患者参与治疗方式的选择。如果医生制定的治疗方案与患者的社会地位、经济收入、文化水平、家庭关系及个人隐私方面的需求相符合，这就易使患者达到心理平衡，利于术后的康复及生活质量的保证。术前 1～2 天是患者心理压力的高峰期，医护人员应给予心理支持，如介绍手术室的环境及手术护士、麻醉师，请医生给予讲述手术过程，请术后恢复良好的患者给予现身说法，对焦虑程度严重的患者给予适量的抗焦虑镇静药物以减轻其应激反应。对于实施乳房切除的患者，必须使其建立虽然乳房缺如，但并非残废的概念，疏解这种心理致残的最好方法是请已行乳房切除痊愈后投入原来生活工作的患者进行现身说法。同时做好患者家属尤其是配偶的思想工作，与家属谈心，充分了解他们的思想顾虑，耐心地解释。邀请他们参与治疗方案的制定，得到他们的理解与支持，使他们对患者从单纯的悲观、担心、同情到满怀信心地积极配合和鼓励。

4. 术后期

在病房中常常见到绝大多数的患者在第一次换药时双目紧闭，害怕正视自己的伤口。许多患者面对难以接受的伤口时，产生了悲观自怜和自怨自艾的情绪。随后患者会感觉到自己残缺不全，顾虑到自己体形上的变化会引起旁人异常目光及看不起，担心自己在家庭中的地位、配偶的态度等，因而产生多虑、悲观失望，导致消极应付生活，甚至消极面对后续治疗。

其实，乳房切除术后心理护理是在整个病程中最为意义深远的。在这个阶段，心理干预的主要任务是要使患者积极主动地面对现实，保持乐观的情绪，让患者从盲目的消极迷惘失望中解脱出来。医生可以介绍弥补乳房缺如的方法，调动患者的主观能动性，用自己特有的方式来弥补乳房缺如的不足，减轻由于形体变化而产生的悲观情绪。

5. 康复期

康复期患者心理问题主要表现在以下几个方面：因失去第二性征或第二性征的改变，担心夫妻之间的关系，怕引起性生活的障碍；体形的缺陷，造成患者自尊心受损害，甚至影响社交活动。30 岁以上的患者，术后均有对性的担忧，但患者羞于开口，从不主动询问。医护人员应主动与患者进行交谈，同时应指导患者通过与丈夫的语言及非语言交流，即非体形接触的情爱来弥补这一缺陷。指导其丈夫在性生活中，不触及患者术区，避免术区在性生活中直接裸露，可通过佩带硅胶义乳，减少不良刺激。指导患者在参加社会活动时，佩戴合适的义乳解决形体问题。在病情允许及有个人需求的情况下，可进行乳房重建术。患者身体康复后，鼓励其积极参加正常的社交活动，有助于克服其自卑感。

三、对乳腺癌患者丈夫、家属的心理指导

丈夫、家属的心理支持对患者至关重要。患者在疾病过程中，很大一部分忧虑来源于对于疾病及手术后果是否会影响家庭关系的未知恐惧。在围手术期，医护人员对患者丈夫的心理及家属角色重建的指导，应使患者丈夫知道其妻子住院期间，家庭内部的角色需要进行调整，一些日常生活的习惯可能会改变，之前妻子所干的家务，此时需要丈夫承担，这样才能使患者无后顾之忧。亦要安排好患者的饮食，在探视时间内，多陪伴患者，告诉他们患者此时比正常人更需家庭的关怀和支持，尤其是来自丈夫方面。夫妻间多作沟通，令患者感到丈夫与其共渡难关的意愿，而坚定治病的信心；同时还要学习聆听患者的倾诉，尽量关心、体贴、爱抚患者。告诉患者的丈夫，对患者来说，夫妻间的关爱是任何东西都无法代替的，这种关爱能帮助患者战胜疾病。

在康复期对患者丈夫的心理指导，要使患者的家属知道在尽力支持爱护患者的同时，也要把她们看成是有能力承担责任的人，尽量让她们去做能够做得到的事情。过分的照顾与疼爱，不利于患者的身体康复，通过丈夫的支持，患者能正视现实，正确面对疾病，面对未来的生活及生理两方面的康复。

第七节　乳房疾病的饮食护理

中医理论认为，许多食物属药食同源，有寒热之偏性，应根据体质不同以及疾病特点进行饮食调理。药膳是中医养生保健的常用方法之一。西医学则更多从营养学、发病学角度，关注饮食与乳腺疾病的相关性。我国自古就很重视饮食和疾病及养生的关系。早在《素问·脏气法时论》就提出了"五谷为养，五果为助，五畜为益，五菜为充，气味合而服之，以补精益气"的观点。饮食的宜忌也是乳腺疾病患者十分关心的问题。通过饮食调理，保证营养健康，对乳腺病的预防，对乳腺癌的康复都有积极作用。

一、乳腺病辨体饮食调理

由于患病个体的体质差异，相同的乳腺疾病饮食宜忌也有所不同。根据王琦教授的9种中医体质分类法，偏颇体质饮食调理总的原则是：气郁质宜多食味辛芳香类食物；血瘀质可以选用药食同源的活血中药煲汤、代茶饮等；痰湿质和湿热质饮食宜清淡，忌肥甘厚味；阴虚质宜多食甘寒生津的食物和药物，忌食辛辣、辛燥之品；阳虚质和气虚质宜温补食物，忌寒凉之品；特禀质忌海鲜等发物。具体食物和药膳选择等见以下简表（表6-1）。

表 6 – 1　乳腺病辨体调食简表

体质类型	气郁质	血瘀质	痰湿质	阴虚质	阳虚质	气虚质	湿热质	特禀质
体质特征	易患失眠、郁症、惊恐等	肤色晦黯，色素沉着，容易出现瘀斑，口唇黯淡	形体肥胖，腹部肥满，口黏苔腻	急躁、易手足心发热、口干	平素畏冷，手足不温，喜热饮食，精神不振	体质虚弱，易患感冒；容易疲劳	易生痤疮，口苦口干，身重困倦	容易过敏
适宜食物	柑橘、玫瑰、薄荷	红花、当归、三七	冬瓜、陈皮、薏米、茯苓	梨、芦根、燕窝、沙参、石斛	大枣、桂圆、当归生姜羊肉汤、人参	山药、糯米、西洋参、莲子、冬虫夏草	菊花、海带、薏米	白菜、萝卜、乌梅
不宜食物	收敛酸涩之物，如乌梅	肥肉等滋腻之品	辛温滋腻，酒，海鲜	温燥、辛辣、香浓的食物，如辣椒、葱、生姜、蒜、酒、狗肉、羊肉等	冷饮、生冷海鲜	味辛芳香食物	肥甘厚味	海鲜等易过敏食物

二、乳腺病患者的一般饮食调理

1. 多食水果、蔬菜

许多研究认为，水果、蔬菜是机体的保护因素，可能是由于它们富含抗氧化的营养素和膳食纤维。卷心菜、花椰菜、甘蓝、芥菜、芦笋、丝瓜及葫芦科蔬菜、绿茶、芹菜、蘑菇、猕猴桃等被认为对预防乳腺癌有利。有研究发现，十字科蔬菜均含有一种氮化合物——吲哚，它不仅可以将活性雌激素降解处理，还可通过无活性雌激素拮抗活性雌激素对乳腺细胞的刺激作用。香菇为代表的菌类食品，具有提高机体免疫功能，预防肿瘤的作用，其中的香菇多糖是辅助性 T 细胞恢复剂和刺激剂。相关研究显示，在乳腺增生性疾病的妇女中，水果、蔬菜、茶等摄入比在无乳腺增生妇女中有更强的保护作用。李杰茹等调查了 300 例乳腺增生症患者并按 1∶1 比例匹配对照未患乳腺增生的患者，进行一般情况、生活方式和饮食摄入情况的调查。结果显示，在绝经前期妇女中，肉类（牛肉、猪肉、羊肉）和牛奶等动物源性蛋白食物为乳腺增生的危险性因素，高摄入量的动物源性蛋白食物显著增加乳腺增生的发病风险；但鱼类食物为乳腺增生症的保护性因素。在绝经后期妇女中未发现动物源性蛋白食物与乳腺增生的显著关系。因此，认为高摄入量的动物源性蛋白可能增加绝经前期妇女乳腺增生的发病风险，而高摄入量的膳食纤维可能降低绝经前妇女乳腺增生的发病风险。中医认为，海带、海藻、紫菜、柑橘等食物具有化痰软坚散结功能，经常食用对乳腺疾病和乳腺结节患者有利。

2. 适当补充豆类食物

豆类食物不仅含有丰富的植物蛋白，还富含异黄酮类植物雌激素，其具有多种生物活性，是天然雌激素受体调节剂。异黄酮临床主要用于防治更年期综合征、心血管疾病、癌症、骨质疏松等。但内源性雌激素水平的增高以及外源性雌激素疗法均被证实会增加乳腺癌的风险，所以吃豆类食品是否增加乳腺癌的风险一直广为人们关注。

大豆异黄酮作为植物性雌激素，是人体内分泌紊乱的调整因子，当体内雌激素水平偏低时，可以替代雌激素与乳腺中雌激素受体结合，发挥雌激素样作用。当体内雌激素水平偏高时，给予高剂量外源性植物雌激素（如染料木苷），可抑制或降低自身雌激素水平，干扰自身雌激素与乳腺中雌激素受体的结合，表现为抗雌激素作用，起到抑制因高生物活性雌激素引起的癌变。许多流行病学研究发现，摄入大豆异黄酮对乳腺癌起到保护作用。包括我国在内的亚洲女性大豆异黄酮的平均摄入量在 20 ~ 50mg/d，而美国女性的摄入量低于 1mg/d。学者们考虑这也许能解释为什么美国妇女乳腺癌的发病率是我国女性的 2 ~ 3 倍。植物雌激素是植物中具有弱雌激素作用的化合物，其分子结构与哺乳动物雌激素结构相似，是一类具有类似动物雌激素生物活性的植物成分。植物雌激素与内源性雌激素竞争雌激素受体，以低亲和力与之结合，发挥弱的雌激素样效应，可以起到模拟、干扰、双向调节内分泌水平的理化作用。另一方面，它与雌激素受体结合能减少内源性雌激素的作用，抑制雌二醇对肿瘤细胞的促分裂作用。最近的一项我国上海乳腺癌生存情况的研究，纳入 5042 例乳腺癌患者，随访 3.9 年。结果显示，大豆的摄入显著降低乳腺癌的复发与死亡率。其中，大豆蛋白摄入 >15.31g/d 患者总死亡率比摄入 ≤5.31g/d 者降低 29%，复发率降低 32%。大豆异黄酮的摄入量同样与乳腺癌死亡率、复发率呈显著负相关。尽管目前关于植物雌激素对乳腺癌影响的研究结论不一，但大部分学者还是常规建议成年女性适当食用富含大豆异黄酮的豆类制品。

3. 补充富含牛磺酸食物

相关研究认为，牛磺酸对包括乳腺癌在内的肿瘤有预防作用。食物中紫菜、海洋贝类、鱼类及中药如枸杞、青果等富含牛磺酸。牛磺酸是人体必需的氨基酸，能合成胆汁酸盐，以促进脂肪及脂溶性物质的消化吸收，对肠道菌群存在调节作用，增加保护性菌群，降低有害菌群的生长，降低肠道炎症发生率及减轻其危害。有研究表明，肠道菌群的多样性与种类组成与肿瘤密切相关，包括胃肠道的肿瘤如结肠癌、直肠癌，以及一些肠道外的肿瘤如肝癌、乳腺癌等。肠道菌群可能通过调节免疫、炎症反应等方式影响宿主基因组的稳定性，从而影响了肠道外肿瘤的发生。此外，肠道菌群的重要作用之一，是通过影响消化吸收来调节控制全身的雌激素代谢，而雌激素水平与乳腺癌的发生率存在着较高的相关性。还有研究表明，牛磺酸对 7, 12 - 二甲基苯蒽（DMBA）诱发的乳腺癌大鼠有一定的抑制肿瘤生长的作用，其作用机制与改变肠道菌群组成有关，说明长期大剂量的服用牛磺酸，可以造成大鼠肠道微生物环境的改变，而综合改变的结果可能导致 DMBA 诱发乳腺癌的部分机制被抑制，从而降低了大鼠乳腺癌的发生率。

4. 避免高热量、高脂肪饮食，避免添加外源性激素的食物

油炸食品、甜食、西式快餐等高热量食物、高脂肪饮食，可以改变机体的内分泌环境，加强或延长雌激素对乳腺上皮细胞的刺激，从而导致乳腺增生，导致肥胖而增加乳腺癌患病风险。有研究发现，以素食为主的人群，乳腺增生发病率明显低于以荤食为主的人群。膳食纤维可以影响胃的排空、小肠的吸收速度以及食物经过消化道的时间，促使脂肪吸收减少，脂肪合成受到抑制，就会使激素水平下降，从而有利于乳腺疾病的防治和恢复。此外，还要少吃含有外源性激素和添加激素的食物，如人工饲养的甲鱼、鳝鱼、雪蛤等，少吃成分不明的女性保健品等。

（夏仲元）

参考文献

［1］ 李琳，李永刚，卞卫和. 丁桂精油按摩法治疗乳腺增生病的临床疗效观察 ［J］. 内蒙古中医药，2010，29（22）：25.

［2］ Friedrichsen B N，Richter H E，Hansen J A，et al. Signal transducerand activator of transcription activationissufficient to drive tran－scri ptional induction ofcyclin D2 gene and proliferation of rat pan－creatic beta－cells ［J］. Mol Endocrinol，2003，17（5）：945－958.

［3］ William J Gradishar，Benjamin O Anderson，Ron Balassanian，et al. Breast Cancer，Version 4. 2017，NCCN Clinical Practice Guidelines in Oncology ［J］. Journal of the National Comprehensive Cancer Network Jnccn，2018，16（3）：310－320.

［4］ 谢梅青，陈蓉，任慕兰. 中国绝经管理与绝经激素治疗指南（2018）［J］. 协和医学杂志，2018，9（6）：512－525.

［5］ 李杰茹，李志丽，傅天，等. 膳食纤维与女性乳腺增生发病关系病例对照研究 ［J］. 中国妇幼保健，2014，29（10）：1583－1585.

［6］ Shu X O，Zheng Y，Cai H，et al. Soy food intake and breast cancer survival ［J］. JAMA，2009，302（22）：2437－2443.

［7］ Hooda S，Minamoto Y，Suchodolski J S，et al. Current state of knowledge：the canine gastrointestinal microbiome ［J］. Anim Health Res Rev，2012，13（1）：78－88.

［8］ 欧阳轶强，宋玉美，梁柏莹，等. 牛磺酸对乳腺癌大鼠肠道菌群的影响 ［J］. 广西医科大学学报，2017，34（4）：491－495.

［9］ 杨淑艳，李文博. 黄芪鳝鱼汤结合强肾灸防治小细胞肺癌化疗后白细胞减少症临床观察 ［J］. 四川中医，2014，32（2）：109－111.

［10］ Kimoto N，Hirose M，Kawabe M，et al. Post－initiation effects of a super critical extract of propolis in a rat two－stage carcinogenesis model in female F344 rats ［J］. Cancer Lett，1999，147（1－2）：221－227.

［11］ Orsolic N，Sver L，Terzic S，et al. Inhibitory Effect of Water－Soluble Derivative of Propolis and Its Polyphenolic Compounds on Tumor Growth and Metastasizing Ability：A Possible Mode of Antitumor Action ［J］. Nutrition and Cancer，2003，47（2）：156－163.

［12］ El－Khawaga O A，Salem T A，Elshal M F. Protective role of Egyptian propolis against tumor in mice ［J］. Clinica Chimica Acta，2003，338（1－2）：1－16.

第七章 乳房疾病常见症状辨治

乳房疾病常见的症状有乳房疼痛、瘙痒、肿块、脓肿、窦瘘、乳头溢液等，这些往往是患者就诊的主诉。辨别这些常见症状也是诊治乳房疾病的重要方面。

第一节 乳房疼痛

乳房疼痛是乳腺疾病常见的症状之一，可见于单纯的乳痛症、乳房增生性疾病、炎性疾病和肿瘤性疾病。

据文献报道，乳腺专科就诊患者中有50%主诉乳房疼痛。美国一项大型队列研究对纳入2400例女性进行了为期10年的观察，发现乳房疼痛占所有乳房症状的47%。Ader等电话采访弗吉尼亚地区874位年龄介于18~44岁的女性，发现68%的女性存在一定程度的周期性乳房疼痛，其中22%为中度或重度。乳房疼痛病因复杂，机制不明确。

乳房上部的皮肤由颈丛的锁骨上神经（C3、C4）支配，外侧皮肤由肋间神经（肋3、4）的外侧皮支支配，内侧皮肤由肋间神经前皮支支配。乳头、乳晕主要由第3~5肋间神经支配，而乳腺实质主要由第2~6肋间神经支配。乳房皮肤、乳头及乳晕富含躯体感觉神经，乳腺实质主要由自主神经支配，而自主神经由C类纤维组成。人类的疼痛阈值各异，对疼痛的反应和表现也各不相同，乳房疼痛亦是如此，11%的女性通常有中到重度的疼痛。乳房疼痛影响日常生活者占48%，影响身体活动者占37%，影响社会活动者占12%，影响工作者占8%。2/3患者属于周期性乳痛，1/3患者属于非周期性乳痛。非周期性乳痛的疼痛部位多位于乳房外上象限，50%患者可伴有乳腺结节；极少数患者表现为局限性烧灼样疼痛，称为"触发点痛"。

根据国际疼痛协会（International Association for the Study of Pain，IASP）的定义，疼痛是与组织损伤或潜在组织损伤有关的不愉快的主观感觉和情感体验。痛觉是一种多维度的复合感觉，包括感觉辨别、认知和情感动机，痛觉的产生不仅与伤害性刺激有关，而且还受到主观认知和情感成分的调节。人类的疼痛阈值各异，对疼痛的反应和表现也各不相同，所以乳房疼痛也会受到主观疼痛阈值的影响。刺激因素刺激乳腺组织或相关神经纤维损伤会诱发感觉神经纤维产生痛觉冲动，传至大脑皮层的痛觉中枢，从而产生乳房疼痛。

【分类】

1. 乳房发育引起的乳房疼痛

（1）青春期乳房痛：是因为青春期女孩体内雌激素水平高，刺激乳房腺管的发育和脂肪沉积造成的，是正常的发育现象，但乳房里的包块需要做乳腺彩超确定包块性质。青春期乳房胀痛多发生在 9 ~ 13 岁。先是乳头隆起，乳头下的乳房组织出现蚕豆大小的圆丘形硬结，伴有轻微胀痛。在女子初潮后，一般会随着乳房的发育成熟而自行消失，不需要特殊治疗。

（2）妊娠期乳房胀痛：是由于胎盘绒毛膜分泌大量雌激素、孕激素使乳腺增生、乳房增大而出现乳房胀痛不适。这种胀痛一般不需治疗，可自行消失。

（3）男性乳房发育症：病因主要与体内雌激素水平绝对或相对增高有关。近年来，随着高脂饮食的过多摄入、食物中雌激素的影响、保健品的不当应用、环境污染等，其发病率有明显升高的趋势。

2. 乳腺增生引起的乳房疼痛

乳腺增生病多见于 25 ~ 45 岁女性，其发病率约占育龄女性的 40%，占所有乳房疾病的 75%，是最常见的乳房疾病。以乳房疼痛和肿块为主要临床表现，并且随着月经周期或情绪波动呈现周期性变化。所以经前期乳房胀痛是乳房疼痛的最常见类型，在所有的乳腺疼痛中约占 65%，平均发生年龄为 35 岁。它与卵巢功能失调有关，可能是由于黄体酮的减少与雌激素相对增多，导致两者比例失调。

3. 急性乳腺炎引起的乳房疼痛

产后激素的作用，从产后第 2 天开始，催乳素与催产素均未达到高峰，导致乳汁产生较少，分泌的少量乳汁又留存在乳腺管内，刺激了周围的组织，使乳房胀痛，乳汁补偿，乳房水肿而引起的产后乳房生理性疼痛。表现为乳房突然持续性、比较剧烈的疼痛，触痛明显。

如果乳房局部出现跳动性疼痛，则很可能是局部已经化脓；乳头皲裂的产妇，也会产生乳房疼痛。

4. 慢性乳腺炎引起的乳房疼痛

临床常见的慢性炎症，主要有肉芽肿性乳腺炎、导管周围乳腺炎或浆细胞性乳腺炎等。慢性乳腺炎的临床表现为乳腺肿痛，以胀痛为主，缺乏特异性，常伴肿块同时出现。

5. 乳腺恶性肿瘤引起的乳房疼痛

乳癌患者可有乳痛。疼痛呈持续性存在，阵发性加剧，并放射到肩背部，乳癌晚期，疼痛难忍。对中老年妇女来讲，若出现乳房持续性隐痛，疼痛部位固定，应及早去医院检查，排除乳腺恶性肿瘤。

6. 精神类疾病及服用治疗精神病类药物引起的乳房疼痛

有学者注意到，在药物治疗无效的乳痛症患者中，约 5% 有精神方面的异常。英国 Cadiff 乳房专科诊所对 25 例药物治疗无效的重度乳痛症患者进一步做彻底的精神分析，其中有 17 例达到某种精神类疾病的诊断标准，而大多数是忧郁症。

7. 其他疾病引起的乳房疼痛

其他疾病如胸壁疾患、心脏病、颈椎病、口腔疾患、胆囊、脊神经等疾病都可出现乳房疼痛，约占乳房疼痛病例的 26%。

颈椎病引起的乳房疼痛：颈椎病会引起乳房疼痛，是由于颈椎退变，颈神经根受累所致。这种疼痛多为慢性，并且是单侧性。疼痛的程度往往和颈部的位置有关。除乳房疼痛外，尚有胸大肌触压痛，以及颈、枕、肩臂部疼痛和不适。X 线片上常有退行性病变的征象，而乳房本身无异常表现。颈椎病致乳房疼痛是由于颈椎增生的骨赘压迫支配乳房区的颈神经根所致，多见于中老年妇女，容易误诊为乳腺疾病，表现为乳房或胸大肌部位顽固性疼痛，多为单侧性，但检查乳房与胸大肌又无异常改变。若按颈椎病治疗后，乳房与胸大肌疼痛则可消失或改善。

胸壁疾病，如胸肌或肋骨炎症等胸壁疾病也可表现为乳房疼痛，以灼热或牵拉感多见，也可有刺痛，压痛的部位几乎始终位于一侧。

8. 乳房手术后引起的乳房疼痛

50% 的女性在乳房手术后出现慢性乳房区疼痛，因此影响正常性生活者占 48%，影响正常活动者占 36%，影响患者社交活动者占 13%，甚至有 6% 患者影响正常工作。为查明这种慢性疼痛的神经受损源，作者回顾性研究了相关资料，调查乳房操作中最常损伤的神经、疼痛出现的部位，以及乳房操作的类型。在被研究的 57 例中，行乳房重建术者 38 例、乳房缩小术者 2 例、乳房悬吊术者 2 例、隆乳术者 4 例，还有 11 例接受放射治疗。作者从研究角度出发，将乳房范围分为 5 个区域，即乳房上区、乳房外侧区、乳房内侧区、乳房下区和乳房中心（乳头、乳晕）区。发现乳房外侧区因乳房手术而使神经受伤者占总数的 79%，乳房下区者占 10.5%，乳房内侧者占 5%，乳房中区者占 3.5%，乳上区者占 2%。其中 42 例发现有因创伤性瘢痕压迫而致肋间神经瘤形成，4 例因盲性分离隆乳袋而牵拉伤及神经，11 例因放射治疗引发弥散性、定位不确切的神经性疼痛。

胸壁痛和麻刺感向手臂放散，称之为乳房切除术后疼痛综合征（PMPS）。有 30% ~ 60% 的妇女会在术后出现此综合征，常见的症状还有奇痒。PMPS 是手术损伤神经或术后 24 小时内，未能对急性疼痛适当有效处理的后果，因此可能在数月后发生神经性疼痛。

研究表明，有 13% ~ 53% 乳腺癌患者术后存在慢性神经性疼痛。该类乳房切除术后，最早出现持续性疼痛的是由 wood 在 1978 年报道的。从那时起，这一现象被命名为乳房切除术后疼痛综合征（post - mastectomypain syndrome，PMPS）。临床表现主要有：①乳房幻觉疼痛：切除乳房后仍感乳房存在，且伴有针刺、烧灼或牵拉等痛觉体验。②肋间臂神经痛：乳腺癌术后在肋间臂神经（ICBN）分布区域（患侧上臂内侧、腋窝及前胸壁）出现的疼痛感觉异常变化。③神经瘤性疼痛：在术后患侧乳腺、胸壁或手臂局部叩诊时所引起或加剧的疼痛（包括瘢痕痛）。④其他神经损伤性疼痛：在乳腺癌术中与其他神经损伤性质一致，如胸内外侧神经、胸长神经、胸背神经和其他肋间神经损伤所导致的疼痛。

乳房切除术后疼痛综合征对生活质量影响很大，这一概念最近才被人们认识。其原因为 80% ~ 100% 患者在腋窝淋巴清扫时发生肋间臂神经分支的损伤，由此引发神经病源性疼痛，其性质为麻刺感（tingling）、穿刺样（stabbing）、麻木感（numbing）、灼热感（burning），疼痛常放散至手腕，疲劳、衣服摩擦、咳嗽时诱发，也遇见疼痛部位存在感觉消失区，因肌力低下、活动受限而影响日常生活，甚至精神障碍。疼痛发生率为4%～20%，感觉异常发生率为23%～80%。

9. 人流后乳房疼痛

有些女性在人工流产术后，出现乳房胀痛并能触及肿块。其原因是妊娠突然中断，激素水平迅速下降，致使刚刚发育的乳腺突然停止生长，引起乳房疼痛。多数女性在术后1～2个月，乳房疼痛可逐渐缓解，但也有少数女性疼痛持续时间较长，并可能诱发乳腺增生。

【评价】

1. 疼痛强度的评价量表

这是目前临床使用最多的一类疼痛强度评价方法，包括视觉模拟量表（VAS）、语言评价量表（VRS）、数字评价量表（NRS）。VAS是一种简单、有效、疼痛强度最低限度地参与的测量方法，它与疼痛测量的词语和数字定量表高度相关。

临床上通常采用中华医学会疼痛学会监制的VAS卡，在卡中心刻有数字的10cm长线上有可滑动的游标，两端分别表示"无痛"（0）和"最剧烈的疼痛"（10）。患者面对无刻度的一面，本人将游标放在当时最能代表疼痛程度的部位；医生面对有刻度的一面，并记录疼痛程度。VRS是将疼痛用无痛（0）、轻微痛（1）、中度痛（2）、重度痛（3）和极其重度痛（4）表示。

NRS是将疼痛程度用0到10这11个数字表示。0表示无痛，10表示最痛。被测者根据个人疼痛感受在其中一个数字记号。

2. Cardiff 乳房疼痛量表

从月经第一天起，在对应表格内记录发生乳房疼痛的天数，并描绘疼痛的程度，根据计算公式换算成乳房疼痛指数（nominal days with severe pain，NDSP）。NDSP = $[(ndays - M) \times 0.5 + (ndays - S)] \times 28 / [(ndays - S) + (ndays - M) + (ndays - No)]$。（ndays - S：严重疼痛天数；ndays - M：中等疼痛天数；ndays - No：无痛天数）。

疼痛程度标准：轻度疼痛，止痛药或利尿剂有效，有些患者可以不用，和（或）没有活动限制；中等疼痛，疼痛可忍，服用止痛药或利尿剂可缓解部分疼痛，和（或）可以进行日常活动，但是活动量大会引起疼痛加剧；严重疼痛，日常活动受限，有（或）服用一般止痛剂和利尿剂不能缓解疼痛。

以上两种量表对乳房疼痛程度的评估往往取决于患者主观感受，这种评估方式的主观性较强、精确性较差。

3. 定量感觉测定技术

定量感觉测定技术（quantitative sensory testing，QST）是一种操作简单、无创的能够对感觉进行定量判断的心理物理学技术。通过测定引起某种特定感觉的阈值，来评估感觉障碍程度以及神经的电生理功能。其测定结果，具有很强的敏感性、特异性、可靠性、重复性、客观性及可比性。目前的乳房感觉测定多集中于乳房术后的感觉变化，而针对乳房疼痛的乳房感觉测定还未见报道。

此外，Delvecchyo 等应用体感诱发电位技术研究缩乳术后乳房的感觉变化，发现小乳房感觉更为敏感，表明诱发电位技术在乳房神经功能评估中是一项创新的、客观的、定量的、无创的神经电生理检测手段。但神经电生理评估技术无法反映痛觉阈值减低，即痛觉过敏现象。

【病因病机】

乳房疼痛可以因实而痛，也可以因虚而痛。凡因气滞、热结、痰凝、血瘀等所致者属于实证，即"不通则痛"，表现为疼痛剧烈、胀痛或刺痛、拒按；凡因气虚、血虚、阳虚等所致者属于虚证，即为"不荣则痛"，表现为疼痛徐缓、隐痛、喜按。

乳房疼痛的发生发展与肝、肾、脾、胃等脏腑密切有关，与气滞、血瘀、水湿、痰凝、热结等病理产物密切相关。肝主疏泄，调畅气机，若郁怒伤肝，木克脾土，或思虑伤脾，肝脾不和，均可导致气滞，多表现为乳房胀痛、间歇发作、疼痛部位游走不定，并随情绪变化消长；气不行则血无以化生和运行，则见血瘀，多表现为乳房刺痛；脾失健运，水湿痰内生，凝聚乳络，日久化热或随体质化热，水湿与热互结，可见红肿热痛。

冲任为气血之海，上行为乳，下行为经。月经前期，冲任之气血充盛，使乳腺小叶增生，经后随着经血外泄，冲任处于平静状态，使乳腺小叶由增殖状态复旧。肾为先天之本，水火之宅，内寓元阴元阳，为肾—天癸—冲任轴核心，肾气化生天癸，天癸激发冲任通盛。若肾气不充，天癸迟至，冲脉失养，任脉不通，则不能濡养乳房，或阳虚不能驱散阴寒痰湿之邪而发病。

肾藏精，为人体之先天；肝藏血，为女子之先天。精血、肝肾同源。水生木，肝之疏泄及藏血功能有赖于肾气温煦资助，肾中精气充盛有赖于肝血滋养填充。在生理病理上则相互影响：肝郁化火可以下劫肾阴，肾气不充则肝失所养、疏泄失职。情志抑郁，肝气不疏，而致木旺克土，加之饮食不节、劳倦伤脾，肝病及脾，致中焦气化升降失常，气机不畅，脾胃健运失司，运化不行，津液凝聚为痰，痰气交结，患者可伴见胸膈痞闷、胃脘不适、饮食不消、大便秘结。因此，乳房疼痛病因之根本为肝郁肾虚。

乳房位于胸中体表，与足厥阴肝经、足太阴脾经、足阳明胃经、手厥阴心包经、足少阳胆经及冲任二脉等经络相关。乳房通过与十二经脉及奇经八脉之间的纵横联系，和脏腑形成一个有机整体，从而得以禀先天之精气，受五脏六腑、十二经气血津液之濡养，其生长、发育和分泌功能与脏腑、经络、气血的生理功能是密切相关的，同时又与经、带、胎、产之间相互联系。当脏腑、经络、气血出现功能失调时，必然会影响到乳房而产生疼痛或瘙痒或肿块。

故乳房疼痛以肝郁肾虚为发病之本，气滞血瘀或有化热为发病之标。

【症状辨识】

乳房钝痛多见于虚证疼痛，多为"不荣则痛"；胀痛多见于肝郁气滞所致的疼痛；

刺痛多见于气滞血瘀引起的疼痛；跳痛、灼痛多见于肝胆火旺、局部化热或酿脓引起的疼痛。

【治疗】

在全身辨证治疗的基础上，乳房疼痛常用的对症治疗方法有针灸、中药外敷、推拿按摩等。中医学认为"不通则痛"，肝郁气滞或痰凝或血瘀或热结，则易发生疼痛。针灸、推拿、中药外敷治疗等外治法可平衡阴阳、调和气血，局部可理气活血、疏通经络、宣通散结、消肿止痛。

1. 针刺

针灸治疗的主要作用在于疏通气血，使经络通畅，气血调和，从而达到消肿散结之效。乳痛症常选穴位有太冲、乳根、屋翳、期门、膻中、丰隆。常规针刺，缓慢于患者穴位处进针，并留置30分钟。也可以采用辨证取穴的方法：如肝郁气滞证，选穴乳根、膻中、天井；肝肾阴虚证，选穴乳根、三阴交、照海；冲任失调证，选穴乳根、血海、关元、照海。

2. 刺络放血

针刺服药难以去除络脉之瘀，《灵枢·官针》言："刺络者，刺小络之血脉也。"《素问·针解》言："菀陈则除之，出恶血也。"张从正《儒门事亲》卷一"目疾头风出血最急说八"中说："出血者，乃所以养血也。"也就是说，刺络血可泻血中之邪，使血发挥其正常的运载、濡养等功能，并使气血通畅，新血乃生。

对于乳头上翘、色暗见瘀斑、有触痛者，郭诚杰教授于双乳头处选用28号毫针各点刺3~5下，用手挤出血液，每侧约出血1mL，可有效缓解乳头乳房疼痛。

程艳红等采用针刺人中、少商、隐白、大陵、申脉、风府、颊车、承浆、上星、曲池、舌下中缝、间使、后溪穴等穴后；在双侧肩井穴、膏肓穴和背部反应点，用三棱针点刺出血后拔火罐，放出5~8mL血液。隔日1次，1个月为1个疗程，连续治疗3个疗程，每个疗程间休息一周。

3. 推拿按摩

推拿可平衡阴阳，调和气血，疏通经络，宣通散结。《医宗金鉴·外科卷下》指出："按其经络，以通郁闭之气；摩其壅聚，以散瘀结之肿，其患可愈。"经络所至，治疗所至，推拿可通过引动经络之气，调节脏腑功能，以治疗疾病。如因乳房急性炎症或恶性肿瘤引起的乳房疼痛，则不适合进行推拿按摩。

乳房按摩分为乳房局部按摩及经络穴位按摩。常用经络有任脉、足太阳膀胱经、足少阴肾经、足阳明胃经、足厥阴肝经、足太阴脾经。其中任脉取穴天突、璇玑、华盖、紫宫、玉堂、膻中；肾经取穴俞府、彧中、神藏、灵墟、神封、步廊；胃经取穴缺盆、气户、库房、屋翳、膺窗、乳中、乳根；脾经取穴周荣、胸乡、天溪、食窦。

李俊芬等采用的具体操作步骤：第一步是医者位于患者头侧：①双手掌面分八字推拉胸部8~10次；②双手掌面太极式分别推左右侧乳房8~10次；③双手掌面分别侧拉背部、腋窝处脂肪8~10次；④点各经络穴位，然后重复动作①~③。第二步是医者分立于患者两侧：⑤同侧提拉脂肪、塑形、疏通乳腺管，行三指揉、侧掌揉、推拉乳房；⑥重复动作①~④；⑦用指腹分别弹点两侧乳房，安抚结束。

另有学者采用以下手法：患者取俯卧位，在其背部胸椎 3~7 夹脊的对应位置做按揉法，以 3~6 遍为宜；再沿膀胱经胸椎 3~5 处快速柔和地拨揉，以 3~6 遍为宜；胸椎附近两侧寻找阳性压痛点，点按约 1 分钟为度。患者侧卧位，四指搓擦胁肋部，以稍感温热为宜，取脾经走行方向三阴交和阴陵泉两穴之间搓擦 30 秒，选下肢双地机穴点按 30 秒。患者仰卧位，由医师对患乳行拿揉法，从外周象限向中心区域移动，力量均匀柔和、由轻及重，重点拿揉增生及有结节的位置，疼痛部位的力度要轻柔，有松解粘连、软坚散结的功效，最大力度以患者能耐受为宜。手法加按摩，每日 1 次，时间 20~30 分钟，10 天为 1 个疗程，2 个疗程后评定症状并量化评分。

4. 心理疏导

值得注意的是，在乳房疼痛妇女中伴有焦虑和抑郁症者的比率明显增高。因此，心理评估和心理支持都应该纳入乳痛症的治疗中。严重乳房疼痛者的焦虑、抑郁情绪明显，和其交往的困难程度也明显增加。因此，建议对严重乳房疼痛患者进行心理问题的筛选，并提供一些心理支持，给予足够的解释和安慰。安慰疗法对轻度疼痛者的有效率为 85.7%，中度疼痛者为 70.8%，重度疼痛者为 52.3%。因此，加拿大妇产科协会（Society of Obstetricians and Gynaecologists of Canada，SOGC）在乳痛症临床指南中建议，将对患者的教育和安慰疗法作为乳痛症的一线治疗方法。

第二节　乳房瘙痒

乳房瘙痒也是乳房病常见症状之一，按照部位可以分为乳房部瘙痒、乳房皮肤瘙痒及乳头乳晕瘙痒。

【分类】

1. 女性产后乳房皮肤瘙痒

其发生与麻醉药物应用、体内激素分泌失衡、过敏原及皮肤不洁密切相关。

2. 乳房湿疹引起的皮肤瘙痒

乳房湿疹是指乳房皮肤出现红疹并且伴有瘙痒痛感的皮肤疾病，是一种过敏性炎症病变，多见于哺乳期患者。乳房皮肤瘙痒及乳头、乳晕的瘙痒大部分是由湿疹引起的。乳房湿疹一般先出现粟粒状红斑、丘疹，然后病变为丘疱疹或小水疱。乳房湿疹一般表现为慢性，治疗周期较长，给患者带来较大痛楚，并可致使患者湿疹处出现角质层变厚、色素沉着、苔藓化。湿疹发病原因众多，和生活环境、免疫等多种因素相关，反复发作。

3. Paget's 病引起的乳头、乳晕瘙痒

有部分乳房 Paget's 病会导致乳头、乳晕的剧烈瘙痒，要积极鉴别疾病的良恶性。患者主要临床表现为乳头糜烂、出血、瘙痒等湿疹样改变，以及乳头溢液、乳腺有肿

物。从临床病理学特征可以看出，首发症状为乳头湿疹样改变而就诊的患者最多，占
73.5%；而乳腺 Paget's 病可只表现出乳头及乳晕区的糜烂出血，钼靶及多普勒超声多
未能检出明显肿物或者钙化，常被误诊为良性的皮肤病变，这时需要做乳腺分泌物的
细胞学检查或者是组织学活检以排除 Paget's 病。与乳腺癌发病一致，近些年乳腺
Paget's 病患者趋向年轻化，需要临床医师提高警惕，而 Paget's 病早期发现、早期治疗
可以获得长期生存。

4. 乳腺增生引起的乳房瘙痒

乳房部瘙痒大部分是因乳腺增生引起，并伴有乳房的疼痛，是局部气血欠畅而导
致的，按摩可使局部气血通畅，减轻瘙痒症状。

5. 其他原因

全身皮肤疾病可引起的乳房或乳头、乳晕瘙痒，如过敏性皮炎、荨麻疹、顽癣
等。罕见病例报道，乳头乳晕角化过度症、皮肤垢着病等也可出现乳头、乳晕的
瘙痒。

【评价方法】

瘙痒类临床表现的评分方法，我国尚无统一公认的标准。杨烨等采用四种描述方
法来描述乳头瘙痒，经过对比及相关性分析，认为"瘙痒指数"的表述最直观、科
学、简便。根据 10cm 视觉模拟标尺评分（VAS）来评价瘙痒感，按分数高低分为四
级：0 分，无痒感；1~3 分，轻度瘙痒；4~6 分，中度瘙痒；7~10 分，重度瘙痒。

"痒感程度"采用了 Berth–Jones 的 "SASSAD（Six area, sis sign atopic dermatitis）
严重评分法"，对瘙痒症状的描述简易直观，易于被受访者选择；99% 的受访者使用
"瘙痒指数"做出了描述，在四种描述方法中选择比例是最高的，说明"瘙痒指数"
能更好地反映受访者主观"瘙痒"感觉，且易于操作。这是一种值得临床、科研和教
学推广的衡量瘙痒程度的实用方法。

【病因病机】

乳房皮肤瘙痒属中医"痒风""风瘙痒"范畴。乳头乳晕瘙痒多因风郁皮肤，则
瘙痒难忍。瘙痒发病之根本在于风，皮肤气血不和是病理基础。实证由外感六淫、饮
食所伤、瘀血内停所致，虚证多因年老体衰、久病失养、精血亏虚而发，实证等反复
不愈易发展为虚实夹杂。

1. 火

《素问·至真要大论》有"诸痛疮痒，皆属于心"，《冯氏锦囊秘录·痘疹全集》
有"诸痛为实，诸痒为虚"的记载。中医认为，心之为物，在天为热，在地为火。实
热多从外感而来，五气过极均能化火生热，主要表现为血热，血热扑肤而痒。症见乳
房或乳头、乳晕处皮肤瘙痒，触之灼热，搔破处呈条状血痕，遇热逢暖则剧，近寒得
冷则轻；伴有口干，口渴喜冷饮，心烦，大便干燥，小便黄。舌质红，苔薄黄，脉
弦数。

2. 汗出不畅

《伤寒杂病论》中有三处提到瘙痒，但机理有所不同。其一："脉浮而迟，面热赤而战惕者，六七日当汗出而解。反发热者差迟，迟为无阳，不能作汗，其身必痒也。"（《伤寒论·辨脉法第一》）其二："太阳病，得之八九日，如疟状，发热恶寒，热多寒少……脉微缓者，为欲愈也……面色反有热色者，未欲解也，以其不能得小汗出，身必痒，宜桂枝麻黄各半汤。"（《伤寒论·辨太阳病脉证并治上第五》）其三："阳明病，法多汗，反无汗，其身如虫行皮中状者，此以久虚故也。"（《伤寒论·辨阳明病脉证并治第八》）综上所述，《伤寒杂病论》中论痒三条，证机不同，但均为"不得汗"。

临床常用辛温发汗之麻黄汤、桂枝汤，辛凉解表之银翘散、升降散，除湿发汗之麻黄加术汤、麻黄连翘赤小豆汤，扶阳发汗之麻黄附子细辛汤、麻黄附子甘草汤，养阴发汗之当归四逆汤、荆防四物汤等。

3. 风

《备急千金要方》卷第二十二"瘾疹第五"中曰："风邪客于肌中，则肌虚，真气发散，又夹寒搏皮肤，外发腠理，开毫毛，淫气妄行，痒也。"《医宗金鉴·外科心法要诀》中均明确提出"痒属风"。《金匮要略·水气病脉证并治第十四》指出"风气相搏，风强则为瘾疹，身体发痒"。《外科大成》卷四"诸疮痛痒"中将痒分两类，如"又云风盛则痒……作痒起粟者，治宜疏风"。《临证指南医案》卷五"风"中说："盖六气之中，惟风能全兼五气，如兼寒曰风寒，兼暑曰暑风，兼湿曰风湿，兼燥曰风燥，兼火曰风火。盖因风能鼓荡此五气而伤人，故曰百病之长也，其余五气则不能互相全兼。"中医认为，风邪客于腠理，往来肌肤，经气不宣，故瘙痒；风毒蕴肤、血瘀生风、风热毒聚等皆可致瘙痒。

以乳房皮肤瘙痒为主要症状的疾病多与风邪相关，如过敏性皮炎、荨麻疹、湿疹等。素体营卫失和，外感风邪，入里化热生毒，风毒蕴肤，血虚风燥形成顽癣；"风善行而数变"（《素问·风论》）的特点符合荨麻疹的瘙痒特点；风湿热邪阻滞肌肤，营血失和，经脉失疏，日久血虚风燥，肌肤失养而干燥瘙痒，符合神经性皮炎的特点。一般来说，急性乳房瘙痒多由外风所致，由于风邪易杂合他邪致病，其中又有风寒、风热、风湿热的不同。"痒风"伴有寒邪的一般皮疹色白，遇寒加重，冬重夏轻，兼畏寒、脉浮紧等；风热所致瘙痒，则刚好相反，皮疹色红，遇热加重，可有恶风、口干、脉浮数等。

4. 血

《普济方》卷三百十七"风瘙痒附论"中记载："风瘙痒者，是体虚受风，风入腠理，与血气相搏，而俱往来于皮肤之间，邪气微，不能冲击为痛，故但瘙痒也。"关于血虚致痒，《杂病源流犀烛》记载："血虚之痒，虫行皮中；皮虚之痒，淫淫不已；风邪之痒，痒甚难忍。"《景岳全书》卷之三十贯集"血证"中说："故凡为七窍之灵，为四肢之用，为筋骨之和柔，为肌肉之丰盛，以至滋脏腑，安神魂，润颜色，充营卫，津液得以运行，二阴得以调畅，凡形质所在，无非血之用也。"《秘传证治要诀及类方》卷之十一"痒"中对风骚痒病因病机进行了论述："痒症不一,血虚皮肤燥痒干,宜四物汤加防风……妇人血虚,或通身痒,或面痒,如虫行皮中……"《外科正宗》卷之四"血风疮第七十五"中描述"血风疫,乃风热、湿热、血热三者交感而生",指出皮肤瘙痒症与血热的相互关系。《外科大成》卷四"诸疮痛痒"中曰:"若风热内淫血虚作痒者,又当凉血润燥。"血虚者乃营血不足,乳晕皮损处可有麻木或微痒,皮色淡而不鲜,时隐时现;或血虚生风生燥,瘙痒无度。正气不足,表虚不固,阴虚血亏,血虚生风,使营卫不和,气血不利而发疹,血虚是本,风邪是标,治以滋阴养血、疏风止痒。尤其是瘾疹病久,气血耗伤,血虚生风生燥,气血亏虚则藩篱不固,风邪外袭,以致内不得疏泄,外不得透达,郁于皮肤,瘙痒益甚。

气血二者相互依存,气虚则血运受阻,血虚则不能濡养肌肤,气血两虚,肌肤失养,生风化燥;其病理基础是以虚为本,以风为标。治宜养血滋阴以治本,活血消风以治标。陈自明在《妇人大全良方》卷之三"妇人贼风偏枯方论第八"中提出:"医风先医血,血行风自灭。"《血证论》卷八中曰:"血行,则风在血分者,随之而行。"《外科大成》卷四"诸疮痛痒"中也指出:"风盛则痒,盖为风者,火之标也。若风热内淫,血虚作痒者,又当凉血润燥。"内风之生都有阴血、津液虚少的病理基础,所治之血即为阴液。对于血虚生风者,古人云"治之先宜养血,然后驱风……养其血,则风自去矣",即养血以润燥;对于血瘀生风者,应祛风化瘀;对于风热毒聚者,应清热凉血。

女性产后的乳房瘙痒多因受孕后阴血聚于冲任而致体虚血亏,风燥胎动;且妊娠者易感湿热邪毒,胆汁积聚发于肌肤,最终诱发皮肤瘙痒。治疗当以清热养血,息风润燥为主。《医宗必读》卷之十"痹"中云"治风先治血,血行风自灭",实质是通过活血、养血、凉血等"治血"之法而达到祛除风邪的目的。

【症状辨识】

1. 乳房或乳头乳晕处皮肤瘙痒,触之灼热,搔破处呈条状血痕,遇热逢暖则剧,近寒得冷则轻;伴有口干,口渴喜冷饮,心烦,大便干燥,小便黄,舌质红,苔薄黄,脉弦数者,为火邪致痒。

2. 无汗身痒,为汗出不畅致痒。

3. 皮疹色白,遇寒加重,冬重夏轻,兼畏寒、脉浮紧者,为风寒致痒。

4. 皮疹色红,遇热加重,可有恶风、口干、脉浮数等,为风热所致瘙痒。

5. 乳房皮肤剧烈瘙痒,由于反复搔抓或热水烫洗,常导致继发湿疹样变,浸淫四窜,流津淋漓,糜烂结痂;伴有四肢困倦,食欲不振,大便黏滞不爽,舌质淡红,苔白腻,脉弦滑者,为风湿致痒。

6. 乳房部多形性皮疹、剧痒,如红斑、丘疹、水疱、脓疱、糜烂、流滋、结痂等皮疹,可局限于一处,多见于乳头、乳晕部,破流黄水,气味腥秽者,为湿热致痒。湿甚者,水疱晶莹,脂水淋漓;热甚者,局部鲜红,痛痒交作;兼虫者,奇痒难耐,坐卧不安,时重时轻。可伴低热身重,骨节酸楚,胸闷纳呆,舌红而润,苔黄腻,脉滑数。

7. 瘙痒轻微，病程较长，皮肤粗糙、肥厚、干燥、脱屑、色素沉着、苔藓样变，甚至严重角化而见结节，伴面色萎黄唇色淡白、舌淡脉细无力者，为内外风合并致痒。

8. 瘙痒持续，时轻时重，皮损可见粗糙、肥厚、苔藓化、色素沉着、结节，舌体胖，苔白或腻，脉沉缓者，为内外湿合并致痒。

9. 乳晕皮损处可有麻木或微痒，皮色淡而不鲜，时隐时现，瘙痒无度，为血虚生风生燥。皮肤瘙痒，夜间尤甚，抓痕累累呈紫红色条索状，舌质紫黯或有瘀斑，脉涩，常见于黄褐斑及其他慢性皮肤性疾病，为血瘀致痒。

10. 乳晕皮损渗液，兼有瘙痒难耐，伴胃纳欠佳、舌淡苔薄白、脉濡弱者，为脾虚兼有湿盛。

11. 乳房或乳晕皮肤干燥，瘙痒抓之脱屑，肌肤甲错，伴有头晕耳鸣、五心烦热、盗汗、腰酸膝软、舌质红少津、苔少而薄、脉细数或弦细者，为肝肾阴虚所致，常见于乳房部老年瘙痒症、慢性过敏性疾病等病。

【治疗】

1. 辨证论治

（1）虚证

①血虚：血具有濡养滋润全身脏腑组织的作用。如果血液亏虚不能荣养全身，则会出现全身的病变。在乳房皮肤，主要表现为乳房或乳头、乳晕的皮肤干燥、瘙痒。多见于老年体弱者，好发于寒冷季节。症见乳房皮肤瘙痒，抓痕遍体，皮肤肥厚，迭起细薄鳞屑或苔藓样变；伴有面色无华，头昏目眩，心悸失眠，舌质淡，苔薄，脉细或弱。常见于乳晕部慢性湿疹、慢性荨麻疹等血虚证候者。治宜养血润燥，息风止痒。方选四物消风饮或疏风养血汤加减。

②脾虚：《秘传证治要诀及类方》卷之十一"痒"中有"有脾虚身痒，本无疥癣，素非产褥，洁然一身，痒不可任，此乃脾虚所困"的论述，岭南地理位置的土气偏薄，多见脾虚兼有湿盛的患者，乳晕皮损渗液兼有瘙痒难耐；伴胃纳欠佳，舌淡苔薄白，脉濡弱。治宜健脾益气，祛湿止痒。方选理中汤或参苓白术散加减。

③肝肾阴虚：肝阴和肝阳根于肾阴和肾阳。肝肾阴血亏虚，阴不能制约阳气，则会出现虚热之证。肾阴旺则全身之阴皆旺，肾阴亡则全身之阴皆亡。本型多见于更年期患者及老年人。症见乳房或乳晕皮肤干燥，瘙痒抓之脱屑，肌肤甲错；伴有头晕耳鸣，五心烦热，盗汗，腰酸膝软，舌质红少津；苔少而薄，脉细数或弦细。常见于乳房部老年瘙痒症、慢性过敏性疾病等。治宜滋补肝肾，息风止痒。方选四物汤合当归饮子加减。

（2）实证

①风邪致痒：风又有外风与内风之分。实证瘙痒多为外风，外风又分为风寒、风热、风湿。风性开泄为阳邪，易搏于肌表，故瘙痒多发生在头面部，甚至延及全身，

包括乳房。风性又善行，一旦在体表，或往来穿行于脉络之间，或蠢蠢欲动于皮肤腠理，皆能袭扰肌肤，令气血不和而发生皮疹、瘙痒。风为百病之长，各种病邪易随风而入，侵袭人体。

风热证：好发于春夏季，常急性发作。乳房局部或全身红色丘疹、风团或部分融合成大片，遇热瘙痒加重，得冷则减缓，自感灼热。风甚者，四处走窜，遍身痒剧；热甚者，皮疹鲜红，肿胀痛痒。可伴发热，微汗，口渴，舌苔薄黄，脉滑数等症状。常见于急性荨麻疹、泛发性神经性皮炎、单纯疱疹及药疹的荨麻疹样型、猩红热样型的初期。治宜疏风解表，清热止痒。方选荆防汤合银翘散加减。

风寒证：好发于秋冬季或秋冬季加重。全身泛发风团、血疹、紫斑等，常游走不定，色白或淡红，遇冷瘙痒加重，得热则减。风甚者，多为白色风团；寒甚者，常凝滞气血为瘀斑。伴恶寒，舌淡，苔薄白，脉浮缓或浮紧。常见于荨麻疹、寒冷性多形性红斑、冬季皮炎等。治宜祛风散寒，调和营卫。方选麻桂各半汤治疗。

风湿证：多见于长夏之季，以青壮年居多。症见乳房皮肤剧烈瘙痒，由于反复搔抓或热水烫洗，常导致继发湿疹样变，浸淫四窜，流津淋漓，糜烂结痂。伴有四肢困倦，食欲不振，大便黏滞不爽，舌质淡红，苔白腻，脉弦滑。常见于慢性顽固瘙痒性皮肤病，如慢性湿疹、神经性皮炎、结节性痒疹等。治宜健脾利湿，疏风止痒。方选祛风胜湿汤合全虫方加减。

②火热证：多见于青壮年，好发于夏季。症见乳房或乳头、乳晕皮肤瘙痒，触之灼热，搔破处呈条状血痕，遇热逢暖则剧，近寒得冷则轻，每随心绪烦躁或食入辛辣则瘙痒加剧。伴有口干，口渴喜冷饮，心烦，大便干燥，小便黄，舌质红，苔薄黄，脉弦数。治宜清热凉血，消风止痒。方选地芍凉血汤加减。

③湿热证：《素问·生气通天论》曰："汗出见湿，乃生痤痱。"瘙痒之疾可由湿邪导致，湿有外湿与内湿之分。《诸病源候论·卷之三十五·疮病诸候（凡六十五论）》说："肤腠虚，风湿搏于血气生病疮；若风气少，湿气多，其疮痛痒，搔之汁出……"湿性黏腻，留着难去，易趋下，病位常在下部。湿邪、热邪（火邪）、暑邪都是夏季之邪，三者容易合而为病，发病可具备一种或两种特点。

临床可见乳房部多形性皮疹、剧痒，如红斑、丘疹、水疱、脓疱、糜烂、流滋、结痂等皮疹均可见到；可局限于一处，多见于乳头乳晕部破流黄水，气味腥秽。湿甚者，水疱晶莹，滋水淋漓；热甚者，局部鲜红，痛痒交作；兼虫者，奇痒难耐，坐卧不安，时重时轻。可伴低热身重，骨节酸楚，胸闷纳呆，舌红而润，苔黄腻，脉滑数。常见于乳晕急性湿疹、接触性皮炎、脓疱疮等病。治宜清热，利湿，祛风。方选萆薢渗湿汤合二妙散加减。

（3）虚实夹杂

①内外风合并致痒：内风多是肝风，《灵枢·刺节真邪》曰："虚邪之中人也……其入深……搏于脉中，则为血闭，不通则为痛……搏于皮肤之间，其气外发，腠理开，毫毛摇，气往来行，则为痒。"肝肾阴血亏虚，阴不敛阳。阴血亏竭无以濡养筋脉而动风，风动则痒。外风可以引动内风，内风可以伴随外风，临床多见血虚风燥

型。瘙痒轻微，病程较长，皮肤粗糙、肥厚、干燥、脱屑、色素沉着、苔藓样变，甚至严重角化而见结节；伴面色萎黄，唇色淡白，舌淡脉细无力。常见于瘙痒性皮肤病，如慢性荨麻疹、慢性湿疹、玫瑰糠疹、老年皮肤瘙痒症等有血虚证候者。治宜养血息风，润燥止痒。方选四物汤合当归饮子加减。

②内外湿合并致痒：外湿源于居处潮湿、涉水淋雨、水上工作等，内湿多由脾失健运，水谷津液不能充分运化转输，蓄积体内，浸于肌肤而生成。外湿属实证，常引起急性痒疾；内湿多属本虚标实，常引起慢性痒疾。但外湿又常与内湿联合致病，故辨证时不能孤立看待。湿性黏滞缠绵，易遏伤阳气，其病倾向于慢性。症见瘙痒持续，时轻时重，皮损可见粗糙、肥厚、苔藓化、色素沉着、结节，舌体胖，苔白或腻，脉沉缓。常见于乳房部慢性湿疹、结节性痒疹、泛发性神经性皮炎、斑块状银屑病等病。治宜健脾除湿，润肤止痒。方选健脾润肤饮。

③血瘀致痒：血瘀多因气虚或气机郁滞，推动无力，血行迟缓不畅而成瘀；邪热入血，煎灼血津，血稠难流成瘀。瘙痒多缠绵难愈，迁延日久，易耗气伤血，导致血瘀，所以有"久病必瘀"之说。瘙痒能加重血瘀，血瘀同时也能加重瘙痒，两者互相影响。本型可发于任何年龄，无季节之别。症见皮肤瘙痒无度，夜间尤甚，抓痕累累呈紫红色条索状，舌质紫黯或有瘀斑，脉涩。常见于黄褐斑及其他慢性皮肤性疾病。治宜活血化瘀，消风止痒。方选桃红四物汤加减。

乳房瘙痒的病机复杂，病程较长。只有首辨阴阳，再辨虚实表里，才能切中病机，阻断病势，缩短病程。

2. 对症治疗

乳房瘙痒多半为乳头、乳晕湿疹，与全身内环境密切相关，可采用内服加外用的方式治疗，以取得理想的治疗效果。外治常用外洗、外涂、湿敷等方法。如广东省中医院使用炉甘石洗剂、氧化锌油（院内制剂）等治疗渗液性乳房乳晕瘙痒，消炎止痒霜（院内制剂）治疗非渗液性瘙痒，复方水貂油软膏（院内制剂）治疗干燥性瘙痒症，疗效显著。

第三节　乳头溢液

乳头溢液是指女性非妊娠、哺乳期出现的乳头排液现象。凡是引起乳腺导管，尤其是大导管上皮增生、脱落、炎症、出血、坏死和肿瘤的病变等，都可导致乳头溢液。乳头溢液是乳腺疾病的三大常见症状之一，占各种乳腺疾病的5%~8%。乳头溢液属中医乳泣、乳衄等范畴。

乳头溢液多无临床症状，常因发现内衣被乳头溢液污染而就诊，仅有少数患者同时伴有疼痛或肿块。

乳头溢液的诊断，除根据病史和临床表现外，多数需行辅助检查，如性激素、超声、钼靶、MRI、溢液细胞学检查及乳管造影或乳管镜检查，必要时尚需手术探查和活体组织检查。

【分类】

1. 生理性

生理性的乳头溢液，常见于哺乳期、怀孕后期、绝经期前后、药物性等。药物引起者，常见于服镇静类、避孕、吗叮啉等药引起；停药后，乳头溢液即消失。

2. 病理性

妇女非哺乳期间发生的乳头溢液多数是病理性的。根据其发生原因，又可分为全身性疾病引起因乳腺本身病变引起两大类。

（1）全身性因素引起：常见女性内分泌功能紊乱，部分绝经前后妇女挤压乳头亦可有少量液体排出；或因有长期服用避孕药物史、近期服用镇静剂、萝芙木碱等药物者，挤压乳头时可有双乳多个乳管少许黏稠、混浊黏液样液体溢出。少见因垂体泌乳素瘤引起，患者常有特征性非哺乳期双侧乳房乳汁分泌及月经停止（又称停经泌乳综合征）；肿瘤较大者，可出现因压迫视神经导致的偏盲，血清学检查有泌乳素异常增高。全身性原因引起的双侧乳头溢液多为分泌性乳头溢液，因乳头溢液来源于末梢导管和腺泡细胞分泌，大多不须外科治疗。

（2）乳腺本身疾病引起：因乳腺导管或腺泡病变（如乳腺导管扩张症、浆细胞性乳腺炎、结核性乳腺炎、乳汁潴留等）引起的上皮增生、分泌增加、炎症、出血、坏死和肿瘤或瘤样病变性（如导管内乳头状瘤、乳腺囊性增生症和乳腺癌等）等，均能导致乳头溢液。多为单侧单个乳腺导管病变所致。

3. 其他分类

乳头溢液按溢液乳管分类，分为单孔溢液、多孔溢液；按患病乳房分类，分为单侧乳腺乳头溢液、双侧乳腺乳头溢液；按溢液性质分类，分为血性（呈红色或褐色）、浆液血性（呈粉红色）、浆液性（呈稀薄透明微黄色）、清水样（稀薄无色如清水）、乳汁样、多色黏稠（质黏稠、多色混杂）、脓性（为绿色或乳黄色）；按溢液量的多少，分为量多（不用挤压，自然流出或轻压时呈丝状喷出）、量中（挤压后溢出数滴）、量少（强压时勉强可见）、无（压迫亦不见溢液）。

有些疾病如乳腺纤维囊性增生病、停经泌乳综合征、垂体瘤可致双乳导管溢液，溢液性质多为浆液性。乳腺纤维囊性增生病的乳头溢液一般为浆液性或混浊黏液状，可为双侧，且常伴有乳房周期性疼痛，乳房腺体明显增厚或有片状肿块。乳管炎症引起的乳头溢液多为脓性，同时伴有乳头的压痛。乳腺导管扩张症的乳头溢液常有多个乳管同时溢液，溢液可为清水样、黏液状或牙膏样。当伴有乳头内陷或发育不良时，乳管内积存物降解可侵蚀导管，形成乳晕下肿块、脓肿和导管瘘。乳腺导管内乳头状瘤一般多位于较大的乳管内，乳头溢液出现较早，可为浆液性，也可为新鲜血性或陈旧性出血及棕褐色，临床上多触及不到肿瘤。乳腺癌早期侵犯乳腺导管时，可引起各种性质的乳头溢液，以清水样、浆液性、浆液血性和血性溢液较多见。临床检查中，部分患者可触及肿块。

乳头溢血可能是良性病变，但亦可能是恶性病变的征兆，尤其是伴有乳房肿块以及 50 岁以上的妇女出现单一乳管溢血时，约半数以上可能为恶性。乳癌出现乳头溢液者为 4% ~ 10.7%，乳头状瘤为 32.17%。血性溢液中，导管内乳头状瘤占 44.8% ~ 49.8%。单吉贤等报道，血性溢液伴肿块的癌症并发率高达 53.8%。

【病因病机】

乳头溢液与肝、脾及肾三脏有密切的联系。女子乳房属胃，乳头属肝，乳汁的分泌依靠肝脏的疏泄作用、脾脏的统摄作用和肾脏的封藏作用。肝为"刚脏"，喜条达而恶抑郁，肝主疏泄，肝的疏泄作用直接影响着乳头的开阖功能。若情志抑郁，肝气郁结，疏泄失常，或暴怒伤肝，疏泄太过，均可出现溢液。若肝气郁结，久而化火，灼伤乳络，迫血妄行，则为乳衄。《疡医大全》卷二十"乳衄门主论"中说："妇女乳房不坚肿结核，唯乳窍常流鲜血，此名乳衄。乃属忧思过度，肝脾受伤，肝不藏血，脾不统血，肝血亢盛，血失统藏，所以成衄也。治当平肝解郁，养血扶脾为主。"《济阴纲目》卷之十四"乳汁自出"："未产前，乳汁自出者，谓之乳泣。"《疡医大全》载："妇女乳房并不坚肿结核，惟乳窍常流鲜血，此名乳衄。"血乳同源，《景岳全书》卷之三十九"妇人规（下）"中曰："妇人乳汁，乃冲任气血所化。"脾胃为后天之本，气血生化之源，故乳汁的生成有赖于脾胃的运化，脾虚统摄无权，则乳液或血液自乳窍溢出。肾藏精，主蛰，为封藏之本，肾虚失于封藏，亦可出现乳头溢液。

【症状辨识】

1. 按颜色辨

乳头溢液可表现为清水样、乳白色、淡黄色、金黄色、墨绿色、鲜红色、咖啡色、褐色等颜色。乳白色多见于产后 2 年内，属于生理性乳头溢液。清水样、淡黄色、褐色、墨绿色、褐色可见于乳腺增生病、导管内占位性病变或导管炎。金黄色或者黄色脓性液多为导管内炎症急性期。鲜红色、咖啡色等血性溢液多见于导管内占位或者为乳腺恶性肿瘤，要提高警惕，进行鉴别。

2. 按照单孔多孔辨

单孔溢液多为单个导管的炎症、导管内占位或乳腺恶性肿瘤，如果出现单孔的血性溢液，则更要警惕乳腺恶性肿瘤。多孔溢液多为乳腺导管扩张症、多发乳腺导管内乳头状瘤、高泌乳素血症、乳腺增生病等。

3. 按照溢液性质辨

清水样，多见于泌乳素升高。混浊、脓性溢液、牙膏状溢液，多见于乳腺炎症。溢液多为清水样、黏液性或乳酪样，数个导管同时有溢液，典型病例经乳腺周边向乳头方向用力挤压乳腺时，可挤出黏稠液体有如牙膏状，伴有有乳头内陷或发育不良者，多为乳腺导管扩张症。

【治疗】

《外证医案汇编》卷三"乳胁腋肋部"中指出："治乳症，不出一气字定之矣。"

若治乳从一气字著笔，则无论虚实新久、温凉攻补，各方之中夹理气疏络之品，使其乳络疏通。气为血之帅，气行则血行……自然壅者易通，郁者易达，结者易散，坚者易软。

1. 辨证论治

（1）乳头溢液：因肝失疏泄，脾失统摄，肾失封藏所致。治疗以疏肝理气，健脾益肾为大法。方选小柴胡汤合归脾汤加减。

（2）乳衄的主要症状是乳头出血：如乳衄的特点是乳头血性溢液，或有乳晕下单发肿块。乳头属肝，肝为刚脏，为贮血之海，最宜固静，而性喜条达，一有拂郁，则肝气不舒，郁而生火，火扰于中，肝脏受伤，藏血无权，血热妄行，旁走横溢，故而乳头出血谓之乳衄。乳房属胃，胃与脾相表里，忧思伤脾，脾失健运，胃气不降，气血凝滞，而结成肿块如瘤状。治当平肝解郁，养血健脾，凉血止血为法。方选丹栀逍遥散加减。

2. 外治疗法

对于乳腺导管炎性溢液，可以导管内注药治疗。将去快口的细钝注射针头轻轻插入导管开口处，进针深度为 1～1.5cm，以进针轻松为限。注入药液 1mL，然后轻拍乳管扩张象限，挤出液体，冲洗导管。视洗液清洁度，反复 1～2 次。如术后乳头溢液未消失，可重复治疗 1 次。

广东省中医院乳腺中心采用导管注入清开灵注射液 0.5～1mL，每周 1 次，临床观察 536 例，证明中药注射液导管注药治疗乳腺导管炎性溢液与庆大霉素 + 地塞米松导管注药治疗比较，效果相似。

第四节　乳房肿块

乳房肿块是乳腺疾病常见的症状之一，有良性与恶性之分，其临床诊断包括体检和辅助检查等，而病理学检查可以明确良、恶性。空芯针穿刺对于乳腺癌的诊断具有较高的敏感度，临床上对于怀疑恶性疾病的患者，术前首先推荐空芯针穿刺获取组织病理学诊断。乳腺癌是乳房肿块恶性病变的常见类型，会给女性身心健康造成极大影响，及时发现和诊治乳房肿块是降低乳腺癌发病率、提高患者生存时间的关键。

【分类】

1. 增生性肿块

颗粒状、团块状、不规则形状等多形性肿块，大小不等，边界不清，触之韧硬，随喜怒增减。可为囊性，可为实性。见于乳腺增生病，或男性与少儿乳腺异常发育。

2. 炎性肿块

（1）慢性乳腺炎：如肉芽肿性乳腺炎或浆细胞性乳腺炎，肿块静止期表现多为单发，以乳晕部为多，其次为乳房外上象限；形态不规则或呈条索状，肿块一般较大（≥2cm×2cm），边界欠清，一般不红不肿、无痛或有轻度疼痛，与皮肤有粘连，质地中等或偏硬，活动度尚可，表面欠光整，可见腋下淋巴结肿大、质地中等、压痛，可伴有乳头凹陷、乳头溢液；一般无其他全身症状，舌淡红，苔薄，体温无明显升高。此型临床最多见，因为边界不清、质偏硬、无明显炎症表现，易误诊为乳癌。此期可静止数日至数年。肿块郁久化热，表现为急性炎症，局部红肿热痛明显，形态不规则，境界不清，表面不光滑，活动度较差，质地中等偏硬，可与皮肤有粘连，但尚无波动感；可伴乳头凹陷或乳头溢液，腋下淋巴结可肿大，体温正常或轻度升高；可伴午后低热等全身症状，舌红，苔薄黄。成脓期，肿块红肿热痛加重，但主要仍为微红或潮红，疼痛也以中度为主，有波动感或穿刺有脓液抽出；亦可伴乳头凹陷或乳头溢液，腋下淋巴结可肿大，体温可升高但仍以轻度升高为主；可伴全身症状，如午后低热、便干等，舌红，苔黄。

（2）急性乳腺炎：初期患者的乳汁淤积结块，多呈片状，皮色不变或微红，周身酸楚，口渴，便秘，舌苔黄，脉数。中期肿块逐渐增大，局部疼痛加重，或有鸡啄样疼痛，皮肤焮红灼热，伴有同侧腋窝淋巴结肿大、压痛；病情进一步发展，肿块中央渐渐变软，按之应指有波动感，穿刺可抽吸出脓液。溃后期若脓出通畅，肿块消散，肿消痛减，寒热渐退，疮口逐渐愈合；若脓出不畅，肿块不消，疼痛不减，身热不退，形成脓与肿块并存，亦可能形成袋脓或传囊乳痈。

若大量使用抗生素或过用寒凉中药，常可见肿块消散缓慢，或形成僵硬肿块，迁延难愈。

炎性肿块还见于较少见的感染，如乳房结核。乳房肿块表现为单个或数个肿块，大小不等，边界不清，硬而不坚，推之可动，皮色不变，不痛或微痛，全身症状不明显。病情进展缓慢，数月后结块渐大，与皮肉相连，皮色不红或微红，肿块可变软形成脓肿。可伴有腋下淋巴结肿大，伴有潮热颧红、形瘦食少、夜寐盗汗等症状。如有肺结核或其他部位的结核感染，应注意乳房部肿块结核感染的排除。

3. 肿瘤性肿块

肿瘤性肿块分为良性肿瘤性肿块及恶性肿瘤性肿块。良性肿瘤性肿块多为椭圆形，形如丸卵，边界清晰，质地韧，表面光滑，推之活动，大小不等，单发或多发，可见于乳腺纤维腺瘤。如豆大的圆形肿物，质软，不与皮肤粘连，推之活动，多分布于乳头旁，伴有乳头溢液或溢血，多见于乳腺导管内乳头状瘤。

恶性肿瘤性肿块表现为无痛性肿块，皮色不变，质地坚硬，推之不移，表面不光滑，凹凸不平或乳头溢血，晚期红热，皮肤溃烂，凹如岩穴。

【病因病机】

宋太医院编《圣济总录·乳癖》云："妇人以冲任为本，若失于将理，冲任不和，阳明经热，或为风邪所客，则气壅不散，结聚乳间，或硬或肿，疼痛有核。"明代陈实功《外科正宗》卷之七中云："乳癖乃乳中结核，形成丸卵，或坠重作痛，或不痛，皮色不变，其核随喜怒消长，多由思虑伤脾，忧怒伤肝，郁结而成。"《外科正宗》卷之三中又曰："忧郁伤肝，思虑伤脾，积想在心，所愿不得志者，致经络痞涩，聚结成核。"清代余景和《外证医案汇编》卷三"乳胁腋肋部"中云："乳中结核，虽云肝病，其本在肾。"历代医家阐述了乳房疾病与肝气郁结，脾肾不足密切相关；与气滞、血瘀、水湿、痰凝、热结等病理产物密切相关。肝主疏泄，调畅气机，若郁怒伤肝，木克脾土，或思虑伤脾，肝脾不和，可导致气滞，此时为"无形之邪"；气不行则血无以化生和运行，则见血瘀；或为伤寒失治误治，或气机升降失常，或饮食内伤，导致脾失健运，水湿痰浊内生，凝聚乳络，形成"有形之邪"，即可见可触及或检测到的肿块，此时表现为不红不肿的"阴性"肿块。"气有余便是火"，气滞日久化热或随体质化热，或平素饮食不节嗜食膏粱厚味者致脏腑壅实，此类患者容易传里化实化热，可见肿块红肿热的"阳性"肿块，或痛或不痛。水湿痰与热结，故见阴性肿块与阳性肿块或脓肿同在。或水湿痰与瘀结，故见患者舌暗舌下脉络迂曲，或见痛经或见癥瘕积聚（子宫肌瘤、甲状腺结节等）。严重者，水热气互结于血分，可见头面红肿、口干舌燥、皮肤红斑等。

【症状辨识】

1. 阳证肿块

皮肤红肿热痛或者皮色如常，内有化脓之肿块属于阳证，多见于乳房炎性肿块；皮肤红肿而无痛，甚则溃烂流水流脓，亦为局部瘀久化热所致，多见于乳腺癌局部晚期。

2. 阴证肿块

漫肿无头，无红无热者，属于阴性肿块，多见于乳腺增生性肿块、乳腺良恶性肿瘤。

3. 肝郁痰凝之肿块

局部肿物，皮色不变，边界清或不清，质地韧或硬，可单发可多发；伴有胁肋部胀痛，或伴有抑郁焦虑情绪等。舌淡红，苔薄白，脉弦。

4. 痰凝血瘀之肿块

肿块表浅局部皮肤可呈现暗红色或暗黑色，边界清或不清，质地韧或硬，可单发可多发。舌质瘀紫或暗红，舌下脉络曲张，脉涩。

5. 火热炽盛之肿块

局部皮色鲜红或暗红，可有触痛或不痛，边界欠清，化脓可见顶软，有波动感，或自行溃破流脓，后期形成窦道或瘘。舌红苔黄或腻，脉数。

脓肿可借助 B 超进行辅助诊断。

【治疗】

1. 辨证论治

乳房肿块首要的是辨阴阳。乳癖、乳核与乳痨、乳岩初期，局部肿块不红不热，就其属性当为阴证，为水气痰瘀互结于胸部，有虚证实证之别。脾肾不足，或肝气疏泄不及者为虚证，气血运行无力，水气痰瘀互结于局部，形成肿块并易寒化，日久不解必见瘀，为阴证；肝气疏泄太过，木气过旺甚则火化为实证，局部肿块易热化，郁久化热，表现为局部红肿发热，久则肉腐化为脓血，为阳证，乳痈、粉刺性乳痈多为阳证。

《素问·阴阳应象大论》曰："黄帝曰：阴阳者，天地之道也，万物之纲纪，变化之父母，生杀之本始，神明之府也，治病必求于本。故积阳为天，积阴为地，阴静阳躁，阳生阴长，阳杀阴藏。阳化气，阴成形。"阳气凝聚为阴，阴气流动为阳。"阳统阴"，阴中有阳，阳中有阴。乳房肿块初起时属阴证、属有形之邪，为各种因素导致的痰、水湿或瘀血凝聚于局部而成，日久可根据患者体质及内环境的变化，或形成难散之僵块，迁延难愈，或者化热成脓。

从中医的整体观来看，乳房疾病多起于气滞，气滞可能由于少阳的枢机不利，也可能因为饮食不节导致的中焦阻滞或由脾胃虚弱而致，人体的枢机主要是少阳主半表半里的枢机和半上半下的中焦枢机，少阳主气的升降出入，中焦主气之升降。通过"和枢机，解郁结"，来恢复气的升降出入，让人体恢复圆运动，形成阴阳和合的混元一气状态。虚证者，小柴胡汤主之；实证者，大柴胡汤主之；日久而瘀者（痰瘀互结）、寒热不明显者，可用桂枝茯苓丸；水热气互结者，桃核承气汤主之；化热或热入营血者，三黄泻心汤主之；肿块合并入睡困难者，用柴胡加龙骨牡蛎汤。

总之，乳房肿块有虚实证之别，明辨虚实阴阳，方能制定正确的治法和选方用药。

2. 外治疗法

乳房良性肿块可以通过外敷给药，使药物的有效成分通过皮肤吸收而直接作用于乳房肿块，从而发挥局部通络止痛、解毒散结、活血祛瘀的作用。一方面能直达病所，另一方面通过调理经络气血从而促进乳腺组织自我修复，充分发挥"内病外治"的长处。另外，中药敷贴不仅用法简单，而且携带方便，患者可自行换药。

（1）外敷疗法：广东省中医院乳腺科采用"四子散"热敷疗法外治乳房肿物，具有温通经络、活血散结的功效，主要应用于阴性肿块。操作方法：白芥子、苏子、莱菔子、吴茱萸各120g装入布带包裹后，微波高温加热2分钟或炒热，温度掌握在43.5℃左右，以患者皮肤能接受为宜。热敷患处，每天1次，每次30分钟，10天为1个疗程。采用院内制剂"消肿止痛膏"加热，可为热敷贴治疗乳房炎性僵快，促进炎症吸收，僵块消散。

"金黄散"水蜜膏外敷治疗乳腺炎性肿块阳证型，乳房出现红肿热痛者。操作方法：将金黄散、蜜糖用开水调成膏状，外敷患处。"金黄散"水蜜膏治疗具有清热除湿、散结化瘀、止痛消肿之功，临床应用效果良好。

消癖酊离子导入法治疗乳腺增生病。操作方法：在增生部位外敷消癖酊加微波治疗仪局部照射（功率为30W，频率为50Hz）。每日1次，每次15分钟，10次为1个疗程，温度掌握在43.5℃左右。治疗结束后，以皮肤仍有余热为佳。

海志刚等采用乳瘤消膏治疗乳房肿块，乳瘤消膏由《景岳全书》的阿魏化痞膏、《外科全生集》的阳和解凝膏和《药蔹启秘》的桂麝散三方化裁加减而成。方1：牛蒡子150g，川芎120g，附子、草乌、肉桂、赤芍、白芷、僵蚕、红花、木鳖、穿山甲各60g，生半夏、生南星各30g，麻油5kg。方2：血竭、乳香、没药、冰片各60g，阿魏100g，苏合油120g，麝香15g。熬制方法：将方2共为细面密封备用；方1共为粗末，在麻油内以文火熬至焦黑（约2小时），过滤弃渣，重在火上加热，熬至滴水成珠，加入新型材料收膏，以软硬适中为度。此时将方2细面加入离火，搅匀后摊在无纺布上即成。摊药面积约6cm×6cm，厚度3mm，装入塑料袋密封备用。具有温经通络、涤痰化瘀、软坚散结功效。

林平等以乳痛散配合推按运经仪离子导入治疗乳腺增生病乳房疼痛和肿块，疗效颇佳。

黄婷等使用阳和解凝膏掺桂麝散外贴于乳腺增生处，3天换1次。1个月为1个疗程，治疗2个疗程。临床治愈19例，好转23例，无效4例。总有效率91.30%。

马民等用活血散结中药外用治疗老年痰瘀互结型乳腺增生病，主要药物有玫瑰花、橘核、丁香、当归、乳香、肉桂、麝香、冰片等，按1∶1等分，经粉碎、萃取等制剂加工程序，制作成5cm×5cm外用中药贴剂，每帖含生药6g。治疗组选择肿块和痛点显著处外敷，3天更换1帖，1个月为1个疗程，最长3个疗程。发现活血散结中药药贴，可有效改善乳房部血液循环，缓解局部疼痛，同时可抑制腺体增生，促进纤维组织吸收。患者的乳房疼痛，主要由于乳腺导管及腺泡上皮增生和脱落，堵塞乳腺导管而其远端的小导管及腺泡继续增生、膨胀，从而导致乳房疼痛。治疗后血运障碍明显改善，行气药物能明显改善乳房局部组织血液循环，降低血液黏稠度，且具有较强镇痛作用。内分泌失调导致乳腺实质增生，引起小导管扩张，促进间质结缔组织增生，胶原化和炎性细胞浸润，治疗后乳房肿块均有不同程度缩小，说明中药药帖中化痰软坚散结药物促进病理产物和炎性渗出物的吸收，促进腺体周边纤维组织及其他物质的消散吸收，从而抑制乳腺腺体增生。

朱文岳采用康乳散结巴布剂治疗乳腺增生病，康乳散结巴布剂处方药物组成：夏枯草30g，大贝30g，昆布20g，海藻20g，柴胡20g，香附20g，延胡索30g，郁金20g，赤芍20g，红花20g，乳香15g，没药15g。选择乳房肿块和痛点显著处外敷，2天更换1帖，14天为1个疗程，共治疗3个疗程总有效率为96.5%。

（2）刮痧：罗雪冰等采用刮痧治疗青春期乳腺增生病，取刮痧活血剂（主要由红花、桃仁组成，本院制剂室提供）均匀涂于患侧乳房上，医生位于患者旁侧，手持刮痧板与皮肤成45°角。从乳房四周边缘向乳头以均匀力度刮拭，尤其对乳腺增厚有肿块部位力度稍加大，至局部出痧（瘀点或斑块），再取膻中、屋翳、患侧期门、阿是穴采用点按法，各均匀按压10次，然后让患者服用200~300mL温开水，每日治疗1次。如患者感到皮肤疼痛或出痧局部有灼热感，可隔1~2天治疗1次，10次为1个疗程，共治疗3个疗程，总有效率100%，其中肝郁气滞型疗效最好，治愈率最高。

（3）针灸：王承惠采用针灸理疗治疗乳腺良性肿物。先针刺取穴，包括肿物围刺、膻中、乳根、人迎、合骨、中脘、足三里、带脉、气海、关元、血海、阴陵泉、三阴交、风池、太冲。每日1次，每次30分钟，30日为1个疗程，并持续治疗2个疗程。与此同时，需配合艾灸与红外线理疗：针刺中脘、足三里、关元穴时，将艾炷置于针柄，灸20分钟；针灸时，把红外线灯放置于双侧乳房上方大30～50cm处，每次30分钟。有效治愈率为97.56%。

王又平采用针灸阿是穴治疗乳腺增生病，在常规治疗的基础上，予针刺乳房四周最痛酸阿穴，10次为1个疗程，连续2个疗程，经期除外，对照组仅用常规治疗，观察组总有效率明显高于对照组，差异有统计学意义。

（4）推拿：乳腺疾病的推拿手法，在乳房疼痛一节里已有详述。对于乳腺增生性肿物及乳房良性实性肿瘤，均可以进行局部推拿，以促进局部经络气血的通畅，促进肿块的消散。但要注意的是，并不是所有的乳房肿块都能进行乳腺推拿，乳腺恶性肿瘤与炎症性肿块属于推拿的禁忌证，体积较大的囊肿也不适合局部推拿。

（5）蜡疗：中药蜡疗是用内病外治的理念，通过外敷疗法，具有活血化瘀、理气通络、软坚散结、拔毒排毒、抗炎消肿等作用，可有效地改善乳房胀痛、软化肿块。其方法独特、简便、经济实用。

将中药研磨成末放入蜡中，蜡经高温加热而液化，液化后的蜡与中药充分地融合在一起，外敷于患者乳房。中医对乳腺增生的治疗重在活血化瘀、理气通络，药物与蜡加热后，药物的活血化瘀作用更有利于乳腺增生的治疗，药物加热后也增强了理气疏络作用，因此中药蜡疗能增强其疗效。如加用温阳药中的鹿茸（或鹿角霜）、仙茅、淫羊藿、巴戟天等具有类似性激素样作用，能促进性腺、性器官发育，调整激素平衡；还能明显提高动物下丘脑多巴胺含量而抑制泌乳素的分泌。加用软坚散结的海藻、昆布等有助于刺激垂体促黄体生成素的分泌，改善黄体功能，降低雌激素绝对值，抑制泌乳素分泌；并可促使病态组织的崩解，加速肿块的消散。此外，疏肝理气、活血化瘀药物可改善全身和乳房局部的血液循环，促进雌激素在肝脏的灭活和改善局部的充血水肿状况，并可抑制组织内单胺氧化酶活力，抑制胶原纤维合成，从而促使乳腺内肿块及纤维吸收。

第五节　乳房脓肿、窦瘘

乳房部的脓肿多见于乳房部的急慢性炎症。急性炎症的脓肿往往易脓易溃，很快愈合，不形成窦道；而慢性炎症的脓肿往往难脓难溃，溃后形成窦道或瘘管。

窦道是一种有外口而无内口相通的病理性盲管，瘘管是指一种有外口并和体内管道相通的病理性管道，属于中医窦瘘的范围。有脓肿溃后形成的窦瘘，也有外科手术后形成的窦瘘。其特点是由深部组织通向体表，有1个或多个外口，管道或直或弯，或长或短，一般不与内脏有腔脏器相通。乳房部窦瘘多发生于乳房部或乳晕部的脓肿溃破后，久不收口而形成管道，成为乳漏。

【病因病机】

1. 乳痈的乳房脓肿多由于乳汁郁积，肝郁胃热，或感受外邪，或过食膏粱厚味，聚湿生浊，邪毒湿浊留阻乳房，郁结不散，使营卫不和，气血凝滞，经络壅遏，化火成毒而成痈肿，日久化热成脓。

2. 粉刺性乳痈的脓肿与窦瘘，多由于乳头素有凹陷畸形，加之情志抑郁不畅，或由手术创伤，或局部残留异物，或夹有邪毒侵袭，肝郁气滞，营气不从，经络阻滞，局部气血瘀滞，聚结成块，蒸酿肉腐而成脓肿，溃后成漏。

3. 乳痨引起的脓肿与窦瘘，多因素体亏虚，肺肾阴亏，阴虚火旺，虚火灼津为痰，痰火凝结成核；或情志不畅，肝郁化火，耗损阴液；或肝郁犯脾，脾失健运，痰湿内生，痰火凝结，阻滞乳络而发病；或因肺痨、瘰疬等病继发。

【症状辨识】

1. 辨脓

成脓时，局部肿势高凸，皮肤光亮，焮红灼热，剧烈跳痛，痛如鸡啄，按之应指则为成脓。彩超可用于辅助诊断。溃后脓出多稠厚，色黄白。若溃口过小或袋脓，可致脓出不畅，影响愈合。若气血虚者，则脓水稀薄，疮面新肉难生，不易收口。

2. 乳房部瘘

发病前患有乳痈、乳发溃脓或切开病史，疮口经久不愈，常流乳汁或脓水，周围皮肤潮湿浸淫。若因乳痨破溃成瘘，疮口多凹陷，周围皮肤紫暗，脓水清稀，或夹有败絮状物质，或伴有潮热、盗汗、舌质红、脉细数等症。

3. 乳晕部漏

乳晕部漏又称乳头漏，多发于非哺乳期或非妊娠期妇女。常伴有乳头内陷，或乳头旁乳晕部结块，红肿疼痛，全身症状较轻。成脓溃破后，脓液中兼有灰白色脂质样物，往往久不收口。若用球头银丝从疮口中探查，可从乳窍中穿出。亦有愈合后，在乳窍中仍有粉刺样物溢出，带有臭气。

【辅助检查】

乳腺导管或漏管 X 线造影常有助于明确管道走向、深度及分支管道情况，也可以用探针探查。

【治疗】

1. 辨证论治

中医学认为，该病的发生、发展与肝胃关系密切。其基本病机为木郁土壅，肝郁胃热，乳络失于通畅。治疗上可予小柴胡汤疏肝调脾或用三黄泻心汤清解余热。脓肿、窦瘘与肿块并存者，可采用桂枝茯苓丸加减以化瘀散结；溃后期窦瘘久不收口，伴面色白、神疲乏力、食欲不振等全身症状者，可用托里透脓的治法，方选托里消毒散加减；合并潮热颧红，干咳痰红，形瘦食少，舌质红，苔少，脉细数者，治以养阴清热为法，方选六味地黄汤合清骨散加减。

2. 外治疗法

（1）乳房脓肿

①穿刺法：较大单一脓肿可采用穿刺的方法抽出脓液；深部脓肿体表定位不准确、多个脓肿或体积较小的脓肿，可采用彩超定位下的穿刺抽脓；僵块已全部成脓，或形成多条窦道，需局部用火针洞式烙口，切开排脓，进行搔刮、捻腐等化腐清创术。

②火针洞式烙口引流法：集"针法"和"烙灸法"于一体，具有出血少，痛苦小，瘢痕小，不影响乳房外观和日后哺乳的特点，优于刀切排脓，愈合时间短，患者易于接受。

林毅教授针对乳腺炎成脓期，采用自制电火针治疗仪行"火针洞式烙口引流术"加提脓药捻引流法，使脓液及脓腔坏死组织液化而通畅地排出，达到"腐去肌生"的效果。配合清热解毒、托里排脓中药辨证内服，内外合治。适用于乳腺脓肿形成。

操作方法：以 B 超图像为参考标准，在局麻下用粗三棱针烧红或电火针仪，在脓肿波动明显、选择远离乳晕的脓肿低垂部位进针，进针方向直刺脓肿中部，针尖必须进入脓腔 0.5～1cm。乳房脓肿部位经火针刺烙，形成了光滑坚实的通道，拔出火针，脓腐即可自行排出。为促使排脓，术者可轻轻揉抓脓壁，或轻轻加压，使脓腐尽早排尽。术后插入提脓药捻（五五丹或八二丹）引流，注意提脓药捻应插至脓腔基底部，土黄连液湿敷引流口。

禁忌证：乳痈初起未成脓者，慢性炎性僵块，有凝血功能障碍者。

（2）乳房窦瘘：林毅教授综合采用提脓药捻引流术、搔刮、捻腐、拖线疗法、垫棉绷缚、中药敷贴等多种外治法治疗本病。

操作方法：①常用体位有平卧位、侧卧位和半卧位三种。②选好进针点，定好进针方向及深度。③常规消毒，于进针皮肤及沿针道局部麻醉，以注射器回抽见脓液为度。④电火针治疗仪火针洞式烙口或者小切口切开排脓。⑤术后乳房脓肿经火针刺烙，形成了光滑坚实的通道，拔出火针，脓液即可自行排出。为促使排脓，术者可用手轻轻揉抓脓腔壁，或轻轻提捏加压，使脓液尽早排尽。⑥用刮匙搔刮脓腔壁和火针烙口管壁的水肿肉芽、坏死筋膜和瘀血等坏死组织，然后再用棉捻多次捻除残余的坏死组织，以求彻底清除脓腔及火针烙口管道内的坏死组织。⑦银质球头探针探查脓腔深度和范围，探针导引放置自制提脓药捻于主要的脓腔或管道引流。同时利于日后在一个火针烙口处插入多个提脓条至不同脓腔引流。⑧若乳晕有自行溃口处，用探针探查窦道深度和范围，同样用刮匙搔刮窦道壁的水肿肉芽、坏死筋膜和瘀血等坏死组织，然后再用棉捻多次捻除残余的坏死组织，探针导引放置祛腐提脓药捻，注意提脓条应尽量避免接触乳晕，以免损伤乳晕。若溃口与乳头相通形成瘘管，则采用药线拖线引流。⑨以土黄连纱布湿敷引流口，注意用土黄连纱布隔开提脓条，尤其注意避免提脓条与乳头接触，以免损伤皮肤和乳头。⑩乳房炎性肿块处，用金黄散水蜜膏外敷。术后弹力绷带包扎固定，以舒适为度。

此外，针对乳房瘘管，可采用挂线疗法。郭发爽报道采用加垫橡皮筋结扎手术治疗乳房部导管瘘36例：使用5mL注射器接皮试针头进行1%利多卡因局部麻醉。患者平卧，进行常规术前消毒处理，将硬膜外麻醉导管插入瘘口，经由导管将亚甲蓝注入瘘管，使乳头处瘘管外口染色，然后将导管去除。于瘘管探针上结扎丝线，穿过染色的乳管外口，将橡皮筋和丝线引出。对于瘘管较大或合并脓肿的患者，先进行切开引流，将管壁组织切除送检，以排除恶性病变的可能。对囊腔进行搔刮，并使用生理盐水、双氧水进行反复冲洗。将乳管外口和瘘口之间的皮肤切开，加垫油纱后，将切口收紧并使用橡皮筋结扎，使用多层中央减孔纱布将乳头套住，外加敷料进行加压包扎。术后给予抗生素治疗7天，每2天换药1次。3~5天后，视情况解除包扎，5~7天后再进行一次橡皮筋收紧结扎。平均挂线时间为（13.7±3.9）天，32例顺利治愈，分泌物或红肿疼痛症状消失；4例愈合较差，将瘘管切除，并进行乳腺导管部分扩张，直至乳腺正常敞开，实施引流后患者愈合。

乳房窦瘘长期反复不愈，可以选择手术治疗，强调手术切除范围足够，避免再次炎症复发，尽量保证乳房外观，如果切除范围较大，可进行乳房整形手术。

乳房僵块、多发脓肿、多条窦道或瘘管往往存在急、慢性炎性肿块并存的情况，称之为复杂难治性乳腺炎，被喻为"烂苹果""地道战"，其病情复杂，余毒难清，缠绵不愈或反复发作，患者十分痛苦，临床治疗颇为棘手。中医药对本病的治疗具有良好效果，在临床实践中应本着"驱邪不伤正，祛腐可生新"的治疗原则，采用中医综合外治法治疗，具有疗程短、创伤小、术后乳房变形小、瘢痕小、对乳房组织正常功能影响小、不易复发的特点。

（郭莉）

参考文献

[1] Barton M B, Elmore J G, Fletcher S W. Breast symptoms among women enrolled in a health maintenance organization: frequency, evaluation, and outcome [J]. Ann Intern Med, 1999, 130 (8): 651–657.

[2] Ader D N, South‐Paul J, Adera T, et al. Cyclical mastalgia: prevalence and associated health and behavioral factors [J]. J Psychosom Obstet Gynaecol, 2001, 22 (2): 71–76.

[3] 孟景，沈林，Jackson T，等. 疼痛对心理的影响及其机制 [J]. 心理科学进展，2011，134 (10): 1493–1501.

[4] 张蔚婷，罗非，韩济生. 痛觉的脑功能成像研究进展 [J]. 生理科学进展，2001 (3): 209–214.

[5] 李鹏，叶玉琴，王可人. 乳房疼痛患者的定量感觉测定 [J]. 中国疼痛医学杂志，2016，22 (11): 861–863+867.

[6] 李璐，杨越，缪春梅. Mammotome真空辅助乳腺微创旋切术治疗男性乳房发育症 [J]. 中华整形外科杂志，2014，30 (2): 131–133.

[7] 蒋孜明，李媛媛. 中医药治疗乳腺增生病的研究进展 [J]. 广西医科大学学报，2017，34 (2): 303–306.

[8] 张继东. 乳房疼痛原因多，无痛性肿块多凶险 [J]. 青春期健康，2015 (12): 44–45.

[9] Mansel R E. ABC of breast diseases: breast pain [J]. BMJ, 1994, 309 (6958): 866–686.

［10］施素斌. 以乳房痛为主要临床表现的颈椎病误诊 3 例［J］. 中国医师杂志，2004（增刊）：96.

［11］Cooney M A, Culleton – Quinn E, Stokes E. Current knowledge of pain after breast cancer treatment: a systematic review［J］. Pain Manag Nurs, 2013, 14（2）：110 – 123.

［12］Wood K M. Intercostobrachial nerve entrapment syndrome［J］. South Med J, 1978, 71（6）：662 – 663.

［13］严相默. 术后镇痛进展［J］. 中国疼痛医学杂志，2004，10（6）：360 – 364.

［14］赵英. 疼痛的测量和评估方法［J］. 中国临床康复，2002，6（16）：2347 – 2349，2352.

［15］Parsay S. olfati F, Nahidi S. Therapeutic effects of vitamin E on cyclic mastalgia［J］. Breast J, 2009, 15（5）：510 – 514.

［16］Delvecchyo C, Caloca J, Gómez – Jauregui J. Evaluation of breast sensibility using dermatomal somatosensory evoked potentials［J］. Plast Reconstr Surg, 2004, 113（7）：1975 – 1983.

［17］Barros A C, Mottola J, Ruiz C A, et al. Reassurance in the treatment of mastalgia［J］. Breast J, 1999, 5（3）：162 – 165.

［18］蒋蓓琦，张一楚. 乳痛症的诊断和处理［J］. 中国实用外科杂志，2000，20（5）：307 – 309.

［19］康慧，何生华. 针灸加手法按摩治疗乳腺增生疗效观察［J］. 湖北中医杂志，2017，39（12）：20 – 21.

［20］鲍艳华. 针灸治疗乳腺增生病 120 例［J］. 中医中药，2007，4（22）：83.

［21］刘娟，田磊，张卫华. 国医大师郭诚杰教授治疗乳头痛痒症临床经验举隅［J］. 针灸临床杂志，2017，33（7）：68 – 69.

［22］程艳红，李占平. 速刺鬼穴加三棱针放血拔罐治疗乳腺增生［J］. 中国基层医药，2010，17（12）：1637 – 1638.

［23］李俊芬，林青梅，陈丽霞. 经络推拿治疗经前乳房疼痛疗效观察［J］. 按摩与康复医学，2015，6（15）：19 – 20.

［24］李晓涛. 中西医结合治疗乳房湿疹临床分析［J］. 内蒙古中医药，2014，（18）：48 – 49.

［25］Vanessa D, Andretta T, Jose A S, et al. Mammary and extramammary Paget's disease: a study of 14 cases and the associated therapeutic difficulties［J］. Clinics, 2009（64）：599 – 606.

［26］杨烨，梁秋芬，马毅敏，等. 乳头瘙痒症症状表述方法初探［J］. 中国实用医药. 2013，8（30）：46 – 47.

［27］唐跃琼，屈丽，蒋为霞. 皮肤病患者皮肤瘙痒程度的评估及对策［J］. 解放军护理杂志，2007，24（5）：76.

［28］Berth – Jones J. Six arer. six sign atopic dermatitis（SASSAD）severity score: a simple system for monitoring disease activity in atropic dermatitis［J］. Br J Dermatol, 1996, 135（48）：25 – 30.

［29］周宝宽，周探. 从风毒论治瘙痒性皮肤病验案举隅［J］. 河北中医，2012，34（1）：47 – 48.

［30］张艳菊，欧阳晓勇. 从心和肝论治痒风［J］. 中国中医药现代远程教育，2013，11（23）：10 – 11.

［31］张达. 从"治风先治血"论梅花针治疗"痒风"［J］. 光明中医，2017，32（3）：458 – 460.

［32］程丑夫. 过敏性疾病当从风论治［J］. 江苏中医药，2002，23（3）：1 – 3.

［33］陈保疆. 荨麻疹中医从血论治临床研究进展［J］. 现代诊断与治疗，2015，26（5）：998 – 1001.

[34] 曹旭. 养血润肤汤加减治疗血虚风燥型痒风50例 [J]. 实用中医内科杂志, 2006, 20 (2): 169.

[35] 刘邦喜. "治风先治血, 血行风自灭"精义 [J]. 黑龙江中医药, 2007, 36 (1): 2-3.

[36] 何俊安. 养血润肤汤加减治疗产后乳房皮肤瘙痒临床研究. 实用中医药杂志, 2014, 30 (5): 391-392.

[37] 王东海. 除湿汤外洗治疗湿疹58例 [J]. 中医外治杂志, 2006, 15 (1): 12-13.

[38] 周慧. 三黄洗剂治疗皮肤湿疹样变133例临床分析 [J]. 当代医学, 2013, 19 (19): 156-157.

[39] 李芳, 李玉岭. 复方徐长卿洗剂治疗婴儿湿疹235例 [J]. 中医外治杂志, 2005, 14 (1): 26-27.

[40] 袁小英, 顾伟杰, 张国强. 苦豆子油搽剂治疗钱币状湿疹疗效观察 [J]. 河北中医, 2013, 35 (4): 584-585.

[41] 牛树真, 季磊, 程淑英, 等. 丹皮酚软膏治疗湿疹135例疗效观察 [J]. 社区医学杂志, 2009, 7 (35): 50.

[42] 柯昌毅, 薛茂, 夏雨, 等. 蛇床子素软膏治疗婴儿湿疹38例 [J]. 中国药业, 2003, 12 (5): 67.

[43] 高子平. 蛇黄膏外治亚急性湿疹60例近期疗效观察 [J]. 中国中医药信息杂志, 2007, 14 (3): 57.

[44] 蔡晓玲. 柏倍湿疹散治疗婴儿湿疹疗效观察 [J]. 中医儿科杂志, 2011, 7 (3): 37-39.

[45] 卢熙福, 钟玲, 赖卉岚. 祛湿止痒霜治疗慢性湿疹114例 [J]. 现代医院, 2012, 12 (12): 40-41.

[46] 隆德建. 马齿苋合剂冷湿敷治疗急性湿疹皮炎的观察及护理 [J]. 医学理论与实践, 2011, 24 (2): 228-229.

[47] 沈镇宙. 乳腺癌 [M]. 上海: 上海科学技术出版社, 1990.

[48] 赵天利. 乳头溢液43例报告 [J]. 中国普通外科杂志, 2002, 11 (6): 157.

[49] 阚秀. 乳腺癌临床病理学 [M]. 北京: 北京医科大学中国协和医科大学联合出版社, 1993.

[50] Henry P L. Management of nippledischarge [J]. World J Surg, 1989, 13 (6): 736-742.

[51] 徐海滨, 黄海, 胡望华, 等. 非哺乳期乳头溢液190例分析 [J]. 中国普通外科杂志, 2000, 9 (6): 569-570.

[52] 王顺, 张安泰, 施军涛, 等. 乳管内视镜诊断乳管内隆起病变的价值 [J]. 中国实用外科杂志, 2000, 20 (9): 541-543.

[53] 单吉贤, 邢承忠, 王舒宝, 等. 乳头血性溢液30例治疗分析 [J]. 中国实用外科杂志, 1995, 15 (1): 58.

[54] 蔡李芬, 赵虹, 楼丽华. 楼丽华治疗乳头溢液经验 [J]. 浙江中医杂志, 2011, 46 (10): 711-712.

[55] 海志刚. 乳瘤消膏治疗乳房肿块180例 [J]. 四川中医, 2003, 21 (2): 50.

[56] 林平, 丁春英, 任志红, 等. 不同治疗方法对乳腺增生病治疗效果的对照研究 [J]. 中国中西医结合外科杂志, 2003, 9 (2): 80-82.

[57] 黄婷, 张春洪, 李娟. 46例中药敷贴治疗乳癖临床分析 [J]. 重庆医学, 2008, 37 (10): 1103, 1116.

［58］马民，张桂娟，马义. 活血散结中药外用治疗老年痰瘀互结型乳腺增生病的疗效［J］. 中国老年学杂志，2009，29（15）：1884－1886.

［59］朱文岳. 康乳散结巴布剂治疗乳腺增生病临床应用［J］. 中外健康文摘，2011，8（42）：70－72.

［60］罗雪冰，刘南梅. 刮痧治疗青春期乳腺增生病86例临床观察［J］. 中国中医药信息杂志，2007，14（7）：61.

［61］王承惠. 针灸理疗治疗乳腺良性肿物疗效分析［J］. 中医临床研究，2015，7（10）：64－65.

［62］王又平. 针刺阿是穴治疗乳腺增生病135例［J］. 中医药现代远程教育，2013，11（16）：73－74.

［63］竺江玲. 中药蜡疗治疗乳腺增生浅析［J］. 中国医学创新，2012，9（11）：137－138.

［64］万华，吴雪卿，葛彦. 浆细胞性乳腺炎的中西医结合治疗［J］. 外科理论与实践，2008，13（2）：111－114.

［65］郭发爽. 改良挂线术治疗36例乳腺导管瘘的临床应用探讨［J］. 中国实用医刊，2015，42（1）：32－33.

各 论

GE LUN

第八章 乳房炎性疾病

乳房炎性疾病是指发生于乳房的以红、肿、热、痛为主要表现，可伴有成脓、溃破现象的一类疾病。临床按病程长短分为急性乳腺炎、慢性乳腺炎。慢性乳腺炎，按照其病理特征又有浆细胞性乳腺炎（乳腺导管扩张症）、肉芽肿性乳腺炎及乳房结核之分。由感染病毒引起的病毒性乳腺炎，虽然也属于急性炎症，但因其病原体不同，故另列一节叙述。

第一节 急性乳腺炎

急性乳腺炎是由细菌入侵引起的乳腺急性化脓性感染。临床以乳房结块，局部红、肿、热、痛，常伴同侧腋窝淋巴结肿大、压痛，以及发热为特征。在哺乳期、怀孕期、非哺乳期、非怀孕期都有发生，但常见于产后未满月的哺乳期女性，为乳房部最常见的急性化脓性疾病。其发生与乳头畸形、乳汁淤积继发细菌感染及机体免疫力下降等因素相关。

急性乳腺炎属中医"乳痈""乳疽"范畴。发生在哺乳期的称"外吹乳痈"，发生在妊娠期的称"内吹乳痈"，此外发生的称"不乳儿乳痈"。乳房深部炎症或脓肿，表面红热不明显者，称为"乳疽"。

【源流】

1. 病名

历代医家先后使用过妒乳、乳痈、外吹、内吹、乳疽等。"妒乳"与"乳痈"之病名首见于晋代皇甫谧《针灸甲乙经》卷之十二"妇人杂病第十"云："乳痈，凄索寒热，痛不可按，乳根主之……妒乳（《千金》云"膺胸痛"），太渊主之。"《肘后备急方》卷五"治痈疽妒乳诸肿毒方第三十六"中明确"妒乳"为哺乳期发生的乳痈："乳汁不得泄，内结名妒乳，乃急于痈。"《诸病源候论》卷之四十"乳痈候"中则首次记载了妊娠期发生的乳痈，云"怀娠发乳痈肿"。"外吹""内吹"之名首次出现于明代《外科启玄》卷之五"乳痈"中云"有孕为内吹，有儿为外吹"，明确将乳痈按发生在妊娠期、哺乳期的不同而分为内吹乳痈、外吹乳痈。《疡医大全》也按内吹者、外吹者、内未怀胎外无哺乳而生肿痛者分别论述。"乳疽"之名首见于《诸病源候论》卷之四十"疽发乳候"："肿而皮强，上如牛领之皮，谓之疽也。"后世医家描述乳疽多同于此。

2. 病证

《诸病源候论》卷之四十"妒乳候"中载："此由新产后，儿未能饮之，及饮不泄；或断儿乳，捻其汁法不尽，皆令乳汁蓄结，与血气相搏，即壮热、大渴引饮、牵强掣痛，手不得近是也。"《外科启玄》卷五"乳痈"中云："乳肿最大者曰乳发，次曰乳痈，初发即有头曰乳疽，令人憎寒壮热恶心是也。"清代《疡科心得集》卷中"辨乳痈乳疽论"云："始时疼痛坚硬，乳汁不出，渐至皮肤焮肿，寒热往来，则痛成而内脓作也。"《诸病源候论》卷之四十"疽发乳候"认为："足阳明之脉，有从缺盆下于乳者，其脉虚则腠理开，寒气客之，寒搏于血，则血涩不通，故结肿；而气又归之，热气淳盛，故成疽也。热久不散，则肉败为脓也。"《外科大成》卷二"分治部上"认为："红肿热痛者为痈，坚硬木痛者为疽。由肝气郁结，胃热壅滞而成也。"

3. 治法

（1）内治：《刘涓子鬼遗方》卷第三中首次记载内服汤药法，具体为祛风散寒通窍法（辛夷汤）。《圣济总录》卷第一百二十八"乳痈"中治吹奶以通乳散风热法。南宋李嗣立《集验背疽方·痈疖不可用膏药贴合论》以瓜蒌散治疗乳疽，"妇人乳疽方虽多，独此一方神效无比，万不失一"。明代汪机《外科理例》卷四"乳痈一百零七"中根据病情制定不同的治法，如"暴怒或儿口气所吹痛肿者，疏肝行气；肿焮痛甚者，清肝消毒；焮痛发寒热者，发散表邪；未成脓者，疏肝行气；不作脓或不溃，托里为主；溃而不敛，或脓清者，大补气血"。陈实功在《外科正宗》中阐述了乳痈不同阶段的具体治法，包括散法、清法、疏肝行气法、托里消毒法、开脓法、补托法、大补气血法、养血清肝法等。清代陈士铎《洞天奥旨》指出"乳痈初起多邪实，久经溃烂为正虚"，采用"补中散邪""乃万全之道"。高秉钧《疡科心得集·辨乳痈乳疽论》分期辨证论治："凡初起当发表散邪，疏肝清胃，速下乳汁，导其壅塞，则自当消散，若不散成脓，宜用托里；若溃后肌肉不生，脓水清稀，宜补脾胃；若脓出反痛，恶寒发热，宜调营卫。""初起如牛蒡子散、橘叶汤、逍遥散之类，溃后则宜益气养营汤。又若半夏、贝母、瓜蒌消胃中壅痰，青皮疏厥阴之滞，公英、木通、山甲解热毒、利关窍，当归、甘草补正和邪，一切清痰疏肝、和血解毒之品随宜用之可也。"《疡科心得集·辨乳痈乳疽论》提到内吹乳痈证治："孕妇二三月，或至八九个月，乳中有核成痈，是胎气旺而上冲，致阳明乳房结肿疼痛，宜服石膏散清之可消；若溃后，虽脓出腐脱肌生，必俟分娩后始能收口。"这些论述均为后人治疗乳痈提供了思路与方法。

元代杨清叟撰、明代赵宜真辑《仙传外科集验方》卷之三中指出乳痈治疗不能过用寒凉之药："南星，姜汁酒二药调匀敷，即可内消。""初发之时，切不宜用凉药冰之。盖乳者，血化所成不能漏泄，遂结实肿核。其性清寒，若为冷药一冰，凝结不散，积久而外血不能化乳者，方作热痛，蒸逼乳核而成脓。其苦异常，必烂尽而后已。"

（2）外治：《针灸甲乙经》卷之十二"妇人杂病第十"中以针刺法治疗乳痈："乳痈，凄索寒热，痛不可按，乳根主之。""乳痈有热，三里主之。"《肘后备急方》

主要以热熨法治疗乳痈，药材为柳根皮一味；《刘涓子鬼遗方》用外敷药膏（雌黄膏）治疗乳痈；《诸病源候论》首载手法排乳和吸吮法；明代薛己在《外科发挥》卷八"乳痈"中指出："夫乳之为物，各有囊。若有一脓，即针之，否则遍溃诸囊矣。"《儒门事亲》使用按揉法、祝由法（具有解惑安神的心理治疗作用）治疗。《外科理例》在内服神效瓜蒌散基础上，外用隔蒜灸治疗乳疽，"又有乳疽一症，肿硬木闷，虽破而不溃，肿亦不消，尤当急服此散及隔蒜灸"。清代陈修园《女科要旨》卷之四"乳痈乳岩"记载："如已成脓，则以神仙太乙膏贴之，吸进脓水自愈矣。"清代祁坤《外科大成》卷二曰："未成形者消之，已成形者托之，内有肿者针之，以免遍溃诸囊为害，防损囊隔，致难收敛。"

【病因病机】

中医学认为，乳痈多由肝郁气滞与阳明胃热相互郁结，致使经络阻塞，营气不从而发生。

1. 外吹乳痈

外吹乳痈由内外多种致病因素导致乳汁淤积，使气血乖违，乳络失宣，乳汁郁久化热酿毒，进而肉腐成脓。

（1）肝胃郁热：元代朱丹溪《丹溪心法》卷五"乳痈"曰："乳房阳明所经，乳头厥阴所属。乳子之母，不知调养，忿怒所逆，郁闷所遏，厚味所酿，以致厥阴之气不行，故窍不得通而汁不得出，阳明之血沸腾，热甚而化脓。"《外科正宗》卷之三"乳痈论第二十六"中指出"乳子之母，不能调养，以致胃汁浊而化脓。又有忧郁伤肝，肝气滞而结肿"或"厚味饮食，暴怒肝火妄动结肿"。乳头属足厥阴肝经，肝主疏泄，能调节乳汁的分泌。乳房属足阳明胃经，乳汁为气血所化，源于脾胃。妇人或因情志内伤，肝失疏泄，以致乳汁分泌失常，蓄积于局部，日久化热酿脓；或因过食肥甘厚味，运化失司，湿热蕴结，阻塞经络，而致气血凝滞，邪热蕴结于乳络而成肿块，郁久热盛肉腐而成脓，发为乳痈。

（2）乳汁淤积：产妇因乳头畸形、哺乳方法不当、乳汁多而少饮、婴儿不能吮吸、断乳不当等原因导致乳汁淤积，与气血相搏，蕴积生热，热盛肉腐，成脓成痈。《诸病源候论》卷四十"乳痈候"云："亦因乳汁蓄结，与血相搏，蕴积生热，结聚而成乳痈。"宋代陈自明《妇人大全良方》卷之二十三"产后门"中指出："产后吹奶者，因儿吃奶之次，儿忽自睡，呼气不通，乳不时泄，蓄积在内，遂成肿硬……若不急治，肿甚成痈。"

（3）外邪侵袭：产妇体虚感受风邪、寒邪、热邪等，均可使乳络郁滞不通，外邪与血搏结，蕴结化热，肉败为脓。《诸病源候论》卷四十"乳痈候"中认为，本病可由："劳伤血气，其脉虚，腠理虚，寒客于经络，寒搏于血，则血涩不通，其气又归之，气积不散，故结聚成痈。"《丹溪心法》卷五"痈疽"云："有所乳之子，隔有滞痰，口气焮热，含乳而睡，热气所吹，遂生结核。"明周文采《外科集验方》卷下"乳痈论"云："夫乳痈者，内攻毒气，外感风邪，灌于血脉之间，发在乳房之内，渐成肿硬，血凝气滞或乳汁宿留，久而不散，结成痈疽。"

（4）腐肉酿脓：肝胃郁热、外邪侵袭、外力损伤、哺乳不当等致乳汁淤积，乳房肿块。若肿块在初起阶段失于消散，淤积日久，或外邪与血相搏，可蕴热腐肉酿脓，表现为乳房肿块增大、焮红肿胀、疼痛加重或呈跳痛、按之质软有波动感。若女子平素劳伤气血或产后血虚等正气不足，蕴热成脓之力不足，可表现为乳房肿块成脓缓慢、不易消散。

（5）余毒留滞：乳痈成脓溃后，热毒随脓而泄，肿痛消退，肌生皮长，伤口愈合，疾病痊愈。若女子禀赋不足，无力托毒外出，则脓水清稀、淋漓不尽，形成乳漏。若早期过用抗生素或寒凉中药，寒则收引不通，气血凝滞，痰凝血瘀，乳房局部僵块形成，多无明显疼痛，消散缓慢，甚至在邪毒作用下再次酿脓。

（6）外力损伤：按揉、压迫等，造成乳房局部损伤，甚至瘀肿，阻碍乳汁排出，故而结块，胀满疼痛，日久可化热成脓。

（7）胃火炽盛：饮酒吸烟、平素嗜食肥甘厚味等，致胃火炽盛，阳明热盛壅结，乳房结块，热炙煎烤，结块疼痛、酿脓。

（8）破损染毒：乳头皮肤娇嫩，被挤乳头时（先天凹陷）易被挤伤破损染邪，邪热搏结，而致乳房局部疼痛、化脓等。

2. 内吹乳痈

内吹乳痈多由妊娠期胎气上冲，肝失疏泄，与邪热互结蕴蒸阳明之络而成。色红者多热，色白者气郁兼胎旺。《外科正宗》卷之三"乳痈论第二十六"中指出："怀孕之妇乳疾曰内吹，因胎气旺而上冲，致阳明乳房作肿。"

3. 不乳儿乳痈

不乳儿乳痈发生在女子的，为在非哺乳期误吸而诱发；发生于男子的，可由胃火炽盛，壅于乳房而生；发生于小儿者，多由胎热蕴结，加之先天乳头内缩、挤伤、染毒而成。

4. 乳疽

乳疽因肝气郁结，胃热蕴滞所致。或因寒搏于血，寒性凝滞，气血凝泣不行，日久瘀积而成。

西医学认为，本病的发生主要责之于乳汁淤积和细菌入侵两方面。主要致病菌为金黄色葡萄球菌，其次是链球菌及大肠杆菌等。乳汁是理想的细菌培养基，乳汁淤积有利于入侵细菌的生长繁殖。乳头破损或皲裂，使细菌沿淋巴管或直接侵入乳管，上行至腺小叶而致感染。

【诊断】

1. 疾病诊断

（1）临床表现：早期可有乳头破损、疼痛、乳汁淤积，伴有或相继出现乳房局部红、肿、热、痛及肿块，若病灶位置较深，乳房局部皮色可无明显变化。常见同侧腋下淋巴结常肿大、压痛。全身症状常有头痛、周身肌肉酸痛、发热、恶寒等。若肿块未能及时消散，7～10天可成脓（附彩图1，附彩图2）。成脓后，乳房局部疼痛加重，可呈跳痛、胀痛。若肿块位置较浅，乳房局部往往焮红灼热、皮薄光亮、按之质软；若肿块位置较深，局部皮肤不变，触之木硬感。脓液外泄后，局部症状均可得到改善。

初起若过用寒凉，可导致乳房局部僵块迁延数月难消，部分患者可再次染毒酿脓。成脓后若处置不当，脓液旁侵可形成传囊乳痈；若迅速发生乳房大面积腐烂坏死，则为乳发，甚至出现热毒内攻危象；若脓液引流不畅，在局部集聚，则形成袋脓；若乳汁从疮口溢出，或疮口脓水淋漓，久难收口，则为乳漏，均为乳痈、乳疽之变证。

（2）辅助检查

①实验室检查：白细胞及中性粒细胞增多，C反应蛋白（CRP）升高；脓液或乳汁细菌培养，可见金黄色葡萄球菌等细菌生长。

②B超检查：可见乳腺导管增宽，乳汁淤积或脓肿形成。

③局部穿刺：局部穿刺抽吸，可抽得脓液或乳汁脓水混合液。

2. 症状诊断

（1）乳房肿块

①外吹乳痈：乳房肿块，发生于产后，尤以初产妇多见，突然出现；肿块较大，质地中等，边界清或不清，形态规则，皮肤微红或不红。治疗后若不消散，常于7～10天后成脓变软，皮肤红、薄，属气滞热壅或热毒炽盛。部分体质弱者，肿块消散较慢，可成脓或不成脓，属正虚邪恋。脓出后肿块逐渐消散，若早期过用抗生素或寒凉中药，溃脓后疮面虽愈但可留有僵块，数月不消，色稍暗红或皮色不变，多属血瘀痰凝。

②内吹乳痈：肿块表现与外吹乳痈类似，但发生于妊娠期，且妊娠中后期多见。肿块虽易成脓，却不易消散，多于产后回乳后逐渐消散。

③不乳儿乳痈：肿块突然出现，发生于幼孩者，常有明显的诱发因素。发生于男性者，肿块较女性者小，多在乳头乳晕部，常有吸烟史，易溃不易愈。发生于女性既非哺乳期又非妊娠期者，常反复肿痛溃破，不易消散。

④乳疽：初起肿块坚硬，皮色多正常或微红。化脓阶段不易触及明显波动感。或虽破而不溃，肿胀不消，易成乳漏。

（2）疼痛：无论外吹、内吹，还是不乳儿乳痈，初起阶段都以明显疼痛、胀痛为主，持续存在。成脓后疼痛较初起阶段加重，呈跳痛。溃后热毒随脓而泄，疼痛改善或消失，即便留有僵块，疼痛亦不明显，或仅按压时疼痛。乳疽初起多微痛，化脓阶段疼痛加剧。

（3）泌乳情况：外吹乳痈，多有乳出不畅，甚至不能排出乳汁。内吹乳痈，可见乳头有白色溢乳。不乳儿乳痈多和泌乳无关，部分兼有泌乳素水平增高者，乳头可有白色溢液。

（4）发热：外吹乳痈多伴有发热，常为恶寒发热或高热，可先有发热后肿块，也可以先有肿块再有发热，经排乳后发热症状改善。局部肿块化脓时，发热可加重，但临床成脓期发热反而少见，可能与已有药物干预有关。内吹乳痈、不乳儿乳痈多无发热症状。

【治疗】

1. 治疗原则

治疗乳痈，尤贵于早，以通为顺。局部辨证与全身辨证相结合，审症求因，辨证论治，内外兼治。初起阶段治疗以肿块消散、疼痛消除、身热平复为目的，兼顾伴随症状；成脓后，治疗目的在于使肿块液化完全，托脓外出；脓肿溃后，治疗目的是祛腐、生肌、长肉，促进创面愈合。

2. 辨证论治

（1）外邪侵袭，阻滞犯络证

证候：乳房肿痛，寒热交作，烦渴呕吐，骨楚，头痛，食欲不振等。舌红，苔薄，脉浮数。

分析：产妇体虚，外邪侵袭体表，正邪相争，营卫失和，故恶寒发热、头痛、烦热、骨楚；胃经热盛，故呕吐、口渴、食欲不振等。舌红，苔薄，浮脉主表，数脉主热。

基本治法：疏表通络。

选方：小柴胡汤或柴胡桂枝汤或神效瓜蒌散加减。

常用药物：柴胡、半夏、人参、甘草、黄芩、桂枝、芍药、生姜、大枣、乳香、瓜蒌、没药、川芎、炮山甲等。

加减法：发热者，加金银花、连翘；乳痛明显者，加延胡索、郁金；乳房肿硬木实者，加半夏、南星等；汗出不畅者，加荆芥、防风；食欲不振者，加紫苏、陈皮。

（2）气滞胎旺证

证候：乳房肿痛，皮色不变，舌质淡红，苔薄白，脉弦滑。

分析：怀孕之妇胎旺而上冲，气郁于阳明胃经，故乳房肿胀疼痛；舌红、苔薄白，为无蕴热之象；脉弦属肝。

基本治法：疏肝理气。

选方：逍遥散加减。

常用药物：柴胡、白芍药、当归、茯苓、甘草、黄芩、香附、橘叶、橘皮、蒲公英、紫苏梗等。

（3）肝胃郁热，气滞热壅证

证候：乳房肿胀疼痛，或出现硬块，皮色不红或微红，乳汁排出不畅；乳头常有皲裂，哺乳时乳头刺痛，或同时伴有发热、头痛、骨楚、食欲不振等全身症状。舌红，苔薄或黄腻，脉弦数。

分析：情志内伤，肝气郁结，郁久化热，加之产后恣食厚味，胃内积热，以致肝胃蕴热，气血凝滞，乳络阻塞，不通则痛，故乳房肿胀疼痛有块；毒热内蕴，故患侧乳房皮肤微红；邪热内盛，正邪相争，营卫失和，故恶寒发热、头痛骨楚；胃经热盛，故口渴、便秘、舌红苔薄黄；弦脉属肝，数脉主热。

基本治法：疏肝清胃，行滞散结。

选方：瓜蒌牛蒡汤加减。内吹乳痈用橘叶散加减。

常用药物：牛蒡子、全瓜蒌、金银花、连翘、蒲公英、黄芩、柴胡、青皮、栀子、橘皮等。

加减法：哺乳期乳汁壅滞，加鹿角霜、漏芦、王不留行、路路通；产妇不哺乳及断奶后乳汁壅滞、乳房胀满，加生山楂、生麦芽；口渴加芦根、天花粉；偏于热甚，加忍冬藤、生地黄；偏于气郁，加川楝子、枳壳；新产妇恶露未净，加当归、川芎、益母草，减少寒凉药。内吹乳痈用药注意免伤胎儿，常佐以安胎之药，如蒲公英、金银花、菊花、陈皮、佛手等。同时在辨证基础上配伍安胎之药，如紫苏梗、黄芩、砂仁等。

（4）热毒炽盛，酿脓腐肉证

证候：乳房肿块逐渐增大，皮肤发红灼热，疼痛加重，或呈鸡啄样痛；患侧腋窝淋巴结肿大，并有高热不退，此为化脓的征象。肿块中央渐软，按之有波动感，穿刺有脓液。全身症状加剧，壮热不退，口渴思饮，小便短赤，舌红苔黄腻，脉洪数。

分析：肝胃蕴热，热毒炽盛，乳络阻塞，气血凝滞，故乳房肿块逐渐增大及局部焮热、疼痛、灼热；热盛则肉腐成脓，故肿块中央变软，按之有应指感；火热炎上，故面红目赤；热扰心神，则烦躁不宁；火热伤阴，津液被耗，故小便短赤；津伤则引水自救，故渴喜饮冷；肠热津亏，故大便干燥；舌红、苔黄、脉数均为热象。

基本治法：清热解毒，托里透脓。

选方：五味消毒饮合透脓散加减。

常用药物：金银花、紫地丁、蒲公英、皂角刺、黄芪、全瓜蒌、白芷、川芎、当归等。

加减法：热甚，加生石膏、知母；疼痛剧烈，加乳香、没药；肿块硬韧，加浙贝母、莪术；大便秘结，加枳实、大黄（后下）。

（5）余毒未尽，正虚毒恋证

证候：脓出不畅，肿势不消，疼痛不减，身热不退，可能形成袋脓，或脓液波及其他乳络，形成传囊乳痈；或溃后乳汁从疮口溢出，久治不愈，形成乳漏。面色少华，全身乏力，头晕目眩，或低热不退，食欲不振；舌淡，苔薄，脉弱无力。

分析：脓成破溃后，脓毒尽泄，肿痛消减；但若素体虚弱，溃后脓毒虽泄，气血俱虚，故收口缓慢；气血虚弱，可见面色少华、全身乏力、头晕目眩；舌淡、苔薄、脉弱无力为气血不足之象。

基本治法：补益气血，托毒消肿。

选方：托里消毒散加减。

常用药物：黄芪、党参、当归、白芍药、白术、茯苓、皂角刺、金银花、桔梗、白芷、川芎、甘草等。

加减法：余热未清，加蒲公英、紫花地丁；结块疼痛，加王不留行、忍冬藤；结块硬韧难消，加浙贝母、白僵蚕。

（6）余毒滞络证

证候：溃后脓出不畅，肿痛不消，身热不退可能形成袋脓。因切口在上，脓腔在下，也会成袋脓。或持续低热，食欲不振；舌质红或淡红，苔薄，脉滑或滑数。

分析：脓成破溃后，余毒未尽，阻滞经络，故见低热不退、食欲不振；舌淡、苔薄、脉滑数为余毒留于乳络之象。

基本治法：清热消肿，托毒排脓。

选方：透脓散加减。

常用药物：当归、生黄芪、炒山甲、川芎、皂角刺等。

加减法：身热不退者，加黄芩、蒲公英、野菊花、紫花地丁；肿痛不消者，加延胡索、桔梗、白芷、三棱、莪术等。注意袋脓者，引流通畅为治疗之关键。

（7）气血壅滞证

证候：乳房结块质硬不消，微痛不热，皮色不变或暗红，欲消不消，欲脓不脓，形成僵块，或有局部结块而胀痛不适；舌淡，苔薄，脉涩。

分析：早期大量使用抗生素或过用寒凉中药后，或是淤积性乳腺炎脓成破溃后，外邪或余毒留滞，气血壅滞，出现结块胀痛；舌淡苔薄、脉涩为气血壅滞于乳络之象。

基本治法：活血化瘀，软坚通络。

选方：桃红四物汤加减。

常用药物：当归、赤芍、生地、川芎、桃仁、红花等。

加减法：早期若有过用寒凉或抗生素病史，局部僵块皮色不红、肤温不高者，予以温化僵块，加用炙麻黄、熟地、鹿角胶、炮姜炭、肉桂、白芥子等；僵块颜色较暗，伴有刺痛者，加用三棱、莪术、路路通、延胡索等。

（8）脓毒走窜证

证候：溃后肿势不消，疼痛不减，身热不退，而成传囊；舌红，苔黄腻，脉弦数或弦滑。

分析：脓熟未能及时切开排脓，致脓毒横走旁窜，腐蚀乳络，形成传囊。或是初产妇体虚气血未复，解毒未尽，若脓肿过早切开或手术操作切开时刀锋直插脓壁伤及他囊，均可使脓液侵及其他乳络、乳囊；身热不退，舌红，苔黄腻，脉弦数或弦滑为脓毒流于乳络之象。

基本治法：泻火利湿，托毒透脓，辅以清补。

选方：龙胆泻肝汤合黄连解毒汤加减。

常用药物：龙胆草、黄芩、黄连、黄柏、栀子、泽泻、车前子、当归、生地、柴胡等。

加减法：疼痛者，加用延胡索、川芎、三棱、莪术、路路通等；高热者，加生石膏、天花粉、忍冬藤、天葵子、野菊花等；苔腻、口气重者，加茵陈、薏苡仁、厚朴、佩兰、半夏等；便秘者，加生大黄、芒硝等。

（9）正虚毒陷证

证候：局部肿块未消，闷胀疼痛或微痛或不知疼痛，脓腐未净，脓水突然变稀薄，疮色灰暗或光白板亮。全身发热或恶寒，或体温反而不高、肢凉，自汗或盗汗，形神委顿或烦躁甚至昏迷厥脱。舌红，苔少，脉细数；或舌淡，苔薄，脉虚数。

分析：患者气血两亏，正不胜邪，不能酿化为脓，局部表现为肿块不消，创面脓腐未净却突然脓液稀薄、脓水减少，创面灰暗或光白板亮；正虚无以养神，则精神委顿，或因虚阳浮越而烦躁，甚至阴阳失其互根互用而出现昏迷厥脱。正虚不能载毒外泄，脓毒波及体内，形成败血症，邪毒炽盛，则发热；热邪耗伤气阴，则烦热盗汗、舌红、脉细数；气血虚弱，不能充达四肢，则形寒肢冷、舌淡、脉虚数。

基本治法：扶正祛邪。

选方：安宫牛黄丸或附子理中汤加减。

常用药物：牛黄、郁金、黄芩、黄连、栀子、冰片、麝香、附子、人参、干姜、白术等。

加减法：神昏烦躁，加紫雪丹、牛黄清心丸等；神昏厥脱者，加别直参、龙骨、牡蛎。多需配合当归、黄芪、熟地、川芎、白芍、茯苓、白术等补益气血以托毒外出。局部疼痛，用延胡索、川芎等。

回乳：用生麦芽、炒麦芽、生山楂、枇杷叶、茶树根等。麦芽用量60g以上，具有抑制乳汁分泌的作用。回乳阶段常有乳房胀痛，可用延胡索、八月札等理气止痛。伴泌乳素水平升高者，可加用溴隐亭口服。

3. 外治疗法

以外吹乳痈为例，内吹乳痈、不乳儿乳痈等参照外吹乳痈。

（1）分期治疗

①初起：皮色焮红灼热者，宜金黄膏或玉露膏外敷于患处，宜厚涂，每天更换1次。也可用新鲜蒲公英400g捣烂，加两只鸡蛋清调匀，外敷患处，每日4次，连续3日。或芦荟、仙人掌肉捣糊外敷，皮肤过敏者停用。皮色微红或不红者，宜冲和膏外敷。乳房按揉不当造成水肿者，予以青黛膏外敷；也可予以皮硝短时间外用，将皮硝装布袋内放置于水肿部位，硬结成块后更换。乳头破碎者，予以青石软膏或蛋黄油或橄榄油外涂。回乳者，予以皮硝外敷。

②成脓

切开排脓：在皮薄、波动感及压痛最明显处切开排脓。切口以乳头为中心呈放射状，取脓肿稍低部位，切口大小以引流通畅为度；排尽脓液，清除脓腔内坏死组织，用纱条或药线引流换药。乳晕旁脓肿，可沿乳晕与皮肤交界线作弧形切口。

穿刺抽脓：在乳房波动感明显处，或在B超定位下，选择脓腔距皮肤最浅位置穿刺、抽脓，用生理盐水冲洗，尽量抽尽脓液，视脓肿大小选择穿刺次数。

火针洞式烙口排脓：用电火针或将三棱针烧红，在脓肿波动感最明显、距乳晕最远、脓肿最低垂的部位刺入脓腔，稍加转动，将针拔出；排出脓液后，以药线引流。

③溃后

药线引流术：九一丹提脓拔毒，并用药线引流，如手术切开创腔较大，有渗血时，可用红油膏纱条填塞脓腔，既可脱腐，亦可压迫止血。脓净后，去药线，改用生肌散、白玉膏盖贴至伤口愈合。溃口留有僵块不散者，予以冲和膏外敷。

垫棉法：有袋脓现象者，可在脓腔下方用垫棉法加压，使脓液不致潴留。若有乳汁从疮口溢出，可在患侧用垫棉法束紧，促使收口。

（2）按摩法：适用于初起局部肿痛，乳汁排出不畅，积乳明显者。手涂无刺激润滑剂，可用水、乳汁或橄榄油等，提拉乳头→按揉肿块→向乳头方向推捋→再次提拉乳头，此为一个手法单元，单侧乳房操作4～5个手法单元。注意掌握适应证，力量适中，手涂无刺激润滑剂以减少对乳房的摩擦刺激。

（3）针灸治疗

①针刺法

方法一：主穴肩井、列缺、委中。配穴膈俞、血海。局部红肿热痛明显，加足三里。均用针刺泻法，留针15～30分钟，每隔5分钟加捻针1次。适用于乳痈偏气滞热壅证。

方法二：选穴双侧足三里、丰隆、行间、血海、患侧乳根。用捻转泻法，得气后留针30分钟。每隔10分钟，手法行针1分钟。每日1次，5日为1个疗程。适用于乳痈偏肝郁胃热证。

②隔蒜（葱）灸：将葱白或大蒜捣烂，敷患处，用艾条熏灸，每日2次，每次10～20分钟，3日为1个疗程；适用于乳痈溃后，僵块不消者。或取大蒜切片如硬币厚置疮头上，用黄豆大艾炷于蒜上灸三壮换蒜，痛者灸至不痛，不痛者灸至痛。若疮头多或肿大者，可用大蒜捣烂摊患处，用艾铺灸之（如漫肿或未发出，疮头不明者，用纸一片浸湿，随覆盖患处视先干处即是疮头）。具有拔毒泻火、消肿散结功效，适用于乳疽初期。

（4）拔罐疗法

①闪罐：火罐吸住皮肤后立即拔除，反复数次，由轻到重、由上而下的顺序沿督脉和膀胱经闪罐。

②揉罐：利用玻璃罐的余热，在背部轻柔和缓地回旋按揉。

③走罐：将按摩油涂于背部，吸住罐后，用手轻微拿着罐体，沿背部两侧膀胱经走行自上而下直线双向走罐，频率＞120次/分。

④抖罐：保持罐体负压，沿督脉及膀胱经来回推罐3次，先中间，后两边，以皮肤起红晕为度。

⑤留罐：将火罐留于大椎、肝俞、肩井、膈俞、天宗、脾俞、胃俞，时间10分钟，治疗1次。3日为1个疗程，适宜郁滞期乳痈。

（5）塞鼻法：公丁香研细末，用棉球包好塞鼻；或鲜芫花根皮洗净捣烂，搓成细长条塞鼻。用于乳痈初起，除乳房部症状外，兼有鼻塞头痛等症患者，治疗以得嚏为宜。

（6）中药溻渍：四子散（苏子、莱菔子、白芥子、吴茱萸等）加水和白醋（1:1）调成糊状，制成中药溻渍包，敷于乳房红肿疼痛部位。通过红外灯局部照射、加热 20 分钟，每天 1 次，治疗 3~5 天。适合乳痈初起者。

（7）中药熏蒸：中药煎汁加入中药熏蒸机使用。常用药物为黄芪 30g，当归 18g，丹参 30g，制没药 9g，桂枝 9g，蒲公英 30g，郁金 15g，儿茶 12g，泽兰 15g。适用于乳痈溃后脓腐已尽、生肌收口阶段。每日 1 次，一次 30 分钟，治疗 1~2 周。治疗时，需要注意调整蒸汽喷口与疮面的距离，避免烫伤。

【诊治思路】

乳痈诊断不难，重在治疗。乳络以通为用，以堵为逆，疏通乳络贯穿治疗始终。过用寒凉，易形成僵块，"欲消不消，欲脓不脓"，故多用甘寒清热或佐以温通之品。肿块日久不消，当和营托毒，又分透托、补托。局部外用药物与内服药物相结合，成脓后尤重外治。外吹乳痈，病情需要时，当予以回乳。内吹乳痈治疗时，需考虑对胎儿的影响，用药尽量选择性平或药食两用之品。

【名医经验】

1. 陆德铭经验

陆德铭将外吹乳痈分三期，内外治相结合，临床收到良好效果。

（1）乳痈初期：内治以通为顺，外治最重手法排乳。治疗以通乳尤为重要，通法中疏表邪以通卫气，佐以行气和营。宗于陈实功《外科正宗》中的瓜蒌牛蒡子汤，以柴胡、苏梗、防风、牛蒡子、当归、赤芍、全瓜蒌、炮山甲、王不留行、丝瓜络、路路通、蒲公英等为主组成。但临床避免过用寒凉中药或抗生素，以免肿块消散缓慢或形成僵块，迁延难愈。手法操作为早期外吹乳痈最效简之法，能排除蕴积宿乳，消肿止痛，往往有立竿见影的效果。手法是药物外敷及内消的补充，起到相辅相成、事半功倍的功效。对于肿块有成脓征象，或输乳孔已完全不能有乳汁排出者，均应禁用，反之会加重病情。

（2）成脓期：偏外治，必须掌握好辨脓的生熟深浅和切开时机。乳痈酿脓已成，需及时切开引流，再以九一丹或八二丹加药线提脓引流，脓尽改用生肌散、白玉膏。对于此类患者，必须掌握好切开的深浅和时机，减少并发症的发生。

（3）溃脓期：多变证，需多种手段综合治疗。外吹乳痈溃后，正虚毒恋，药物选用生黄芪、当归、赤芍、川芎、银花、黄芩、连翘、蒲公英、瓜蒌、角针、王不留行籽、丝瓜络等。清补中主张重用黄芪，因其既具益气养血生肌之效，又能清解余毒之功。临床上运用黄芪应观察舌苔，苔薄或苔薄黄腻者，只要食纳可，仍可应用。剂量由 15g 开始，渐次加大，最多用至 120g。

2. 温通法治疗乳痈

临床上由于过用抗生素或寒凉药物，使得一部分乳母出现脾胃受损，乳汁减少和乳房僵块。此时气血凝滞，需应用温通的药物使其阳气宣通，络脉和畅。"温"能散寒，寒去则血脉自通；"通"能荡涤淤乳，使败乳排出，疏表邪以宣卫气，通乳络以去积乳，和营血以散瘀滞，行气滞以消气结，通腑实以泄胃热。

（1）周玉朱用温通法治疗乳痈：基本方为肉桂、白芷、白芥子、威灵仙、牛蒡子、防风、穿山甲、皂角刺、冬葵子、路路通、全瓜蒌。若红肿热痛明显，伴恶寒发热，加黄芩、连翘，另用芒硝外敷；漫肿色白肿胀甚而无寒热，加炙麻黄、炙细辛、干姜、鹿角片，并用其热药渣熨之；肿胀甚而乳汁不通，加三棱、莪术，同时予手法按摩。共治疗 25 例，结果 22 例治愈，最短服药 7 剂，最长 28 剂，平均 9.5 剂；3 例因中途脱药而化脓，切排后治愈。

（2）楼丽华等应用温通法治疗乳痈 48 例：方用阳和汤加减。熟地 12g、白芥子 12g、炮姜 12g、鹿角片 12g、炙麻黄 6g 等。每日 1 剂，水煎分 2 次服用，同时配合乳房热敷按摩、排空乳汁，7 天为 1 个疗程。伴有脓肿形成者，予以穿刺抽脓，再以上述方法治疗。结果：48 例患者中，除 2 例失访外，治愈 44 例，明显好转 2 例，总治愈率为 91.66%。

3. 顾伯华治疗乳疽伴疮毒内陷经验

以凉血清热和营托毒。生地、赤芍、丹皮、黄芩、银花、连翘、紫地丁、蒲公英、生黄芪、当归、皂角刺、全瓜蒌、丝瓜络。外用金黄膏、九一丹、三钱，垫棉加托使乳疽高于乳痈溃口，以冀脓毒自溃口而泄。凡一周，脓水既畅，袋脓自少，身热渐清，寒战自止，腻苔已化，脉亦趋平。陷证已起，减前制清解余毒一周，再以益气养荣、和营清热法调治二周，疮敛。顾老认为：乳痈、乳疽并发疮毒内陷本属少见。《医宗金鉴·外科心法要诀·乳疽乳痈》云："乳疽乳痈乳房生，肝气郁结胃火成。痈形红肿焮热痛，疽形木硬觉微疼，痈发脓成十四日，疽发月余脓始成。"痈已脓熟，疽脓未成，邪势方鸱，故身热、肿胀不解，抵疽脓熟自溃与痈脓腔相贯时，惜乎痈高疽低，疽脓不能假痈道而泄，故热亦难解。乳病月余，邪热久羁，气血重伤；今暴加挤压，损伤血络，正气本虚，邪毒乘势攻窜入营，而成内陷之变。急当凉血清热托毒，引流出脓。陷证已成，妄加刀针，势犹抱薪救火。然疽脓无路可泄，惟其内攻，又何以救陷？是以拟用药线引流，加垫棉托高乳疽，取提壶倒脓之势以畅引流。内托、外引，脓水一畅，寒战便止，身热亦清，陷证起焉。此虽权变，亦良法也。

【临床研究】

1. 蔡李芬等采用问卷调查的方法，根据《中医体质分类与判定表》对 77 例门诊急性乳腺炎患者进行中医体质辨识统计分析。结果 77 例急性乳腺炎患者中医体质类型频数由高到低依次是湿热质 65 例，气郁质 52 例，阳虚质 51 例，气虚质 37 例，阴虚质 34 例，痰湿质 32 例，血瘀质 29 例，平和质 12 例，特禀质 7 例。单一体质患者 9 例，两种、三种兼夹体质各 12 例，四种、五种兼夹体质各 9 例，六种兼夹体质 14 例，七种兼夹体质 11 例，八种兼夹体质 1 例。主体质中湿热质（54 例，70.13%）最多，平和质（12 例，15.58%）、阳虚质（5 例，6.49%）次之。单一体质或两种兼夹体质中，湿热质（60 例，39.47%）所占比例最高，阳虚质（34 例，22.37%）亦占较高比例。认为湿热质为急性乳腺炎发生的常见体质类型，阳虚质次之。急性乳腺炎患者多种体质类型均多见，且兼夹体质多、兼夹情况复杂，这可能与患者所处产后哺乳期这一特殊时期有关；以体质作为疾病发生的内在因素，对急性乳腺炎的发生、发展有着重要的影响。积极调整湿热质、阳虚质这两种偏颇体质，对于预防和早期治疗急性乳腺炎具有重要意义，是中医"治未病"思想的体现。

2. 李逸梅等检索中国知网期刊全文数据库（CNKI）收录的 2009 年 1 月至 2019 年 2 月发表的中医内服方治疗哺乳期早期急性乳腺炎的文章，共收集内服中药方 65 个，对方剂组成进行统计、分析，并进行关联规则计算。结果：65 个内服方中，使用频次最多的 14 种药物，依次为蒲公英、柴胡、甘草、王不留行等；功效分类使用频率前 6 位的，依次为清热解毒、疏肝散结、通经下乳、清热化痰、活血调经、凉血消痈；支持度 >20%，置信度 >60% 的高频药对，分别为柴胡和蒲公英、蒲公英和金银花、路路通和王不留行、柴胡和金银花、金银花和连翘、瓜蒌和青皮。认为治疗乳痈的内服方中，药性以寒凉为主，药味以苦辛为主，归经以肝胃为主，药物功效以清热解毒、疏肝散结、通经下乳为主，体现了乳痈疏肝清热、通经下乳的临床治疗原则。

【预防与调护】

1. 饮食护理

指导患者进食清淡、易消化、高维生素的食物为宜；产后排乳通畅后，再适当进食吃荤汤、酒酿等食物；不宜过食生冷瓜果。鼓励患者适量饮水，促使乳汁变稀，以利排出。

2. 情志护理

急性乳腺炎的患者，对疼痛的恐惧，以及对小儿喂养的担心，往往容易造成紧张焦虑的情绪，或患产后抑郁。情志不畅，肝气不舒而致乳络不通，气血瘀滞、壅结而成乳痈。因此，医生可给予适当的语言疏导，哺乳方式指导，帮助产妇保持乐观的心态，建立母乳喂养的信心。

3. 局部护理

（1）妊娠 5 个月后，尤其是初产孕妇，应经常用温水擦洗乳头，使其皮肤坚韧，以免产后婴儿吸吮而发生乳头皲裂。如若乳头破损，可用蛋黄油、麻油、橄榄油、青吹口油膏或白玉膏等涂抹乳头，哺乳前用温水洗净。

（2）保持局部清洁，及时纠正乳头凹陷，防止因乳头内陷、乳汁不畅而反复发作。

（3）指导患者每天乳房热敷按摩 2~3 次，以促进乳汁顺利排出。

4. 养成良好的哺乳习惯

（1）哺乳期要有良好的哺乳习惯，保持乳头清洁，避免当风露胸哺乳，按需哺乳，一般 2~3 小时哺乳一次；每次哺乳前可触压乳窦部，进行热敷按摩，以促进乳汁顺利排出。哺乳时，尽量排空乳汁，预防乳汁淤积于乳房内，引发乳腺炎。

（2）哺乳体位适宜，因每位产妇的乳头大小、长短有别，不同宝宝的口腔大小也不一致，所以产后初期阶段，产妇可尝试不同哺乳体位，至找到最舒服的哺乳体位。

（3）注意婴儿口腔清洁，及时治疗口腔炎症，切不可让婴儿含乳而睡。

（4）回乳时，应逐步减少哺乳的次数，延长两次哺乳间隔时间，然后再行回乳。回乳前，用麦芽、山楂或枇杷叶煎汤代茶饮；如乳房有结块胀痛，则配合皮硝外用。

（吴晶晶）

第二节　病毒性乳腺炎

病毒性乳腺炎是由病毒引起的乳腺急性感染，一般认为是急性流行性腮腺炎的并发症。临床以突发乳房肿胀疼痛明显，但无明显结块，红热程度较轻为特征。临床少见，常发生于冬春季节，可发生于各个年龄段，好发于年长学龄期女童，一般病程较短。若伴发于流行性腮腺炎，病程与急性流行性腮腺炎一致。

病毒性乳腺炎可归属于中医学"乳痈"范畴。

【病因病机】

中医学认为，本病的发生多因天时不正，外感风温时邪，内有胃热壅滞，蕴结于乳房及少阳、阳明之络，或邪毒传滞于足厥阴肝经，以至经络阻塞，气血瘀滞，日久化热而成肿痛。

1. 感受时邪

冬春季节，时邪较盛，若体质较弱，正气不足以抗邪，时邪逆蹿，传滞于足厥阴肝经，以致经络阻塞，气血瘀滞，表现为乳房漫肿、疼痛。

2. 热毒蕴结

感受时邪，邪正相争，络脉失和，气血凝滞于乳房，蕴结化热，乳房局部表现为漫肿、红、热、疼痛，全身表现为高热、口渴多饮等征象。舌红，苔微黄，脉数。

西医学认为，本病是由病毒，如流行性腮腺炎病毒所引起。病毒经口鼻侵入人体后，在呼吸道上皮组织内增殖，产生病毒血症，随血液到达乳腺组织而成。病理学检查，镜下见乳腺组织毛细血管扩张、充血，上皮细胞变形、坏死、脱落，并伴淋巴细胞、单核细胞及少量中性粒细胞浸润。

【诊断】

1. 疾病诊断

（1）临床表现：突然起病，一侧或双侧乳房肿胀疼痛，但无明显结块，皮色潮红，按之稍热，范围较广，边界不清，按压痛甚。常发生于冬春季节，可有流行性腮腺炎接触史，伴有腮腺肿痛等表现。多伴有发热恶寒、食欲欠佳、全身不适等全身症状。

（2）辅助检查：白细胞总数正常或稍低，中性粒细胞轻度增加，淋巴细胞相对增加。

2. 症状诊断

（1）乳房肿胀：突然起病，乳房肿胀，皮色潮红，范围较大，质地较软或中等。

（2）乳房疼痛：疼痛较明显，可有压痛。

（3）发热：轻者伴有微寒微热，重者出现高热。

（4）舌象：舌红多有热，乳房肿痛，皮肤红、热，属阳证；舌红而苔腻，湿热蕴结，平素喜食肥甘厚腻；舌边尖红，感受风温时邪，肝经郁热。

【治疗】

1. 治疗原则

治疗当局部辨证与全身辨证相结合，审症求因，辨证论治，内外兼治。

乳房局部皮肤潮红、疼痛明显者，予以疏风清热之剂内服，外治以清热解毒之油膏或鲜药外敷，或施以推拿、针灸等，达到疏风清热之目的；若全身症状明显，伴有高热、口渴多饮等症状，还需使用清热解毒生津之品。

2. 辨证论治

若伴发流行性腮腺炎，还应积极治疗腮腺炎。

（1）风温袭表证

证候：乳房部皮肤焮红漫肿，疼痛；伴恶寒发热，周身不适。舌边尖红，或舌红，苔黄腻，脉数或滑数。

分析：外感风温时邪，若恰逢正气不足以抗邪，时邪蕴结于乳房及少阳、阳明之络，或邪毒传滞于足厥阴肝经，以致经络阻塞，气血瘀滞，不通则痛，故乳房漫肿疼痛；风温时邪、毒热内蕴，故患侧乳房皮肤焮红；邪热内盛，正邪相争，营卫失和，故恶寒发热、周身不适；舌边尖红、脉数为风热侵袭之象。

基本治法：疏风清热，化湿解毒。

选方：普济消毒饮加减。

常用药物：牛蒡子、黄芩、黄连、甘草、桔梗、野菊花、生地黄、赤芍药、蒲公英、金银花、连翘、玄参等。

加减法：乳痛明显者，加延胡索、郁金；漫肿明显者，加冬瓜皮、车前草等；食欲不振、口气重者，加苍术、薏苡仁、厚朴、枳实、藿香、佩兰等。

（2）热毒蕴结证

证候：乳房部皮肤焮红漫肿，疼痛；伴高热，汗出，口渴欲饮。舌红苔黄，脉数。

分析：外感风温时邪，正气不虚，邪正相争，蕴结于乳房，局部表现出漫肿、红、热、疼痛等征象；高热、口渴欲饮、汗出为热毒客于机体之象；舌红苔黄，脉数均为热毒炽盛之表现。

基本治法：清热解毒，生津止渴。

选方：黄连解毒汤、白虎汤加减。

常用药物：黄芩、黄连、黄柏、栀子、石膏、知母等。

加减法：乳痛明显者，加延胡索、郁金；高热、汗出明显者，加生地、玄参、乌梅、麦冬、丹参、甘草等；漫肿明显者，加冬瓜皮、车前草等。

3. 外治疗法

（1）金黄膏或玉露膏外敷患处。

（2）紫金锭或金黄散水调或银花汁、菊花露等调敷患处，或青黛散醋调敷患处，以起箍围作用。

（3）鲜蒲公英、仙人掌肉、马齿苋等单味鲜药，捣烂涂敷患处。

（4）针刺常选下关、颊车、合谷、列缺、风池、内关、外关等穴，强刺激，留针30分钟左右。

（5）推拿可按揉合谷，清天河水，推六腑，按揉翳风等。

（6）放血疗法点刺合谷、耳尖、百会、临泣、颊车等穴，令微微出血，或挑刺耳背第二条静脉，使之适量出血。

4. 其他疗法（中成药）

（1）六神丸，每次10粒，每日3次，口服。

（2）清解片，每次5片，每日3次，口服。

（3）板蓝根冲剂，每次1包，每日3~4次，冲服。

【预防与调护】

1. 伴发流行性腮腺炎患者，需要隔离至痊愈为止。
2. 注意口腔清洁，经常漱口，饮食宜清淡。
3. 衣着宽松，避免挤压乳房，以免发生继发感染。

（吴晶晶）

第三节　浆细胞性乳腺炎

浆细胞性乳腺炎，又称乳腺导管扩张症，是一种以乳腺导管扩张，浆细胞浸润为病变基础的慢性乳腺炎症性疾病。临床最常见于育龄期女性，围绝经期女性和青春期少女次之，以乳头乳晕区大导管为最初发病部位，结块常局限于乳头乳晕部，但也可累及乳房部，甚则弥漫全乳。患者常常伴有先天性的乳头凹陷，大乳管，甚至各级导管内见大量脂质样分泌物或稠厚乳汁淤积，多伴随乳管扩张。大部分患者有乳房局部外力撞击或乳头乳晕部挤压史，导管内容物因外力影响外溢并刺激管周组织，引起炎症或脓肿形成，甚则皮肤破溃，继发窦道。其发生与先天性的乳头凹陷，乳腺导管扩张，导管内容物外溢诱发管周组织炎症有关。

浆细胞性乳腺炎在中医典籍中并没有对应的病名。目前普遍认可和沿用的中医病名是由顾伯华、陆德铭先生在20世纪80年代提出的"粉刺性乳痈"一名。

【源流】

浆细胞性乳腺炎或称乳腺导管扩张症，其病名在历史文献中曾根据不同的临床病理特征命名繁多，比较混乱。早在 1877 年，英国外科医生 Birkett 就注意到这种少见、特殊的乳腺炎症疾病的临床表现："在扩张的乳腺导管内充满大量黏稠的分泌物……"1923 年，Bloodgood 医生因在乳晕区皮下常能触到扩张的乳腺导管类似曲张的静脉团，称本病为静脉扩张样肿瘤；1925 年，病理学家 J. Ewing 首次提出命名为浆细胞性乳腺炎，当时 Adair 医生为一名临床诊断为"乳腺癌"的女患者施行了乳房根治术，这位患者的乳房肿块质地坚硬，边缘不清，乳头凹陷，乳房皮肤有典型的橘皮样改变，但术后病理诊断排除了乳腺癌，为此 Ewing 被邀请会诊，他观察后发现病变部位的切片中有大量浆细胞浸润，遂把这一病变起名为浆细胞性乳腺炎。1933 年，Adair 在文章中采用浆细胞性乳腺炎病名进行临床与病理诊治论述。1941 年，Dockerty 发现在扩张的导管中充满灰色黏稠的分泌物而称粉刺性乳腺炎，而 Payne 则称此为闭塞性乳腺炎等。1951 年，Haagensen 指出本病病变以乳头周围导管引流停滞为基础，建议应用乳腺导管扩张症。1956 年，Haagensen 和 Stout 根据其病理特点称为"乳腺导管扩张症"，认为浆细胞浸润仅出现于本病后期的一个病理阶段，其始发病变及病理特征是以乳腺导管扩张为基本病变。1959 年，芦于原在国内首次报道"浆细胞性乳腺炎"。

浆细胞性乳腺炎在中医典籍中并没有对应的病名。1958 年，顾伯华教授在国内首先将本病形成瘘管时，命名为"慢性复发性伴有乳头内缩的乳晕部瘘管"，先后报道 30 例，采用中医挂线疗法、切开法和外用药治疗，取得满意疗效。至 1985 年，顾伯华、陆德铭等根据本病乳头孔或溃口分泌粉刺样物的特点，将本病命名为"粉刺性乳痈"，并对本病的病因病机、临床表现、治则方药等做了较详细的阐述。他们采用手术切开脓腔后，充分刮除坏死组织，并将通往乳头孔的瘘管壁切开，创面用外用药换药直至愈合等方法，共治疗本病 116 例。其中 112 例痊愈，2 例好转，总结出一套手术简单、痛苦少、瘢痕小、疗效好的治疗方法，并在临床上推广应用。

【病因病机】

目前，西医对本病病因病机的认识尚不明确。

中医认为，本病素有乳头凹陷，复因七情内伤，情志不舒，肝郁气滞，营血不从；或肝木侮土，运化失职，痰浊中阻；或冲任失调，气血运行失畅；或饮食不节，湿浊内生，壅滞于胃，导致气血瘀滞，痰瘀交阻乳络，凝聚成块，而生乳房肿痛。郁久化热，蒸酿肉腐而为脓肿，溃后成漏。亦可因气郁化火，迫血妄行而见乳头衄血。

1. 乳头凹陷

乳头凹陷多缘于先天不足，乳腺管形成于先天，胎儿孕育于母体之时，乳头结构生发异常，或有后期发育异常，均可造成乳头凹陷，是本病发生的重要因素。

2. 肝郁气滞

平素性情急躁易怒，或情志不畅，导致肝郁气滞，营血不从，结于乳房胃络，形成肿块。

3. 脾胃湿浊壅滞

过食肥甘厚味或发物，导致脾胃湿浊壅滞，乳房结块硬韧。日久湿浊化热，热盛肉腐而酿脓，结块局部质软。

【诊断】

1. 疾病诊断

（1）临床表现：本病可发生于青春期后任何年龄女性（偶有男性），绝大多数在非哺乳期发病，偶见于长期哺乳的哺乳期女性，以回乳后数年内的育龄期女性最为常见，围绝经期女性和青春期少女次之。患者常常伴有先天性的乳头凹陷，大乳管甚至各级导管内见大量脂质样分泌物或稠厚乳汁淤积（附彩图3），多伴随乳管扩张。大部分患者有乳房局部外力撞击或乳头乳晕部挤压史，导管内容物因外力影响外溢并刺激管周组织，引起炎症或脓肿形成，甚则皮肤破溃，继发窦道（附彩图4，附彩图5，附彩图6）。临床最常见于以乳头乳晕区大导管为最初发病部位，结块常局限于乳头乳晕部（附彩图7），但也可累及乳房部，甚则弥漫全乳（附彩图8）。常见单侧乳房发病，少数患者也有双侧乳房先后发病的。本病发展缓慢，病程可长达数月或数年，其临床表现复杂多样，大致可分为以下三期。

①溢液期：溢液多表现为间歇性，自发性，并可持续较长时间；溢液性状可以是水样，乳汁样，浆液性，脓血性或血性；颜色有白色，淡黄色，棕褐色或暗红色；数量有多有少，患者或医生常常会忽视少量、间断的乳头溢液；输乳孔多有粉刺样物，或油脂样物分泌，并带有臭味；多数患者有乳头完全性或不完全性凹陷，其中相当部分患者的乳头凹陷为先天性的，也有一些患者乳头凹陷是在发病后逐渐发生的。

②肿块期：往往起病突然，发展迅速，患者感觉到乳房局部疼痛不适，可为刺痛或隐痛并发现肿块。肿块多位于乳晕下，或向某一象限，深在肿块一至数厘米不等，个别可达10cm以上。肿块形状不规则，质地硬韧，表面可呈结节样，边界清，无包膜，常与皮肤粘连，无胸壁固定。部分患者表现为患侧乳房明显增大，可触及以乳头为中心的放射状条索样肿块。急者肿块局部出现红肿热痛，范围可扩大至全乳，乳房皮肤水肿，有的可呈橘皮样变，患侧腋下淋巴结肿大压痛，但乳房疼痛程度一般较轻，全身炎症反应不典型。

③瘘管期：后期乳房肿块软化，形成脓肿；破溃后流出的脓液中常夹杂粉刺样物或油脂样物，常形成通向输乳孔的瘘管；疮口久不收敛或反复溃破，患部逐渐形成瘢痕，局部组织坚硬不平，乳头更显凹陷。瘘管有单纯性的，也有复杂性的，单纯性瘘管是只有一个外口直通乳头孔，复杂性瘘管是只有一个或以上外口或管道弯曲或伴有较大坏死空腔者。外口多位于乳晕部，也有位于乳房部，但多与乳头孔相通。

（2）辅助检查

①血常规：可见白细胞及中性粒细胞增多，CRP升高。

②脓液细菌培养：可见金黄色葡萄球菌，表皮葡萄球菌，绿脓杆菌，鲍曼不动杆菌，棒状杆菌或其他杂菌生长。

③乳腺磁共振检查：主要表现为乳晕后及单个象限的非肿块样病灶，沿导管走行分布，呈节段性或区域性分布；T1等信号，T2稍高信号，边界不清，增强表现为斑

片状或结节状强化灶，周围伴斑点状、线状强化相互连接，DWI 及 ADC 图均表现为高信号；动态增强扫描以 I 型曲线为主，可见厚壁囊性病变、囊壁强化、多发脓腔形成，伴有周围炎性肉芽组织者增生、强化，脓腔 DWI 高信号，ADC 低信号。"扩张导管征"，主要表现为 T1WI 呈高信号、抑脂后 T2WI 呈低信号，显示率较高。

④乳腺 X 线钼靶摄片：边缘轮廓不规则，有时呈心形或火焰状，可与乳腺实质相融合；病变可为双侧性，并与乳晕后面相连，乳腺呈条索状；有结缔组织阴影，境界模糊不清，偶尔出现片状钙化。乳腺 X 线钼靶检查可能会加重病情，如果考虑本病则不建议做此检查。

⑤乳腺导管造影：有乳头溢液表现的患者，用 60% 泛影葡胺做乳腺导管造影，可见多数乳腺导管扩张，且往往为不规则扩张。

⑥乳头溢液涂片检查：浆液性乳头溢液涂片中往往无细胞，或见到少量的泡沫细胞和吞噬细胞，偶见腺上皮细胞；脓血性和乳汁样溢液涂片中，可见到大量的白细胞、吞噬细胞、组织细胞、淋巴细胞及浆细胞。腺上皮细胞可因炎症而成形态上的改变，但无恶性的表现。

⑦空芯针穿刺病理学检查：可以看到乳腺急慢性炎症表现，伴淋巴细胞、浆细胞浸润，局部有肉芽肿形成。

⑧切除肿块病理学检查

大体标本：可见病变组织多位于乳晕下深部乳腺组织内，质硬，与周围组织无明显界限而成广泛黄白相间的结构；并见扩张的导管及囊腔，囊内充满黄褐色奶油样或豆腐渣样物，囊腔内壁光滑，管内结缔组织增生而坚硬，或有炎性反应。

镜下标本：早期仅见导管扩张，上皮萎缩并有脱落，管腔内有脱落的上皮细胞及含脂质的分泌物，导管周围组织伴有纤维化而明显增厚、淋巴细胞浸润。后期典型变化：导管周围脂肪组织内出现小的脂肪坏死灶及大片炎性反应，乳腺小叶结构被破坏；坏死组织周围有大量浆细胞、淋巴细胞及少量组织细胞、中性粒细胞、多核巨细胞浸润，尤以浆细胞浸润为主；组织细胞吞噬大量脂质，胞质丰富，形成泡沫细胞，并出现多核巨细胞及上皮样细胞形成的结核样肉芽肿。

2. 症状诊断

（1）乳房肿块：初起乳房结块多局限于乳头乳晕部，或向某一象限，深在肿块一至数厘米不等，个别可达 10cm 以上。肿块形状不规则，质地硬韧，表面可呈结节样；边界清，无包膜，常与皮肤粘连，无胸壁固定。部分患者表现为患侧乳房明显增大，可触及以乳头为中心的放射状条索样肿块；急者肿块局部出现红肿热痛，范围可扩大至全乳。局部可见皮肤水肿或橘皮样改变。

（2）乳头凹陷：多数患者有乳头完全性或不完全性凹陷，其中相当部分患者的乳头凹陷为先天性的，也有一些患者乳头凹陷是在发病后逐渐发生的。

（3）疼痛结块：初起时可伴局部肿痛或刺痛，日久疼痛多缓解或稍有隐痛，结块化脓时疼痛加重，见跳痛或鸡啄样疼痛。

（4）乳头溢液：多表现为间歇性，自发性，并可持续较长时间。溢液性状可以是水样，乳汁样，浆液性，脓血性或血性；颜色有白色，淡黄色，棕褐色或暗红色；数量有多有少，患者或医生常常会忽视少量、间断的乳头溢液；输乳孔多有粉刺样物，或油脂样物分泌，并带有臭味。

（5）瘘管形成：结块日久，热盛肉腐，溃破流脓，疮内见脓液稀薄，夹有脂质样物质或油脂样物质；溃口日久不敛，形成窦道，常与乳管相通。

（6）发热：浆细胞性乳腺炎一般不伴发热，伴发细菌感染时也可伴有发热。

（7）舌脉：舌红苔薄，脉细弦，多为肝经郁热，结块皮色稍红或红肿不甚，可伴疼痛或疼痛不明显；舌红苔腻，脉弦滑，多为肝郁胃热，湿热内结，结块多肿势迅速，局部红肿热痛明显；舌淡苔薄，脉沉细，多为阳虚寒凝，患者多素体阳虚，或起病后予糖皮质激素治疗日久，可见结块红肿不明显，隐隐酸痛，日久难消；舌淡苔腻，脉濡或滑，多为脾虚湿盛，湿浊内蕴，患者多形体肥胖，结块久不化脓，或成脓后脓液稀薄，疼痛不明显；舌淡紫或瘀斑，脉细涩，多为气滞血瘀，患者可因局部撞击后结块，或结块初期过用抗生素或寒凉药物，以致结块质硬，日久难消，可有隐痛或疼痛不显。

【治疗】

1. 治疗原则

（1）注重内外合治，未溃重内治，已溃重外治。

（2）初起肿块阶段，宜疏肝清热、消肿散结，力求使结块消散；化脓期宜清热解毒、托里透脓，配合小切口引流或切开扩创引邪外出；瘘管期宜扶正托里、清解余毒，需配合手术切除或切开瘘管；僵块期宜温阳散结，活血化瘀。

2. 辨证论治

（1）肝经郁热证

证候：乳房结块疼痛，皮色红或不红。舌红，苔薄，脉细弦。

分析：患者平素性情急躁易怒，或情志不畅，肝郁气滞，营血不从，逆于肉里，形成肿块，故见结块疼痛、皮色红或不红。舌红，苔薄，脉细弦属肝郁内热。

基本治法：清肝解郁。

选方：柴胡清肝汤加减。

常用药物：川芎、当归、白芍、生地黄、柴胡、黄芩、山栀子、天花粉、防风、牛蒡子、连翘、甘草等。

加减法：局部红肿明显者，加金银花、夏枯草、赤芍；乳痛明显者，加延胡索、郁金、乳香、没药；结块质硬，加三棱、莪术、桃仁；乳头溢液者，加生栀子、丹皮、生山楂、蛇舌草、虎杖。

（2）寒凝血瘀证

证候：乳房结块，隐痛或抽痛，皮色不变，舌质暗淡或瘀紫，苔薄白，脉弦滑或涩。

分析：素体阳虚，或结块初起过用寒凉之品，寒凝血瘀，以致结块质硬、皮色不红、时有隐痛或抽痛；舌质暗淡或瘀紫，苔薄白，脉弦滑或涩属寒凝血瘀。

基本治法：温阳活血。

选方：阳和汤加减。

常用药物：熟地黄、麻黄、鹿角胶、白芥子、肉桂、生甘草、炮姜炭等。

（3）热毒壅盛证

证候：乳房肿块逐渐增大，皮色焮红灼热，疼痛加重，或呈鸡啄样痛；患侧腋窝淋巴结肿大，伴或不伴高热，此为化脓的征象。肿块局部质软，按之有波动感，穿刺有脓液。全身症状一般不明显，少数患者壮热不退，伴发双下肢或四肢结节红斑，口渴思饮，小便短赤，舌红苔黄腻，脉洪数。

分析：肝胃蕴热，热毒炽盛，乳络阻塞，气血凝滞，故乳房肿块逐渐增大及局部焮热、疼痛、灼热；热盛则肉腐成脓，故肿块局部变软、按之有应指感；火热炎上，故面红目赤；热扰心神，则烦躁不宁；火热伤阴，津液被耗，故小便短赤；津伤则引水自救，故渴喜饮冷；肠热津亏，故大便干燥；舌红、苔黄、脉数均为热象。

基本治法：清热解毒，托里透脓。

选方：五味消毒饮合透脓散加减。

常用药物：金银花、紫地丁、蒲公英、皂角刺、黄芪、全瓜蒌、白芷、川芎、当归等。

加减法：热甚，加生石膏、知母、赤芍、丹皮；疼痛剧烈，加乳香、没药；肿块韧硬，加浙贝母、莪术；大便秘结，加枳实、大黄（后下）、生地、玄参。

（4）余毒未清证

证候：乳房结块大部分消散，皮肤溃口不敛，甚则形成窦道；溃口时流脓水或粉刺样物质，局部疼痛不明显；患侧腋窝可及肿大淋巴结，神疲纳呆，面色欠华，舌质暗淡或暗红，苔薄腻，脉濡细。

分析：乳房结块日久，局部脓成破溃或切开引流后，毒随脓泄，肿痛消减；溃后脓毒虽泄，但结块尚未全消，邪毒尚未尽消，且疾病迁延日久，气血亏虚，故溃口难敛，甚则形成窦道，反复溃破。

基本治法：补益气血，托毒消肿。

选方：托里消毒散加减。

常用药物：黄芪、人参、当归、白芍药、白术、茯苓、金银花、连翘、白芷、川芎、甘草等。

加减法：余热未清，加蒲公英、忍冬藤；结块疼痛，加延胡索、乳香、没药；结块韧硬难消，加浙贝母、白僵蚕。

（5）气血凝滞证

证候：乳房结块质硬不消，微痛不热，皮色不变或暗红，欲消不消，欲脓不脓，形成僵块；舌质暗淡，苔薄，脉弱或涩。

分析：早期大量使用抗生素或过用寒凉中药后，气血得寒则凝，气血壅滞，出现结块质硬不消、难消难溃；舌质暗淡，苔薄，脉弱或涩为气血壅滞于乳络之象。

基本治法：活血化瘀，软坚通络。

选方：桃红四物汤加减。

常用药物：桃仁、红花、当归、熟地、川芎、白芍等。

加减法：结块疼痛明显，加乳香、没药；质地坚硬者，加皂角刺、炮山甲、白芷、白僵蚕；舌淡脉弱，畏寒者，加鹿角片、白芥子、炮姜等。

（6）脓毒旁窜证

证候：乳房结块日久或深部脓腔难以自溃或溃口引流不畅，成脓后脓液四处旁窜；结块此起彼伏，肿势不消，甚则累及全乳；舌红，苔薄，脉弦。

分析：脓熟未能及时切开排脓，或脓腔深在，未能自溃，致脓毒横走旁窜，腐蚀乳络，累及全乳。或脓肿过早切开或穿刺活检或手术操作切开时刀锋直插脓壁伤及他囊，均可使脓液侵及其他部位，造成病变范围扩大。舌红、苔薄、脉弦为脓毒旁窜之象。

基本治法：清热解毒，活血理气，辅以清补。

选方：托里消毒散合透脓散加减。

常用药物：黄芪、人参、当归、白芍药、白术、茯苓、炮山甲、皂角刺、金银花、桔梗、连翘、白芷、川芎、甘草等。

加减法：局部红肿热盛，甚则伴发热恶寒者，加忍冬藤、天葵子、紫花地丁、赤芍；结块质硬者，加莪术、乳香、没药等。

3. 外治疗法

（1）分期治疗

①初起：结块红肿热痛者，宜金黄膏或玉露膏外敷于患处，宜厚涂，每天更换一次。也可用新鲜蒲公英400g捣烂，加两只鸡蛋清调匀，外敷患处，每日4次，连续3日。或芦荟、仙人掌肉捣糊外敷，皮肤过敏者停用。或用青黛膏外敷。皮色微红或不红者，宜冲和膏外敷。

②成脓

切开排脓：在皮薄、波动感及压痛最明显处切开排脓。切口以乳头为中心呈放射状，取脓肿稍低部位，切口大小以引流通畅为度，排尽脓液，清除脓腔内坏死组织，用纱条或药线引流换药。乳晕旁脓肿，可沿乳晕与皮肤交界线作弧形切口。

穿刺抽脓：在乳房波动感明显处，或在B超定位下，选择脓腔距皮肤最浅位置穿刺、抽脓，用生理盐水冲洗，尽量抽尽脓液，视脓肿大小选择穿刺次数。

火针洞式烙口排脓：用电火针或将三棱针烧红，在脓肿波动感最明显、距乳晕最远、脓肿最低垂的部位刺入脓腔，稍加转动，将针拔出，排出脓液后以药线引流。

③溃后

提脓药线引流术：九一丹提脓拔毒，并用药线引流。如手术切开创腔较大，有渗血时，可用红油膏纱条填塞脓腔，既可脱腐，亦可压迫止血。

垫棉法：术后疮腔较大者，待脓腐脱净后，可在创腔下方用垫棉法加压，促进疮腔黏合。

祛腐生肌法：脓净后，改用生肌长肉中药煎汁熏洗，或生肌散、白玉膏盖贴至伤口愈合。

活血散结法：溃口留有僵块不散者，可予以冲和膏外敷。

（2）手术治疗

①切开扩创术：各种脓肿期、瘘管期，尤其是经内治消散、切排（或自溃）效果不明显者，选择在皮肤溃口及瘢痕处作环乳晕月牙形或类三角形切口，尽可能保留皮肤，切口大小在保证引流和换药通畅前提下尽量小。切口处皮下组织不宜切除过多，彻底清除脓肿间隔及深部脓肿以通畅引流。

②切开矫形术：适用于乳头部瘘管期，乳头先天性凹陷，且与脓腔有瘘管相通者。用手术刀放射状切开乳头部瘘管，切除瘘管管壁并楔形修剪两侧，再用丝线予以矫形缝合。能彻底切除瘘管壁，便于乳头成形术操作，且成功率高，愈合后不留线头，减少异物刺激。

③乳腺区段切除或皮下腺体切除术：对于病灶范围大，患者无法耐受术后换药治疗的，可在充分沟通后，行乳腺区段切除或皮下腺体切除术。

【诊治思路】

乳络以通为用，以堵为逆，疏通乳络贯穿治疗始终。过用寒凉，易形成僵块，"欲消不消，欲脓不脓"，故多用甘寒清热，或佐以温通之品。肿块日久不消，当和营托毒，视正气之盛衰分别予透托和补托。局部外用药物与内服药物相结合，成脓后重外治。

【名医经验】

1. 陆德铭以"辨证辨期相结合，内外合治"治疗粉刺性乳痈

（1）外科疾病，历代医家都推崇早期以消为贵。粉刺性乳痈早期，根据患者的临床表现，有导管扩张期、肿块形成期、肿块未成脓期三个阶段，每一阶段均应详辨其证进行防治。导管扩张期一般不需要特别治疗，但对于并发如乳腺增生、乳头溢液等疾病时，常数病同治。内治多以淫羊藿、肉苁蓉、巴戟天、山茱萸等补肾调冲；留行籽、路路通、丝瓜络等疏通乳络；乳头溢液呈水样者，加生薏苡仁、泽泻、白果；溢液呈血性者，加仙鹤草、茜草、生地榆。肿块形成期，如结块未焮红疼痛时，常用柴胡、当归、赤芍、丹参、桃仁、生山楂等疏肝活血；山慈菇、全瓜蒌、象贝母、夏枯草化痰消肿散结，但不宜苦寒过重，肿块越不消。根据患者的体质情况证加减，多能两周消大半，四周即消。如肿块出现红肿疼痛，脓未成，则加用蒲公英、虎杖、蛇舌草、鹿衔草、黄芩、半枝莲、银花、红藤等清热解毒消肿，如能及时控制其热毒之势，则可达消散目的。对于病灶多在乳晕附近，局部红肿、疼痛，反复发作时，中药苦寒直折散其火毒之邪后，中病即止，应根据其发病的特点及时治以益气托毒外出，常用生黄芪、党参、白术、茯苓、当归、丹参等益气和营托毒，并与疏肝活血化瘀散结药配伍应用，使肿块得消。

（2）外科之法，最重外治。对于肿块未消，病变扩大、加重或破溃者，则需手术治疗，并配合其他外治法进行合理、及时的外治。除手术切开外，应根据疾病不同特点灵活选用如拖线、冲洗、药捻、垫棉、绑缚、敷贴等适宜的外治法，使用祛腐和生肌外用药等。对于乳头先天凹陷者，乳头予以楔形切开后，可直接采用丝线沿乳头乳晕切缘对位单纯缝合；凹陷明显者，在乳头下作一"口"字形荷包缝合，最大程度恢复乳头乳晕部外形。对于已破溃出脓者，手术疗法是根治病灶的主要手段，其关键在于探查管道时细致、耐心、轻巧，勿暴力、粗糙，防止形成假道；必须切开通向乳头孔的瘘管及扩张的乳导管，切开自浅层至深层所有坏死空腔病灶，切除变性坏死组织。此外，仔细换药是对手术的有力保证，每日换药敞开创面，强调填塞的纱条必须均匀。早期填塞宜紧，使创面脓腐彻底清除，不遗留病灶；中期不宜太紧或太松，使创面肉芽从基底部长起；后期宜松，可使创面迅速愈合。

2. 唐汉钧应用中医药内外综合治疗本病，"内从肝脾论治，急则清之，缓则运之""组合使用切、托、冲、垫诸外治法及祛腐生新外用药物"

（1）内治方面

①在脓肿期或术后祛腐阶段：当治拟疏肝清热，和营消肿，透脓外出为主。

处方：柴胡9g，郁金9g，金银花12g，蛇舌草30g，黄芩9g，蒲公英15～30g，皂角刺9g，当归9g，赤芍9g，生甘草3g。

加减：乳头内或脓液中有较多脂质样分泌物，加生山楂12g，王不留行12g。

②瘘管期或腐去生新阶段：拟益气健脾，活血祛脂为主。

处方：生黄芪30g，太子参15g，白术9g，紫苏梗9g，陈皮9g，姜半夏9g，生谷芽12g，生麦芽12g，乌梅9g，生山楂12g，蛇舌草15g，丹参15～30g，当归9g，生甘草3g加减。

（2）外治诸法：外治诸法的灵活组合使用是治愈本病的必要手段。目前常用的外治法包括敷贴、药捻引流、纱条引流、切开、拖线、冲洗（滴灌）、垫棉绑缚及乳头矫形法等。

①敷贴法：红肿结块期，应用金黄膏，愈后僵块期，多采用冲和膏。

②药捻引流：多应用于脓肿切排或瘘管期，根据脓腔深度及瘘管长度，选择适宜的药线，蘸八二丹或九一丹，起到引流排脓的作用。

③纱条引流：多应用于手术扩创以后，祛腐阶段采用红油膏纱条掺九一丹，腐去新生阶段改用红油膏纱布掺生肌散或用复黄生肌愈创油纱布（唐老创制的医院制剂）。

④切开法：多适用于单纯性、复杂性瘘管，麻醉、消毒后，在球头银丝探针引导下，切开瘘管和脓腔，酌情切开通向乳头孔的瘘管。

⑤乳头矫形法：必定与乳头楔形切开法相结合，适用于乳头先天凹陷。本病病灶多与乳头乳晕有关，故正确处理好乳头乳晕部，可大大减少复发。

⑥拖线法：适用于病灶范围较大，或病灶与乳头孔相通，但乳头凹陷不严重者，可用4～5股4号丝线或纱条，每日换药时来回拖拉；清洗后撒上九一丹再拖回，能使药物充分接触到未切开的内腔创面，发挥提脓祛腐及引流的效果；拆线后多配合垫

棉绑缚法，促使内部创面黏合，此法可把乳房的外形损伤降低到最小。

⑦冲洗法：一般运用于拖线拆除后，清洗出腔道内的残留脓液；若脓液已尽者，采用复黄生肌愈创油，可促进愈合并能缩小瘢痕。

3. 陈红风内治以"疏散之法"治疗粉刺性乳痈，注重气机的调畅

（1）女子禀赋所致，多有气机不畅，对粉刺性乳痈患者而言，此时（非哺乳期非妊娠期）此处（病发肌表之间，半表半里）的"痈"，既不同于乳痈之肝胃皆重，尤重脾胃，又不同于体表其他部位的痈，其发生发展与乳腺自身结构的特殊性息息相关。乳房作为一个特殊的体表器官，同时兼具了因气机郁遏出现表证和因肝脾肾三脏在脏腑功能失调而出现里证的特点。对于肿块期以及各期混合者，运用柴胡剂，取其走表散结之功，往往临证颇有验效。在急性发病阶段，局部红肿热痛明显，部分患者可伴有发热、下肢泛发结节性红斑等，多表现为热证，常用疏肝理气、清热解毒药为主，多选用柴胡、黄芩、夏枯草、蒲公英、金银花、蛇舌草等。如乳头内或脓液中有较多脂质样分泌物，加生山楂、麦芽；当出现下肢结节性红斑时，可加入赤芍、川牛膝、土茯苓等。但必须注意中病即止，过用寒凉药不但使病灶僵化、延长治疗时间，还会损伤脾胃。在疾病缓解期，局部结块经久难消，"久病入络""久病必瘀"，故"以温药去瘀，乃能治积久之瘀"，治疗重在活血散结，多用偏温热的活血化瘀药，如鹿角片、当归、川芎、桃仁等。若局部脓肿形成，但脓液稀薄量少，溃后肿势难消，或肉芽虚浮，此为气血不足之表现；又因瘀血不去、新血不生，常以生黄芪、当归益气养血，皂角刺、留行籽活血散结、托里透脓。

（2）以"切扩—拖线—熏洗—垫棉"四联外治法为主，辨治复杂性粉刺性乳痈。传统外治法在肿块期常以金黄膏、冲和膏等油膏外敷，成脓期常以扩创、小切口排脓、穿刺抽脓等方式排出脓液，溃后以九一丹脱腐，熏洗、垫棉结合生肌长肉外用药物，使肉长皮生，促进疮面愈合。陈红风教授在传承顾氏外科经验的基础上，根据自身30余年的临床实践经验以及疾病特点的发展变化，辨治复杂性粉刺性乳痈，采用"切扩—拖线—熏洗—垫棉"四联外治法，具有创伤小、乳房外形改变小、瘢痕少、疗程短、复发率低的特点。

4. 楼丽华采用"温通治法"贯穿本病治疗始终

（1）急则治标，温通为要。本病虽表现为红肿热痛化脓之阳热证候，然其本寒也，治病求本，温通治之，其病必瘥，故在阳和汤基础上加减制成院内协定方乳腺4号用治粉刺性乳痈各期。方中熟地得麻黄则不黏滞，不仅能滋阴补血，填精补髓，并能通血脉，温肌腠；且麻黄温通发散，外可宣透皮毛腠理，内可深入积痰凝血，得熟地则通络而不发表；鹿角片补血益精，温肾助阳，得补阴之熟地而供其生化，即"阳无阴则无以生，阴无阳则无以化"之意；炮姜温肌肉，入营血；白芥子善祛皮里膜外之痰，能祛寒湿痰邪；路路通祛风通络；穿山甲、皂角刺消肿排脓，使脓未成者消散，已成脓者速溃。全方组成温阳通络，化痰散结，每获良效。

（2）缓则治本，去其病灶。炎症控制后，即当把握时机采用手术去其病灶。然手术用之得宜，病灶得除，疾病向愈；用之不当，病灶残留，反复发作，故当注意时机选择、手术方法及术后处理等方面。

5. 卞卫和认为本病不应属于阳证疮疡，内治采用"温阳托毒法"

卞卫和根据阴阳辨证要点，认为本病不应属于阳证疮疡，而当属阴证。在临床治疗时，分期处理，肿块静止期常采用阳和汤加减，以温阳散结消肿为主；针对不同病因，再辅以疏肝、调理冲任或祛除外感邪实之品，往往能使肿块局限或消减。在急性炎症期，治当疏肝清热，方以丹栀逍遥散加减；但本病总属阴证，临床遣药应寒温并用，适当配以温阳药如淫羊藿、鹿角霜等以助温化痰浊、软坚祛瘀。成脓期炎症未能得以控制，肿块液化成脓，辨证当属肝郁胃热，治到疏肝清胃、透脓排毒，方用瓜蒌牛蒡汤加减，同时兼顾阴证疮疡之特点，酌情配伍温阳药。此外，托法应贯穿于疮疡治疗的各个阶段，应用得当，可缩短病程，减轻症状，预防发生瘘管等后遗症。补托法之一的"温阳托毒法"与本病的病机相符，即扶助正气、透脓托毒，以神功内托散为主方，或用阳和汤加透脓散加减。

【临床研究】

近年来，浆细胞性乳腺炎在发病因素的探讨和中医药治疗方面均有所进展。在发病因素的探讨上，除了先天乳头凹陷、畸形或局部外伤及手术、七情内伤、乳汁分泌障碍之外，陆清等认为，体质因素在发病过程中起到重要作用，中医体质中的阳虚质、特禀质或者两者兼夹者为易感人群者。郭宇飞等则认为风邪是本病形成的重要原因之一。治疗上除了经典的辨证论治和分期治疗外，基于不同病因的理解，杨娜等提出肝郁脾虚为本病的主要病机，以疏肝健脾为主，重在"和"，方用当归芍药散加味以疏肝健脾；冯佳梅等认为，"痰湿"是本病的重要病因，自拟清化痰湿方，方中君药黄连的有效成分（小檗碱）经实验验证对与肥胖相关的炎症反应有显著抑制作用。王伏声总结柴松岩学术思想，基于"二阳致病"学说，治疗以调畅阳明为重点，自拟清解阳明方加减治疗，以畅通阳明经脉，疏解热毒，化降痰瘀，使气血生化有源，冲任阴血得以恢复，达到清热解毒、化痰散结、培养阴血的目的。外治方面，曹思涵等应用拔毒生肌散治疗非哺乳期乳腺炎脓腐，发现拔毒生肌散对非哺乳期乳腺炎患者创面具有良好的提脓祛腐功效，显著改善炎性反应而促进愈合，临床使用2周安全，未见不良反应。

【预防与调护】

1. 患者的饮食宜清淡，禁食辛辣刺激、荤腥发物。

2. 浆细胞性乳腺炎的患者，因为病程缠绵日久，结块反复溃破，对疼痛和乳房变形的恐惧及担心，容易使情绪紧张焦虑。情志不畅，肝气不舒而致乳络不通，气血瘀滞，进一步加重乳房结块疼痛。因此，医生可给予适当的语言疏导，帮助患者建立战胜疾病的信心。

3. 保持局部清洁，及时纠正乳头凹陷，定期清理凹陷的乳头。

（叶媚娜 周悦）

第四节　肉芽肿性乳腺炎

肉芽肿性乳腺炎（granulomatous mastitis，GM）是一种以非干酪样坏死性肉芽肿且局限于乳腺小叶为主要病理特征的乳腺肉芽肿性炎症病变，又称"特发性肉芽肿性乳腺炎（Idiopathic Granulomatous Mastitis，IGM）"或"肉芽肿性小叶性乳腺炎（Granulomatous Lobular Mastitis，GLM）""乳腺肉芽肿（Granuloma of Breast）""乳腺瘤样肉芽肿"等。肉芽肿性乳腺炎好发于产后数年内的女性，可于外力撞击后诱发，或无明显诱因下突发乳房部肿块，甚则累及全乳，病灶可散发全乳，短期内出现化脓溃破，起病急，病程进展迅速，可伴明显的全身症状，如发热、四肢结节性红斑、咳嗽等。其发生可能与产后乳汁淤积诱发局部免疫反应和超敏反应、妊娠史、精神病类药物或避孕药物的应用、垂体微腺瘤史、高泌乳血症等有关。

肉芽肿性乳腺炎在中医典籍中亦无对应的病名。肉芽肿性乳腺炎和浆细胞性乳腺炎均可归属为粉刺性乳痈范畴，两者在临床疾病范围、病程发展规律、病理特点和预后上均有不同，但对部分肉芽肿性乳腺炎和浆细胞性乳腺炎，尤其当疾病病程较长时，两者在临床表现和病理特点上均有重叠，鉴别诊断非常困难。

【源流】

肉芽肿性乳腺炎之病名，1972 年以色列病理科医生 Kessler E 和外科医生 Wolloch Y 在美国临床病理学杂志上首次提出了肉芽肿性乳腺炎的病名，第一次将肉芽肿性乳腺炎从浆细胞性乳腺炎中区分出来。作者通过 5 例临床病例的实验室检验、外科手术标本的病理检查，排除了常规细菌、结核菌、脂肪坏死和乳腺癌，发现病灶以乳腺腺体小叶为中心，病灶区内急、慢性炎症混合存在伴积肿和微脓肿，伴乳腺小叶区非干酪样坏死的肉芽肿。Kessler 和 Wolloch 的观点得到同行的关注，GM 病例报道也越来越多。1987 年，Adams 首次报道肉芽肿性小叶性乳腺炎伴发结节性红斑的病例，此后国内外文献陆续有报道肉芽肿性小叶性乳腺炎伴发结节性红斑及关节痛的病例。

【病因病机】

目前，西医对本病病因病机的认识尚不明确。

中医认为，本病多见回乳后残乳淤积乳络，又兼外力撞击导致局部气血瘀滞；或嗜食肥甘厚味、辛辣炙煿之品，导致胃热壅盛；或暴怒抑郁，肝失疏泄，气机郁滞；或素体阳虚，均可造成乳房局部气滞、血瘀、痰凝，凝聚成块，热盛肉腐而为脓肿。郁怒肝火炽盛则为肿为痛，走窜甚速，甚则数日内累及全乳。亦因气滞热壅，邪毒留滞，阳明热盛，故见高热、四肢结节红斑。

1. 乳汁潴留

产妇产后哺乳或因乳汁过于稠厚，或因乳管先天发育异常，乳汁输出不畅，或因小儿惰于吮吸或乳母哺乳方式不当，或回乳不当，造成乳汁潴留乳络。回乳后，因不慎撞击乳房局部造成乳络破损，邪滞乳中，气血逆乱，形成肿块。

2. 肝郁胃热

平素性情急躁易怒，或情志不畅，导致肝郁气滞；又见嗜食肥甘厚味，辛辣炙煿之品，导致胃热壅盛，肝郁胃热，营血不从，逆于肉里，而生痈肿。

【诊断】

1. 疾病诊断

（1）临床表现

本病多发生于育龄期女性，绝大多数在非哺乳期发病，以回乳后数年内的育龄期女性最为常见，患者可伴有先天性的乳头凹陷，大乳管甚至各级导管内见大量脂质样分泌物或稠厚乳汁淤积，多伴随乳管扩张；部分患者有乳房局部按摩、外力撞击及挤压史。临床最常见于外力撞击后乳房局部结块肿痛，初起乳房结块多发于乳房部，肿块可相对局限，也可在数日内，甚至一夜之间波及全乳，肿块形状不规则，质地硬韧，部分患者结块质地坚硬，表面可呈结节样，边界欠清，无包膜，常与皮肤粘连，一般无胸壁固定；部分患者疾病进展迅速，数日内患侧乳房明显增大，局部结块，红肿热痛，局部可见皮肤水肿或橘皮样改变。可在 1～2 周内局部成脓，也可迁延日久，脓肿此起彼伏，甚则皮肤破溃，继发窦道（附彩图9，附彩图10，附彩图11，附彩图12）。常见单侧乳房发病，少数患者可双侧乳房先后发病，极少有双乳同时发病的。本病可呈急性或亚急性发病，但病程可迁延长达数月或数年。临床表现部分与浆细胞性乳腺炎类同，尤其是疾病日久之后，无论是临床表现还是病理表现，均难以鉴别。相比浆细胞性乳腺炎，肉芽肿性乳腺炎的全身表现更为明显，临床常可见高热、双下肢或四肢结节性红斑（附彩图13）等全身表现。

（2）辅助检查

①血常规：可见白细胞及中性粒细胞增多，CRP 升高。

②脓液细菌培养：可见金黄色葡萄球菌，表皮葡萄球菌，绿脓杆菌，鲍曼不动杆菌，棒状杆菌，分枝杆菌、革兰阴性菌或其他杂菌生长。

③乳腺超声检查：患者超声图像可见肿块呈不规则形，内部回声不均匀，边缘模糊毛刺蟹足状等恶性征象，但同时具备肿块多呈平行生长，后方回声多无明显改变或增强，病灶内多无钙化，血流以低速低阻血流为主，弹性评分较低等良性疾病征象。

④乳腺磁共振检查：多为非肿块性病变，分布弥漫，呈片状异常信号，形态不规则，边缘呈"网格状、毛刺样"信号，可局限于一个象限或多个象限，内部结构可见腺体增厚，正常腺体信号消失，T1WI 为等信号，T2WI 为高信号，其内出现小脓肿是特征性表现。增强扫描为环形强化，壁厚薄均匀，周围炎性反应亦明显强化。间接征象可见 Cooper 韧带增厚、周围皮肤水肿，较重者出现皮下脓肿。

⑤组织病理学检查

空芯针穿刺标本：可以看到乳腺及慢性炎症表现，伴多种炎症细胞和多核巨细胞浸润，局部有微脓肿及肉芽肿形成。

切除肿块大体标本：见肿物无完整包膜，与周围乳腺界限不清，切面灰黄色，可见小脓腔，质地中等；可见特征性的脂质空泡周围伴多种炎症细胞及多核巨细胞浸润，形成微脓肿及肉芽肿性炎症。肉芽肿为上皮样肉芽肿，中心表现坏死不彻底的凝固性坏死；病变以乳腺终末导管小叶单位为中心，病程迁延不愈病例腺泡结构破坏甚至消失，多个小叶病灶互相融合界限不清。

2. 症状诊断

（1）乳房肿块：初起乳房结块多发于乳房部，后向乳头乳晕部延伸，肿块可相对局限，也可在数日内，甚至一夜之间波及全乳。肿块形状不规则，质地硬韧，部分患者结块质地坚硬，表面可呈结节样，边界欠清，无包膜，常与皮肤粘连；一般无胸壁固定，部分患者表现为患侧乳房明显增大。急者肿块局部出现红肿热痛，局部可见皮肤水肿或橘皮样改变。

（2）乳头凹陷：部分患者有乳头完全性或不完全性凹陷，其中相当部分患者的乳头凹陷为先天性的，也有一些患者乳头凹陷是在发病后逐渐发生的。

（3）疼痛：结块初起时，可伴局部肿痛或刺痛，日久疼痛多缓解或稍有隐痛；结块化脓时，疼痛加重，见跳痛或鸡啄样疼痛。

（4）发热：可伴高热。

（5）舌脉：舌红苔薄，脉细弦，多为肝经郁热；结块皮色稍红或红肿不甚，可伴疼痛或疼痛不明显。舌红苔腻，脉弦滑，多为肝郁胃热，湿热内结；结块多肿势迅速，局部红肿热痛明显。舌淡苔薄，脉沉细，多为阳虚寒凝；患者多素体阳虚，或起病后予糖皮质激素治疗日久，可见结块红肿不明显，隐隐酸痛，日久难消。舌淡苔腻，脉濡或滑，多为脾虚湿盛，湿浊内蕴；患者多形体肥胖，结块久不化脓，或成脓后脓液稀薄，疼痛不明显。舌淡紫或瘀斑，脉细涩，多为气滞血瘀；患者可因局部撞击后结块，或结块初期过用抗生素或寒凉药物，以致结块质硬，日久难消，可有隐痛或疼痛不显。

【治疗】

1. 治疗原则

注重内外合治，未溃重内治，已溃重外治。同浆细胞性乳腺炎。

2. 辨证论治

（1）胃热壅盛证

证候：乳房结块疼痛，质硬韧，皮色红或不红。纳呆烦热，大便秘结，舌红，苔黄或黄腻，脉沉实。

分析：患者素喜肥甘厚味，湿热壅滞于胃络，结于乳房，形成肿块，故见结块质硬或韧、皮色红或不红。纳呆烦热，大便秘结，舌红，苔黄或黄腻，脉沉实属内热壅盛。

基本治法：清热解毒，消肿散结。

选方：内疏黄连汤加减。

常用药物：黄连、芍药、当归、槟榔、木香、黄芩、山栀子、薄荷、连翘、桔梗、生甘草等。

加减法：局部红肿明显者，加金银花、忍冬藤、紫花地丁、天葵子、赤芍；乳痛明显者，加延胡索、郁金、乳香、没药；结块质硬，加三棱、莪术、桃仁、皂角刺。

（2）肝经郁热证

证候：乳房结块疼痛，皮色红或不红。舌红，苔薄，脉细弦。

分析：患者平素性情抑郁或急躁易怒，肝郁气滞，营血不从，逆于肉里，形成肿块，故见结块疼痛、皮色红或不红。舌红，苔薄，脉细弦属肝郁内热。

基本治法：清肝解郁。

选方：柴胡清肝汤加减。

常用药物：川芎、当归、白芍、生地黄、柴胡、黄芩、山栀子、天花粉、防风、牛蒡子、连翘、甘草等。

（3）寒凝血瘀证

证候：乳房结块，隐痛或抽痛，皮色不变，舌质暗淡或瘀紫，苔薄白或白腻，脉弦滑或涩。

分析：素体禀赋不足，阳虚寒凝，或结块初起过用寒凉之品，以致寒凝血瘀。症见结块质硬，皮色不红，时有隐痛或抽痛，舌质暗淡或瘀紫，苔薄白，脉弦滑。

基本治法：温阳散寒，活血化痰。

选方：阳和汤加减。

常用药物：熟地黄、麻黄、鹿角胶、白芥子、肉桂、生甘草、炮姜炭、莪术、桃仁等。

（4）热毒壅盛证

证候：乳房肿块逐渐增大，皮色焮红灼热，疼痛加重，或呈鸡啄样痛；患侧腋窝淋巴结肿大，伴或不伴高热，此为化脓的征象。肿块局部质软，按之有波动感，穿刺有脓液。部分患者可见壮热不退，伴发双下肢或四肢结节红斑，口渴思饮，小便短赤，舌红苔黄腻，脉洪数。

分析：肝胃蕴热，热毒炽盛，乳络阻塞，气血凝滞，故乳房肿块逐渐增大及局部焮热、疼痛、灼热；热盛则肉腐成脓，故肿块中央变软，按之有应指感；火热炎上，故面红目赤；热扰心神，则烦躁不宁；火热伤阴，津液被耗，故小便短赤；津伤则引水自救，故渴喜饮冷；肠热津亏，故大便干燥；舌红、苔黄、脉数均为热象。

基本治法：清热解毒，托里透脓。

选方：五味消毒饮合透脓散加减。

常用药物：金银花、紫地丁、蒲公英、皂角刺、黄芪、全瓜蒌、白芷、川芎、当归等。

加减法：热甚，加生石膏、知母、赤芍、丹皮；疼痛剧烈，加乳香、没药；肿块韧硬，加浙贝母、莪术；大便秘结，加枳实、大黄（后下）、生地、玄参；下肢结节红斑，加赤芍、丹皮、川牛膝、鬼箭羽。

（5）余毒未清证

证候：乳房结块大部分消散，皮肤溃口不敛，甚则形成窦道，溃口时流脓水或乳汁样分泌物，局部疼痛不明显；患侧腋窝可及肿大淋巴结，神疲纳呆，面色欠华，舌质暗淡或暗红，苔薄腻，脉濡细。

分析：乳房结块日久，局部脓成破溃或切开引流后，毒随脓泄，肿痛消减，但溃后脓毒虽泄，结块尚未全消，邪毒尚未尽消，且疾病迁延日久，气血亏虚，故溃口难敛，甚则形成窦道，反复溃破。

基本治法：补益气血，托毒消肿。

选方：托里消毒散加减。

常用药物：黄芪、人参、当归、白芍药、白术、茯苓、金银花、连翘、白芷、川芎、甘草等。

加减法：余热未清，加蒲公英、忍冬藤；结块疼痛，加延胡索、乳香、没药；结块韧硬难消，加浙贝母、白僵蚕；导管内分泌物较多，加炒麦芽、生山楂、白花蛇舌草。

（6）气血凝滞证

证候：乳房结块质硬不消，微痛不热，皮色不变或暗红，欲消不消，欲脓不脓，形成僵块；舌质暗淡，苔薄，脉弱或涩。

分析：早期大量使用抗生素或过用寒凉中药后，气血得寒则凝，气血壅滞，滞于乳络。症见结块质硬不消，难消难溃，舌质暗淡，苔薄，脉弱或涩。

基本治法：活血化瘀，软坚通络。

选方：桃红四物汤加减。

常用药物：桃仁、红花、当归、熟地、川芎、白芍等。

加减法：结块疼痛明显，加乳香、没药；质地坚硬者，加皂角刺、炮山甲、白芷、白僵蚕；舌淡脉弱，畏寒者，加鹿角片、肉桂、白芥子、炮姜等。

（7）脓毒旁窜证

证候：乳房结块日久或深部脓腔难以自溃或溃口引流不畅，成脓后脓液四处旁窜，结块此起彼伏，肿势不消，甚则累及全乳。舌红，苔薄，脉弦。

分析：脓熟未能及时切开排脓，或脓腔深在，未能自溃，致脓毒横走旁窜，腐蚀乳络，累及全乳。或脓肿过早切开或穿刺活检或手术切开时，刀锋直插脓壁伤及他囊，均可使脓液侵及其他部位，造成病变范围的扩大。舌红、苔薄、脉弦为脓毒旁窜之象。

基本治法：清热解毒，活血理气，辅以清补。

选方：托里消毒散合透脓散加减。

常用药物：黄芪、人参、当归、白芍药、白术、茯苓、炮山甲、皂角刺、金银花、桔梗、连翘、白芷、川芎、甘草等。

加减法：局部红肿热盛，甚则伴发热恶寒者，加忍冬藤、天葵子、紫花地丁、赤芍；结块质硬者，加莪术、乳香、没药等。

3. 外治疗法

（1）分期外治

①初起：结块红肿热痛者，宜金黄膏或玉露膏外敷于患处，宜厚涂，每天更换一次；也可用新鲜蒲公英400g捣烂，加两只鸡蛋清调匀，外敷患处，每日4次，连续3日；或芦荟、仙人掌肉捣糊外敷，皮肤过敏者停用。皮色微红或不红者，宜冲和膏外敷。

②成脓

切开排脓：在皮薄、波动感及压痛最明显处切开排脓。切口以乳头为中心呈放射状，取脓肿稍低部位，切口大小以引流通畅为度；排尽脓液，清除脓腔内坏死组织，用纱条或药线引流换药。乳晕旁脓肿，可沿乳晕与皮肤交界线作弧形切口。

穿刺抽脓：在乳房波动感明显处，或在B超定位下，选择脓腔距皮肤最浅位置穿刺、抽脓，用生理盐水冲洗，尽量抽尽脓液，视脓肿大小选择穿刺次数。

火针洞式烙口排脓：用电火针或将三棱针烧红，在脓肿波动感最明显、距乳晕最远、脓肿最低垂的部位刺入脓腔，稍加转动，将针拔出，排出脓液后以药线引流。

部分病灶按之质软但无明显波动感，此时往往成脓量极少或均为肉芽肿。如果病灶较浅表，可行搔刮清创，清除腔内的肉芽肿；也可用粗针挑破表皮后，拔罐吸出肉芽肿。

③溃后

引流术：九一丹提脓拔毒，并用药线引流。如手术切开创腔较大，有渗血时，可用红油膏纱条或中性油纱布蘸九一丹填塞脓腔提脓脱腐，亦可压迫止血。

垫棉绑缚法：术后疮腔较大者，待脓腐脱净后，可在创腔下方用垫棉法加压绑缚，促进疮腔黏合。若患者导管内分泌物多或因局部撞击后发病的，需注意绑缚的力度，避免压力过大。

祛腐生肌法：脓净后，改用生肌长肉中药煎汁熏洗，或生肌散、白玉膏盖贴至伤口愈合。

④僵块形成

外敷药物：结块日久难消，既不化脓又不溃破，排除恶变可能后，可予冲和膏、桂麝散、阳和解凝膏等厚涂外敷僵块处，促进僵块消散。一日一换，可连续敷至结块消散。

刺络拔罐：结块无明显红肿热痛的，可予三棱针或7~9号注射针头点刺结块中央，若结块范围大，也可分数处点刺，一般一处行4~5个点刺，乳头处不刺，刺络后迅速拔罐，留罐时间为30秒至2分钟，观察到新鲜血液流出或血流速度缓慢或血液凝结即可取罐。隔日治疗1次，可连续治疗1至数周。

湿热敷：结块日久难消，既不化脓又不溃破，排除恶变可能后，可予温阳活血散结的中药打成粉剂，加生理盐水调成糊状物，摊涂于无纺布上，外敷于结块处，隔日治疗1次，可连续治疗1至数周。

（2）手术治疗

①切开扩创术：各种脓肿期、瘘管期，尤其是经内治消散、切排（或自溃）效果不明显者，选择在皮肤溃口及瘢痕处作环乳晕月牙形或类三角形切口，尽可能保留皮肤，切口大小在保证引流和换药通畅前提下，可尽量小。切口处皮下组织不宜切除过多，彻底清除脓肿间隔及深部脓肿以通畅引流。

②切开矫形术：适用于乳头部瘘管期，乳头先天性凹陷，且与脓腔有瘘管相通者。用手术刀放射状切开乳头部瘘管，切除瘘管管壁并楔形修剪两侧，再用丝线予以矫形缝合。能彻底切除瘘管壁，便于乳头成形术操作，且成功率高，愈合后不留线头，减少异物刺激。

③乳腺区段切除或皮下腺体切除术：对于病灶范围大，患者无法耐受术后换药治疗的，可在充分沟通后，行乳腺区段切除或皮下腺体切除术。

【诊治思路】

乳络以通为用，以堵为逆，疏通乳络贯穿治疗始终。过用寒凉，易形成僵块，"欲消不消，欲脓不脓"，故多用甘寒清热，或佐以温通之品。肿块日久不消，当和营托毒，视正气之盛衰分别予透托和补托。局部外用药物与内服药物相结合，成脓后重外治，需及时穿刺抽脓或切开排脓，以防脓毒旁窜。

【名医经验】

林毅提出"内外兼治，外治为主，内治为辅"原则治疗肉芽肿性乳腺炎。

（1）内治之法，脓成未溃或溃而不畅，以"清热解毒，托里透脓"为法，溃后脓畅，则以"益气健脾，生肌收口"为法，固本以养身。

（2）林毅教授尤其强调"脓畅脓尽"方可收口，因此"提脓祛腐"综合疗法的运用及运用时机成为治疗重点。提脓祛腐综合疗法，包括火针洞式烙口术、刮匙棉捻排脓祛腐术、燕尾纱块加压绷缚术等手术治疗方法，以及提脓药捻、金黄散、土黄连液等药物疗法。

①手术治疗

火针洞式烙口术：多数患者就诊时处于脓肿期、瘘管期、肿块期等多期并存，可予火针刺烙排脓。施行治疗前，应行必要的彩超探查，对病灶范围、数目、深度有所了解，选取尽可能辐射到周围脓腔的低垂位火针刺烙口，以取得最佳效果的引流。

刮匙棉捻排脓祛腐术：刺烙排脓后，可用刮匙搔刮彻底清除火针烙口管壁或瘘管壁的水肿肉芽及坏死筋膜和瘀血，继而用棉签反复捻除残余脓腐。

燕尾纱块加压绷缚术：适用于成脓期排脓通畅后的伤口收口，用无菌纱布对折后成燕尾形纱块，于脓腔上缘用燕尾纱块以叠罗汉式由上而下逐步加压至窦道口，使得新生肉芽组织从基底部生长。再以大棉垫覆盖加压区域，以弹力绷带"8"字形绑缚，达到固定燕尾纱块及提供持久压力作用。

蝶形胶布牵拉收口：待脓液及坏死组织彻底排尽，窦道完全愈合后，再用蝶形胶布牵拉收口。

药捻引流：探针引导放置五五丹提脓药捻于主要脓腔基底部或管道引流，同时插入多条祛腐提脓药捻，以利于日后向不同方向打开脓腔、窦道或瘘管。

药线拖线引流：若瘘管溃口和乳头相通，则采用药线拖线引流，以免伤及乳头。

②药物疗法

土黄连纱布湿敷：用土黄连纱布（林教授创制的院内制剂）隔开插入脓腔的提脓条，湿敷引流口。

金黄散水蜜膏外敷：局部红肿伴僵块者，应予金黄散及蜂蜜各半用水调至糊状敷于肿块处。

四子散药包热敷：管腔收口后，用四子散（吴茱萸 120g，苏子 120g，莱菔子 120g，白芥子 120g）用布包经微波加热后敷于乳房硬结以理气化痰，软坚散结，有效预防复发。

【临床研究】

在病因研究上，梁欢等从中医"痰邪致病"的理论研究出发，结合痰邪致病的特点，探讨肉芽肿性小叶性乳腺炎的发病特点与中医痰湿体质之间的关系。认为肉芽肿性小叶性乳腺炎是以痰邪为主要病邪所引起的结块性疾病，与中医"痰湿夹杂"侵及肌肤相关。临床辨治应从痰论治，从肾、脾、肝入手，将辨证与辨体质相结合，从而获得较好的临床疗效。治疗上除分期论治、辨证论治外，大多数学者均主张内外合治，多在急性期以中医药内服外敷或药物热敷、绑缚、火针等多种外治法配合应用，以控制肿势，缓解病情；待稳定后，再以中药内服徐徐消之或行扩大切除、区段切除等方法以尽量减少对乳房外形的影响。

【预防与调护】

1. 患者饮食宜清淡，禁食辛辣刺激、荤腥发物。

2. 肉芽肿性乳腺炎的患者，因为病程缠绵日久，结块反复溃破，对疼痛和乳房变形的恐惧及担心容易使情绪紧张焦虑。情志不畅，肝气不舒而致乳络不通，气血瘀滞，进一步加重乳房结块疼痛。因此，医生可给予适当的语言疏导，帮助患者建立战胜疾病的信心。同时要客观告诉患者本病的病程特点，增强患者对疾病治疗的依从性。

3. 保持局部清洁，及时纠正乳头凹陷，定期清理凹陷的乳头。避免乳房局部的外力撞击。

（叶媚娜　周悦）

第五节　乳房部蜂窝织炎

乳房部蜂窝织炎是发生在乳房部的严重化脓性疾病，是皮肤和皮下组织的急性弥漫性感染，常由化脓性链球菌感染所致。临床以乳房皮肤焮红漫肿，剧烈疼痛，迅速坏死、溃烂，可见发热为特征。临床少见，多发生于哺乳期女性。

乳房部蜂窝织炎相当于中医学的"乳发"。

【源流】

1. 病名

本病最早见于晋《刘涓子鬼遗方》卷第三云："治发背发乳，四肢有痈疽，虚热大渴，生地黄汤。"隋《诸病源候论》卷之四十"发乳溃后候"、《诸病源候论》卷之四十"痈发乳候"中亦称之为"发乳"。至明代，称本病为乳发，《仙传外科集验方·敷贴热药第四》中有"多口者为乳发"的记载。《外科启玄》卷五"乳痈"载："乳肿最大者名乳发，次曰乳痈。"至清代，《疡科心得集》所载"湿火乳痈"，根据其描述，也是指本病，清代对本病还有"脱壳乳痈""乳脱"等多个称呼。目前较多使用的是"乳发"，相当于西医学乳房部蜂窝织炎、乳房坏疽这一类乳房部严重的化脓性疾病。

2. 病证

《疡科心得集》卷中"辨乳痈乳疽论"载"又有湿火夹肝阳逆络，或时疫、或伏邪聚结而成者，起时乳头肿硬，乳房焮红漫肿，恶寒身热，毛孔深陷，二三日后，皮即湿烂，隔宿焦黑已腐；再数日后，身热退而黑腐尽脱，其生新肉如榴子象"，较为详细地描述了本病的病因病机及临床表现。《医宗金鉴》卷六十六"外科心法要诀"中曰："此证发于乳房，焮赤肿痛，其势更大如痈，皮肉尽腐，由胃腑湿火凝结而成。"

3. 治疗

（1）内治：《刘涓子鬼遗方》首次记载内服汤药法，具体为养阴清热法（地黄汤）。《仙传外科集验方》治乳发同乳痈，以瓜蒌散随人虚实参以通顺散、十宣相间而服。《疡科心得集》卷中"辨乳痈乳疽论"亦参乳痈治疗之法，其原则为"一切清痰疏肝、和血解毒之品，随宜用之可也"。《外科备要·卷一证治·乳发乳漏乳中结核乳痨》曰："治法急按乳痈，未成形者消之，已成形者托之。"这些为后人治疗乳发提供了思路与方法。

（2）外治：《仙传外科集验方》外治乳发，先以回阳玉龙膏回阳气以去黑，后原于冷用冲和收功，原于热用洪宝生肌，且须用乳没住痛。《疡科心得集》记载，待新生之肉如榴子时"掺以珍珠散，以白玉膏盖之"。《外科备要》卷一证治"乳发乳漏乳中结核乳痨"曰："其腐肉脱迟，黄灵药撒之，以免偏溃乳房，至伤囊膈，难以收敛。"

总体，本病的治疗多参照"乳痈"，结合局部及全身辨证施以相应内外治法。

【病因病机】

中医学认为，乳发是因为湿热火毒乘虚侵入皮肉，阻于肝胃二经，结于乳房而成。

1. 情志内伤

妇人平素脾气急躁或内向压抑，肝阳偏亢或肝气不疏，肝火上炎或肝郁化火；或产后哺乳辛劳，亲人关怀不足，忿怒郁闷，或与家人意见不合，情志抑郁不舒，郁而化火。表现为乳房焮红漫肿，疼痛明显，毛孔深陷，多伴有情绪闷闷不乐或急躁易怒，易哭，喜叹气，舌边尖红，苔薄白或薄黄，脉弦。

2. 阴虚火旺

妇人新产伤血，精血同源，水不涵木，肝阳偏亢；或平素偏于阴虚体质，肝阴亦虚，虚火上炎。表现为乳房焮红漫肿，但自觉疲乏，手足心热，舌红偏瘦，脉细弱。

3. 湿热内生

妇人平素多喜膏粱厚味，或产后饮食不节，补益太过，脾胃运化失常，郁而化热，热壅阳明，可表现为乳房红肿热痛，甚至弥漫至整个乳房，多伴有口气较重，大便黏滞，舌红，苔微黄腻，脉滑数。

4. 感受时邪

卫生条件较差或产褥期没有洗澡，乳房局部感受时疫，若患者体质弱，正气不足以抗邪，时邪逆窜。表现为乳房红肿疼痛、湿烂坏死，可伴有恶寒高热，甚至神昏谵妄等症。

5. 外力损伤

女子产后过多、蛮力按揉乳房，或吸奶器持续负压，造成乳房皮肤压力性损伤、坏死，失去屏障作用，若合并有细菌感染，可发本病，表现为乳房迅速坏死湿烂，出现黑色结痂，多有恶寒高烧，口渴，乏力，可伴有肌肉酸痛，大便秘结等症状。

6. 腐肉酿脓

情志内伤、阴虚火旺、湿热内生、外力损伤等致湿热火毒蕴结于肝胃二经，或外邪与血相搏，可蕴热腐肉酿脓，表现为乳房焮红疼痛，或呈跳痛，按之质软有波动感，但脓肿位置多较浅。

7. 气虚毒恋

出现黑色结痂后，痂块及下方脓腐不易脱去，或脱后皮肉不易生长，为正气不足，无力托毒外出及生肌长肉。

西医学认为，本病的发生主要责之于皮肤损伤和细菌入侵两方面。主要致病菌为化脓性链球菌，能够产生透明质酸酶、链激酶和链道酶等，对软组织有溶解作用，使得细菌沿着乳房皮下浅筋膜迅速扩散，造成整个乳房发生大面积皮下蜂窝织炎和坏死性筋膜炎，皮肤弥漫性红肿，炎症波及表皮，形成张力性水疱及脓疱。

【诊断】

1. 疾病诊断

（1）临床表现：发病迅速，乳房部焮红漫肿，毛孔深陷，乳痛较重，伴见恶寒发烧、苔黄、脉数。2~5天后出现皮肤湿烂，继而发黑溃腐，乳痛加重，伴见壮热口渴、舌苔黄腻、脉弦数。病灶位置多较浅，也可伴有较深病灶。常见同侧腋下淋巴结肿大、压痛。（附彩图14，附彩图15）若溃后脓腐渐脱，身热渐退，则疮口逐渐愈合。若溃后腐肉难脱，正虚邪盛，伴见高热、神昏谵妄等，则毒邪内攻，病情危重。

（2）辅助检查：白细胞及中性粒细胞增多，CRP升高；脓液细菌培养可见化脓性链球菌、金黄色葡萄球菌或其他杂菌生长。高热不退者，当查静脉血细菌培养，帮助了解是否并发脓毒血症。

2. 症状诊断

（1）肿块：乳房焮红漫肿，范围较大，同时毛孔多有深陷，此时若治疗得当，可阻滞病程进展，转向康复。

（2）疼痛：常剧烈疼痛，持续存在，皮肤湿烂时疼痛最为明显，形成黑色焦痂部分疼痛减轻。

（3）发热：常为恶寒高热，可先有发热后红肿，也可以先有肿块再有发热，若无深部病灶，发热多于除去焦痂，引流通畅后缓解。

【治疗】

1. 治疗原则

治疗当局部辨证与全身辨证相结合，审症求因，辨证论治，内外兼治。初起阶段治疗以消肿、定痛、清热为目的；成脓湿烂后，治疗目的在于托或透脓外出，同时兼顾全身症状；坏死焦痂或脓液去后，治疗当促进创面愈合。

2. 辨证论治

（1）湿热内蕴，气滞热壅证

证候：乳房部皮肤焮红漫肿，疼痛剧烈，伴形寒壮热，骨节酸楚，纳呆，大便秘结，小便短赤，舌质红，苔黄腻，脉滑数。

分析：平素或妊娠、产后恣食厚味，脾胃运化失常，胃内积热，乳络阻塞，不通则痛，故乳房漫肿疼痛；毒热内蕴，故患侧乳房皮肤焮红；邪热内盛，正邪相争，营卫失和，故恶寒发热、骨节酸楚；胃有积热，运化失常，故见纳呆，大便秘结、小便短赤。舌红，苔黄腻，脉滑数，为湿热内蕴之象。

基本治法：清热利湿，泻火解毒。

选方：龙胆泻肝汤加减。

常用药物：龙胆草、生地黄、赤芍药、茯苓、黄柏、柴胡、黄芩、栀子、蒲公英、金银花、连翘、车前子等。

加减法：乳痛明显者，加延胡索、郁金；食欲不振，加藿香、佩兰；高烧者，加石膏、知母、薏苡仁、连翘；漫肿明显者，加冬瓜皮、车前草等。

本病若发生于哺乳期，当予以回乳。用麦芽、生山楂、枇杷叶、茶树根等。麦芽使用时需注意用量，大剂量使用方有抑制乳汁分泌的作用。回乳阶段常有乳房胀痛，可用延胡索、八月札、冬瓜皮等理气利水止痛。伴泌乳素水平升高者，可予以溴隐亭口服。

（2）湿火蕴结，热毒炽盛证

证候：乳房皮肤湿烂，继而发黑腐溃，或中软不溃，疼痛加重；伴壮热口渴，溲赤便秘，舌质红，苔黄腻，脉滑数或弦滑。

分析：湿火蕴结于乳房，腐肉成脓，热灼津液，故而出现乳房皮肤中软不溃或湿烂继而发黑溃腐；湿火炎燔，津液消耗明显，故而出现壮热口渴，溲赤便秘。色红、苔黄腻，脉滑数或弦滑，为湿热之象。

基本治法：泻火利湿，托毒透脓。

选方：龙胆泻肝汤合黄连解毒汤加减。

常用药物：龙胆草、黄连、黄芩、栀子、生地黄、大黄、柴胡、皂角刺、蒲公英、金银花等。

加减法：乳痛明显者，加乳香、没药、延胡索；壮热口渴者，加石膏、知母、天花粉、芦根、大黄、紫花地丁、野菊花等；便秘溲赤，加大黄、石膏、枳实、芒硝、金银花、天花粉、牛蒡子等。

（3）余毒未尽，正虚毒恋证

证候：脓肿已溃，腐脱新生，热退肿消，一般可逐渐痊愈；若正虚毒恋，可有脓水淋漓不尽，肉芽虚浮水肿、颜色偏淡，收口缓慢等表现，舌淡，苔薄白，脉细。

分析：脓成破溃后，脓毒尽泄，肿痛消减；但若素体本虚，溃后脓毒虽已泄部分，但气血亦虚，正邪僵持，无力托毒全部外泄，可出现脓水淋漓不尽、肉芽色淡红、不坚实等表现；气血虚弱，可见舌淡、苔薄、脉细等表现。

基本治法：扶正和营，托毒透脓。

选方：托里消毒散或八珍汤加减。

常用药物：黄芪、党参、白术、茯苓、当归、白芍、生地黄、川芎、金银花、白花蛇舌草、皂角刺、穿山甲、鹿角片、熟地、甘草等。

加减法：余热未清，加蒲公英、紫花地丁；乳房疼痛，加乳香、没药；肉芽色淡水肿者，可加当归、熟地、冬瓜皮、白芍、川芎等；若有结块韧硬难消，加浙贝母、白僵蚕、牡蛎、海藻等。

（4）络伤不敛证

证候：发生于哺乳期的乳发，脓成切开排脓后，每易损伤乳络，如溃后回乳未回尽，乳汁从创面溢出，淋漓不尽，则为乳漏。或伴有面色少华，全身乏力。舌淡，苔薄，脉弱无力。

分析：脓成破溃后，乳络损伤，加之体虚失摄，创口不敛，乳漏淋漓不尽。气血不足见面色少华、全身乏力；舌淡、苔薄、脉弱无力为气血不足之象。

基本治法：补益气血，托毒敛疮。

选方：八珍汤加减。

常用药物：黄芪、党参、白术、茯苓、熟地、当归、白芍、川芎、金银花、甘草等。

加减法：乳汁淋漓不尽，加麦芽、枇杷叶、生山楂、乌梅等。

（5）余毒滞络证

证候：乳发溃后脓出不畅，溃口下方及周围肿块不消，可能深部形成袋脓。可伴见低热不退，食欲不振；舌淡，苔薄，脉弱。

分析：脓成破溃后，余毒未能从创口引出，见低热不退，食欲不振，舌淡、苔薄、脉弱为余毒留于乳络之象。

基本治法：扶正和营，托毒消肿。

选方：八珍汤合透脓散加减。

常用药物：黄芪、党参、白术、茯苓、熟地、当归、白芍、川芎、皂角刺、穿山甲、菝葜、白芷等。

加减法：若有怕冷喜热，创面肉芽色偏白等，加用鹿角片、炙麻黄、炮姜炭等，若无明显冷热喜好，可加荔枝核、橘核、牡蛎、象贝等。

（6）脓毒旁窜证

证候：溃后乳房肿痛不消，身热不退，而成传囊。舌红，苔薄，脉弦。

分析：脓熟未能及时切开排脓，或深部脓腔引流不畅，致脓毒横走旁窜，腐蚀乳络，形成传囊。或是产后体虚，气血未复，解毒乏力，若脓肿过早切开或手术操作切开时刀锋直插脓腔壁伤及他囊，均可使脓液侵及其他乳络、孔囊，身热不退，舌红、苔薄、脉弦为脓毒流于乳络之象。

基本治法：清热解毒，活血理气，辅以清补。

选方：托里消毒散加减。

常用药物：人参、黄芪、当归、川芎、芍药、白术、陈皮、茯苓、金银花、连翘、白芷、甘草等。

加减法：肿痛明显，偏于阴证者，加鹿角片、乳香、没药、炮姜炭、皂角刺；偏于阳证者，加用紫花地丁、野菊花、牛蒡子、全瓜蒌等。

（7）正虚毒陷证

证候：局部疮顶突然凹陷，或溃后脓腐未净而忽然干枯无脓，或红活疮面忽而光白板亮，伴有高热寒战，或体温不升，头痛烦躁，或精神不振，甚至神昏谵语，气粗喘急，汗多肢冷；舌淡，苔薄，脉虚数。

分析：总因正虚毒盛，正不胜邪，反陷入里，客于营血，内传脏腑，而见上述局部及全身表现，气血虚弱，不能充达四肢，则形寒肢冷，舌淡，脉虚数。

基本治法：扶正祛邪。

选方：清营汤、黄连解毒汤、安宫牛黄丸等合托里消毒散加减。

常用药物：生地黄、玄参、水牛角、金银花、紫花地丁、鲜茅根、石决明、钩藤、桂枝、桔梗、皂角刺、附子、黄芪、党参等。

加减法：按辨证属火陷、干陷、虚陷加减用药。

3. 外治疗法

分期治疗

①初起：皮色焮红灼热者，宜金黄膏或玉露膏外敷于患处，宜厚涂，每天更换一

次。也可用新鲜蒲公英400g捣烂，加两只鸡蛋清调匀，外敷患处，每日4次，连续3日。或芦荟、仙人掌肉捣糊外敷，皮肤过敏者停用。

乳房皮肤毛孔深陷，水肿者，予以予以皮硝、硫酸镁外用。

②成脓

切开排脓：在皮薄、波动感及压痛最明显处切开排脓。因乳发面积较大，可多点小切口引流，以引流通畅为度。切排之前需要结合影像检查及临床触诊，了解有无深部脓腔，若有深部脓腔，需使脓液引流而出，清除脓腔内坏死组织，用纱条或药线引流换药，必要时需要在麻醉辅助下操作。

穿刺抽脓：深部脓肿，液化较完全者，可选择脓腔距皮肤最浅位置穿刺、抽脓，用生理盐水冲洗，尽量抽尽脓液，视脓肿大小选择穿刺次数。

③溃后

蚕食清创：乳发坏死面积多较广泛，形成焦痂，可蚕食清创，分次剔除坏死物，让下方脓液外泄。

提脓引流术：九一丹、八二丹提脓拔毒，并根据是否有腔隙、腔隙深浅，选用药线、纱条等引流。

垫棉法：有袋脓现象的，可在脓腔下方用垫棉法加压，使脓液不致潴留。若有乳漏，亦可在患侧用垫棉法束紧，促使收口。

祛腐生肌法：脓净后，改用生肌长肉中药煎汁熏洗（具体参见本章第一节），或生肌散、白玉膏盖贴至伤口愈合。

若创面缺损较大，可结合患者意愿，选择使用植皮术，促进创面愈合。

4. 其他疗法

（1）中成药

①六神丸，每次10粒，每日3次，口服。

②新癀片，每次4粒，每日3次，口服。

（2）西药治疗

①早期联合应用足量有效的敏感抗生素。

②高热等症状时，积极配合支持治疗。

【诊治思路】

"一切清痰疏肝、和血解毒之品，随宜用之可也。"具体选方用药多参乳痈，一般多用甘寒清热，或佐以温通之品，哺乳期患者佐以回乳之品。外用药物多根据局部辨证而选择适当的药物、剂型。

初起阶段，宜消肿止痛、清热解毒，根据乳房局部表现辨证施以油膏外敷等，慎用苦寒。成脓阶段，宜清热解毒、托里透脓，局部施以多点小切口引流、油膏外敷等，形成焦痂后，逐步蚕食剔除焦痂，可配合少量使用脱腐丹药；若为哺乳期，需回乳。后期，脓腐已尽，宜补益气血、托毒消肿，外治以掺药或油膏类祛腐生肌、生肌收口药物。若病情危重，出现脓毒血症的变证时要配合西医综合治疗。

【名医经验】

陈红风等在辨证基础上，给予湿热火毒证的乳发患者施以清热化湿、解毒和营之剂。具体为柴胡9g，黄芩15g，厚朴15g，制半夏15g，蔻仁6g，枳壳9g，土茯苓30g，全瓜蒌30g，生黄芪30g，赤芍15g，皂角刺9g，白芷9g，陈皮9g，生甘草6g，并根据患者病情变化适当加减，同时分期施以蚕食清创、扩创引流、红油膏外敷、中药蒸汽浴熏洗、生肌散掺用等综合外治法，收效甚佳。

【预防与调护】

1. 指导患者选择清淡、易消化、富含维生素、优质蛋白的食物；产后避免大量进食肥甘厚腻。

2. 指导患者及家属，尽量让患者保持舒畅的心情，医生可给与适当的语言疏导。对于产妇，医生可给予哺乳方式指导，帮助产妇保持乐观的心态，建立母乳喂养的信心。

3. 局部保持乳房局部清洁，产褥期亦可在适宜的温度下洗澡；避免大力按揉乳房、避免吸奶器持续大力负压，造成乳房皮肤损伤。

（吴晶晶）

第六节　乳房结核

乳房结核是发生在乳房部的慢性特异性化脓性疾病，又称结核性乳腺炎。临床特点以为起病缓慢，初起乳房内有一个或数个结块，状如梅李，边界不清，皮核相亲，日久溃破，脓液清稀淋漓，夹有败絮样物，有时伴有乳头内陷、乳头溢液、乳房皮肤橘皮样改变以及同侧腋窝淋巴结肿大等，常伴有潮热盗汗、逐渐消瘦等全身症状。临床比较少见，患者常有肺部、骨、淋巴结结核等病史。其发生于素体虚弱或妊娠、分娩、哺乳、外伤及其他感染（如HIV感染），以及全身或局部抵抗力降低时，潜在病灶的结核杆菌通过血流或淋巴传播而致乳房结核，或附近结核病灶（肋骨、胸壁、胸膜）直接蔓延或经淋巴道而至乳房，后者少见。

乳房结核属中医"乳痨""乳痰""结核"等范畴。

【源流】

1. 病名

"乳痨"又称"乳劳""结核""乳痰"等。"乳劳"之名首见于明代汪机《外科理例》卷四"乳痈一百零七"云："一妇乳内肿一块如鸡子大，劳则作痛，久而不消。服托里药不应，此乳劳症也，肝经血少所致。"《外科正宗》卷之三"乳痈论第二十六附乳岩"云："一妇人忧思过度，久郁成痨，左乳结核如桃半年，似痛非痛，咳嗽生痰，身发潮热，诊之脉微数无力。"《医学入门》卷之五"胸腹部"称本病为

"结核""亦有气血虚弱，略被外感内伤，以致痰瘀凝滞而成"。至清代，又称为"乳劳"，《医宗金鉴·卷六十六·乳劳》曰："轻津白汁，重流臭水，即败浆脓也。日久溃深伤膜，内病新添，午后潮热，干嗽，颧红，形瘦食少，阴虚等症俱见，变成疮劳。"《疡科心得集》卷中"辨乳癖乳痰乳岩论"中也称为"乳痰"，云："有乳中结核，始不作痛，继遂隐隐疼痛，或身寒热，渐渐成脓溃破者，此名乳痰。"

2. 病证

明代《外科理例》对本病特点及病机已有论述，至清《外科大成》卷二"乳劳"中论述更为详细，指出："乳房结核，初如梅子，数月不疗，渐大如鸡子，串延胸胁，破流稀脓白汁，而内实相通，外见阴虚等证。"描述了本病病程长，以及乳房局部表现、全身症状。以后，还认识到本病与乳岩并存的可能性，如《医宗金鉴》卷六十六"乳劳"云："此证即由乳中结核而成。或消之不应，或失于调治，耽延数月，渐大如盘如碗，坚硬疼痛，根形散漫，串延胸胁腋下，其色或紫，或黑，未溃先腐，外皮霉点，烂斑数处，渐渐通破……变成疮劳。"高秉钧认为，本病的形成或与"肝经气滞""胃经痰气郁蒸"有关。徐灵胎认为，本病是因"气血亏虚，复因外感内伤"所致。《外科备要》卷一证治"乳发乳漏乳中结核乳痨"中指出，本病是由"肝脾二经，气郁结滞而成"。

3. 治疗

乳痨的治疗，历代医家论述较少，可借鉴肺痨、流痰等施治。

（1）内治：《医学正传》卷之三"劳极"中指出，肺痨的治疗："一则杀其虫，以绝其根本。一则补其虚，以复其真元。"即以补虚培元、抗痨杀虫为原则，乳痨的治疗可参考此原则。《医宗金鉴》卷六十六"乳劳"中指出，此病的治疗："初结肿时，气实者亦服萎贝散及神效瓜蒌散，气虚者逍遥散及归脾汤合而用之。阴虚之证已见，宜服六味地黄汤，以培其本。"同时还指出，"然此疮成劳至易，获效甚难"的预后转归。《疡科心得集》卷中"辨乳癖乳痰乳岩论"中指出，本病的治疗用药"用药疏肝之中，必加贝母、半夏、瓜蒌以治痰，则未脓可消；至以溃，必补气血，方易收口"，即疏肝、化痰、补气血。承延历代医家的观点，目前治疗本病仍以杀痨虫、化痰、补气血为主，结合全身辨证，施以疏肝理气、托里透脓、养阴清热等方药。

（2）外治：虽未见"乳痨""乳痰"外治法的具体描述，但根据其本质属痰、属阴，可溃成脓的表现，在其肿块阶段可以回阳玉龙膏贴敷，成脓后予以药线、纱条等引流，溃后疮面予以九一丹、八二丹等提脓祛腐，还可以行清创术。

【病因病机】

1. 病因

主要有"正虚""外邪"两个方面。

（1）正虚：主要因素体肺肾阴虚，或气血亏虚，或妊娠、哺乳等致气血不足，正不足以抗邪。

（2）外邪：主要是痨虫，可来源于肺、肾、骨等，经血行至乳房；或肋骨、胸骨、胸膜、肩关节等处结核病灶，直接蔓延至乳房；或同侧腋下淋巴结、锁骨上下淋巴结等处结核病灶之结核杆菌，随淋巴管逆行至乳房；或乳房局部外伤，失去屏障保护，接触结核杆菌，由伤口侵入。理论上结核杆菌还可以由乳管开口侵入乳腺。

2. 病机

在素体阴虚基础上，兼有肝郁气滞、脾失健运。亦有气血亏虚，复因外感内伤，以致痰浊凝滞而成。

（1）肝郁气滞：性格使然，情志抑郁不舒，或因琐事繁多、生活及工作压力而恼火郁闷等，使肝气郁结，失于疏泄，气机不畅，"气有余便是火"，肝郁日久化火，火灼津液，凝炼为痰，蓄积于局部而致。表现为乳房结块，多伴有情绪闷闷不乐或急躁易怒，易哭，喜叹气，舌边尖红，苔薄白或薄黄，脉弦。

（2）脾失健运：因素来脾虚或饮食不节，损伤脾胃，而致脾失健运，津液失于正常输布，凝聚于乳房，表现为乳房结块。偏于虚者，可伴有乏力、少气懒言、便溏、舌淡边有齿痕、苔薄白、脉弱等征象。以脾虚湿胜为主要表现者，可伴有口气重、大便黏腻、身热不扬、舌淡苔白腻、脉滑等症。

（3）阴虚火旺：素体肺肾阴虚，更因肝火、痰火耗损津液，阴虚更重，则有虚火上炎之象。虚火在乳房局部酿脓则迁延缓慢，皮色微微红或不红，脓溃则稀薄淋漓；在全身则表现为颧红、潮热盗汗，乏力等征象。

（4）气血亏虚：素体禀赋不足，气血亏虚，无力托毒外出，则乳房肿块迁延难以腐熟酿脓，成脓后脓液清稀，淋漓不尽，伴有头晕乏力，少气懒言，月经量少甚至闭经，面黄无华，舌淡、苔薄白，脉细弱等征象。

（5）痨虫感染：痨虫感染，可致局部有败絮样坏死物。

（6）阴阳两虚：病程迁延日久，痨虫耗人正气，气阴耗损，阴损及阳，致阴阳两虚。症见乳房局部病灶迁延不愈，形体消瘦，形寒肢冷，闭经，舌质光淡隐紫，少津，脉细微而数，或虚大无力。

西医学认为乳房结核多是由于身体其他部位结核经由血管、淋巴管或乳腺邻近结核病灶直接蔓延侵犯乳腺而引起，少数患者是因结核杆菌经乳房皮肤伤口或乳腺导管开口处直接感染。

【诊断】

1. 疾病诊断

（1）临床表现：初起乳房内有一个或数个结块，状如梅李，边界不清，皮核相亲；皮色正常，皮肤可有橘皮样改变，迁延数月。中期皮色微红，可逐渐软化，形成寒性脓肿；脓肿穿刺，肉眼可见干酪样坏死。后期溃破，脓液清稀淋漓，夹有败絮样物，可伴见同侧腋窝淋巴结肿大等。病程中可伴有潮热盗汗、逐渐消瘦等全身症状。

（2）辅助检查

①活动期血沉加快，混合感染时白细胞总数及中性粒细胞数升高。伴有 HIV 感染

者，可见淋巴细胞降低等。

②结核菌素试验可呈阳性。结核分枝杆菌 DNA 的 PCR 检测敏感度最高，但临床可操作性不强，可用于培养阴性，且与其他微生物感染难以区分时。

③B 超显示有低回声或液性暗区。

④乳房钼靶摄片表现常多种多样，如小片状模糊阴影、境界不清的结节状阴影等，但对年轻女性的诊断价值不高，中老年女性有助于与乳腺癌相鉴别。

⑤局部脓液涂片或脓腔分泌物涂片可见结核杆菌。细针穿刺细胞学检查，诊出率约为73%，组织活检可见典型结核性改变。

2. 症状诊断

（1）乳房肿块：肿块初起如梅李，皮色正常，与皮相亲，质地中等；可见皮肤橘皮样改变，既不易消散，也不易成脓，可迁延数月甚至经年。

（2）脓液：肿块成脓缓慢，成脓后脓水多清稀淡薄，内夹败絮样坏死物，淋漓不尽。

（3）疼痛：多为隐隐作痛，或无明显疼痛，即便成脓未溃阶段，疼痛亦不明显。

【治疗】

1. 治疗原则

治疗乳痨，当以补虚培元、抗杀痨虫为原则。

2. 辨证论治

（1）气滞痰凝证

证候：多见于初起阶段，乳中结核，形如梅李，推之可移动，硬而不坚，不痛或微痛，以后逐渐长大，与皮肤粘连。舌淡苔薄白，脉弦滑。

分析：情志不畅，肝气郁结，郁久化火，灼津为痰，聚集于乳房，故而出现乳房肿块；因痰本属阴，故疼痛不明显，硬而不坚。病因病机持续存在，痰凝日盛，故而肿块逐渐增大。舌淡苔薄白，脉弦滑为气滞痰凝之象。

基本治法：疏肝理气，化痰软坚。

选方：清肝解郁汤加减。

常用药物：当归、生地、白芍、川芎、陈皮、半夏、贝母、茯苓、丹参、栀子、夏枯草、百部、黄芩、香附等。

加减法：乳痛明显者，加川楝子、延胡索、柴胡、青皮、连翘等；结块明显者，加夏枯草、全瓜蒌、牡蛎、白芥子、猫爪草。

（2）正虚毒恋证

证候：多见于中期或溃后，肿块增大，皮色微红微肿，压痛或隐隐作痛；成脓常需数月之久，溃脓后脓水清稀夹有败絮样物，日久不敛；伴神疲乏力，面色不华，食欲不振，舌淡，苔薄或薄腻，脉虚无力。

分析：正虚无力托毒外出，故而肿块常迁延数月才能作脓，虚火腐肉酿脓，本质仍属虚证，故而皮色微红、隐隐作痛或触压才有疼痛之感。败絮样物是痨虫所感的特有表现。神疲乏力、面色不华、食欲不振、舌淡、脉虚无力等，都是虚象。

基本治法：扶正和营，托里透脓。

选方：托里消毒散加减。

常用药物：黄芪、白术、白芷、皂角刺、川芎、当归、枸杞子、茯苓、香附、黄芩、百部、丹参、芍药、夏枯草等。

加减法：红肿明显者，加金银花、连翘；纳呆者，加陈皮、山楂、竹茹等。

（3）阴虚火旺证

证候：多见于后期，溃后脓水清稀，夹有败絮样物，腐肉不脱，疮口潜行或形成窦道，久难收口，可有乳头溢血；伴有午后潮热，干咳颧红，形瘦食少，舌红偏瘦，脉细数。

分析：虚火酿脓，脓水清稀，腐肉难以消脱，脓水淋漓浸渍，疮口潜行或成窦道，纵横交错，难以收口，虚火损伤脉络，血溢络外，则见乳头溢血。午后潮热，干咳颧红，形瘦食少，舌红偏瘦，脉细数等为阴虚火旺征象。

基本治法：养阴清热。

选方：知柏地黄汤加减。

常用药物：生地、熟地、当归、白芍、茯苓、丹皮、黄柏、知母、夏枯草、玄参、青蒿、鳖甲、银柴胡、地骨皮等。

加减法：乳头溢血者，加茜草、仙鹤草等。

（4）阴阳虚损证

证候：病程迁延日久，乳房局部脓水淋漓不尽，结块僵持，不消不化，皮色不红；同时伴见形寒肢冷，乏力消瘦，舌淡紫，少津，脉细数或虚大无力。

分析：本病本因素体阴虚，迁延日久，阴损及阳，阳虚无以腐熟肿块，故见溃口不愈伴有肿块不消不散僵持之候；形寒肢冷，乏力消瘦，舌淡紫少津，脉细数或虚大无力为阴阳两虚之象。

基本治法：滋阴补阳。

选方：补天大造丸合透脓散加减。

常用药物：人参、黄芪、白术、茯苓、山药、熟地、当归、龟甲、鹿角片、皂角刺、白芷、白芥、贝母、百部、黄芩等。

加减法：结块明显者，加牡蛎、海藻、夏枯草、橘核、荔枝核、猫爪草。

3. 外治疗法

临床根据分期进行治疗。

①初起：以阳和解凝膏或回阳玉龙膏外敷。

②成脓：切开排脓，必要时在麻醉条件下清除败絮样坏死物；局部使用链霉素浸润，伤口缝合不放置引流，略加压包扎。

③溃后：予以九一丹、八二丹等提脓祛腐，红油膏祛腐生肌。后期脓腐干净后，可局部施以生肌散、白玉膏。若病程日久，形成窦道，可参照"乳漏"治疗。若病灶范围广泛，结合患者意愿，可行乳房单纯切除术。

4. 其他疗法

（1）中成药

①小金丸，每次 1.2g，每日 2 次，口服。

②芩部丹，每次 5 片，每日 2 次，口服。

（2）西药治疗：根据 WHO 第四版结核病治疗指南，乳房结核和肺结核采取同样的治疗方案，当早期、适量、联合、规律地全程应用西药抗痨药物，包括链霉素、异烟肼、利福平、乙胺丁醇等。注意初次使用及使用过程中，应检测肝肾功能。根据患者的病情、耐受度等制定相应的联合方案。还需要注意评估治疗效果，包括肺部、肾、骨等病灶的疗效，观察有无耐药。如耐药后，往往需要改进用药方案、加长疗程等。

【诊治思路】

初起阶段宜疏肝健脾，化痰散结，补益气血；局部施以油膏外敷。成脓阶段宜扶正和营，托里透脓；局部施以抽吸、小切口引流、油膏外敷等。溃后宜补益气血，托毒消肿；外治以药线或纱条引流，结合局部使用祛腐生肌、生肌收口药物。抗杀痨虫当贯穿治疗始终。

【预防与调护】

1. 增加营养，多食优质蛋白，忌食鱼腥发物、辛辣刺激之品。
2. 保持心情舒畅，情绪稳定。
3. 溃后保持局部清洁，避免合并感染。

（吴晶晶）

参考文献

[1] 陆德铭，陆金根. 实用中医外科学 [M]. 2 版. 上海：上海科学技术出版社，2010.

[2] 晋·皇甫谧. 针灸甲乙经 [M]. 北京：人民卫生出版社，2006.

[3] 晋·葛洪. 肘后备急方 [M]. 2 版. 北京：中国中医药出版社，2015.

[4] 隋·巢元方. 诸病源候论 [M]. 北京：中国医药科技出版社，2011.

[5] 明·申斗垣. 外科启玄 [M]. 北京：人民卫生出版社，1955.

[6] 清·高秉钧. 疡科心得集 [M]. 北京：中国中医药出版社，2000.

[7] 明·汪机. 外科理例 [M]. 北京：中国中医药出版社，2010.

[8] 清·陈修园. 女科要旨 [M]. 太原：山西传媒集团·山西科学技术出版社，2012.

[9] 元·朱丹溪. 丹溪心法 [M]. 北京：人民卫生出版社，2005.

[10] 明·陈实功. 外科正宗 [M]. 北京：人民卫生出版社，2007.

[11] 宋·陈自明. 妇人大全良方 [M]. 北京：人民卫生出版社，2006.

[12] 明·周文采. 外科集验方 [M]. 北京：学苑出版社，2015.

[13] 胡升芳，陈红风. 陆德铭分期辨治外吹乳痈经验 [J]. 中华中医药学刊，2011，29（1）：101-102.

[14] 周玉朱，胡贵长. 温通法治乳痈25例 [J]. 安徽中医学院学报，1992，11（4）：38-39.

[15] 郝芬妮, 楼丽华, 周丹. 应用温通法治疗乳痈48例 [J]. 辽宁中医杂志, 2009, 36 (7),
1154 – 1155.

[16] 唐汉钧, 潘群. 顾伯华治外科疑难症 [J]. 上海中医药杂志, 1988, 10 (5): 7 – 8.

[17] 蔡李芬, 沃立科, 楼丽华. 急性乳腺炎患者中医体质类型的临床研究 [J]. 浙江中医药
大学学报, 2015, 39 (10): 745 – 749.

[18] 李逸梅, 龚旭初, 丁晓雯. 中医药治疗哺乳期早期急性乳腺炎用药规律研究 [J]. 中国
民族民间医药, 2019, 28 (14): 8 – 10.

[19] 陆德铭. 实用中医乳房病学 [M]. 上海: 上海中医学院出版社, 1993.

[20] 金·张子和. 儒门事亲 [M]. 北京: 人民卫生出版社, 2005.

[21] Bloodgood J C. The clinical picture of dilated ducts beneath the nipple frequently to be palpated as
a doughy, wormlike mass: the varicocele tumor of the breast. Surg. Gynec. Obstet, 1923 (36):
486 – 489.

[22] Adair F E. Plasma cell mastitis, A lesion simulating mammary carcinoma: a clinical and pathology
study with a report of ten cases. Arch Surg, 1933 (29): 735 – 739.

[23] Tice G I, Dockerty M B and Harrington S W. Comedomastitis. A clinical and pathologic study of
data in 172 cases. Surg. Gynec & Obst, 1948 (87): 525 – 540.

[24] T Haagensen C D. Mammary duct ectasia: a disease that may simulate cacinoma cancer, 1951
(4): 749 – 752.

[25] 胡升芳, 陈红风, 陆德铭. 陆德铭辨治粉刺性乳痈经验 [J]. 中医文献杂志, 2011, 29
(4): 40 – 42.

[26] 程亦勤. 唐汉钧治疗粉刺性乳痈经验 [J]. 山东中医杂志, 2005 (7): 437 – 439.

[27] 张卫红, 陈红风. 陈红风教授治疗肉芽肿性乳腺炎临证经验 [J]. 云南中医中药杂志,
2016, 37 (7): 6 – 8.

[28] 吴晶晶, 陈红风. 陈红风以 "切扩—拖线—熏洗—垫棉" 四联外治法为主辨治复杂性粉
刺性乳痈经验 [J]. 上海中医药杂志, 2018, 52 (6): 21 – 23.

[29] 周丹, 赵虹. 楼丽华治粉刺性乳痈经验 [J]. 江西中医药, 2009, 40 (5): 25 – 26.

[30] 赵慧朵. 卞卫和治疗浆细胞性乳腺炎经验 [J]. 山东中医药大学学报, 2007 (6):
477 – 478.

[31] 陆清, 季亚婕, 薛晓红. 浆细胞性乳腺炎患者中医体质类型分布特点的临床研究. 江苏
中医药, 2017, 49 (10): 38 – 40.

[32] 郭宇飞, 蔡文敏. 从中医 "风邪致病" 理论看浆细胞性乳腺炎的发病. 中医学报, 2015,
30 (3): 386 – 388.

[33] 杨娜, 刘琛, 吴黎雅. 当归芍药散治疗粉刺性乳痈体会. 临床合理用药杂志, 2016, 9
(23): 73 – 74.

[34] 冯佳梅, 蒋思韵, 徐瑞敏, 等. 清化痰湿方治疗痰湿型粉刺性乳痈临床疗效观察. 上海中
医药杂志, 2016, 50 (8): 58 – 59, 66.

[35] 王伏声. 柴松岩老师学术思想和临床经验继承及基于 "二阳致病" 学说辨治浆细胞性乳
腺炎的应用研究. 北京中医药大学, 2013.

[36] 曹思涵, 唐甜, 邵心怡, 等, 拔毒生肌散治疗非哺乳期乳腺炎脓肿窦道脓腐临床观察,
世界中医药, 2018 (6): 1380 – 1384.

[37] 武忠弼, 杨光华. 中华外科病理学 [M]. 北京: 人民卫生出版社, 2002.

［38］Kessler E，Wolloch Y. Granulomatous mastitis：a lesionclinically simulating carcinoma ［J］. Am J Clin Pathol，1972，58（6）：642－646.

［39］Adams D H，Hubscher S G，Scott D G. Granulomatous mastitis：a rare cause of erythema nodosum ［J］. Postgrade Med J，1987，63（741）：581－582.

［40］刘彤华. 诊断病理学 ［M］.3 版. 北京：人民卫生出版社，1994.

［41］程涓，丁华野，杜玉堂. 肉芽肿性小叶性乳腺炎伴发乳腺导管扩张症的临床病理观察 ［J］. 中华病理学杂志，2013，42（10）：665－668.

［42］Nakamura T，Yoshioka K，Miyashita T，et al. Granulomatous mastitis complicated by arthralgia and erythema nodosum successfully treated with prednisolone and methotrexate ［J］. Intern Med，2012，51（20）：2957－2960.

［43］Salesi M，Karimifar M，Salimi F，et al. A case of granulomatous mastitis with erythema nodosum and arthritis ［J］. Rheumatol Int，2011，31（8）：1093－1095.

［44］Binesh F，Shiryazdi M，Bagher Owlia M，et al. Idiopathic granulomatous mastitis，erythema nodosum and bilateral ankle arthritis in an Iranian woman ［J］. BMJ Case Rep，2013. Jan 25. doi：10.1136/bcr－2012－007636.

［45］Al－Khaffaf B H，Shanks J H，Bundred N. Erythema nodosum：an extramammary manifestation of granulomatous mastitis ［J］. Breast J，2006，12（6）：569－570.

［46］姚春，李艳萍，涂美琳，等. 肉芽肿性乳腺炎和浸润性导管癌超声影像鉴别诊断回顾性研究，实用肿瘤杂志，2018，33（2）：174－177.

［47］李振宇，刘建菅，盛立军. MRI 灌注成像在肉芽肿性乳腺炎和非肿块型乳腺癌鉴别诊断中的价值，医学影像学杂志，2018，28（3）：396－399.

［48］林燕青，张惠斌，曲利娟，等. 肉芽肿性小叶性乳腺炎 106 例临床病理特征及病因分析，临床与实验病理学杂志，2017，33（9）：1013－1015.

［49］关若丹，司徒红林，林毅. 林毅教授首创提脓祛腐综合疗法巧治肉芽肿性乳腺炎——典型病案、理论渊源及操作规范 ［J］. 辽宁中医药大学学报，2013，15（1）：159－162.

［50］梁欢，张董晓，孙宇建，等. 从中医"痰邪致病"理论看肉芽肿性小叶性乳腺炎发病，2018，41（10）：808－811.

［51］南齐·龚庆宣. 外科集验方 ［M］. 北京：北京科学技术出版社，2016.

［52］明·杨清叟. 仙传外科集验方 ［M］. 北京：人民卫生出版社，1957.

［53］清·吴谦. 医宗金鉴 ［M］. 北京：人民卫生出版社，2006.

［54］清·易凤翥. 外科备要 ［M］. 北京：中医古籍出版社，2011.

［55］侯志超，宋伟，康建邦，等. 吸乳器应用不当致乳房皮肤坏死及蜂窝织炎一例 ［J］. 中华乳腺病杂志（电子版），2017，11（1）：60－61.

［56］Angela Strazzanti，Claudio Trovato，et al. Breast tuberculosis cases rising in Sicily ［J］. International Journal of Surgery，2018，48（9）：9－12.

［57］吴晶晶，陈红风，程亦勤，等. 中医药治疗乳房蜂窝织炎验案 ［J］. 江苏中医药杂志，2019，51（7）：49－50.

［58］董守义，耿翠芝. 乳腺疾病诊治 ［M］.3 版. 北京：人民卫生出版社，2017.

［59］明·李梴. 医学入门 ［M］. 北京：人民卫生出版社，2006.

［60］清·祁坤. 外科大成 ［M］. 上海：上海卫生出版，1957.

［61］明·虞抟. 医学正传 ［M］. 北京：中国医药科技出版社，2011.

［62］Tse G M，Poon C S，et al. Granulomatous mastitis：a clinicopathological review of 26 cases［J］. Pathology，2004，36（3）：254—257.

［63］B B da Silva，P V Lopes－Costa，et al. Tuberculosis of the breast：analysis of 20 cases and a literature review［J］. Transactions of the Royal Society of Tropical Medicine and Hygiene，（2009）103：559－563.

［64］Jayaram G. Cytomorphology of tuberculous mastitis. A report of nine cases with fine needle aspiration cytology［J］. Acta Cytol，1985，29（6）：974－978.

［65］张正东，林海燕. WHO 第四版结核病治疗指南解读［J］. 中国临床医师杂志（电子版），2014，8（23）：4251－4253.

［66］孙亚峰. 中西医结合治疗乳房结核 6 例报告［J］. 中国中西医结合外科杂志，2000，6（3）：213.

第九章　乳房增生性疾病

乳房增生性疾病是乳房疾病中较常见的一类疾患，主要包括乳腺增生病和乳房囊肿。乳腺增生病是由于乳腺主质和间质不同程度地增生及复旧不全所致的乳腺正常结构紊乱；乳房囊肿则指女性乳房内出现的良性囊性肿物。二者有一定相关性。

第一节　乳腺增生病

乳腺增生病是一种常见的良性乳腺疾病，本质上是由于乳腺主质和间质不同程度地增生及复旧不全所致的乳腺正常结构紊乱，既非炎症，也非肿瘤。乳腺增生病属中医"乳癖""乳中结核"范畴。

【源流】

1. 病名

"乳癖"属于中医文献"癖"的广义范畴，癖同义于痞，《内经》及《伤寒论》中均有"痞"的记载。《素问·五常政大论》："备化之纪……其病痞。"又云："卑监之纪……其病留满痞塞。"痞者癖也，痞是气血运行不畅，在人体的任何部位出现的胀满疼痛，症情时轻时剧，疼痛时隐时现，这和乳癖的临床表现十分一致。在隋代巢元方所著的《诸病源候论》卷四十"妇人杂病诸候四"中有"乳结核候"称之为"乳中结核"，从症状和治法上看，与本病极为相似。宋金元时期对乳癖的临床表现和病因病机有了新的认识，但尚无以乳癖独立命名的文献记载。明代对乳癖的论述渐多，直至明代龚居中《外科活人定本》卷之二"图形十五症"中才首次将"乳癖"与乳房肿物联系在一起："乳癖，此症生于正乳之上，乃厥阴、阳明之经所属也……何谓之癖，若硬而不痛，如顽核之类，过久则成毒，如初起用灸法甚妙。"指出该病与肝胃二经相关，并提到该病宜及早治疗，灸法疗效很好。清代张璐《张氏医通·卷十一妇人门下》和罗国刚《罗氏会约医镜·乳病门》，亦有描述"乳癖"的类似记载。至高秉钧《疡科心得集》则专辟"辨乳癖乳痰乳岩论"，其中说："有乳中结核，形如丸卵，不疼痛，不发寒热，皮色不变，其核随喜怒消长，此名乳癖。"

2. 病证

《诸病源候论》卷四十"妇人杂病诸候四"中曰："其经虚，风冷乘之，冷折于血，则结肿。夫肿热则变败血为脓，冷则核不消。"并引《养生方·导引法》："其可用行气，愈瘰疬、乳痛。"并认为乳中结核的主要病机为风邪入中，寒凝气滞。《圣济总录·痈疽门》曰："盖妇人以冲任为本，若失于将理，冲任不和，阳明经热，或为风邪所客，则气壅不散，结聚乳间，或硬或肿，疼痛有核……"此论述即在《诸病源候论》卷四十"妇人杂病诸候四"中所述风邪所客、寒凝气滞的传统理论基础上，进一步认为妇人因于冲任失和，阳明经热，则风邪乘虚而入，以致乳间结聚，或硬或肿，疼痛有核。清代医家张璐在其《张氏医通》卷十一"妇人门下"中认为："妇人结核，皆因郁怒亏损肝脾，触动肝火所致。"清末医家陈莲舫认为："肝气充斥，夹痰入络为乳癖。"痰与气相搏，结聚乳中而成癖块，故见乳房结块。而晚清医家余听鸿《外科医案汇编》卷三"乳胁腋肋部附论"中根据"气为血之帅，气行则血行"这一论述，进一步认为气血相搏亦是乳癖的成因之一："若治乳从一气字著笔，无论虚实新久，温凉攻补，各方之中夹理气疏络之品，使其乳络疏通。"

3. 治法

（1）内治：古代对乳癖的论述多与乳岩、乳痰等混杂，至清代《疡科心得集》卷中"辨乳癖乳痰乳岩论"中专论乳癖，并提出治法为："治法不必治胃，但治肝而肿自消矣。逍遥散去姜、薄，加瓜蒌、半夏、人参主之（此方专解肝之滞，肝解而胃气不解自舒，盖以瓜蒌、半夏专治胸中积痰，痰去肿尤易消也）。"记载以逍遥散治疗乳癖，此辨证治疗之思路仍为今日临床所应用。清代《随息居饮食谱·调和类》记载食疗方："玫瑰花甘辛温，调中活血，舒郁结，辟秽和肝。蒸露熏茶，糖收作馅，浸油泽发，烘粉悦颜，酿酒亦佳。可消乳癖。"

（2）外治：古代对乳癖外治法的记载也多同乳岩糅杂，至明代《先醒斋医学广笔记》卷之三"肿毒"中所论述乳癖与今日之乳癖较为接近，其记载以鲫鱼、山药捣烂外敷治疗乳癖，具体为："乳癖乳痛方（神验）。用活鲫鱼（一个）、山药（一段，如鱼长）同捣汁，敷乳上，以纸盖之，立愈。"叶天士《种福堂公选良方·卷四·公选良方·妇科·乳疾》则记载了以虾蟆肉捣烂外敷治疗乳癖，具体为："治乳癖，用虾蟆一个去皮令净，入半夏三钱，麝香半分，共捣烂为一大饼，敷患处，用帛缚之，约三时许解去，其效如神。"

【病因病机】

中医学认为，乳房的正常生长、发育和分泌功能都和经络、脏腑、气血等的生理功能密切相关，它禀承先天之精气，受五脏六腑十二经气血津液所养，在女子随精气的盛衰而出现不同时期的盈亏变化，其生理功能又与月经、产育、胎孕关系密切。在五脏六腑中，以肝的疏泄与藏血功能、脾胃的运化功能、肾的藏精功能等对乳房的生理影响最大。同样，乳腺增生病的发生发展也与肝、脾、肾三脏的病理生理变化密切相关，其中尤与肝、肾二脏关系最为密切。由于肝与肾在生理上的密切关系，导致了二者在病理上也是相互影响，如精与血的病变、肝肾阴阳之间及肝主疏泄与肾主封藏对生殖功能的影响等。对乳腺增生病患者来说，肝郁与肾虚是最主要和最基本的病因病机，而且也是相互联系，相互影响的。在进行病因病机分析时，不应有所偏重，甚或将二者分割开来。

1. 情志内伤，肝郁气滞，痰瘀互结

《素问·举痛论》曰："百病生于气。"清代高锦庭《疡科心得集》卷中"辨乳癖乳癖乳岩论"中所说："乳中结核，何不责阳明而责肝，以阳明胃土，最畏肝木，肝气有所不舒，胃见木之郁，惟恐来克，伏而不扬，肝气不舒，而肿硬之形成。"阐明了肝郁气滞，情志内伤是本病发生的重要病因病机。陈实功认为，本病"多由思虑伤脾，恼怒伤肝，郁结而成也""忧郁伤肝，思虑伤脾，积想在心，所思不得志者，致经络痞涩，聚结成核"。

2. 冲任失调

《素问·上古天真论》曰："女子七岁，肾气盛，齿更发长；二七天癸至，任脉通，太冲脉盛，月事以时下，故有子……七七任脉虚，太冲脉衰少，天癸竭，地道不通，故形坏而无子也。"《女科撮要》卷上"经闭不行"中曰："夫经水阴血也，属冲任二脉主，上为乳汁，下为月水。"因此，宋代的《圣济总录》卷第一百二十八"痈疽门"中指出："妇人以冲任为本，若失于将理，冲任不和，则气壅不散，结聚乳间，或硬或肿，疼痛有核。"提出了冲任不和是本病发生的病理基础。《马培之医案·乳核》曰："乳头为肝肾二经之冲。"马、余二氏重视肾、冲任与本病发生的关系。

西医学认为，本病发生的主要原因是内分泌功能紊乱或乳腺组织对内分泌激素的敏感性增高所致。

【诊断】

1. 疾病诊断

（1）临床表现

①乳房疼痛：由于个体的差异和病变所处的阶段不同，以及病变的轻重程度不一样，所以乳房痛的性质和程度也不尽相同。一般以胀痛为主，亦有刺痛、牵拉痛或隐痛，可累及一侧或双侧乳房。疼痛常呈周期性，即月经前加重，月经后减轻或消失，或疼痛随情绪波动而变化。乳房疼痛主要以肿块局部为甚，可向患侧腋窝及肩背放射，甚者在行走或活动时加剧。部分患者伴乳头疼痛及瘙痒。有的患者乳痛发作无规律性，与月经周期不相关。尚有约10%的患者没有疼痛症状。

②乳头溢液：5%~15%的囊性增生病患者可出现乳头溢液，单侧或双侧均可发生，多呈被动性，一般为黄色、棕色、乳白色、浆液性或清水样，偶见血性。

③其他伴随症状：胸闷不舒，精神抑郁或心烦易怒，每遇恼怒或劳累后症状加重。有的患者月经不规则，经量减少或过多或淋漓不尽，经色淡或紫暗，常伴痛经，亦有闭经。舌淡红或暗红有瘀，苔白或苔黄，脉弦细。

（2）体征：一侧或双侧乳房内可触及单个或多个肿块，好发于乳房外上象限，也可分散于整个乳房内。触诊肿块形态不一，呈片块型、结节型、混合型、弥漫型等。

①片块型：肿块呈厚薄不等的片状、盘状或椭圆形，边界清楚，质韧。

②结节型：肿块呈扁平或串珠状小结节，形态不规则，边界欠清楚，部分融合，质韧稍硬。

③混合型：肿块呈片块状、结节状、索条状或砂粒样混合存在，边界欠清楚，质韧。

④弥漫型：肿块呈颗粒状分布，超过乳房三个以上象限者。肿块大小不等，多数在 1~2cm 之间，大者可超过 4cm。肿块边界不甚清楚，质地中等或韧硬不坚，与皮肤和深部组织无粘连，推之可移，常有触痛。除合并大囊肿或腺瘤外，肿块的立体感差，此为本病肿块的主要特点。肿块可于经前增大变硬，经后缩小变软。部分患者腋下淋巴结可肿大，但较软而光滑，偶有触痛。

（3）辅助检查

①乳腺超声检查：对腺体丰富且年龄＜35 岁的患者为首选。超声检查对致密腺体中的结节和囊、实性肿物的分辨率优于乳腺 X 线检查。超声表现多为回声增粗、增强，内可见低回声结节，结节边界不规则，界限欠清晰，后方回声无衰减或有轻度增强，彩色多普勒仅见少量点状或短棒状血流信号。实性病变呈局限性低回声，囊肿表现为无回声的液性暗区，边界光滑锐利，明显病变后方回声有增强效应。

②乳腺 X 线检查：是发现早期癌和微小癌的重要手段，对于微钙化的检查是其他影像学检查不能比拟的。可触及明确肿块的乳腺增生病患者中，有超过半数表现为无明显边界的片状密度增高影或结节影，可伴有钙化灶。钙化常为较粗大砂砾状、杆状或小弧状，分布于乳腺局部；也可弥漫分布于整个乳腺腺体，但每平方厘米钙化数目均＜10 个。也有部分病变呈腺体密度，较均匀，形态可不规则，边缘模糊或部分边缘清楚。囊肿性病变也表现为结节状影，密度均匀，边界清晰。

③乳管镜、乳管造影检查：针对乳头溢液的患者，可行乳管镜或乳管造影并结合细胞学检查进行鉴别诊断。

④病理学检查：针对体检和影像学检查发现的乳腺肿块、局限性腺体增厚，以及彩色超声检查发现的可疑结节、X 线检查发现的微钙化，均须进行病理组织学检查（空芯针穿刺活检或手术活检）进行明确诊断。需要强调的是，病理学检查是诊断乳腺良恶性疾病的金标准。

此外，乳腺磁共振（MRI）、CT 可作为乳腺增生病的辅助检查。

2. 症状诊断

（1）乳腺疼痛：乳腺增生病疼痛强度轻重各异，常伴有影像学上结节或囊肿样改变，需要与下列疾病或症状相鉴别。

①胸壁疼痛多为单侧，可分为两类。Tietze 综合征，疼痛来源于肋软骨，位于乳腺内象限。按压病变肋软骨时，疼痛加重。影像学检查无特异性改变。侧胸壁疼痛，常发生在腋前线，与前锯肌起源区域相关。

②胆结石、胃食管反流性疾病、颈椎放射痛和心绞痛也可引起乳腺牵涉痛，这类患者通常疼痛有诱因，且常伴有原发病。一些药物，如抗抑郁药、地高辛、噻嗪类利尿剂等也会引起乳腺的疼痛。

③乳腺脓肿的疼痛多伴随着炎性症状，疼痛较剧烈，病变呈红、肿、热、痛的炎性表现；脓肿形成后，可触及明显的波动感，伴体温升高，疼痛无规律，与月经周期无关。

（2）乳房肿物：乳房囊肿表现为无回声的液性暗区，边界光滑锐利。乳腺 X 线检查多表现为无明显边界的片状密度增高阴影，可伴有粗大钙化，形态多为圆形、环形、杆状或不规则形，量少，多散在分布。乳腺超声及 X 线检查乳腺影像学报告与数据系统（BI－RADS）分类多为 2～3 类。需要与下列疾病或症状相鉴别。

①乳腺纤维腺瘤：肿块多为单侧单发，亦有多发者；呈圆形或卵圆形，边界清楚，活动度大，质地一般较韧；与月经周期无明显关系，无乳腺胀痛及触痛。发病年龄多≤30 岁，以 20～35 岁最多见。超声多表现为边界清晰、形态规则的低回声肿物，有时可有小分叶存在。乳腺 X 线检查常显示形态规则，边界清晰的等或略高密度肿物影及特有的环形透明晕。乳腺超声及 X 线检查乳腺影像学报告与数据系统（BI－RADS）分类多为 2～3 类。

②乳腺癌：肿块多为单侧单发，多为无痛性肿物；肿块可呈圆形、卵圆形或不规则形，质地较硬，活动度差，具有侵袭性。肿块与月经周期及情绪变化无关，生长迅速，好发于中老年女性。乳腺超声检查显示肿块多数形态不规则或呈分叶状，边缘呈毛刺状、蟹足样，包膜不清晰或无包膜；内部回声多不均匀，低回声或呈混合型回声或病变区呈弥漫性高回声。乳腺 X 线检查常表现为肿块影、细小钙化点、异常血管影及毛刺等恶性征象。乳腺超声及 X 线检查 BI－RADS 分类多为 4C 或 5 类。

【治疗】

1. 治疗原则

"癖""结""痛"是乳癖共有的临床特征，无论何种证型的乳癖，都应在辨证分型基础上施治。内治上或疏肝理气，或化痰散结，或活血化瘀，或补肾疏肝等；同时联合外治。内外相合，以使结块得以化散，乳络通畅则乳房肿块、疼痛自消。

2. 辨证论治

（1）肝郁气滞证

证候：乳房胀痛，疼痛程度往往与月经周期或情绪变化密切相关，伴有胸胁或少腹胀满窜痛，性情抑郁，烦躁易怒，舌淡苔薄白，脉弦。

分析：中医学认为，思则伤脾，怒则伤肝，肝失疏泄，则胸胁脉络气机不利，郁结于乳房，乳络不通，轻则作痛，重则使乳腺增生。

基本治法：疏肝理气，散结止痛。

选方：柴胡疏肝散加减。

常用药物：柴胡、青皮、陈皮、香附、延胡索、茯苓、白芍、郁金、海藻、莪术、益母草。

加减法：口干口苦，心烦易怒者，加夏枯草、栀子以清肝泄热；乳房胀痛明显者，加炙乳香、炙没药，其中炙乳香善透窍以理气；若伴痛经者，加五灵脂、蒲黄以祛瘀通经止痛；乳头溢液者，选加牡丹皮、栀子、女贞子、旱莲草以凉血养阴清热；少寐眠差者，加夜交藤、合欢皮以镇静安神。

（2）痰瘀互结证

证候：乳房刺痛，肿块呈多样性，边界不清，质韧；舌暗红或青紫或舌边尖有瘀斑，或舌下脉络粗胀、青紫。乳房胀痛和（或）肿块与月经、情绪不甚相关；月经愆期，行经不畅或伴有瘀块；舌苔腻，脉涩、弦或滑。

分析：女子乳头属肝，乳房属胃，脾胃为气血生化之源，脾伤则营气遏，营血失化，脾虚失运，气血津液运行不畅，则易造成气滞痰凝，经络阻塞，结滞乳中，而成乳癖。

基本治法：化痰散结，活血祛瘀。

选方：血府逐瘀汤合逍遥蒌贝散加减。

常用药物：柴胡、丹参、郁金、三棱、莪术、当归、茯苓、浙贝母、山慈菇、生牡蛎（先煎）。

加减法：胸闷、咯痰者，加瓜蒌皮、橘叶、桔梗以宽胸快膈化痰；食少纳呆者，加陈皮、神曲以健脾消滞开胃；肿块硬韧难消者，选加炮山甲、全蝎、水蛭、昆布、海藻、白芥子，以加强软坚散结之力。其中炮山甲性善走窜，引药直达病所，通经达络，以行气破血、软坚消核；全蝎、水蛭破血逐瘀，消散瘀结，力专效宏；白芥子辛通走散行气豁痰，能消皮里膜外之痰。若月经量少者，加桃仁、红花，以活血通经；若月经量多属气不摄血者，加党参、黄芪益气固摄；属阴虚内热迫血妄行者，加生地黄、旱莲草或固经丸以滋阴清热，凉血止血；月经不畅、有血块者，加三七末（冲服）以活血祛瘀。

（3）冲任失调证

证候：乳房疼痛症状较轻或无疼痛，腰膝酸软或伴足跟疼痛；月经周期乱，量少或行经天数短暂或淋漓不尽或闭经，多见于中年以上女性；头晕耳鸣；舌质淡，舌苔薄白，脉细。

分析：由于经、孕、产、乳屡伤精血；或因后天失养，房室不节；或因忧思恼怒，乙癸同源，日久伤肾，冲任失调，气机郁结，痰浊阻滞，瘀血内停，循经上逆，客于乳房，发为乳癖。

基本治法：温肾助阳或滋阴补肾，调摄冲任。

选方：二仙汤加味或六味地黄汤合二至丸加味。

常用药物：二仙汤加味为仙茅、淫羊藿、肉苁蓉、女贞子、首乌、菟丝子、莪术、王不留行、郁金。六味地黄汤合二至丸加味为怀山药、泽泻、山萸肉、熟地黄、牡丹皮、茯苓、女贞子、旱莲草。

加减法：乳房疼痛明显者，加延胡索、川楝子以理气止痛；若乳痛于经前加重者，加山楂、麦芽以疏肝消滞止痛；腰膝酸软者，加杜仲、桑寄生以补肾壮腰；乳房肿块呈囊性感者，加白芥子、昆布、瓜蒌以消痰散结；月经不调者，加当归、香附以养血活血调经；闭经者，加大黄䗪虫丸以活血通经；舌苔腻、痰湿明显者，去首乌以防滋腻，加姜半夏、白芥子以醒胃化痰祛湿。

3. 外治疗法

（1）改良消化膏湿热敷：根据北京中医院院内王玉章经验方消化膏化裁：炒炮姜30g，草红花24g，肉桂15g，白芥子18g，麻黄21g，天南星18g，法半夏21g，黑附子21g。

使用方法：第一步，将消化膏化裁方草药用纱布袋包好放入湿热敷系统的水箱中，与热导子（系统自带）同时加热到75℃后保持恒温，热导子浸润在药液中，通过热导子吸收药液、热及水分后，利用热导子进行治疗；第二步，将消化膏（化裁方）打成粉剂后，用温水调成糊状；第三步，将无纺布平铺在双乳上方，将调好的中药糊均匀敷在双乳上，将两侧多余的无纺布反折以覆盖双乳药糊，在表面盖一块治疗巾（防止烫伤）；第四步，将加热浸泡好药液的热导子从水箱中取出，置于双乳上，然后再盖上一条毛巾以防止散热太快。温度以患者感觉舒适为宜，注意观察局部皮肤情况。湿热敷疗时间为20分钟。适用于中重度周期性乳痛症患者。

（2）乳增宁贴膏：由九香虫、白附子、延胡索、橘核、皂角刺、香附等13味中药的药渣置于多功能提取罐内，水提、醇沉后，将药物均匀涂于胶布上晾干，制成3cm×3cm贴膏，每片贴膏含生药5g。取穴膻中、乳根、期门及乳房局部阿是穴，以上穴位各敷一贴，每天1次，1个月为1个疗程，治疗3个疗程。

（3）散结乳癖膏：由莪术、姜黄、急性子、天葵子、木鳖子、白芷组成。具有行气活血，散结消肿止痛的作用。散结乳癖膏外敷双侧乳房疼痛最明显处，每次2帖，贴敷7小时，每天1次，经期不用药。1个月经周期为1个疗程，共治疗2个疗程。

4. 其他疗法

（1）针刺

①毫针：选取患侧屋翳、期门、乳根，膻中及双侧内关、阳陵泉。屋翳、期门沿肋间隙向患侧乳房平刺10～15mm，乳根向患侧乳房底部平刺10～15mm，膻中沿胸骨向下平刺5～10mm，双侧内关、阳陵泉直刺10～15mm。诸穴行提插捻转平补平泻手法，待有明显酸胀麻得气感后，留针25分钟。

②腹针：选取中脘、下脘、气海、关元、滑肉门（患侧）。其中中脘、下脘、气海、关元深刺，滑肉门浅刺，只捻转不提插。进针后停留20分钟谓之候气，每隔10分钟在滑肉门穴调针一次，使针尖朝乳腺增生的方向进行捻转，加强针刺效应；同时要求患者配合按摩肿块，达到疏理经气、活血通络、引脏腑之气向病变部位布散的作用，起到"气至病所"的妙用，从而加强针刺效应，使乳腺部位的疼痛症状很快缓解，留针20分钟。腹针的补泻手法，依刺激的强弱而定，弱刺激为补，强刺激为泻。针刺治疗每周2次，每5次为1个疗程，进行2个疗程。

③针刺结合刺络放血：选取患侧屋翳、期门、乳根，膻中及双侧内关、阳陵泉。诸穴行提插捻转平补平泻手法，待有明显酸胀麻等得气感后，留针25分钟，然后刺络放血。

操作：针刺结束后，患者取仰卧位，在乳腺周围（第2肋至第7肋间的前胸部）、背部乳腺相对区域（胸椎T1～T8节段间的上背部）、肘关节内侧面各一处细如发丝的小瘀络处常规消毒，左手固定瘀络周围皮肤，右手持6号注射针头快速轻刺该处瘀络；然后迅速以闪火法拔罐，使其少量出血（2～3mL）。依据拔罐部位及患者体型选取适当大小的火罐，起罐后用无菌脱脂棉球擦拭、按压局部，再次进行常规消毒。

（2）中药离子导入：药物由温里药丁香、肉桂，活血药莪术、乳香，理气药青皮，化痰药瓜蒌构成。适量的中药酊剂浸泡药垫，将一片浸泡好的药垫及一片温水浸泡的纱布分别放置在离子导入仪的两片电极上。治疗时，将两片电极片分别隔药垫及温水纱布放置于屋翳穴及乳根和期门穴上，接通电源，电流大小以患者病变部位有温热、麻痛及放射样感觉为宜。每次治疗单侧，左右交替进行，每次治疗时间 20 分钟。经期停止治疗。

（3）推拿手法：治疗原则主要为疏肝理气，活血通络，软坚散结。手法以推、揉、点、拿揉、捧揉及推颤为主。

【诊治思路】

乳腺增生病应注意与乳腺纤维腺瘤及乳腺癌的鉴别诊断，避免仅仅依靠询问病史和体检而不进行影像学检查就作出乳腺增生病的诊断，从而漏诊乳腺纤维腺瘤及早期乳腺癌。在治疗上应辨证分治，内治外治相合，乳络通畅则乳房肿块、疼痛自消。

【名医经验】

1. 王玉章内外合治乳腺增生病

（1）内治：临床工作中一些医生认为乳癖为乳中肿物，采用活血化痰等攻伐重剂给予治疗，但王老治疗此病注重扶正和祛邪的关系。乳癖属于中医外科阴证，患者形实而体虚，虽然乳癖的患者皆见有气血瘀滞，仅为程度之别，但在治疗上，本病不宜单纯采用攻伐活血化瘀之品，活则必伤。使用活血攻伐之品剂量过大或时间过久，若正气虚损，肿块非但不消，反有可能增大。在临证时，提出须注重疏气调气、益气养血、调理冲任，重点在于扶正固本。王老在乳癖治疗上提出"理、健、调"三字理论。所谓"理"，指疏肝理气、调理气机，常选用柴胡、香附、郁金等药；"健"指健脾益肾，用白术、山药、茯苓、陈皮、女贞子、墨旱莲等；"调"指调理冲任，用淫羊藿、鹿角霜等。若肿块质硬者，加夏枯草、浙贝、红娘子等软坚散结之品。三法互相配合，灵活运用，攻补兼施。这种以调理为主而非以攻伐为主治疗乳癖的观念，对现今临床仍有巨大指导作用。

辨证分型：①肝气郁结型患者多表现为因情志郁闷、心烦易怒，或过劳时，则感两乳发胀、肿块刺痛并有增大感，随喜怒而消长；兼有胸胁胀痛、口苦口干，脉弦滑等。辨证属肝郁气滞，乳络阻隔。王老采用疏肝理气，通络散结法进行治疗，采用自拟理气散结汤加减。方药为柴胡、香附、郁金、当归、赤芍、白芍、延胡索、青皮、陈皮、夏枯草、浙贝等。其中柴胡、香附、郁金理气止痛，当归、赤白芍、延胡索养血活血，青陈皮、夏枯草、浙贝通络散结。②脾肾不足型患者多表现为形体消瘦、疲乏无力、寒热不定、虚烦不眠或夜寐多梦；乳内结核隐痛或胀痛与月经周期无关；大便干稀不调、夜尿频等，脉沉细或细数，舌微红边有齿痕苔白。辨证属脾肾阳虚，乳络阻隔。立法健脾益肾，散结通络。方药为消癖方加减，使用方药陈皮、山药、云苓、女贞子、旱莲草、当归、白芍、丝瓜络、柴胡、鸡血藤、连翘、浙贝、生甘草。

其中陈皮、山药、云苓益气健脾、扶正固本，女贞子、旱莲草、当归、白芍补肾养血，柴胡、丝瓜络理气通络，鸡血藤、连翘、浙贝通络散结。③肝肾阴虚型患者由于肝肾阴虚所致冲任失调。主要表现月经紊乱，量少色淡或已绝经的患者。患者症状为经前乳房胀痛或隐痛，甚至难于触碰；失眠多梦，腰膝酸软，心烦易怒，畏寒尿频。此型患者乳房肿块并不明显，大多可及软、扁平状包块，分布乳房广泛。脉沉细，舌质淡红，苔薄白。辨证属肝肾阴虚，冲任失调。立法滋补肝肾，调理冲任。药用柴胡、青皮、陈皮、白芍、鹿角霜、女贞子、菟丝子、当归、益母草、鸡血藤、首乌藤等。其中柴胡、青陈皮、白芍平肝疏气，鹿角霜、女贞子、菟丝子、当归、益母草补肾养血，鸡血藤、首乌藤交通心肾。

（2）外治：王老研制的消化膏是其治疗乳癖的代表外用药。其主要成分为肉桂、炮姜、红花、白芥子、半夏、麻黄等，炼为硬膏使用，消化膏贴敷患处，3日换药1次。此药具有温筋通络，活血化痰，散寒止痛等作用。方中肉桂、炮姜温肾助阳散寒，红花活血化瘀，白芥子、半夏、麻黄温化痰湿、软坚散结，全方共奏温筋通络、活血化痰、软坚散结之功。因乳癖隶属于中医外科的阴证，亦属八纲辨证的寒证、里证、虚证。故在外用药的选择上，以温阳通络散结为要。临床使用数十年，屡获良效。20世纪80年代已有临床报道及相关实验研究，其适应证也得到不断扩大，可用于其他系统疾病，如妇科炎症等。后学者将其治疗工艺进行调整，采用湿热敷法促进药物吸收，作为适宜技术广泛推广，已在全国至少数十家医疗机构得到应用。

2. 唐汉钧从肝—脾—肾—冲任论治乳腺增生病

唐教授认为，传统的从肝、肾治疗乳腺增生病尚不能收到十全的疗效，在反复的临床实践中逐渐认识到兼顾从脾论治乳腺增生病的必要性。

（1）从肝—脾—肾—冲任治疗乳腺增生病：对于乳房胀痛以情绪波动变化而加剧的患者；或年轻乳房增生结节不明显，单纯因情绪抑郁、心烦易怒而有乳房疼痛的患者，辨证应从肝论治；多归属于肝郁气滞型，治则以疏肝理气为主，方药可选用逍遥散加减、小柴胡汤等。对于肝郁日久化火的，如见易怒、烦躁、乳房胀痛的同时伴有胁肋胀满、舌红苔黄腻症状者，在疏肝理气的基础上加用清肝火的药物，常用黄芩、栀子、虎杖、青皮、白花蛇舌草等药物可增加临床疗效。对于经前乳胀结块加重，腰酸不适，或伴月经不调者，归属冲任失调型，治疗应从补肾活血、调摄冲任入手，方选二仙汤加四物汤；在绝经期出现乳房胀痛伴有烘热汗出者，也多归属为肝肾亏虚所致，当补益肝肾为主，方选金匮肾气丸、六味地黄丸加减。

（2）在从肝肾论治的基础上，提出脾虚痰结证型。这类患者症见乳房胀满、乳房疼痛因疲劳而加重，体胖困倦，大便溏薄，舌胖边有齿痕；因脾虚生痰，痰瘀互结，留滞乳络者，证属脾虚痰结；治疗从脾入手，以健脾化痰为主，方选香砂六君汤、参苓白术散加减。

3. 林毅周期疗法、情志饮食同调治疗乳腺增生病

（1）周期疗法，因势利导：林毅教授指出，中医药周期疗法是结合本病的病理特点及女性生理特点而提出。中医学认为，"肾气－天癸－冲任"相互影响，构成了独特的女子"生理生殖性轴",成为妇女月经、乳房周期性变化的调节中心,肾气是这个性轴的核心,冲任是这个性轴的枢纽,而乳房与胞宫是这个性轴的靶器官。冲任为气血之海,上荣为乳,下行为经,冲任血海在肾的主导与天癸的作用下,由盛而满、由满而溢、由溢而渐虚、由虚而渐复盛,冲任的生理变化直接影响乳房与子宫的变化。乳房也随着冲任的生理变化在月经周期中表现为经前充盈和经后疏泄。西医学认为,随着下丘脑—垂体—卵巢轴促性腺激素水平的周期节律的变化,月经周期的不同阶段乳腺也出现相应的增殖和复旧的周期性变化。林老基于上述中西医基础理论认识,依据月经生理周期中阴阳变化规律,采用辨证论治与周期疗法相结合,提出了乳癖"中医药周期疗法",即经前(黄体期、月经前期)疏肝活血、消滞散结以治标,经后(卵泡期、排卵期)温肾助阳、调摄冲任以治本的治疗大法。

在辨证的基础上,随症加减。月经前期,多选用柴胡、青皮、夏枯草、莪术、益母草、王不留行、郁金、延胡索、香附、昆布、桃仁、山楂、麦芽、天冬、海藻、昆布、山慈菇、浙贝母等;月经后期,多选用仙茅、淫羊藿、肉苁蓉、山茱萸、女贞子、菟丝子、黄芪、天冬、制首乌、熟地黄、枸杞子、补骨脂等。周期疗法顺冲任,应在月经充盈时益之,疏泄时导之,乃顺其自然之治,符合经脉血海有满有泄的规律。调整脏腑功能,使气血调和,癖消痛除。

(2)临证治疗,顾护脾胃:《内经》中记载"女子乳头属肝,乳房属胃",指出了乳腺与脾胃的密切关系。林老认为,只有脾胃功能正常,才能保证肝、肾、冲任等脏腑经络正常运行。正如《素问·玉机真脏论》所云:"五脏者皆禀气于胃,胃者五脏之本也。"若脾胃气虚,气血生化不足,冲任空虚,易致外邪乘虚而入,二者合而为病,即所谓"脾胃之气既伤,而元气亦不能充,诸病之所由生也";肝气郁结不舒,气机不畅,日久肝气横逆乘脾,"木郁土虚""脾虚不运气不流行,气不流行则停滞而积",气壅不散,结聚乳间,为痰为肿,可见乳癖。若脾胃功能正常,则诸阳升,浊阴降,气机通畅,阴阳气血归于平衡,诸病可愈。又如《脾胃论》曰:"治病者,必先顾脾胃勇怯,脾胃无损,诸可无虚。"脾胃是否健运,关系到药物的吸收起效,部分乳癖患者就诊时一派脾虚湿盛之象,若脾胃功能未复,一味给予散结去瘀之品,药效难以吸收,恐适得其反。故林老于乳癖临证遣方用药中,时时顾护胃气,将调理脾胃之法贯穿于治疗始末。常用方剂如香砂六君子汤、平胃散、四君子汤、参苓白术散等,随证化裁,或益气健脾、或燥湿健脾、或去湿化浊、或清热利湿等不一而足。强调切不可于脾胃功能未复之时,妄用散结去瘀之品。

(3)情志饮食调理,养生导引"治未病":林毅教授注重治未病,强调"未病先防,已病防变"预防为主的思想。具体主要体现在情志有节,饮食有度,健身运动等方面。乳房位于胸中,为经络交汇之处,被称为"宗经之所"。若情志有节,则肝气疏畅条达;饮食有度,则脾胃运化有序;常健身运动,则肝胃经络畅通,乳病无以生。

根据经络运行气血、联络脏腑的理论及经络在体表的循行途径,在继承中医学的养生导引理论及个人经验总结的基础上,编创一套方便、实用有效的"养生导引功",

可疏通足厥阴肝经和足阳明胃经之气血，达到以通为用、防治乳房疾病的作用。

林老认为，调整日常膳食结构和饮食习惯，积极配合食疗对乳病的治疗也有着重要意义。提倡合理饮食结构，遵循"一二三四五，红黄绿白黑"的原则。即每日 1 个鸡蛋，200g 鱼或瘦肉，300g 谷杂粮，400g 水果，500g 绿色蔬菜。"红"指西红柿，或喝少量红酒；"黄"，提倡多吃红薯、胡萝卜、玉米等富含纤维素的食品以促进胃肠功能蠕动，保证大便通畅；"绿"指绿茶及深绿色蔬菜；"白"指燕麦，白色肉类，少吃牛肉等红色肉类；"黑"指多进食黑木耳、黑芝麻、海参等益气补肾之品。

4. 许芝银肝肾同治、温阳散结论治乳癖

许芝银认为，乳癖之为病，乃肾气不足，肝失所养，肝气郁结，导致气滞痰凝血瘀而成。强调处方宜温和，反对攻伐太过。常以肝肾精血互滋，气阳共用之法。补肾必兼补肝，阳虚者用仙茅、淫羊藿、鹿角霜，阴虚常用女贞子、枸杞子、旱莲草。疏肝不忘养血，常用香附、郁金、川楝子、青皮、当归、白芍。对病程较长，久病入络者，酌加牡丹皮、丹参、丝瓜络等，同时配伍白僵蚕、广陈皮等化痰散结药。养血活血贯彻始终，月经期后补血重于活血，并加参芪以助升发；排卵期后，活血重于补血，常佐牛膝引血下行。在诸药配伍中，尤重温阳，既助脾之运化，亦可阴阳互生，理气活血化痰，得之则功效益彰。温阳药中，尤对蛇床子、桂枝有心得。蛇床子不独助男子壮火，亦能散妇人抑郁，助女子阴气；桂枝通经上达，尤适宜乳兼解肩臂疼痛。

5. 姜兆俊治癖以阳和通腠、温补气血消肿块

姜兆俊认为，乳癖患者有因体虚，阴毒内结所致。表现为乳房疼痛遇寒加重冬天多发，乳房肿块或软或硬，单发或散在，呈条索状、块状或扇平状，日久难消。由于肿块位于皮肉外，且因气血不足，阴毒凝滞而发，故采用王洪绪"阳和通腠，温补气血"的治则，方用阳和汤加减。姜氏强调，运用时须注意开腠以通阳，温补气血以扶正，两者应并行不悖；开腠可运用于本病的各个阶段，但与温补并行的时候，应根据气血虚弱程度和邪凝结轻重灵活掌握。温补药多采用熟地黄、仙茅、淫羊藿、巴戟天、肉苁蓉、何首乌、锁阳、肉桂、炮姜、鹿角霜、菟丝子、党参、黄芪等；开腠理药除用麻黄、白芥子、桂枝外，还可酌情应用露蜂房、威灵仙和虫类药如全蝎、蜈蚣、僵蚕、穿山甲等。姜氏特别强调熟地黄宜重用，目的在于补养阴血；麻黄宜轻用，意在通阳散寒以开腠理。大量熟地黄配伍少量麻黄则补血而不腻，少量麻黄得大量熟地黄则通络而不发表，一守一走，相反相成。另外，化痰散结之品如夏枯草、土贝母、王不留行、皂角刺、瓜蒌、橘核、荔枝核、牡蛎、昆布、海藻、山慈菇、浙贝母等亦应选加，可显著提高疗效。

【预防与调护】

1. 生活调摄

（1）避免人流，坚持哺乳。

（2）改变饮食结构，少吃油炸食品、动物脂肪、甜食及过多进补食品，要多吃蔬菜和水果。

（3）生活规律、劳逸结合，保持和谐的性生活，可以对乳腺增生病的预防起到一定作用。

（4）多运动，提高免疫力。

（5）禁止滥用避孕药及含雌激素的美容用品或食品。

2. 情志调摄

乳腺增生病对患者易造成心理压力，如果缺乏对疾病的正确认识，过度紧张会加重内分泌失调，促使症状加重，故应积极找出引起心理压力的各种原因，解除各种不良的心理刺激，保持情绪稳定、活泼开朗的心情，促进乳腺增生缓解或消退。

第二节　乳房囊肿

女性乳房内出现的良性囊性肿物，称为乳房囊肿。本病好发于中年女性，发病年龄为 30～50 岁之间，25 岁以前以及绝经期后均很少见。本病虽为良性囊性肿物，但也有恶变可能，如光滑的囊壁发生变化则可能是癌变的征象，其恶变率自 2.6%～6.5% 不等。本篇主要论述乳房单纯囊肿。

乳房单纯囊肿往往是患者在无意中发现的，囊肿体积可大可小，小者 0.5cm 以下，大者 7cm 以上。但由于生长速度较快，或囊内有血性液体，或多发性小囊肿的 X 线表现与乳腺癌相似，易被误认为乳腺癌而常给患者带来严重的精神负担。因此，乳房囊肿的正确诊断和治疗，对女性的身心健康有着重要的意义。

本病属于中医"乳中结核"或"乳癖"之范畴。

【源流】

1. 病名

清代《疡科心得集·辨乳癖乳痰乳岩论》曰："有乳中结核，形如丸卵，不疼痛不发热恶寒，皮色不变，其核随喜怒消长，此名乳癖。"

2. 病证

（1）肝郁痰凝：高秉钧《疡科心得集·卷中·辨乳癖乳痰乳岩论》中亦有"乳中结核，何不责阳明而责肝，以阳明胃土，最畏肝木，肝气有所不舒，胃见木之郁，惟恐来克，伏而不扬，肝气不舒，而肿硬之形成……"的记载，充分说明了乳中结核与肝气郁结有关。

（2）痰凝血瘀：元代朱震亨《丹溪心法·卷五·痈疽八十五》中有"乳房，阳明所经；乳头，厥阴所属"。女子乳房是胃经所过之处，脾胃相连，思虑过度，肝郁伤脾致脾虚痰浊内生，加之气滞血瘀，乳络不通，故发为本病。

（3）冲任失调：宋代《圣济总录·卷二十·痈疽门·乳痈》有"冲脉者，起于气冲，并足阳明之经，夹脐上行，至胸中而散。妇人以冲任为本，若失于将理，冲任不和，阳明经热，或风邪所客，则气壅不散，结聚乳间，或硬或肿，疼痛有核"，阐述了冲任与乳房的关系，指出了冲任失调是乳房发病的基础。明代张介宾的《景岳全书·卷之三十九人集·乳少》中有"妇人乳汁乃冲任气血所化，故下则为经，上则为乳"，强调了冲任二脉与乳房生理的密切关系。

【病因病机】

1. 肝郁痰凝

平素情志不畅，肝失疏泄，肝气郁结，日久化热，灼津生痰，气滞痰凝结聚成块，故乳房结块。肝气郁滞乳房胃络，经脉阻塞不通，不通则痛，故乳房疼痛。

2. 痰凝血瘀

乳房囊肿病绝大多数发生于女性，女子乳房是肝胃经脉所过之处，且胃与脾相连，故情志内伤，思虑过度，伤及脾胃，或肝郁伤脾，致脾虚痰浊内生，加之肝气郁滞，气血周流失度，气滞痰瘀互凝，乳络不通，发为本病。

3. 冲任失调

冲任二脉源于胞宫，冲为血海，任为阴脉之海，化气化血，冲任二脉散于胸中乳房之处，任脉行经两乳之间，使气血上灌为乳，下注为经。另冲任二脉与肾经并行，隶属肝肾，若内伤情志而肝失疏泄，或肾气亏损伤及脾胃，则气血亏少，冲任失调，上则乳房痰浊凝滞发为乳癖，下则郁结胞宫致月经周期紊乱，所以本病的症状随月经周期的变化而变化。

综上所述，中医认为本病的发生属本虚标实之证。发病因素主要以冲任失调为发病之本，以气滞、痰凝、血瘀为发病之标。病位责之肝、脾、肾，并与冲任二脉密切相关，其中肾脏与冲任二脉是发病的关键。病机主要是肝气郁结，血瘀痰凝，阻闭乳络所致。乳络为痰瘀所阻，即形成乳房单纯囊肿。

西医认为本病的发生与内分泌失调或乳腺组织对激素的敏感异常增高有关，是乳腺上皮和间质增生及复旧不全引起的既非炎症又非肿瘤的良性疾病。当卵巢内分泌紊乱，黄体酮分泌减少或缺乏，雌激素水平相对增高，刺激乳腺导管上皮增生，致使导管伸长、迂曲、折叠，在其复旧过程中大量上皮细胞脱落及伴有部分导管壁细胞坏死，堵塞管腔，分泌物在管腔内积聚形成囊肿。

【诊断】

疾病诊断

（1）临床表现

①乳房肿物：患者常以乳房肿物为主诉而就诊，可单发或多发，多发与单发的比例约为 3:1，肿物可发生于单乳或双乳。临床上多发囊肿较常见，且多为双侧性。

②乳房疼痛：约 1/3 的病例于发病早期有乳房疼痛及触痛，多不显著，为局部隐痛或刺痛。疼痛有时为持续性，有时则与月经周期有一定关系，即月经前期加重、囊肿增大，经后则减轻，囊肿也随之缩小。但囊肿形成后，疼痛可以消失，故就诊时可无自觉症状。

③乳头溢液：偶有乳头溢液，有时可为双侧性，溢液为浆液性或浆液血性，纯血性者较少。

（2）体征：肿物常累及乳房之一部分或整个乳房，多靠近乳房之周边。

①单一的较大肿块：呈圆球或椭圆形，表面光滑，边界清楚，活动度好。若囊肿部位表浅，乳房皮肤偶可外凸，呈囊状感或波动感；如位置较深则为实性感，其球形境界也可能不甚清楚。囊的硬度则与囊内张力、囊壁的厚度有关，与月经周期亦有一定关系。通常月经前囊肿内张力较大，质感较硬。单独的大囊肿较少见，多为大囊肿的周围散在多个结节状小肿块。

②乳房内多发囊性结节：可发于一侧乳房的几个部分或两侧乳房均受累，呈不规则的颗粒状，边界不清，活动度一般。

（3）辅助检查

①超声检查：乳房单纯囊肿可见典型的液性暗区，超声检查可根据回声图和声像图来确定囊肿的部位、大小和范围。

②乳房钼靶 X 线摄片：多显示为圆形或椭圆形，边缘规整，密度均匀的致密阴影。多位于乳腺的纤维腺体组织中，不伸入皮下组织或乳房层脂肪组织内。大囊肿可膨凸于皮下组织，但囊壁虽膨隆却并不增厚。单发囊肿多呈圆形，密集的多发囊肿或单发多房囊肿常呈椭圆形，其纵轴多与胸壁垂直，边缘则呈分叶状。多发性囊肿常为双侧性，大小不等。囊肿的密度与乳腺腺体相似或稍致密。囊内如有血性液体时，其密度相对较高。囊壁周围常见透明晕，囊壁偶尔可呈"蛋壳"样或"斑点"样钙化。囊肿周围血管影可增多，加压摄片可改变囊肿形态，有助于诊断。

③针吸细胞学检查：穿刺见浆液状淡黄色或棕褐色血性液体，可助确诊并可估计囊肿的大小。

④病理改变

大体标本：囊肿的大小、数目不等，一般直径为 2~3cm，大者可达 4~5cm，小于 2mm 者称为微囊。囊壁薄者，表面光滑，带折光性。囊壁厚时，则失其光泽性，囊内容物多为淡黄色浆液或棕褐色血性液，有时为混浊的乳样液。囊内壁光滑，有的则可见颗粒状物或乳头状物自囊壁突向腔内。大囊的周围还经常分布着一些较小的囊肿。有的是在白灰色乳腺组织内散布着内含棕灰色内容物的小囊区，其边界不甚清楚。有的则为肉眼看不见的微囊，须于镜下方能识别。

镜下所见：乳房单纯性囊肿在病理上一般指囊肿壁内衬一层扁平上皮而无明显增生表现的囊肿。囊肿的形成主要是由末梢导管高度扩张所致。镜下所见只是小导管囊性扩张，而囊壁衬上皮无明显增生，大的囊肿因其囊内压力升高而使衬上皮变扁，甚至全部萎缩消失，以致囊壁仅由拉长的肌上皮和胶原纤维构成。常见异物巨细胞反应或泡沫状细胞集聚成团。一般较小的囊肿由立方状或柱状上皮构成，上皮增生不明显。

【治疗】

1. 治疗原则

乳房单纯囊肿的发生是因肝气郁结，痰凝血瘀，冲任失调，而致乳络瘀滞不畅所致。故乳房单纯囊肿的辨证分型为肝郁痰凝、痰凝血瘀及冲任失调型，分别选用疏肝理气、化痰散结法；化痰散结、活血祛瘀和调摄冲任法。

2. 辨证论治

（1）肝郁痰凝证

证候：乳腺肿块，球型，光滑活动，可有疼痛，胸胁满闷，舌体稍胖，苔腻，脉弦。

治法：疏肝理气，化痰散结。

选方：逍遥散合海藻玉壶汤。

常用药物：柴胡、当归、炒白芍、青皮、陈皮、海藻、桃仁、浙贝母、生牡蛎、制香附、生甘草、炒白术、茯苓。

加减法：肿块坚实者，加全蝎、三棱、莪术以活血化痰软坚；肿块多发者，加浙贝、山慈菇以软坚散结；经闭痛经者，加益母草、丹参、刘寄奴以活血通经；经前乳头疼痛者，加延胡索、青皮以理气止痛；经前乳房胀痛为主者，加鸡血藤、王不留行、麦芽、生山楂以活血通经止痛；月经不调或提前者，加鹿角片、肉苁蓉以温肾调冲；囊内血性者，加蒲黄、三七粉（冲服）以活血止血。

（2）痰凝血瘀证

证候：乳房刺痛，肿块质硬或韧；舌暗红或青紫或舌边尖有瘀斑，或舌下脉络粗胀、青紫。乳房疼痛和（或）肿块与月经、情绪不甚相关；月经愆期，行经不畅或伴有瘀块；舌苔腻，脉涩、弦或滑。

治法：化痰散结，活血祛瘀。

选方：血府逐瘀汤合逍遥蒌贝散加减。

常用药物：柴胡、丹参、郁金、三棱、莪术、当归、茯苓、浙贝母、山慈菇、生牡蛎（先煎）。

（3）冲任失调证

证候：肿块随月经周期而变化，经前肿胀变硬，经后变软，月经期、量、色、质有不正常，腰膝酸软，舌淡红或红，苔薄白或少，脉细。

治法：调摄冲任。

选方：二仙汤加味或六味地黄丸合二至丸加味。

二仙汤加味：仙茅、淫羊藿、肉苁蓉、桃仁、三棱、莪术、泽兰、生山楂。

六味地黄丸合二至丸加味：怀山药、泽泻、山萸肉、熟地黄、牡丹皮、茯苓、女贞子、旱莲草。

加减法：乳房肿块疼痛明显者，加延胡索、白芍以理气止痛；腰膝酸软者，加杜仲、狗脊、桑寄生以补肾壮腰；月经不调者，加当归、香附、益母草以养血活血调经。

3. 外治疗法

（1）将消化膏药物煎煮后，湿热敷患部。

（2）金黄散用适量水和蜂蜜调成糊状，外敷患部，对囊肿合并感染者尤为合适。

（3）阳和解凝膏加黑退消或桂麝散盖贴。

4. 中成药

（1）乳核散结片，每次 4 片，每日 3 次。

（2）乳癖消胶囊，每次 4 粒，每日 3 次。

5. 单方验方

（1）鹿角粉，每次 1.5，每日 2 次。

（2）改良消化膏，即黑附片、肉桂、姜炭、红花、天南星、白芥子、法半夏、麻黄等。将药物装入无纺布袋中封好口后煎煮，放于囊肿表面使用，温度以患者可耐受为度，每次 30～60 分钟，每 1～2 日 1 次。

6. 其他疗法

（1）细针穿刺：可用针头行囊肿穿刺抽液并行细胞学检查。抽液后以垫棉法压迫囊肿处，以使囊肿闭合不再复发。此法可在超声引导下进行，因对囊壁未能有效破坏，故存在一定复发风险。

（2）手术治疗

手术适应证：①囊肿内上皮增生或乳头状瘤者。②穿刺抽吸囊肿内为血性液体（非穿刺损伤血管所致者）。③X 线表现为囊肿内壁见星形阴影或局限性泥沙样钙化。④经其他多种方法治疗或多次穿刺而囊肿仍不萎缩者。

手术方式：①乳腺肿物切除术，如为单发囊肿，可考虑选择放射状或弧形切口作单纯乳房肿物切除术。②乳腺区段切除术，多发性的腺叶小囊肿可做腺叶区段切除。③超声引导下微创旋切术，多发性囊肿不仅可以获得病理组织，还可以以小切口切除多个病灶，保持乳房外形美观。

【诊治思路】

超声检查或细针穿刺是乳腺囊肿的首选检查，有助于鉴别乳腺囊肿的囊实性。应注意鉴别单纯囊肿和囊实性肿物。单纯囊肿安全度较高，但如果为囊实性肿物，则应鉴别是否存在导管内乳头状瘤、实性乳头状癌、包裹性乳头状癌等。

乳腺囊肿的产生和内分泌失调有关，多发性囊肿手术难以逐个切除。有些小囊肿手术时亦难觉察，切除后易反复发作，使病人遭受多次手术痛苦。且患者体质未得到改善，复发几率较高。中医辨证论治对其预防和治疗均有较好效果。若囊肿多发或较小，可采用中医辨证施治；若囊肿较大，可配合外治，如局部贴敷或穿刺抽吸等。若患者心理压力较大，多次抽液后囊肿反复发作或超声难以鉴别囊肿中是否存在实性占位时，可行微创旋切手术，去除病灶，并通过组织学病理明确诊断。

【名医经验】

1. 顾伯华从肝脾肾论治乳癖

顾伯华教授治疗乳癖，循从脏腑经络学说，注重整体治疗，在临床实践中建立了治疗乳癖的几个学术观点，切合临床实际。

（1）治癖先治肝，气调癖自平：在乳癖患者中，顾老观察到病者有性情抑郁，忧思多虑，尚伴见经血虚少、经行不畅的证候，乳房肿块大小和疼痛的变化、情志及月经周期都相关，有的已婚妇女乳癖常伴不孕。顾老将疏肝理气，调达气机作为论治乳癖的重要治则。

（2）治癖调冲任，冲任隶肝肾：乳癖之症虽发于外而实根于内，肾气不足、冲任失调是病之本。顾老遵循治病求本的原则，治疗乳癖十分重视温补肝肾，调摄冲任。乳癖如发于青年女子者，常伴月经提前，月经量少色淡，这是先天肾气不足，天癸未充，胞宫、乳房同时受累的缘故。更多中年妇女的乳结块胀痛不甚，但每多伴有经期紊乱，月行2次，腰膝酸软，耳鸣目眩等。这是由于后天肾气虚衰，下不能充实胞宫，上不能濡养乳房，肾气冲任俱衰，肾虚不能温煦冲任，冲为血海，藏血失司，所以会出现月经淋漓不尽；任脉虚损不能滋养乳房，则结块胀痛。顾老常用仙茅、淫羊藿、肉苁蓉、锁阳、鹿角等温补肝肾，调摄冲任之品，从治本着手为主，佐以理气养血之品，不但乳癖肿块变软渐消，同时肾虚见症及月经不调的证候也得以减轻或消失。

（3）癖由痰瘀凝，化瘀软坚实：乳癖之症是由肝脾二伤，肝郁气滞，脾虚生痰，痰瘀互结留阻经络而成。顾老指出："治标可以顾本，祛邪却是安正。"所以在治疗中，他也十分重视活血化瘀、化痰软坚法在治疗乳癖消块止痛的积极作用。他认为乳癖的治疗要辨证地对待"标"和"本"的相互关系。顾老常用桃红四物汤合三棱、莪术、益母草等活血化瘀、软坚散结之品作为乳癖治疗的一大常法；对肿块质坚，经久不消，则取用"坚者消之"，在化瘀散结中加用虫类药物如僵蚕、地鳖虫、蜈蚣、水蛭等搜剔深在经络之中的瘀结。在化瘀的同时又常参合化痰软坚之品，如土贝母、土茯苓、夏枯草、牡蛎、海藻等。体现了顾老的治则是整体与局部兼顾、标和本兼治的结合，既有辨证论治的原则性，又有具体治疗的灵活性。

（4）阴虚肝火升，火胜血离经：乳腺增生病中的囊性乳腺增生病，可以出现乳头溢液。溢液可以是浆液性的，也可见血性的。由于囊性增生病有癌变倾向，所以这类乳腺增生病不能等闲视之。有的文献报道，其癌变可以达10%～20%，所以中西医同道都给予足够重视，特别是50岁绝经前后的妇女，乳腺增生病伴有乳头溢液，其恶变可能性更大。顾老十分赞同对此做造影等辅助检查，认为现代科学技术检查手段可以提高中医传统触诊等四诊检查诊断水平。对于中医辨证，顾老认为是由肝阴不足，水不涵火，木火亢盛，肝火逼血妄行，血不循经而见乳衄。在治疗上，他主张用养血柔肝，养阴清热的治则方药。常用当归、生地黄、赤芍、旱莲草、白花蛇舌草、鹿衔草、鳖甲、知母、黄芩、地骨皮、仙鹤草等，结合半枝莲、七叶一枝花、山慈菇等清热解毒药，体现防病寓于治病中，他有机地将辨证与辨病融于一炉的学术观点，是很有现实意义的。

2. 王玉章内调外敷治疗乳癖

（1）擅用脾肾同治法：王老治疗外科疾病时，喜欢选用脾肾同治法。他认为，脾肾二脏在生理上是互相资助、互相促进，在病理上也互相影响、互为因果。肾精须脾阳不断地运化水湿，加以补充才能充盈，而脾气之建立不衰，又有赖于肾的命火蒸化。外科许多顽疾常因脾肾不足所致。治疗此类疾病不应一味地破气破血攻化，而应根据其疾病的病因病机，采用脾肾同治佐以养血活血，补中有消，才能取得良好效果。他反对现代许多医家治疗外科疾病喜用大量活血化瘀峻剂和虫类药等而不进行临床辨证分析，认为这样会更加损伤正气，欲速而不达。故王老再三强调，无论治疗什么病，必须因人而异，审证求因，恰当助中焦，有利于脾阳的升发。他要求临床用药要短小精悍、组方合理、中病即止，这看似平常，却有奇效。

（2）研制消癖糖浆：王玉章老师认为，乳癖致病病因除思虑伤脾，脾虚水湿不运，聚而成痰，或恼怒伤肝，肝失调达，气郁为患之外，多与冲任不调有关。另外，其症表现为肿块尚硬、皮色不变，中医学多认为此属阴证或半阴半阳证，并非清热解毒、活血软坚所能为。治之之法，多主张疏肝解郁、理气化痰、益阴安神、调理冲任、攻补兼施而起效。王玉章老师研制的"消癖糖浆"中，用柴胡、香附、郁金疏肝解郁，利气止痛；鸡血藤、首乌藤养血活血，安神通络；女贞子、旱莲草滋补肝肾之阴；淫羊藿、菟丝子温阳化阴，使阴阳互济、调理冲任。全方共奏疏肝解郁、养血益阴、调理冲任之功，使壅者易通，郁者易达，结者易散，坚者易软。

（3）注重对传统中医外治法进行挖掘整理：外治法用药使用是否得当，直接影响疗效。王玉章老师特别注重对外用药的选择，其研制外用制剂"消化膏"主要配方为红花、天南星、黑附片、肉桂、白芥子、麻黄、法半夏、炮姜等。方中附子、肉桂温肾助阳散寒，红花活血化瘀，天南星、白芥子、法半夏、麻黄温化痰湿、散寒止痛，全方共奏温筋通络、活血化痰、散寒止痛之功。临床使用数十年，屡获良效。外治法治疗较少经过肝肠循环，无消化道刺激反应，而且乳腺局部治疗作用较直接，可直达病所，有效弥补内治法的不足。

3. 房家外科"理思解结"治乳癖

房芝萱、房世洪老师为我国著名的中医外科专家，也是北京中医外科三大家之一——"房家外科"代表人物。针对乳癖的辨证论治，房家外科提出"理思解结"的观点，理思即为梳理思路，解结为解开症结。理思是辨证的过程，通过病史、四诊检查结果，分析病因、性质、病位及邪正盛衰，做出正确的判断；解结是治疗的过程，即在辨证准确的基础上，确定相应的治则治法，并开具处方用药。根据其病因病机，在治疗中最常见的也为两种类型。

（1）肝郁气滞，乳络郁结型：治则为疏肝理气、活络散结，常用柴胡、香附、郁金、青皮、白术、茯苓、玄参、夏枯草、贝母、生牡蛎、当归尾、丹参、川芎、丝瓜络、延胡索、白芍、生甘草。房老遣方用药十分考究，如活血药中使用川芎是因为川芎为血中之气药，且走肝胆经，不仅具有活血之功，还可以助理气药，奏疏肝行气之效；考虑到丝瓜络较轻，且其主要作用为疏通乳络、引经，故用量较少，6g即可。

在治疗主症同时，房老还注意兼症的处理。如患者急躁易怒，肝郁化火症状较重，出现心烦急躁、面红易怒则在原方基础上加丹皮、栀子，取丹栀逍遥散之意，考虑到栀子苦寒，一般用量为 6g；月经后错、量少色暗者，加益母草、红花、泽兰活血通经；许多患者在月经前乳痛加重，还伴有经前综合征，如头晕恶心，酌情增加菊花、黄芩、桑叶疏肝清热；月经淋漓不尽，加熟地、川续断、地榆炭等补肾凉血止血；若失眠入睡困难，用枣仁、合欢皮；多梦用首乌藤、远志、茯神。

（2）冲任失调，肝肾阴虚型：治则为调摄冲任，滋补肝肾。常用女贞子、旱莲草、枸杞子、菊花、赤芍、丹皮、茯苓、地骨皮、浮小麦、玄参、夏枯草、浙贝母、僵蚕、茯苓、延胡索、白芍、生甘草。此方为二至丸合杞菊地黄丸加减。针对此类患者常见痛经、经行不畅等兼症，加五灵脂、蒲黄（失笑散组方），功效活血祛瘀、通经止痛；子宫内膜增厚者，加益母草；月经量少，加熟地、丹参、鸡血藤，其中熟地补血养阴，填精益髓，丹参、鸡血藤具有双重调节作用，既可以养血又可以活血；少腹冷痛、月经不畅，加杜仲、香附、郁金、乌药补肾温阳、理气止痛；肢冷畏寒、腰膝酸软属于阴损及阳，加仙茅、巴戟天、川续断、枸杞子；胸闷、便干，则将丝瓜络改瓜蒌，瓜蒌具有宽胸理气、润肠通便之功，加枳壳增加理气止痛之效；头晕目眩，加珍珠母平肝潜阳。

房老熟读经典，用药精妙。针对同一症状，细化用药。如同为疼痛，若行气止痛，用香附、延胡索，活血止痛用乳香、没药，缓急止痛则用芍药、甘草。对同一味药，也注重其在不同配伍中的应用。如玄参一药在治疗乳腺结节时，用玄参配夏枯草、浙贝、僵蚕，其中玄参发挥软坚散结之功；治疗阴虚火旺型失眠不寐时，用玄参配麦冬、五味子，取其滋阴降火之力；肝肾阴虚时，玄参配生地、枸杞子、女贞子共奏滋补肝肾之效；治疗消渴之人，口干、便秘时，玄参配伍麦冬、生地，取其生津润燥之义；而治疗周围血管疾病，配合当归、赤芍、丹参，有柔软血管、凉血通脉之意。

【预防与调护】

1. 平时除了要注意乳房保健外，应保持心情舒畅，情绪稳定。避免不良精神刺激，如忧郁、紧张、恼怒、悲伤等，消除恐癌心理。

2. 应适当控制脂肪类食物的摄入。

3. 平常有月经失调等妇科疾患者，应及时诊治，以纠正内分泌失衡。

（张董晓）

参考文献

[1] 谷丽艳，易佳丽，樊延宏，等. 中医药疗法治疗乳腺增生研究进展 [J]. 辽宁中医药大学学报，2014，16（1）：173-176.

[2] 黄巧，孙宇建，付娜，等. 中药湿热敷治疗中、重度周期性乳痛症的临床观察 [J]. 北京中医药，2017，36（9）：826-829.

[3] 徐利，刘丽芳，欧春. 乳增宁贴膏外贴治疗乳腺增生病的临床研究 [J]. 中华中医药学刊，2007（1）：103-105.

[4] 吕晖，周炜，李然伟，等. 腹针治疗乳腺增生临床疗效观察 [J]. 中国针灸，2013，33

(9)：843－846.

[5] 吕培文，郭大生，符文澍．享有盛誉的中医外科专家王玉章 [J]．北京中医，1994（6）：9－10.

[6] 吴雪卿，唐汉钧．唐汉钧从肝、脾、肾——冲任治疗乳腺增生症 [J]．山东中医杂志，2017，36（3）：221－223.

[7] 李良．林毅教授论治乳腺增生病经验拾萃 [J]．时珍国医国药，2015，26（4）：980－982.

[8] 邹浩生．许芝银论治乳癖述要 [J]．中医药研究，1993（2）：34－35.

[9] 宿广锋，叶林．姜兆俊治疗乳腺增生病的经验 [J]．山东中医杂志，1996（7）：316－317.

[10] 陆德铭．实用中医乳房病学．上海：上海科学技术出版社，1993.

[11] 徐开埜，唐迪．乳腺 X 线诊断．上海：上海科学技术出版社，1980.

[12] 王钟富．现代实用乳房疾病诊疗学．郑州：河南科学技术出版社，2000.

[13] 时百玲．陆德铭教授辨治乳癖的经验研究 [J]．时珍国医国药，2016，27（6）：1503－1504.

[14] 中华中医外科学会乳腺病专业委员会陕西省中医药研究院附属医院．乳病荟萃．西安：世界图书出版西安公司，1995.

[15] 顾乃芬．顾伯华治疗乳癖经验 [J]．中国医药学报，1994（1）：60－61.

[16] 张苍，吕培文．立德修业 苍生大医——皮外科名家房芝萱印象 [J]．北京中医药，2008（9）：694－695.

[17] 北京中医医院．房芝萱外科经验 [M]．北京：北京出版社，1980.

[18] 蒋蓓琦，张一楚．乳痛症的诊断和处理 [J]．中国实用外科杂志，2000，20（5）：307－309.

[19] Holland P A, Gateley C A. Drug therapy of mastalgia：what are theoptions？Drugs，1994，48（5）：709.

[20] Mansel R E. ABC of breast disease：breast pain. BMJ，1994，309（6958）：866.

[21] BeLieu R M. Mastodynia. Obstet Gynecol Clin North Am，1994，21（3）：461.

[22] 裴晓华，樊英怡，夏仲元，等．中药敷贴治疗乳腺增生病的临床研究 [J]．北京中医药大学学报（中医临床版），2013，20（2）：4－8.

[23] 王小平，王群，粟文娟．中药穴位贴敷治疗乳腺增生疗效观察 [J]．上海针灸杂志，2010，29（8）：506－508.

[24] 黄婷，张春洪，李娟，等．46 例中药敷贴治疗乳癖临床分析 [J]．重庆医学，2008，37（10）：1115－1116.

[25] 李加坤．乳痛灵贴膏治疗乳痛症 120 例 [J]．中医外治杂志，2000，9（3）：54.

[26] 孙小慧，李志远，刘胜．散结止痛膏外敷治疗乳腺增生病（冲任失调证）的大样本、多中心、随机对照临床研究 [J]．辽宁中医杂志，2015，42（3）：449－452.

[27] 杨建华，王纯，谢芳．中药湿热敷疗法治疗乳痛症的疗效观察 [J]．临床医药文献电子杂志，2016，3（23）：4546－4547.

[28] 李新光，沙碧源，孙凤莉，等．针刺治疗乳痛症（附 52 例疗效观察）[J]．牡丹江医学院学报，1992，13（2）：135－136.

[29] 千金花，王寅．针刺为主治疗女性乳腺增生病 30 例 [J]．中国针灸，2013，33（6）：539－540.

[30] 李光亚．针刺配合中药治疗乳痛症 40 例 [J]．中国民间疗法，2004，12（4）：16.

[31] Thicke Lori A. Acupuncture for treatment of noncyclic breast pain：a pilot study．[J]．The Amer-

ican Journal of Chinese Medicine, 2011, 39 (6), 1117 – 1129.

[32] 黄毓庆. 耳穴压丸治疗乳痛症 30 例 [J]. 浙江中医杂志, 1995 (5)：44.

[33] 韩蓉. 中药辨证治疗配合耳穴治疗周期性乳痛症 36 例 [J]. 陕西中医, 2008, 29 (7)：802.

[34] 张董晓, 李桃花, 黄巧, 等. 耳穴贴压治疗乳腺疼痛 30 例临床观察 [J]. 山东中医药大学学报, 2014, 38 (6)：575.

[35] 贾清宁. 头皮针治疗乳痛症 138 例观察 [J]. 针灸临床杂志, 2003, 19 (9)：31.

[36] 魏素芳. 药物离子导入治疗乳腺增生 83 例 [J]. 中医外治杂志, 2009, 18 (5)：31.

[37] 林平, 丁春英, 任志红. 不同治疗方法对乳腺增生病治疗效果的对照研究 [J]. 中国中西医结合外科杂志, 2003, 9 (2)：B80 – 82.

[38] 赵文, 赵绛波. 穴位埋线疗法治疗女性经前期乳痛症 50 例临床疗效观察 [J]. 中国社区医师, 2014, 30 (31)：77 – 79.

[39] 何玲. 穴位注射梁丘、郄门穴为主治疗乳痛症 62 例 [J]. 上海针灸杂志, 2016, 35 (1)：69 – 70.

[40] 杨金生, 王莹莹. "痧" 的基本概念与刮痧的历史沿革 [J]. 中国中医基础医学杂志, 2007, 13 (2)：104 – 106.

[41] 罗雪冰, 刘南梅. 刮痧治疗青春期乳腺增生病 86 例临床观察 [J]. 中国中医药信息杂志, 2007, 14 (7)：61.

[42] 罗小光, 曾涛. 通络刮痧和中药治疗乳腺增生病的临床研究 [J]. 中华中医药杂志, 2011, 26 (1)：201 – 203.

[43] 王又平. 火罐、刮痧交替应用治疗经行乳房胀痛 80 例临床观察 [J]. 河北中医, 2013, 35 (7)：1004 – 1005.

[44] 王聪, 孔诩翌, 陈磊, 等. 刃针加火罐疗法防治周期性乳痛症疗效观察 [J]. 新中医, 2014, 46 (7)：167 – 168.

[45] 黄映飞, 郭智涛. 刺血拔罐双天宗穴治疗乳痛症 60 例临床观察 [J]. 深圳中西医结合杂志, 2015, 25 (21)：72 – 74.

[46] 刘佑华, 饶南茵, 赵秀琴, 等. 推拿治疗乳腺增生病 [J]. 河南中医, 1995, 15 (3)：181.

[47] 徐书珍. 按摩治疗小叶型乳腺增生病 120 例临床观察 [J]. World Latest Medicne Information (Electronic Version), 2015, 15 (51)：144 – 145.

[48] 李碧瑶. 按摩治疗小叶型乳腺增生病 56 例临床观察 [J]. 北京中医, 2007, 26 (9)：598 – 599.

[49] 李乃民. 磁药无菌乳罩治疗乳痛症 105 例临床观察 [J]. 中医药信息, 1993 (1)：29.

[50] 杜玉堂, 黄鸥, 沈春. 中药乳罩治疗乳腺增生病的疗效观察 [J]. 中医杂志, 1987 (7)：31 – 32.

[51] 高美荣, 马杰, 王松鹤. 药磁乳罩治疗乳腺增生症 96 例临床观察 [J]. 新中医, 2001, 33 (4)：53.

[52] 蒋连强, 刘卫. 微波治疗肺癌的原理和应用现状 [J]. 右江民族医学院学报, 2005, 27 (1)：10.

[53] 向海卿, 沙莉, 张永成. 微波与三苯氧胺治疗乳痛症的对比研究 [J]. 泰山医学院学报, 2009, 30 (6)：437 – 439.

[54] 梁丽荣，覃彩团．微波治疗乳腺增生 485 例疗效观察［J］．现代医药卫生，2006，22（5）：703．

[55] 黄巧，孙宇建，赵文洁，等．非手术中医外治法治疗乳痛症研究进展．北京中医药，2016，35（4）：403 - 407．

第十章　乳房良性肿瘤

乳房良性肿瘤比较常见，主要包括乳腺纤维腺瘤、乳腺导管内乳头状瘤、乳腺错构瘤、脂肪瘤、血管瘤、神经纤维瘤、汗腺腺瘤、平滑肌瘤和淋巴管瘤等。

第一节　乳腺纤维腺瘤

乳腺纤维腺瘤（fibroadenoma）是青年女性乳房部最常见的一种良性肿瘤。在对本病的认识过程中，曾被称为乳腺纤维瘤、腺瘤、囊性腺纤维瘤、黏液纤维瘤等。不同的命名是由构成肿瘤的纤维成分和腺上皮成分增生程度不同所致。当肿瘤的构成以腺上皮增生为主，而纤维成分较少时，则称为纤维腺瘤；如果纤维组织在肿瘤中占多数，腺管成分较少时，则称为腺纤维瘤；肿瘤组织由大量腺管成分组成时，则称为腺瘤。不同种类的肿瘤只是病理形态学方面具有差异，而临床表现、治疗及预后并无差别。

乳腺纤维腺瘤的发病率在乳腺良性肿瘤中居首位。好发年龄为 18～25 岁，月经初潮前及绝经后妇女少见。本病在成年女性中发病率约为 9.3%。

本病属于中医"乳中结核""乳癖""乳痞"范畴。

【源流】

1. 病名

"乳中结核、形如丸卵，不疼痛"的描述符合西医学"乳腺纤维腺瘤"的临床表现，而"坠重作痛""其核随喜怒消长"等描述则符合西医学"乳腺增生病"的临床表现，历代文献并未明确区分。在 1985 年顾伯华主编的《实用中医外科学》中，将这两种疾病统归于"乳癖"病名下。第五版全国中医药院校统编教材《中医外科学》在"乳癖"病名下论述了乳腺纤维腺瘤，另列乳腺增生病的病名。在 1994 年颁布实施的《中华人民共和国中医药行业标准·中医外科病证诊断疗效标准》中，明确中医病名"乳核"相当于西医学的"乳腺纤维腺瘤"，中医病名"乳癖"相当于"乳腺增生病"，这样中西医病名一一对应，有助于澄清概念，区别两种不同性质的乳房疾病。此后的全国教材、专著等均予以参照。

2. 病证

古籍以乳中结核为主要症状来形容乳核，有些论述掺杂在"乳癖"的章节中。《外科正宗》卷之三"乳痈论第二十六"中认为："忧郁伤肝，思虑伤脾，积虑在心，所愿不得者，致经络痞涩，聚结成核。"《疡科心得集》卷中"辨乳癖乳痰乳岩论"

中曰："有乳中结核，形如丸卵，不疼痛，不发热，皮色不变，其核随喜怒为消长，此名乳癖。"祁坤在《外科大成》卷二中认为："乳中结核，如梅如李，亦乳岩之渐也。"《外科真诠》卷上"乳癖"云："乳癖乳房结核坚硬，始如钱大，渐大如桃、如卵，皮色如常，遇寒作痛。"

3. 治法

《疡科心得集》论述乳中结核的病因病机为"乳中有核，何以不责阳明而责肝？以阳明胃土最畏肝木，肝气有所不舒，胃见木之郁，惟恐来克，伏而不扬，气不敢舒，肝气不舒，而肿硬之形成……"因此，疏肝理气、化痰散结成为该病的主要治疗方法。

【病因病机】

乳房为阳明经所司，乳头为厥阴肝经所属，情志不畅，肝失条达，郁久而气血瘀滞；脾伤则运化失常，痰浊内生，肝脾两伤，经络阻塞，痰瘀互结于乳所致。

此外，恣食生冷、肥甘，损伤脾胃，脾运失健，则生湿聚痰。痰湿之邪性黏滞，易阻气机，痰气互结，经络阻塞，则发为本病。

西医学认为，乳腺纤维腺瘤一般与雌激素水平相对或绝对升高、乳腺局部组织对雌激素过度敏感、高脂高糖饮食、遗传等因素相关，但具体病因病机不详。

【诊断】

1. 临床表现

患者常在无意中发现乳房内有无痛性肿块，多为单发，也可在双侧乳腺内同时发生，以乳腺外上象限较为多见，有时在乳房内布满大小不等的肿瘤，称为乳腺纤维腺瘤病。肿瘤一般生长缓慢，但妊娠及哺乳期生长较快。肿瘤直径 1～3cm，亦有超过 10cm 者。乳房无痛性肿块，常呈圆形、椭圆形，质地韧实，边缘清楚，表面光滑，移动良好，触诊有滑动感。无触压痛，无乳头溢液。

根据临床表现可分为 3 型：①普通型最常见，瘤体直径常在 1～3cm，生长缓慢。②青春型少见，月经初潮前发生，肿瘤生长速度快，瘤体较大，可致皮肤紧张变薄，皮肤静脉怒张。③巨纤维腺瘤亦称分叶型纤维腺瘤，多见于 15～18 岁青春期及 40 岁以上绝经前妇女。瘤体常超过 5cm，甚至可达 20cm，肿块呈分叶状改变。

2. 辅助检查

（1）钼靶 X 线片：适合 40 岁以上的妇女，X 线影像表现为圆形、椭圆形，边缘光滑的肿块，其密度高于乳腺腺体。少数患者可见钙化，多为颗粒柱状、树枝状。如果为大颗粒状或大块状钙化，则具有诊断意义。

（2）B 超检查：声像示肿瘤为圆形、椭圆形，实质性，边界清楚，内部为均质低回声，后壁线完整，有侧壁声影。

（3）细针吸取细胞病理学检查：涂片中可见成堆导管上皮细胞，散在或成群的成纤维细胞，背景见黏液，诊断符合率可达 90％以上。

（4）组织病理学检查：用于患者年龄较大，或同侧腋下有肿大淋巴结；疑有恶性可能者；有乳腺癌家族史者；针吸细胞学检查有异形细胞或有可疑癌细胞者。

【治疗】

1. 治疗原则

对较大的单发纤维腺瘤的治疗以手术切除为宜，对多发或复发性纤维腺可用中药治疗，以达到控制肿瘤生长，减少复发，甚至消除肿块的作用。

2. 辨证论治

（1）肝郁气滞证

证候：乳房肿块较小，发展缓慢，无红热，不疼痛，推之可移动；伴胸闷叹息或月经不调，舌质淡红，苔薄白，脉弦。

基本治法：疏肝理气，化痰散结。

选方：逍遥散加减。

常用药物：柴胡、当归、白芍、白术、郁金、瓜蒌、半夏、贝母、制南星等。

加减法：肿块坚韧者，加三棱、莪术、生牡蛎、石见穿等。

（2）血瘀痰凝证

证候：乳房肿块较大，质地坚实，重坠不适；伴胸胁牵痛，烦闷急躁或月经不调，痛经。舌暗红，苔薄腻，脉弦细或弦滑。

基本治法：活血祛瘀，化痰散结。

选方：桃红四物汤合二陈汤加减。

常用药物：当归、桃仁、红花、丹参、川芎、半夏、郁金、茯苓、香附、陈皮、山慈菇、海藻等。

3. 外治疗法

（1）手术治疗

①手术时机的选择：未婚未育患者，可择期手术，一般应在计划怀孕前手术。35岁以上的患者，应尽早手术治疗，因为此年龄段早期乳腺癌的表现与乳腺纤维腺瘤在临床上鉴别较为困难，切除后病理检查才能明确诊断。

②手术方式：乳房切口设计应遵循美学、维持功能和再次行乳腺切除手术需要等原则。可采用乳晕缘切口，切开皮下组织至肿瘤表面放射状切开包膜，挖出肿瘤，既美观，对腺体损伤又少。

美国 FDA 已经批准微创旋切系统用于 40 岁以下良性乳腺肿瘤的微创手术切除治疗。微创手术的优点是切口微小，只有 0.3cm，在超声引导下能完整切除肿瘤而不留明显瘢痕，美学效果显著。其并发症主要是术后血肿，少数可出现肿瘤复发或遗漏，特别是直径大于 2cm 的肿瘤。所以，采用此术式治疗的肿瘤直径不宜超过 3cm。

③注意事项：乳腺肿瘤手术，无论手术者对肿瘤性质诊断的把握性有多大，手术切除标本均应送病理学检查。遵循"肉眼不见肿瘤"的原则，即切除肿瘤周围少量乳腺组织，使肿瘤被正常的乳腺组织所包裹，注意检查残腔有无肿瘤残留。

（2）中药外敷疗法：可选四子散（吴茱萸、苏子、白芥子、莱菔子）加热外敷乳房，以温通散结、行气止痛。

【诊治思路】

青年女性，无痛性乳房肿块，肿块增长缓慢，质地中等，边界清晰，表面光滑，易于推动，结合乳腺彩超检查，诊断明确。部分肿物呈分叶状，需与分叶状肿瘤鉴别。治疗的难点在于肿瘤的多发或者复发，中医中药的治疗大有可为。

【名医经验】

彭坚认为本病与肝气郁结和冲任失调有关，属于阳热证者用小柴胡汤加减，属于虚寒证者用柴胡桂枝干姜汤合调肝汤加减。常用柴胡、桂枝、干姜、黄芩、天花粉、牡蛎、炙甘草，其中柴胡、黄芩和解少阳，天花粉生津止渴，牡蛎化痰散结，桂枝、干姜温里寒，甘草调和诸药。

马继松认为："天花粉经现代研究证实，有极好的抗肿瘤作用，对于急慢性炎症或非炎性包块，如乳腺增生，该药疗效确定。"本方是小柴胡汤的变方，因为去掉了人参、大枣，加入了桂枝、干姜、天花粉、牡蛎，使整个方剂重于祛寒逐饮、软坚散结。冯世纶先生认为："小柴胡汤治疗半表半里阳证即少阳病，而本方治疗半表半里阴证即厥阴病。"现代常用于治疗慢性肝炎、慢性胆囊炎、胆石症、慢性胃炎、胸膜炎、疟疾、发热、月经不调、乳腺增生等，有胸胁疼痛而偏于寒证者。

治疗属于寒证的乳腺增生，宜先用此方走厥阴、宣郁化痰，后用调肝汤温冲任、和血散结，即先开后合，始能取得较好的疗效。

调肝汤组成为当归10g，白芍15g，山萸肉10g，阿胶10g，山药10g，炙甘草5g，巴戟天10g。

傅青主的调肝汤，为治疗月经后血海空虚，冲任失养所致少腹疼痛而设。方中以当归、白芍、山萸肉、阿胶补肝养血，巴戟天补肾温阳，山药、炙甘草健脾和中，纯用补药，无一味疏肝理气之品，不止痛而痛可止，本方之奇，就奇在这里。傅青主先生云："何以虚能作疼哉？盖肾水一虚，则水不能生木，而肝木必克脾土，木土相争，则气必逆，故尔作疼。"又云："此方平调肝气，既能转逆气，又善止郁疼。经后之症，以此方最佳。不特治经后腹疼之症也。"其一是揭示了月经后的少腹疼痛，可以通过补肝肾、调冲任而达到疏肝止痛的目的，这种疼痛为疾病之标，而冲任亏虚为疾病之本。其二是从"经后之症，以此方最佳"，可以进一步领悟到举凡肝肾虚、冲任失调之症，此方均可考虑使用。

乳房与胞宫一样，同为足厥阴肝经所循行之处，故妇女痛经与乳房胀痛的病机有相同之处，均有虚有实。属于实者，多为阳证，须疏肝理气、活血化瘀；属于虚者，多为阴证，须滋肝养血、调补冲任。陆德铭认为："乳癖之为病，与冲任二脉关系最为密切。肾气不足，冲任失调为发病之本；肝气郁结，痰瘀凝滞则其标。临证以调摄冲任为主治疗本病，常效如桴鼓。实验室证明，调摄冲任可调整内分泌，从根本上防治和扭转本病的发生和发展。"这一观点对于临床无疑是有指导意义的。班秀文则直接用调肝汤加仙茅、淫羊藿、菟丝子、制附子以治疗本病。

加减法：考虑到肿块已成，纯用温补，尚嫌不够，仍需温散，故在方中除了加淫羊藿助巴戟天温阳，加鸡血藤助归芍养血之外，再加白芥子化寒痰，鹿角霜、露蜂房暖奇经、散瘕结，使肿块得消。

【临床研究】

乳腺纤维腺瘤是良性肿瘤，文献报道有极少数可以恶变。肿瘤的上皮成分恶变可形成小叶癌或导管癌，多数为原位癌，亦可为浸润性癌，其癌变率为 0.038% ~ 0.120%。肿瘤的间质成分也可以发生恶变，即恶变为分叶状肿瘤，这种恶变形式相对较为常见，为分叶状肿瘤的发生途径之一。如果肿瘤的上皮成分及间质均发生恶变，即形成癌肉瘤，此种癌变形式少见。乳腺纤维腺瘤恶变多见于 40 岁以上的患者，绝经期和绝经后妇女恶变的危险性较高。

【预防与调护】

1. 保持心情舒畅，精神愉快，避免烦闷急躁，学会自我调解，释放压力。
2. 饮食要规律，食物要以清淡为主，多食蔬菜、水果及粗粮杂粮，少食高糖、高脂肪食物。
3. 不要长期使用含有激素的化妆、美容品。
4. 避免食用含有激素类的滋补品。

第二节　乳腺导管内乳头状瘤

乳腺导管内乳头状瘤（intraductal papilloma of breast）又称大导管乳头状瘤、囊内乳头状瘤等，是发生于乳头及乳晕区大导管的良性乳头状瘤。肿瘤由多个细小分支的乳头状新生物构成，常为孤立、单发，少数亦可累及几个大导管。本病的临床症状多不明显，多数以无痛性乳头溢液就诊，部分在检查乳房其他疾病作病理学检查时被发现。乳头或乳晕部可能触及可活动的质软、无痛肿块。本病多发生于 40~50 岁妇女。

本病可属于中医学"乳衄"范畴，但中医之"乳衄"并不完全等同于"乳腺导管内乳头状瘤"，还包括乳腺增生病、乳腺导管扩张症、乳腺大导管或壶腹部炎症以及乳腺癌等疾病引起的乳头溢血。

【源流】

《疡医大全·乳衄门主论》中云："妇女乳房并不坚肿结核，唯乳窍常流鲜血，此名乳衄。乃属忧思过度，肝脾受伤，肝不藏血，脾不统血，肝火亢盛，血失统藏，所以成衄也。治当平肝散郁，养血扶脾为主。"

【病因病机】

乳头属肝，乳房属脾胃，本病发生的病因病机，主要在于肝不藏血、脾不统血所致。抑郁愤怒过度伤肝，忧患思虑过度伤脾，肝脾两脏受伤，血失贮藏统摄，是发生乳衄的主要病因病机。盖情怀抑郁，肝失条达，肝气不舒，郁而化火，火扰于中，肝脏受损，藏血无权，热迫血妄行，旁走横溢，遂成本病。若忧思伤脾，脾虚气弱，气不统血，溢于孔窍，也可形成本病。若肝火亢盛，炼液成痰，或离经之血结于乳络，痰瘀交并，络脉瘀阻，则乳头或乳晕部出现结块。

西医学认为，导管内乳头状瘤的发生主要与雌激素水平增高或相对增高有关。

【诊断】

1. 临床表现

（1）乳头溢液：占就诊患者的 39.3% ~ 83.3%，是导管内乳头状瘤的主要症状。患者往往无意中发现衬衣上有溢液印迹。乳头溢液来自乳管，为自溢性，多为血性、浆液性。据 Stout 统计，血性溢液占 78%，浆液性溢液为 22%。年轻女性的溢液常为浆液性，而老年妇女多为浑浊。因肿瘤组织脆弱，血管丰富，轻微的挤压即可引起出血或分泌物呈铁锈色，是导管内乳头状瘤呈血性乳溢液的常见原因。

乳腺导管内乳头状瘤是否发生乳头溢液与乳头状瘤的类型和部位有关，发生在乳腺大导管内的乳头状瘤发生乳头溢液最为常见。而当肿瘤位于乳腺边缘部分，在中小导管内或腺泡内发生乳头溢液的较少见。

有文献报道，如果患者年龄在 45 岁以上，乳头血性溢液伴有乳房肿块，应考虑到导管内乳头状瘤恶变的可能。

（2）疼痛：本病仅有少数患者有局部疼痛及压痛，常为乳腺导管扩张、导管内类脂样物质溢出及炎症所致。

（3）乳房肿块：是乳腺导管内乳头状瘤的主要体征。据国内文献报道，本病伴肿块者占 12.97% ~ 69.1%。触诊时可在乳头处、乳晕区或乳房的中心处触及肿块，直径多在 1 ~ 2cm，亦有小于 1cm。单发性导管内乳头状瘤的肿块可因导管阻塞扩张而引起。触诊肿块质地较软、光滑且活动，有时在乳晕旁可触及放射状条索。如患者乳头溢液并触及小肿块，则 95% 的可能为导管内乳头状瘤。也有的患者摸不到肿块，仅在乳晕区触到几个点状结节，实则为病变所在部位。按压乳晕处的肿块，可见血性液体自相应的乳腺导管的输乳孔流出，由于肿块主要是乳头状瘤出血淤积而成，往往会在按压后肿块变小或消失。因此在检查时，应轻轻按压肿块，以便留下部分血液；在手术时，可根据乳头出血的相应乳管作标记，行乳腺区段切除。

2. 辅助检查

（1）乳腺钼靶 X 线摄片：对本病的定位准确率不到 30%，但可排除隐性乳腺癌引起的出血。由于乳管内乳头状瘤体积较小，密度淡，故 X 线平片很难发现。当瘤体较大时，表现为导管扩张条索状阴影，或局部圆形致密影，边缘完整锐利，偶尔可见钙化。

（2）选择性乳腺导管造影：对乳管内的乳头状瘤具有较高的诊断及定位价值，尤其是对扪不到肿块的病例。肿瘤多位于 1～2 级乳腺导管内，表现为单发或多发的局限性圆形或椭圆形充盈缺损。可见远端导管扩张或梗阻现象，在主导管梗阻处可见"杯口"状肿块影，管壁光滑，无外浸现象。在分支导管时，主要为单个导管截断现象。导管造影可鉴别囊性增生或癌，亦能发现同一导管系统内其他性质的病变。

（3）超声检查：具有无创、无痛苦、简便易行的特点，超声可见扩张的导管及其内的液性暗区，有时可见导管内的瘤体。

（4）乳管内窥镜检查：对未触及肿块的乳头溢液，可提高其诊断率。乳管内窥镜观察，可见乳头状瘤为黄色或充血发红的实质性肿块，表面光滑呈桑椹状突向腔内，或呈息肉样隆起而周围管壁光滑，无凸凹不平现象。

（5）溢液细胞学检查：将乳头溢液涂片进行细胞学检查，如能找到瘤细胞，则可明确诊断，但阳性率较低。

（6）针吸细胞学检查：对于可触及肿物的病例，采用针吸细胞学检查，可与乳腺癌进行鉴别诊断，但有一定的假阳性和假阴性率。

（7）组织病理检查：手术切除病变导管或肿块等进行组织病理学检查是导管内乳头状瘤的确诊依据，必要时需结合免疫组化予以明确。

【治疗】

1. 治疗原则

本病以手术治疗为主。辨证属肝经郁热者，宜疏肝理气、清泻肝火；属脾胃气虚者，宜健脾益气；属痰凝血瘀者，宜祛瘀化痰。若治疗无效，反复发作，或已怀疑或确诊癌变者，应及时手术治疗。

2. 辨证论治

（1）肝郁火旺证

证候：乳头溢液，颜色鲜红或暗红，乳晕部无结块或可触及肿物，质软，推之活动；可伴烦躁易怒，胸闷胁痛，失眠多梦。舌红，苔薄黄，脉弦。

分析：肝气郁结，郁而化火，灼伤血络，则乳头溢血；肝气郁结，血络瘀阻，或乳晕部可触及小肿物；肝火过旺，故烦躁易怒；肝火扰心，故胸闷胁痛、失眠多梦；舌红、苔薄黄、脉弦均为肝郁化热之象。

基本治法：疏肝解郁，清热凉血。

选方：丹栀逍遥散加减。

常用药物：丹皮、黑山栀、夏枯草、柴胡、当归、赤芍、侧柏炭、茜草、生甘草等。

（2）脾不统血证

证候：乳头溢血，颜色淡红或黄色稀水，量多自溢，乳晕部可扪及小结块；伴面色少华，四肢倦怠，食欲不振。舌淡，苔薄白，脉细弱。

分析：思虑伤脾，统血无权，血流胃经，溢于乳窍，故乳头溢血；脾虚血亏，故颜色淡红或色黄质稀；脾虚运化失职，痰湿不运，加之离经之血结于乳络，痰瘀并结，故乳晕部可扪及小结块；脾虚气血不足，故面色少华、四肢倦怠、食欲不振；舌淡、苔薄白、脉细弱均为脾虚血亏之象。

基本治法：健脾养血。

选方：归脾汤加减。

常用药物：当归、白芍、党参、炙黄芪、白术、茯苓、广木香、龙眼肉、紫珠草、仙鹤草、炙甘草等。

3. 外治疗法

（1）手术治疗：术前先在溢液的导管开口处注入2%美兰溶液行导管造影，以便术中辨认受累导管；或术中用细针插入溢液导管作引导。术前两天不要挤压乳房，以免导管内积液排尽，术中不易辨认溢液导管。

①乳房区段切除术：切除病变导管及其周围的乳腺组织，适宜于单管溢液的乳腺导管内乳头状瘤。注意切除范围要充分，不要留下病变，以免复发。

②经皮下乳腺切除术：适用于多发性乳腺导管内乳头状瘤合并癌前病变或癌变。

（2）导管内注药：暂时不适宜手术治疗的患者，可选用导管内注药以消炎止血。可选用清开灵注射液，用钝性针头注入病变导管。

【诊治思路】

乳腺导管内乳头状瘤多见于经产妇，中年女性为多，75%病例发生在大乳管近乳头的壶腹部，瘤体很小，常不能触及肿块，质脆易于出血。中、小导管内乳头状瘤，癌变率为6%～8%，应引起注意。

本病一般需要手术治疗，术前准确定位是治疗的关键。本病的辨证，主要分清虚实，注意是否恶变，配合有关检查以明确诊断。

【名医经验】

罗元恺验方治疗肝脾不和、血失统摄之乳衄。

组成：白芍、柴胡、山药、首乌、川芎、海螵蛸、白及、怀牛膝、桑寄生、金樱子。

方中以白芍、柴胡疏肝气、柔肝，山药健脾，首乌、川芎养血，海螵蛸、白及固涩止血，怀牛膝引血下行，桑寄生、金樱子固肾养血。对脾肾虚弱，肝气郁结之乳衄更宜。

【预防与调护】

1. 调情志，保持心情舒畅。

2. 尽早诊断，及时治疗。内治无效时，尽早手术治疗，并行活体组织检查。若发现癌变，应立即施行乳腺癌根治术。

第三节　乳腺错构瘤

乳腺错构瘤临床较少见，有学者认为本病的发生与妊娠和哺乳等导致的激素变化有一定关系，且认为是发生本病的主要因素。从发病机制上看，是由于乳腺内的正常组织错乱组合，即由残留的乳腺管胚芽及纤维脂肪组织异常发育而构成瘤样畸形生长。1988 年有文献报道，认为其病因是乳房胚芽迷走或异位，或胚芽部分发育异常致使乳腺正常结构成分紊乱。

【诊断】

1. 临床表现

好发于中青年妇女，一般为单发、无痛性肿物，肿瘤生长较缓慢。瘤体大小不一，呈圆形、扁圆形，界限清楚，活动度良好。位于乳房皮下者，质软，似乳房脂肪瘤。位于腺体内者，质较坚实，似乳腺增生结节或乳腺纤维腺瘤，术前不易区别。

2. 辅助检查

（1）钼靶 X 线检查：可见瘤体的结构和形态清晰，呈圆形或椭圆形，边缘光滑，界限清楚。肿物密度不均，外有紧密的包裹，乳腺组织失去指向乳头的三角形结构，瘤体将正常的乳腺组织推向一边。X 线片呈现密度不均的低密度区是本病的特点。

（2）病理检查

①大体形态：肿瘤大小不一，直径 1～17cm，呈圆形、扁圆形，有包膜，质较中韧、切面淡黄色、间有灰红色。

②组织形态：肿瘤由乳腺上皮性成分和间叶性成分，以不同的数量混合而成。根据上皮性成分和间叶性成分所占比例的多少，将本瘤分成 3 种类型，即以上皮成分为主的腺性错构瘤、以纤维组织占优势的错构瘤、以脂肪组织占优势的腺脂肪瘤。

【治疗】

手术切除肿物是该病治疗的首选方法。手术切除标本送病理检查。乳腺错构瘤为良性肿瘤，手术后无复发，也不影响乳房的功能。中医治疗参照"乳腺纤维腺瘤"。

第四节　乳房脂肪瘤

脂肪瘤是体表最常见的良性肿瘤，可以发生在有脂肪组织的任何结构中。发生在乳房部的为乳房脂肪瘤，多发生于较肥胖的女性，发病年龄以 30～50 岁多见。

本病属于中医学"痰核"或"肉瘤"范畴。

【源流】

本病中医称为"痰核"或"肉瘤"。"肉瘤"之名出自《备急千金要方》卷二十

四 "瘿瘤第七"，是指以皮下肿块大小不一、按之稍软、皮色不变、无痛为主要表现的瘤，多因郁滞伤脾，痰气凝结所致。《外科正宗》卷之二 "瘿瘤论第二十三" 云："肉瘤者，软若绵，肿似馒，皮色不变，不紧不宽。"

【诊断】

1. 临床表现

乳房皮下组织内大小不一的肿块，大多呈扁圆形或分叶，分界清楚；肿块不与表皮粘连，皮肤表面完全正常，基部较广泛。检查时以手压紧脂肪瘤基部，可见分叶形态。多单个发病，为圆形或分叶状柔软的肿块，边界清晰，生长缓慢，极少发生恶变。

2. 辅助检查

除了彩超钼靶等辅助检查外，病理检查是脂肪瘤确诊的金标准。病理大体所见肿物质地软，有完整的包膜，呈结节状或分叶状，形状不规则，多为圆形或椭圆形，瘤组织与正常乳腺内的脂肪极为相似，但其颜色较正常脂肪黄，且脂肪瘤组织有包膜，此为与乳房皮下脂肪组织及乳房脂肪小叶的不同之处。显微镜下瘤体由分化良好的成熟脂肪组织所构成。有时混有少许幼稚的脂肪细胞，细胞核小且位于细胞中央。细胞浆内充有丰富的脂滴，瘤细胞间有少许纤维组织及小血管。

【治疗】

1. 治疗原则

乳房的脂肪瘤，与其他部位的脂肪瘤一样，为良性肿瘤，很少发生恶变，且生长缓慢，对机体的危害不大。若瘤体不大，无须处理。而对瘤体较大，或生长较快者，可行手术切除。

2. 辨证论治

脾主肌肉，由于思虑过度或饮食劳倦伤脾，脾气不行，津液聚而为痰，痰气郁结而成肉瘤。中医治疗宜健脾祛湿、化痰散结，方用二陈汤加减。

【预防与调护】

1. 避免过劳，心情愉快，睡眠充足。
2. 生活规律，饮食清淡，多食新鲜蔬菜和水果。
3. 严格限制肥甘厚味，戒烟酒。

第五节 乳房血管瘤

乳房血管瘤临床极为少见，是由血管组织构成的一种良性血管畸形。临床分为海绵状血管瘤和蔓状血管瘤，以前者多见。

本病属中医 "血瘤" 范畴。

【病因病机】

本病是以出生时或出生后不久，皮肤上发生肿块，色红而内含血丝，破皮则血流难止为主要表现的肿瘤性疾病。《外科正宗·卷之二·瘿瘤论第二十三》曰："血瘤者，微紫微红，软硬间杂，皮肤隐隐，缠若红丝，擦破血流，禁之不住；治当养血凉血，抑火滋阴，安敛心神，调和血脉，芩连二母丸是也。"《类证治裁·卷之八·瘰结核瘿瘤马刀论治》云："血瘤者，自肌肉肿起，久而现赤缕，或皮色赤，此劳役动火，血沸而邪搏也。"由于心火妄动，逼血入络，血热妄行，脉络扩张，气血纵横，结聚成形，显露于肌肤而成。

西医学认为，乳房血管瘤是因血管或者淋巴管壁增生而引起的，具体机制不详。

【诊断】

1. 临床表现

本病可发生于任何年龄，一般为单发，也可多发，多发于乳腺皮下组织内。肿瘤体积不一，质地柔软，有压缩性，或呈囊性感，边界清楚；肿块呈圆形，有时呈分叶状，可形成灶性钙化或骨化。良性血管瘤生长缓慢，可有血肿形成。

2. 辅助检查

局部肿瘤穿刺抽出血性液体时，可明确诊断。病理镜下，可见组织由大量壁薄而管腔扩大、互相吻合、大小不一、外形不规则的血管组织组成；病程长者，可见灶性钙化或骨化。

【治疗】

1. 治疗原则

较小的血管瘤进行辨证论治；如果血管瘤较大影响外观或破裂出血时，考虑手术切除。

2. 辨证论治

（1）心火妄动证

证候：瘤体呈半球形或扁平隆起，边界清楚，质软色红，指压褪色，放手后又恢复到原来状态。

分析：心火妄动，逼血入络，血热妄行，致气血纵横，脉络交错，结聚成形而成本病，其质软色红。

基本治法：凉血活血，抑火滋阴。

选方：芩连二母丸加减。

常用药物：黄芩、黄连、知母、贝母、当归、白芍、生地黄、熟地黄、地骨皮、蒲黄、甘草、天花粉等药物。

（2）气血瘀滞证

证候：瘤色紫红或暗红，呈斑片状或隆起，甚或呈结节状、疣状。

分析：血运失常，气血纵横，脉络交错，气滞血瘀，凝聚成形，故瘤色紫红或暗红，呈结节状或疣状隆起。

基本治法：行气活血，化瘀通络。

选方：桃红四物汤加减。

常用药物：生地黄、当归、桃仁、红花、丹参、川芎、茯苓、陈皮、郁金等。

3. 外治疗法

较小的血管瘤可局部手术切除；范围较大者，可考虑行乳房单纯切除术。

第六节　乳房神经纤维瘤

乳房神经纤维瘤是神经纤维瘤病的一部分，好发于乳晕附近的皮肤及皮下组织，为周围神经发生的一种良性肿瘤。本病是一种具有家族遗传倾向的先天性疾病，常在青春期开始发生，有的在儿童期或出生时就被发现，亦常伴有某种发育上的缺陷。

本病属于中医"气瘤"范畴，以皮肤间发生单个或多个柔软肿块，按之凹陷，放手凸起，状若有气，皮色如常或有褐色斑为主要表现，《外科枢要·卷三·论瘤赘》云："其自皮肤肿起，按之浮软，名曰气瘤。"

【病因病机】

由于元气不足，肺气失于宣和，腠理不密，营卫不和，以致气滞痰凝，痰气凝聚肌表，积久成形，发为气瘤。痰气郁结但无瘀血，故皮色不变，不坚不痛。

【诊断】

（1）临床表现：本病可发生于任何年龄，多在乳晕区附近发生。自皮肤肿起，生长缓慢，常为多发性，也可单发，大小差异很大，小如米粒，大至拳头大；质地或硬或软，但多数质软，用手指压之凹陷，去除压力后即能弹起；带蒂的肿瘤可突出于皮肤表面；常无疼痛，偶有放射样痛，触诊可有压痛。

（2）辅助检查：病理检查可以确诊。

【治疗】

对肿瘤体积较小者，可行肿瘤摘除术。如果肿瘤体积较大，与周围组织粘连，特别是神经纤维瘤无完整包膜，与周围组织的界限不清，可将肿瘤连同周围的部分乳腺组织一并切除；若引发大面积皮损，则应将瘤体连同皮肤整块切除后，行乳房整形手术。术后很少复发。

第七节　乳房汗腺腺瘤

乳房汗腺腺瘤较罕见。因乳房皮肤及乳晕上有汗腺存在，有时可能发生汗腺腺瘤，此为良性肿瘤。通常在真皮形成无数小囊性管，管腔内充满胶样物质，管壁的两层细胞被压扁平。这种汗腺腺瘤开始时仅在皮肤有病变，为透明而散在的小结节，类似小丘疹或粉刺样，软而有压缩性。结节位于真皮内，直径约 2cm，有时可高出皮肤 1cm，肿瘤可逐渐增大呈乳头状，最后发生破溃。本病不会发生恶变，手术是唯一的治疗方法。

第八节　乳房平滑肌瘤

平滑肌瘤最常见的好发部位是子宫，乳房内的平滑肌瘤极为少见。

乳房平滑肌瘤按来源可分为：表浅平滑肌瘤，以及来源于乳房皮肤，特别是乳晕区真皮内的平滑肌瘤。临床表现为乳晕区有略微隆起的小肿瘤，质坚，边界清，生长缓慢，无不适。乳房平滑肌瘤的发生与雌激素的过度刺激有关，故多见于 20 ~ 25 岁性功能旺盛期女性；血管平滑肌瘤，来源于乳腺血管壁上的平滑肌，常在乳房较深部位扪及肿块，较表浅平滑肌瘤大，生长缓慢，边界尚清，无不适。手术是唯一的治疗方法。

第九节　乳房淋巴管瘤

由淋巴管增生和扩张而成的淋巴管瘤是一种良性肿瘤，主要由内皮细胞排列的管腔构成，其中充满淋巴液。乳房淋巴管瘤甚为少见，多为先天性，胚胎时遗留的淋巴管组织在后天生长成良性肿瘤。初期淋巴管发生扩张，一般 1 ~ 3cm 大小，念珠状小球囊内含淋巴液。生长在乳房真皮内的淋巴管与周围组织边界不清，大小不一，质柔软，无包膜，无痛，生长缓慢或可停止生长。

【诊断】

1. 临床表现

乳房淋巴管瘤可分为单纯性淋巴管瘤（毛细淋巴管瘤）、海绵状淋巴管瘤、囊性淋巴管瘤（囊性水瘤或淋巴水囊肿）三种。

单纯性淋巴管瘤表现为群集，深在，张力性水疱组成斑片状，可发生于身体各个部位，但常见于颈、上胸、肢体近端等处。单个水疱大小在 1 ~ 3mm，一般不超过 1cm；内容似黏液，有时带有血性水疱，呈淡紫色和暗红色，水疱下方的皮下组织有轻度的弥散性水肿，偶见整个肢体肿胀；有些水疱间甚至顶部皮肤可呈疣状外观，如破后流出浆液性液体，损害的范围变异很大，也可发生在海绵状淋巴管瘤之上方。

海绵状淋巴管瘤是淋巴管瘤中最常见的一种，可以很小，也可以很大，甚至侵及一个肢体，病损为境界不清，海绵状皮下组织肿块或弥漫性肿胀，质软，硬度如脂肪瘤，除非伴有血管瘤，一般表面无颜色改变。

囊性淋巴管瘤又名水瘤，是一种充满淋巴液的先天囊肿，与周围正常淋巴管不相连，主要来源于胚胎的迷走淋巴组织。常似拳头般大，缓慢生长，由于与皮肤无粘连，肿物表面皮肤无变化；性质柔软，囊性，分叶状结构，能透光，轻微压缩性；用针穿刺，可抽出淡黄色胆固醇结晶液体，透明，很快凝固，与淋巴液性质相似；无肿大压迫时，临床上没有任何自觉症状；体积过大时，视囊性淋巴瘤生长部位而产生相关的症状，继发感染、弥漫性肿可加剧压迫症状。

2. 辅助检查

（1）B超：可测定肿瘤大小、范围、性质及其与周围组织关系。可行 CT、MRI 检查确诊，了解其和周围组织的关系。

（2）病理检查：

大体标本：毛细淋巴管瘤发生在真皮表面，呈疣状透明小颗粒；海绵状淋巴管瘤可隆出乳腺表皮，形成畸形，切面见似海绵的小囊腔；囊性淋巴管瘤由多房性囊腔构成，体积大，不能压缩。

镜下：淋巴管瘤组织由许多管腔大小不等、管壁厚薄不一的淋巴管构成，其腔内含淋巴液。毛细淋巴管瘤腔隙小，肿瘤位于真皮上部；海绵状淋巴管由大而薄的淋巴管及丰富的纤维间质组成；囊性淋巴管瘤多位于真皮深部，可有较大而厚的囊壁，含有胶原，有时可见平滑肌纤维。

【治疗】

乳房淋巴管瘤可生长至很大，造成乳房外观改变；亦可继发感染、溃破、肿胀等。毛细淋巴管瘤可应用液氮冷冻或激光治疗，亦可使用低电压短距离 X 线放射治疗，效果良好。海绵状淋巴管瘤及囊性淋巴管瘤对放射线不敏感，应进行手术治疗，对前者切除范围应较大，否则容易复发。

（钟少文 郭莉）

参考文献

［1］贾国丛，王玉平，常庆龙，等.106 例乳腺导管内乳头状肿瘤临床分析［J］.中国肿瘤临床，2007，34（16）：938－940.

［2］韩晓蓉，王顾，连臻强，等.乳腺导管内乳头状瘤 663 例临床及诊断特点［J］.岭南现代临床外科，2013，13（4）：304－307.

［3］王文彦，王昕，高纪东，等.674 例乳腺导管内乳头状肿瘤的临床病理特征及预后分析［J］.中华肿瘤杂志，2017，39（6）：429－433.

［4］明·陈实功.中医外科伤科名著集成·外科正宗［M］.北京：华夏出版社，1997.

［5］清·祁坤.中医外科伤科名著集成·外科大成［M］.北京：华夏出版社，1997.

［6］清·高秉钧.疡科心得集［M］.南京：江苏科学技术出版社，1983.

［7］清·邹伍峰.近代中医珍本集·外科真诠［M］.杭州：浙江科学技术出版社，2003.

［8］林毅，唐汉钧.现代中医乳房病学［M］.北京：人民卫生出版社，2003.

［9］清·顾世澄.疡医大全［M］.北京：中国中医药出版社，1994.

[10] 唐·孙思邈. 备急千金要方 [M]. 北京：中国中医药出版社，2014.

[11] 明·陈实功. 外科正宗 [M]. 北京：中国医药科技出版社，2011.

[12] 清·林珮琴. 类证治裁 [M]. 北京：人民卫生出版社，2005.

[13] 彭坚. 铁杆中医彭坚汤方实战录：疗效才是硬道理 [M]. 北京：北京科学技术出版社，2016.

第十一章 乳腺癌

乳腺癌是指来源于乳腺上皮细胞的恶性肿瘤。早期乳腺癌，为临床上无远处转移，手术或经过系统治疗降期后可手术者。晚期乳腺癌，为有远处转移原发Ⅳ期乳腺癌或复发转移乳腺癌。

本病属于中医学"乳岩""石痈""乳痛坚"等病范畴。

第一节　早期乳腺癌

早期乳腺癌多见于女性，我国发病高峰年龄为45～55岁。男性很少见，仅占乳腺癌的1%左右。早期不具备典型症状，不易引起患者重视，常通过体检或乳腺癌筛查发现。乳房无痛性、质硬肿块或乳头单孔血性溢液是常见的临床症状。乳房皮肤可见酒窝征、橘皮征或皮肤卫星结节；乳头回缩或抬高，乳头皮肤瘙痒、糜烂、破溃、结痂、脱屑，伴灼痛，至乳头回缩。可伴有同侧腋窝、锁骨上窝淋巴结肿大。

西医学的临床分期0、Ⅰ、ⅡA（T2N0M0）、ⅡB（T2N1M0或T3N0M0）或ⅢA（仅T3N1M0）的早期可手术乳腺癌患者以及经过新辅助系统治疗可以降期的不可手术局部晚期乳腺癌，可以参考本节进行中医治疗。

【源流】

1. 病名

历代医家先后使用过"石痈""妒乳""乳岩""乳痛坚"等病名。"石痈"之名首见于东晋葛洪《肘后备急方》卷五"治痈疽妒乳诸毒肿方第三十六"云："痈结肿坚如石，或大如核，色不变，或作石痈不消……若发肿至坚而有根者，名曰石痈。"唐代孙思邈在《备急千金要方》卷二十三"肠痈汤方"中对乳腺湿疹样癌也有描述，称其为妒乳，云："妇人女子乳头生小浅热疮，痒搔之，黄汁出，浸淫为长，百种治疗不差者，动经年月，名为妒乳。""乳岩"之名见于薛己《校注妇人良方》："若初起，内结小核，或如鳖、棋子，不赤不痛。积之岁月渐大，巉岩崩破如熟石榴，或内溃深洞，此属肝脾郁怒，气血亏损，名曰乳岩。"此后，多以乳岩命名。如明代李梴《医学入门·外集》卷五："结核如鳖棋子大，不痛不痒，五七年后，外肿紫黑，内渐溃烂，名曰乳岩。"《冯氏锦囊秘录》女科精要卷十六"带下门诸论"云："妇人有忧怒抑郁，朝夕积累，脾气消阻，肝气横逆，气血亏损，筋失荣养，郁滞与痰结成隐核……积之渐大，数年而发，内溃深烂，名曰乳岩。"

2. 病证

隋代巢元方《诸病源候论》卷之四十"妇人杂病诸候四"中详细阐述本病，并提出外因"寒凝"是主因，文中载有"石痈之状，微强不甚大，不赤，微痛热，热自歇，是足阳明之脉，有下于乳者，其经虚，为风寒气客之，则血涩结成痈肿，而寒多热少者，则无大热，但结核如石，谓之乳石痈。"《诸病源候论》卷之三十二"石痈候"中又载有："不痛者……其肿结确实，至牢有根，核皮相亲，不甚热，微痛……"乳石痈的临床特点是乳房肿块坚硬如石，不化脓，尤其是将乳房肿块和皮肤粘连的特点用"核皮相亲"作了确切而又概括的描述，至今仍有重要的诊断意义。到了明代，陈实功在《外科正宗》卷之三"乳痈论第二十六（附乳岩）"中提出内因"肝郁"的致病理论："忧郁伤肝，思虑伤脾，积想在心，所愿不得志者，致经络痞涩，聚结成核。初如豆大，渐若棋子，半年一年，二载三载，不疼不痒，渐渐而大，始生疼痛，痛则无解；日后肿如堆栗，或如覆碗，紫色气秽，渐渐溃烂，深者如岩穴，凸者若泛莲，疼痛连心，出血则臭。其时五脏俱衰，四大不救，名曰乳岩。凡犯此者，百人必百死。"可见明代医家不仅认识到本病的病因病机、临床症状及发病特点，还揭示了本病的恶性程度。这一学术思想一直影响后世医家，清代祁坤《外科大成》卷二曰："是症也，女子多发于乳，盖由胎产忧郁损于肝脾，中年无夫者多有不治。"《疡科心得集》卷中"辨乳癖乳痰乳岩论"曰："乳疡之不可治者，则有乳岩。夫乳岩之起也，由于忧郁思虑，积想在心，所愿不遂，肝脾气逆，以致经络痞塞结聚成核。"清代高思敬《外科三字经》："惟乳岩，多孀居，情志乖，或室女，或尼姑。"诸如此类，均指出"肝郁"在本病发生、发展中的关键作用。

3. 治疗

（1）内治：《华佗神医秘传》首次记载了乳岩的治疗。书中说："本病初起时，用鲜蒲公英连根叶，捣汁，酒冲服，随饮葱汤，覆被卧令取汗当愈。"历代中医文献对治法、遣方及用药注意等方面均有记载，治疗原则概括起来有清肝解郁、培补气血、化痰散结、补益肝肾、清热解毒等。遣方用药方面，窦汉卿用蠲毒流气饮加味（《疮疡经验全书》卷一），陈自明用益气养营汤（《景岳全书》卷六十四）、加味逍遥散（《外科正宗》卷之二）、加味归脾汤等（《医学心悟》卷三），陈实功用清肝解郁汤等（《外科正宗》卷之三），张介宾用连翘金贝煎治热毒有余之乳岩（《景岳全书》卷之三十九人集"妇人规（下）"），王洪绪创犀黄丸（《外科证治全生集》卷四），傅山用化岩汤（《青囊秘诀》上卷"乳痈论"），邹岳用和乳汤及归脾汤治疗乳岩肿核初起者（《外科真诠》卷上"乳岩"），清代赵濂用化岩汤治男女乳岩（《医门补要》），叶桂用益气养荣汤（《本草经解》）。对于乳岩的治疗，较多医家也提出不能过用攻伐，以防正气进一步损伤。如明代薛己《校注妇人良方》卷二十四疮疡门"乳痈乳岩方论第十四"云："乳岩……若用行气破血之剂，则速其亡。"张璐《张氏医通》卷十一"妇人门下"指出："若误用攻伐，危殆迫矣。"明代孙一奎《赤水玄珠》曰："或饮食少思，时作呕吐，宜补胃气。或饮食难化，泄泻腹痛，宜补脾气……或劳碌肿痛，宜补气血。怒气肿痛，宜养肝血。甚不可用克伐之剂，复伤脾胃也。"至今仍对乳岩的诊疗实践起着重要的指导意义。

（2）外治：清代《惠直堂经验方》有"胡芦巴（三钱捣碎）酒煎服，渣敷之，末成散，已成溃愈"。乳岩已破，则内服与外治相结合，如《华佗神医秘传》卷六"华佗妇科密传"指出："如已溃烂，宜用蜂房、雄鼠矢、川楝子各等分，瓦煅存性，为末擦之。内用大瓜蒌（多子者佳）一枚，当归五钱，甘草四钱，没药三钱，乳香一钱，以陈酒二碗煎八分，温服。或去当归加皂角刺一两六钱，效尤速。将愈，加参芪芎术以培其元。"清代《经验良方全集》曰："治乳癖乳岩方（不拘老幼），紫背天葵一味，研末，老酒冲服。渣敷患处，历试立验。"被历代医家多次引用的木香饼，在《本草易读》卷三"乳岩痛牵"中记载："乳中结核，久久不愈，轻则乳劳，重成乳岩。均宜木香（五钱）、生地（一两），捣合饼贴之，或熨斗间日熨之（诸方第一）。"《本草易读》卷八"鲫鱼三百七十六"中记载鲫鱼外敷治疗乳岩："鲫鱼……甘，温，无毒。温中下气，利水消肿，止血住痢，疗疮平痔。乳岩隐痛，活鲫鱼取肉，用白鲜、山药共捣如泥，加元香敷之，七日一换，痒极无动。"

（3）灸法：《针灸逢源》卷五"痈疽门"中记载艾灸治疗乳岩，"肩髃、灵道（各灸二七壮）、温溜（大人二七壮，小人七壮）、足三里、条口（治痈）、下巨墟（各灸二七壮）、足临泣"等穴位。

【病因病机】

本病是由于情志失调、禀赋异常、饮食不节、外感六淫以及劳倦过度等多种因素共同作用下，导致机体脏腑失和、气血失调、阴阳失衡而发病。但其疾病转归、病机变化受到西医学治疗（如手术、化疗、放疗、内分泌治疗等）的极大影响。

1. 病因

（1）情志失调：中医学对乳腺癌与精神因素的因果关系早有认识，认为七情即"喜、怒、忧、思、悲、恐、惊"等精神状态异常，可致气血运行失常，脏腑功能失调，终致经络阻塞，气滞痰凝血瘀积聚而成肿块。正如《外科正宗》卷之三"乳痈论第二十六"中所云："忧郁伤肝，思虑伤脾，积虑在心，所愿不得者，致经络痞涩，聚结成核。"《校注妇人良方》卷二十四疮疡门"乳痈乳岩方论第十四"谓："肝脾郁怒，气血亏损，名曰乳岩。"《冯氏锦囊秘录》女科精要卷十六"乳症"中亦有"妇人有忧怒抑郁，朝夕积累，脾气消阻，肝气横逆，气血亏损，筋失营养，郁滞与痰结成隐核……积之渐大，数年而发，内溃深烂，名曰乳岩"的记载。他们皆指出忧思郁怒、情志内伤是乳腺癌发病的重要因素。情志内伤可导致肝、脾、肾功能失调，气血运行紊乱，日久气滞、血瘀、痰凝、毒聚相互搏结，蕴集乳络，发为乳癌。

（2）禀赋异常：乳腺癌发病具有遗传性，脏腑、经络、气血、阴阳等先天体质因素与乳腺癌的发生存在相关性。早在《灵枢·寿夭刚柔》中就记载："人之生也，有刚有柔，有强有弱，有短有长，有阴有阳。"表明人生来体质禀赋不同，所发疾病表现亦不相同，得病后随体质变化病情转归亦不相同。母亲患乳腺癌致下一代先天禀赋不足，影响机体正气强弱，易发本病，如《外证医案汇编》卷三"乳胁腋肋部"中阐明"正气虚则为岩"、《景岳全书》卷之二十三心集"积聚"云"凡脾肾不足，及虚弱失调之人，多有积聚之病"、《医宗必读》卷之七"积聚"详述"积之成者，正气不足，而后邪气踞之"，皆指出先天禀赋异常、正气不足、脏腑虚损或功能失调、气血运行失常是导致乳腺癌发生的重要病理环节。

（3）饮食不节：《素问·六节藏象论》有"五味入口，藏于肠胃，味有所藏，以养五气，气和而生，津液相成，神乃自生"，指出合理的饮食是人体赖以维持健康的物质基础。《济生方》曰"过餐五味，鱼腥乳酪，强食生冷果菜，停蓄胃脘……久则积结为瘕"，指出不良的饮食习惯及营养不足可致正气虚弱，饮食厚味损伤脾胃，运化失司，痰浊凝滞，湿郁化热，以致经络不畅，气血不行，气滞、痰凝、血瘀等结聚于乳络，发为乳岩。

（4）外感六淫：若风、寒、暑、湿、燥、火等六淫邪气旺盛，伤及人体，正不胜邪，邪毒留滞，疾病乃生。《三因极一病证方论》卷之二"三因论"指出："六淫，天之常气，冒之则先自经络流入，内合于脏腑，为外所因。"《灵枢·九针》曰："四时八风之客于经络之中，为瘤病也。"提出了六淫外邪停留经络而成瘤病的病理机制。《诸病源候论》卷之四十"乳石痈候"云："有下于乳者，其经络为风寒气客之，则血涩结为痈肿。而寒多热少者，则无大热，但结核如石。"《诸病源候论》卷之十九"积聚候"中又曰："积聚者，由阴阳不和，脏腑虚弱，受于风邪，搏于脏腑之气所为也。"明确指出六淫外邪乘虚入内，结聚于经络，以致乳络阻滞不通，气血运行不畅，瘀血内停，痰浊酿生，日久乳岩乃成。

（5）劳倦过度：《素问·刺法论》（遗篇）载"正气存内，邪不可干。"；《素问·评热病论》曰"邪之所凑，其气必虚"；《素问·举痛论》曰"劳则气耗"。过劳则气、血、阴、阳皆损，耗损元气则易生疾病。

2. 病机

本病属本虚标实证，正气亏虚为本，气滞、血瘀、痰凝、邪毒内蕴为标，其发生发展是因虚致实、因实而虚、虚实夹杂的复杂病理过程。病位在乳房，主要涉及肝、脾、肾三脏。

（1）肝郁气滞，痰瘀互结：乳房为阳明经所司，乳头为厥阴肝经所属。肝藏血，主疏泄，喜条达。若情志不畅，忿怒郁闷或思虑太过，则肝失条达，气机郁滞，久而久之影响到血和津液的运行，形成血瘀、湿浊等病理产物。或肝郁化火，灼烁阴液，阴血凝聚，炼液为痰，致痰瘀互结。肝郁犯脾，脾伤则运化失职，水液失于输布，停留体内，日久凝聚成痰。瘀血痰浊的形成，又可加重气的郁滞，终致气滞、痰凝、血瘀、湿浊相兼为患，结于乳络，而为癥积，故乳房出现肿块。经络阻塞，可伴有乳房疼痛。肝脾两伤，可见患者情志不调，或闷闷不乐，或急躁易怒。脾虚水湿不运，湿毒内生，气机不畅，湿毒瘀久，则表现为乳头湿疹样变、乳头溢液等。

（2）脾虚胃弱，气血不足：中焦脾胃为后天之本，运化水谷，化生精气，荣养全身。李东垣《脾胃论》卷上"脾胃虚实传变论"认为："脾胃之气既伤，而元气亦不能充，而诸病之所由生也。"因女性易为思虑、抑郁、忿怒等不良情绪所控，忧思伤脾，忿怒伤肝，肝气不疏复克脾，加之饮食不节，脾胃内伤，运化失健，不能化生气血精微，日久不仅可致气血不充，五脏失养，而且易形成湿、痰、瘀等病理产物，循经留注乳络，导致乳岩。脾虚胃弱，升降失和，可见嗳气频作、大便溏薄或排便无力；气血不足，症见口唇、眼睑、爪甲色淡白，以及神疲懒言或精神萎靡、声低气短、自汗、面白无华或萎黄耳鸣、月经量少色淡延期或闭经。

（3）肝肾亏虚，冲任失调：冲任为气血之海，上荣为乳，下行为经，冲任之脉系于肝肾。若肝肾亏虚、冲任失调，则气血失和，月事紊乱，气血运行不畅，经络阻塞，以致气滞、痰凝、血瘀结于乳络，日久成岩，故见乳房肿块及月经不规则、经量减少或经量过多或淋漓不尽，经色淡或紫暗，常伴痛经或闭经。乳岩多发生于绝经期前后，故与冲任失调有密切关系。

（4）脾肾两虚，毒邪蕴结：《灵枢·百病始生》有"壮人无积，虚则有之"。《医宗必读》卷之七"积聚"谓："积之成也，正气不足，而后邪气踞之。"水为万物之元，土为万物之母，二脏安和，一身皆治，百病不生。若先天肾亏、禀赋不足以及后天脾（胃）失养，直接影响相关脏腑虚损或功能失调，气血运行失常，气郁痰凝或气滞血瘀，日久化热成毒，毒邪壅阻乳络，结聚成积，发为乳腺肿瘤。尤其在乳腺癌的中晚期，热毒壅盛，蕴结乳中，核坚韧硬，溃后渗流臭污血水，或如石榴翻花。全身症状可表现为神疲乏力，头晕目眩，少气懒言，腰膝酸软，纳呆眠差，小便频数而清或夜尿频，或浮肿，泄泻或大便完谷不化。

3. 传变转归

早期乳腺癌是以手术为主的综合性治疗，西医学不同治疗阶段对机体产生不同的影响。手术、化疗、放疗等相当于中医峻猛祛邪之法，在祛除、杀伤肿瘤细胞的同时，使机体正气遭受严重损耗。

手术是早期乳腺癌的优选治疗手段，在去除"癌毒之邪"方面起重要作用。手术前，患者因对癌症和手术的恐惧、担心而肝失疏泄，气血不归，魂不安藏，可出现精神抑郁、失眠多梦之症。术后由于手术耗气伤血，加之麻醉药物碍滞脾运，气血两虚，脾失健运，可见神疲懒言、食欲不振之症。化疗药物为寒凉之品，具攻伐之性，致脾肾亏虚，可见神疲倦怠、头晕目眩、恶心呕吐、腹泻便秘、腰膝酸软、手足麻木之症。放疗为热毒之邪，阴伤津亏，易致放射性皮炎、放射性肺炎、放射性咽炎等，表现为气阴两虚证、阴津亏虚证或阴虚火毒证，可见头晕胸闷、口唇干燥、咽喉疼痛、牙龈肿胀、虚烦难眠、大便秘结之症。内分泌治疗易扰乱肾之阴阳，致冲任失调，出现神疲乏力、腰膝酸痛、潮热多汗、月经紊乱、虚烦难眠等。靶向治疗攻伐之性虽未及化疗，然易耗伤心气，而见心悸等症。

乳腺癌从一开始就是毒邪与正气不断相争的过程。综合治疗后，若正能胜邪，癌瘤可不至发展，或趋于稳定和好转，甚至消失；正不胜邪，则癌瘤易于传变，甚或进展迅速。中医乳腺病名家林毅教授认为，正气亏虚、正不抑邪是乳岩传变的基础条件，而余毒残留是传变的关键因素，痰瘀内阻为传变的重要条件。

【诊断】

1. 疾病诊断

（1）临床表现：乳房伴有或不伴有肿块，或有乳头血性溢液，或有乳房皮肤水肿、橘皮样变、乳头回缩，或患侧乳房抬高等（附彩图 16，附彩图 17）。部分早期乳腺癌临床触诊阴性；乳房肿物质地硬韧，表面不光滑，活动性差，可与皮肤或胸壁粘连固定；单孔乳头血性溢液；乳房皮肤可见酒窝征，橘皮征，皮肤卫星结节；乳头回缩或抬高，乳头皮肤瘙痒、糜烂、破溃、结痂、脱屑，伴灼痛，甚至乳头回缩。约 1/3 的患者初诊时可触及同侧腋窝淋巴结肿大，晚期可在锁骨上和对侧腋窝触及转移的淋巴结（附彩图 18）。

（2）辅助检查：生物学标记检查，如癌胚抗原（CEA）、单克隆抗体（CA15－3）等缺乏足够的特异性和敏感性。常用以下辅助检查。

①乳腺钼靶摄影：乳房内局限性肿块、成簇微小钙化、局限致密浸润、乳腺结构扭曲、两侧乳腺结构不对称等；皮肤增厚或回缩、乳头及乳晕异常、瘤周水肿、异常增粗的血管等（附彩图 19，附彩图 20）。

②乳腺彩超：乳腺内低回声结节或肿物，往往回声不均匀，肿物的前后径往往大于横径，轮廓不规则。多普勒超声扫描，可以观察到肿物的血供情况，但良、恶性的表现重叠范围大（附彩图 21）。

③乳腺核磁共振成像（MRI）：可用于乳腺癌分期评估，确定同侧乳腺肿瘤范围，判断是否存在多灶或多中心性肿瘤。初诊时，可用于筛查对侧乳腺肿瘤。同时，有助于评估新辅助治疗前后肿瘤范围、治疗缓解状况，以及是否可以进行保乳治疗。

④组织病理学诊断：是乳腺癌的确诊和治疗依据，是通过综合分析临床各种信息及病理形态得出的最后诊断。

2. 症状诊断

（1）乳房肿块：乳房肿块，皮色如常，或伴有轻微胀痛；或肿块质地硬，皮色紫暗，或伴有破溃；或肿块皮色有焮红或翻花；或肿块翻花，臭水淋漓。乳房肿块应与不乳儿乳痛鉴别，尤其是产后 5 年内出现者，组织病理是鉴别两者的重要方法。

（2）乳晕、乳头湿疹样变：乳晕、乳头皮肤瘙痒、糜烂、破溃、结痂、脱屑，伴灼痛，若发病较急，皮损潮红灼热，瘙痒无休，渗液流滋；若发病较缓，皮损微红，乳头和乳晕皮肤粗糙潮湿，可见鳞屑。皮损可色暗或色素沉着，剧痒，或皮损粗糙增厚。此症应与乳晕部湿疹鉴别，后者临床症状体征与之相似，但多为双侧发生，有自限性，经皮肤科治疗后可好转，细胞印片或组织病理学检查有助于两者鉴别。

（3）乳头溢液：乳头溢液呈血性或棕黄色，自行溢出；乳头溢血，色鲜红或暗红；可伴乳房肿物，或有隐痛。此症需与乳腺囊性增生病及导管内乳头状瘤鉴别，后两者常为双乳多个乳窍溢液，色白、水样、蓝绿色或血性、量多，可借助于导管造影或超细纤维导管内视镜检查鉴别，组织病理是重要的鉴别方法。

（4）淋巴结肿大：乳腺癌区域淋巴结转移，最初多见于同侧腋窝，呈单个或多个肿大的淋巴结，皮色不变，触痛不明显，质韧或硬。初期活动尚可，中后期活动受限，甚至粘连、固定、融合成块。瘰核硬实累累，质地坚硬，推之不移，隐隐作痛，或不痛不痒，皮色不变。或腋下、锁骨上多处瘰核不断增大，硬实如石。

【治疗】

1. 治疗原则

当前，早期乳腺癌的治疗模式是基于充分循证医学证据基础上的集手术、化疗、放疗、内分泌治疗于一体的综合治疗。中医药参与乳腺癌治疗的阶段性早已发生了变化，实体瘤已不是中医治疗的重点。中医药从整体出发，调整机体阴阳、气血、脏腑功能的平衡，有效提高乳腺癌患者对手术及放化疗的耐受性，减轻毒副反应，提高患者免疫功能，改善生活质量，在预防乳腺癌术后复发转移方面发挥着不可或缺的作用，成为中医药治疗乳腺癌的主要目标。临床应根据患者体质、肿瘤生物学特性、不同治疗阶段等具体情况，全面综合决策。

由于西医学治疗不同阶段的中医病机变化、治疗目的均不同，因此中医应"分期"治疗，即分为围手术期、围化疗期、围放疗期及巩固期进行治疗。

（1）围手术期：是指入院开始到手术后第一次化疗开始前的一段时间，分为术前、术后2个阶段。术前阶段的中医治疗时间较短，主要目的是改善患者精神身体状态，减轻患者对手术的恐惧、不安心态，调整机体功能，提高手术耐受性。治法以疏肝解郁为主，可因"肝郁脾虚""肝脾不和""肝郁痰凝"或"肝郁血瘀"之兼证，具体运用时常需联合健脾益气、化痰散结、活血祛瘀等治法。伴有严重并存疾病如心脑血管疾病、糖尿病等应进行相关专科辨证论治处理。手术偏于耗气伤血，在脏则易伤脾胃，在直接快速祛除癌瘤同时也导致机体气血不足、气阴两虚、气虚血瘀等，因此术后阶段主要治疗目的是缓解手术、麻醉药物对患者的损伤，改善患者生活质量，促进患者康复，治以健脾和胃、益气养血为主，辅以降逆止呕、养阴生津、理气化瘀。

（2）围化疗期：指化疗开始到化疗结束后2~4周的一段时间。化疗之药毒偏于耗气，在脏易伤肝、脾、肾、心，出现气血、阴阳、脏腑虚损之症，中医治疗的目的主要是缓解化疗的副作用，提高生活质量以及患者对化疗的耐受性。脾胃虚弱、胃气上逆，治以调和脾胃、降逆止呕为则；若肝胃不和、痰湿中阻，治以疏肝和胃、化痰祛湿为则；若见骨髓功能抑制，表现为脾肾亏虚，治宜健脾益肾、生精养髓。孙思邈《备急千金要方·卷第十六·胃腑脉论第一》云："五脏不足，调于胃。"李东垣《脾胃论·卷上·脾胃胜衰论》云："其治肝、心、肺、肾有余不足，或补或泻，惟益脾胃之药为切。"注意从脾入手论治，根本得固，诸脏得养。

（3）围放疗期：是指放疗开始到放疗结束后2~4周的一段时间。放疗偏于火毒伤阴，在脏则易伤肺，中医治疗的目的是减少放疗的副作用，提高生活质量。属阴津亏虚者，治宜养阴生津、清热润肺；气阴两虚者，治宜益气养阴、润肠通便；阴虚火毒者，治宜清热解毒、养阴生津。

（4）巩固期：是指手术、化疗、放疗结束以后的5年期间或更长时间。中医治疗的主要目的是改善内分泌治疗等的副作用，改善生活质量以及预防复发转移。中医治疗重在扶正为主，祛邪为辅。临证当审症求因，辨证论治。正虚为主，以扶正为先；邪盛为主，以祛邪为要；虚实夹杂，则扶正祛邪并举。扶正多以健脾益气、滋阴养血、温阳补肾、补益肝肾为则，祛邪以疏肝解郁、化痰散结、活血化瘀、利湿消积、清热解毒为法。祛邪不伤正，养正积自消。

观舌能把握乳腺癌的吉凶。舌象的变化能客观地反映正气的盈亏、脏腑的盛衰、邪气的轻重、病情的进退，以判断乳腺癌预后和转归。如有舌苔而舌质不甚红，但面色明亮，脉濡滑或细缓，预示病情进展相对缓慢，积极治疗可望取得较好的近期疗效。舌润有苔，虽形体消瘦，癌瘤未消，但口中和，舌证相符往往预示病情相对稳定，尚可养精蓄锐，以图后治；反之，病者虽形体壮实，但舌红苔黄，口渴喜饮，乃邪热炽盛之象。若舌质暗红或红绛，无苔或光苔，进而出现面色晦暗，若舌质暗红或青紫，舌下脉络粗张、迂曲，无苔或光苔或苔厚腻或剥苔，进而出现颜面晦暗无华者，正虚毒盛，为瘀血所祸，血瘀质易于复发或转移。在治疗过程中，舌边及舌下脉络瘀紫减退，表明病情好转；若进一步发展加重，提示病情进展之先兆，预后不良。

2. 辨证论治

（1）肝郁痰凝证

证候：随月经周期变化的乳房胀痛，乳房肿块皮色不变，精神抑郁或性情急躁，喜太息，胸闷胁胀，痛经或行经后可缓解。舌淡，脉弦。

分析：女子常因情志不遂，肝失疏泄，气机郁滞，壅塞不通，津液失于输布，凝阴成痰，聚于乳络而致乳房局部肿块皮色不变。人之气血随月事盈亏，经前气血满溢，若肝气郁滞，气血不通，故常见经前期周期性乳房胀痛、痛经；经后气随血下，故疼痛可缓解。胸胁为足少阳、足厥阴经所过，肝郁气滞，肝胆经气不利，故见胸闷胁胀。精神抑郁、急躁、善太息等症皆由肝郁气滞所致；舌淡，脉弦亦为肝郁痰凝之征。

基本治法：疏肝理气，化痰散结。

选方：逍遥蒌贝散加减。

常用药物：柴胡、赤芍、郁金、青皮、制香附、茯苓、白术、枳壳、厚朴、瓜蒌、浙贝母、山慈菇。

加减法：乳房胀痛明显者，加川芎、橘核等；情志不畅、多怒抑郁者，加佛手、广木香（后下）；伴有失眠者，加合欢皮（或合欢花）、夜交藤。

（2）痰瘀互结证

证候：乳房肿块坚硬，乳房刺痛、痛处固定，痛经或行经不能缓解，月经色黯或有瘀块。舌质紫黯，舌下脉络青紫粗胀或瘀黯，苔腻，脉涩或弦滑。

分析：气滞血阻，痰凝日久，可致痰浊阻滞乳络，气血不通，血滞为瘀；或瘀血阻滞乳络，气机不利，运化失职，津液失于输布，凝阴成痰；痰浊瘀血互结，加重气血经络阻滞，复可加重痰瘀生成。痰瘀阻滞局部，不通则痛，故见乳房肿块坚硬、乳房刺痛、痛处固定；瘀滞胞宫，故见痛经或行经不能缓解，月经色黯或有瘀块；舌质紫黯、舌下脉络青紫粗胀或瘀黯主瘀滞；苔腻主痰浊内停。脉涩或弦滑均为痰瘀互结征象。

基本治法：活血化瘀，化痰散结。

选方：血府逐瘀汤合逍遥蒌贝散加减。

常用药物：柴胡、赤芍、当归、丹参、莪术、益母草、郁金、青皮、全瓜蒌、浙贝母、山慈菇、桃仁。

加减法：伴有痛经者，加香附、延胡索；伴有偏头痛者，加天麻、白芷。

（3）冲任失调证

证候：乳房疼痛无定时，面色晦黯，黄褐斑，耳鸣，腰膝酸软，月经失调（推迟或提前超过7天），多次流产史（＞3次）。舌淡紫，苔薄，脉细。

分析：冲脉为十二经脉之海，任脉为阴脉之海，皆起于胞宫，以沟通十二经脉，涵蓄肝肾精血。若素体亏虚，或多产伤肾，冲任失于调摄，肝肾之精血无以涵蓄，上窍失养，故见面色晦黯、黄褐斑、耳鸣；膝为筋之府，腰为肾之府，肝肾精血内耗，故腰膝酸软；冲任皆起于胞宫，冲任失调，胞宫自危，故月经失调、流产；乳络失养，故见疼痛；月事既乱，气血失约，故痛无定时。舌淡紫，苔薄，脉细均符合冲任失调表现。

基本治法：滋补肝肾，调摄冲任。

选方：偏阳虚者，二仙汤加味；偏阴虚者，六味地黄丸合二至丸加味。

常用药物：偏阳虚者，可选用仙茅、淫羊藿、肉苁蓉、制首乌、女贞子、枸杞子、熟地黄、麦稻芽、丹参、黄柏、知母、当归头；偏阴虚者，可选用怀山药、泽泻、山萸肉、生地黄、熟地黄、茯苓、女贞子、墨旱莲、桑椹子、枸杞、丹参、丹皮、菟丝子。

加减法：伴有腰酸、足跟疼痛者，加杜仲、桑寄生、续断；伴有夜尿频数者，加台乌药、益智仁；潮热多汗者，加银柴胡。

（4）脾胃不和证

证候：多见于手术及化疗后，面色淡白或萎黄，神疲懒言或精神萎靡，嗳气频作，大便溏薄或排便无力。舌质淡，苔薄白，脉细弱。

分析：或因手术耗伤，或因化疗药毒中伤，或因素体亏虚，或因饮食所伤，使脾胃失和，脾失升清，清阳不升，故见面色淡白或萎黄、神疲懒言或精神萎靡；脾失运化，故见大便溏薄或排便无力；胃失和降，胃气上逆，故见嗳气频频；舌质淡，脉细弱均为脾胃失和致脾胃虚弱之征。

基本治法：健脾和胃，降逆止呕。

选方：香砂六君子汤加减。

常用药物：党参、怀山药、白术、云茯苓、陈皮、广木香（后下）、砂仁（后下）、法半夏、炒麦芽、炒稻芽、山楂、苏梗、姜竹茹。

加减法：舌苔黄腻者，加藿香、佩兰、灯芯草；呕吐剧烈者，加旋覆花、代赭石。

（5）气血两虚证

证候：手术或放化疗后，神疲懒言，声低气短，自汗，面白无华或萎黄，口唇、眼睑、爪甲色淡白，耳鸣；月经量少色淡、延期或闭经。舌淡，苔薄白，脉细弱无力。

分析：或因术后失血过多，气随血伤，常致气血俱虚；或因放化疗之毒中伤脾胃，生化乏源，气虚鼓动无力，故见神疲懒言、声低气短；气虚失摄，故见自汗；血虚不能充养头面四肢，故见面白无华或萎黄及口唇、眼睑、爪甲色淡白；肝以血为用，血虚则肝经失养，故见耳鸣；胞宫气血不充，故见月经量少色淡、延期或闭经；舌淡、脉细弱无力均为气血不足征象。

基本治法：补气养血。

选方：归脾汤合当归补血汤加减。

常用药物：党参或太子参、黄芪、白术、茯神、当归头、炙远志、酸枣仁（炒）、广木香（后下）、桂圆肉、鸡血藤、黄精、炒麦芽、炒稻芽、红枣、生姜。

加减法：舌红少苔者，用太子参；舌淡者，用红参（或党参）；纳差者，加炒山楂；皮瓣缺血、瘀血或坏死者，加川芎、红花；伴有上肢肿胀者，加桂枝、姜黄、木瓜、威灵仙。

（6）气阴两虚证

证候：神疲懒言，声低气短，口燥咽干，潮热颧红，虚烦失眠，自汗或盗汗。舌红少津，苔少，脉细弱无力。

分析：津血同源，若气血亏虚日久，可致气阴两虚。气虚鼓动无力，故见神疲懒言、声低气短；气虚失摄，故见自汗；阴津内耗，故见口燥咽干；或放疗火毒致虚热内生，故见潮热颧红、虚烦失眠、盗汗；舌红少津、苔少、脉细弱无力均符合气阴两虚表现。

基本治法：益气养阴。

选方：生脉散合增液汤加减。

常用药物：黄芪、太子参、玄参、生地黄、白芍、白术、茯苓、五味子、麦冬。

加减法：伴有腰酸痛者，加女贞子、旱莲草；咽喉疼痛者，加千层纸、胖大海、麦冬；皮瓣缺血、瘀血或坏死者，加川芎、红花；伴有上肢肿胀者，加桂枝、姜黄、木瓜、威灵仙。

（7）肝肾亏虚证

证候：头晕目眩，五心烦热，盗汗，失眠，健忘，脱发，腰膝酸软，爪甲变黑或不泽，足跟疼痛，体倦乏力，形体消瘦。舌红，苔少，脉细而数。

分析：久病劳损，年高体弱，以致肝肾亏损，精血不足，形体官窍失充；上窍失养，故见头晕目眩、失眠、健忘；肢体经络失养，故见体倦乏力、形体消瘦；腰为肾之府，膝为筋之府，故见腰膝酸软；发为血之余，甲为肝所主，故见脱发、爪甲变黑或不泽;足跟为足少阴经所过,故见足跟疼痛;阴精内耗,虚热内生,故见五心烦热、盗汗、舌红、苔少、脉细而数。

基本治法:滋补肝肾,生精养髓。

选方:六味地黄丸合龟鹿二仙丹加减。

常用药物:怀山药、泽泻、山萸肉、熟地黄、丹皮、茯苓、生龟甲(先煎)、枸杞、人参、鹿角胶(烊化)、阿胶(烊化)。

加减法:腰痛明显者,加杜仲、桑寄生、川续断;伴有脱发者,加制首乌、肉苁蓉;伴有爪甲变黯者,加三七粉;伴有头晕头痛者,加天麻、川芎;夜尿频数者,加乌药、益智仁;伴有失眠者,加合欢皮(或合欢花)、夜交藤。

(8) 脾肾两虚证

证候:面色㿠白,气短乏力,头晕目眩,耳鸣,食欲不振或食后腹胀,形寒肢冷,腰膝酸软,小便频数而清或夜尿频,或浮肿,泄泻,大便完谷不化。舌淡或淡胖,舌边有齿痕,苔白滑,脉细弱或沉迟无力。

分析:先天禀赋不足,后天脾胃失养;或化疗期间药毒先伤脾胃,继而及肾,以致脾肾俱伤,气血阴阳俱损。脾虚气血鼓动无力,故见气短乏力、头晕目眩;脾虚失运,故见食欲不振、腹胀;甚时阳虚失于温煦,则见面色㿠白、形寒肢冷、浮肿、泄泻、完谷不化;肾虚髓海失充,故见头晕耳鸣、脱发;肾精失充,故见腰膝酸软;阳虚气化无力,故见小便清长、夜尿频数。舌淡或淡胖,舌边有齿痕,苔白滑,脉细弱或沉迟无力符合脾肾亏虚表现。

基本治法:健脾补肾。

选方:六味地黄丸合四君子汤加减。

常用药物:黄芪、党参、白术、云茯苓、怀山药、泽泻、山萸肉、熟地黄、丹皮、淫羊藿、女贞子、枸杞子。

加减法:伴有失眠者,加合欢皮(或合欢花)、夜交藤;伴有腰膝酸痛者,加杜仲、桑寄生、续断;伴有多汗者,加大黄芪剂量,加防风。

(9) 阴津亏虚证

证候:皮肤干燥、瘙痒,口唇干燥,口渴,口腔溃疡,咽喉疼痛,心悸怔忡,虚烦难眠,小便短赤,大便秘结,形体消瘦。舌质红,无苔或少苔,脉细数。

分析:若因放疗热毒耗伤阴津,津液亏耗,可致局部皮肤干燥、瘙痒;虚热内生,可见口腔溃疡、咽喉疼痛;虚热扰心,可见心悸怔忡、虚烦难眠;口唇干燥、口渴、小便短赤、大便秘结、形体消瘦、舌质红、无苔或少苔、脉细数等均属阴津亏虚,虚热内生之征。

基本治法:养阴生津。

选方:百合固金汤合四君子汤加减。

常用药物:百合、生地黄、熟地黄、怀山药、白术、桔梗、玄参、麦冬、云茯苓、冬虫夏草、太子参、鱼腥草、沙参。

加减法:伴有口腔溃疡者,加白茅根、半枝莲;伴有干咳者,加炙枇杷叶、款冬花；伴有便秘者，加天冬、瓜蒌仁；伴有失眠者，加合欢皮（或合欢花）、夜交藤。

（10）阴虚火毒证

证候：放射区皮肤潮红、溃疡、疼痛，口干舌燥喜饮，口腔溃疡，牙龈肿胀，咽喉疼痛，干咳少痰，潮热颧红，虚烦难眠，小便短赤，大便秘结。舌质红，少苔或少津，脉细数。

分析：放疗热毒火盛，邪入阴分，耗伤营阴，故见口干舌燥、潮热颧红；火热毒盛，肌肤受灼，故见皮肤潮红、溃疡、疼痛；火毒内蕴，故见口腔溃疡、牙龈肿胀、咽喉疼痛、干咳少痰、小便短赤、大便秘结；舌质红，少苔或少津，脉细数均符合阴虚火毒征象。

基本治法：清热解毒，养阴生津。

选方：银花甘草汤合犀角地黄汤。

常用药物：银花、甘草、水牛角（先煎）、生地黄、黄芩、丹皮、白芍、玄参、麦冬、太子参、鱼腥草、沙参。

加减法：伴有牙龈肿痛者，加知母、山栀子、生石膏；伴有咽喉疼痛、口苦咽干者，加千层纸、胖大海、麦冬。

3. 分期治疗

（1）围手术期

①术前

肝气郁结，情志不畅：症见善郁易怒，胸闷胁胀，失眠多梦，阵阵叹息，乳房经前肿胀坠痛，舌质红或淡红，苔薄白，脉弦。治宜疏肝解郁，选用柴胡、青皮、木香、合欢皮、八月札、瓜蒌、枳壳等。

对手术的恐惧致肝郁脾虚：兼见食欲不振，面色少华，体倦乏力，神疲懒言，大便溏薄或排便无力，舌边有齿痕，苔薄，脉细；治宜健脾益气，选用黄芪、党参、炒白术、怀山药、茯苓、莲子、五指毛桃、陈皮等。

脾虚不运，湿困脾胃：兼见纳呆腹胀、肢体沉重倦怠者，选用陈皮、薏苡仁、苍术、白术、厚朴、炒扁豆等。

肝失疏泄，横逆犯脾而产生"肝脾不和"或"肝郁痰凝"的表现：兼见咯痰，食少嗳气，食后腹胀，便溏，舌质淡，苔白腻，脉弦滑。辅以健脾化痰，选用陈皮、法半夏、苏梗、佛手、砂仁、浙贝母；消食导滞，用炒麦芽、炒谷芽、鸡内金。

肝郁血瘀：兼见月经量少、不畅或有血块，舌黯有瘀点或瘀斑，苔薄白，脉弦涩；辅以理气活血之品，选用郁金、川芎、香附、桃仁、当归、延胡索等。

痰瘀互结：症见乳房肿块，质硬不痛，或乳房刺痛，痛处固定，口唇爪甲紫黯，胸胁胀闷，月经色暗或有血块，舌质暗或有瘀斑，舌下脉络粗胀青紫，脉涩或弦；治宜活血祛瘀、化痰散结，选用田七、莪术、王不留行籽、桃仁、红花、赤芍、延胡索、山慈菇、浙贝母、海藻、昆布等。

术前乳房局部辨证虽以邪实为主，但活血化瘀、化痰软坚、清热解毒等抑癌作用远不如手术直接、快速，更可能因攻伐伤正，而使正气更虚。因此，术前中医治疗仍以及时扶正为主，提高手术耐受性，审慎选用祛邪之品，禁用搜剔攻伐等峻猛祛邪之药。

②术后

脾胃不和，胃气上逆：症见食欲不振，脘痞腹胀或腹痛，恶心欲呕，少气懒言，舌淡苔白或腻，脉细；治宜健脾和胃、降逆止呕，选用党参、白术、茯苓、陈皮、怀山药、苏梗、姜竹茹、旋覆花、代赭石等。

脾胃虚弱，气血不足：症见头晕乏力，面色无华，声低气短，食欲不振，大便溏泄，舌淡苔白，脉细；治宜健脾益气养血，选用黄芪、党参、当归、红枣、白术、茯苓、五指毛桃、熟地黄、川芎、阿胶、莲子等。面色晦滞，术区刺痛，舌淡暗或有瘀，脉沉涩为气虚血瘀；选加郁金、莪术、青皮、桃仁等。黄芪配当归补气生血，青皮配郁金行气活血，为气血双调之配伍。而脾本虚证，胃多实证，脾宜健、胃宜和，虽有偏气滞、湿阻、食滞、血瘀等不同实证，但其基本病理均为虚中有实、虚实交错、实由虚致，纯属脾胃虚弱而不夹实者较少见。临证注意配合温中、消积、行气、升陷、降逆、燥湿、祛痰、芳化、养阴、生津等法，均直接或间接地有助于恢复中焦功能。

气阴两虚：症见神疲懒言，口燥咽干，溲少便结，舌红少津，苔少，脉细弱；治宜益气养阴生津，选用生地黄、天门冬、麦门冬、玄参、石斛、鳖甲、玉竹、沙参、天花粉等。

（2）围化疗期：脾胃虚弱，胃气上逆；症见恶心呕吐、食欲减退或不能进食，面白少华，舌质淡苔白或厚腻，脉濡弱；治宜健脾和胃，降逆止呕。选用党参、太子参、白术、云茯苓、怀山药健脾益气；旋覆花、代赭石、砂仁、广木香为止呕圣药；用姜半夏、陈皮、姜竹茹醒脾和胃，降逆止呕；配炒山楂，防滋补之品阻遏气机；伍炒麦芽，进一步健脾开胃。治脾重运，治胃以和。消食化积行气，可用炒神曲、鸡内金、莱菔子、厚朴。兼见腹泻，甚水样泻，乏力，纳呆，腹胀为脾虚湿滞；治宜健脾化湿止泻，选加黄芪、党参、炒白术、薏苡仁、陈皮、升麻。氟尿嘧啶等化疗药易导致便秘、腹胀，治宜行气润肠，选加枳实、厚朴、生地黄、麻子仁、莱菔子等。枳实配白术健脾消食通便，为寓消于补之配伍。

脾肾亏虚；症见神疲乏力，头晕目眩，耳鸣健忘，腰膝酸软，脱发等骨髓功能抑制表现；治宜健脾益肾、生精养髓，选用黄芪、女贞子、党参、怀山药、茯苓、桑椹子、龙眼肉、大枣、黄精、淫羊藿、肉苁蓉等。化疗药物为大毒之品，短期内致虚损重症，用药平和往往难以奏效，宜重用血肉有情之品如龟甲、鹿角胶、阿胶以起沉疴。但补药壅滞，纯补峻补使虚损之脏难以运化，故在治疗时需佐消滞药于补剂方中，如红曲、麦芽、谷芽、山楂、鸡内金等，令补药补人体之虚，消药消补药之滞，补而不腻，温而不燥。

（3）围放疗期

气阴两虚：症见头晕乏力，咽干，恶心，心悸，便秘，舌红苔微黄或少苔，脉细数等；治宜益气养阴、润肠通便，选用黄芪、太子参、生地黄、玄参、天花粉、白术、麻子仁等。

阴津亏虚：症见咳嗽、少痰或夹血丝，口干舌燥，咽喉疼痛，胸痛，舌红苔黄或苔少，脉细数等；治宜养阴生津、清热润肺，选用沙参、百合、金荞麦、玄参、北杏、鱼腥草、紫菀、知母等。

阴虚火毒：症见潮热颧红，口燥咽干，局部皮肤潮红、疼痛或有溃疡渗液，小便短赤，舌红苔黄，脉细数等；治宜清热解毒、养阴生津，选用金银花、蒲公英、生地黄、菊花、石斛、芦根、白茅根等。

手术、化疗、放疗均为峻猛祛邪之法，伤及正气，尤以脾胃为先。虽放疗为火毒，然苦寒清热直折中阳，故应注重顾护脾胃后天之本，适时伍用茯苓、白术、太子参、黄芪、木香等药。

（4）巩固期

①内分泌治疗期间骨丢失和骨质疏松症

肾阳不足：腰背酸痛，足跟疼痛，四肢不温，神疲乏力，胃纳不振，大便不实，夜尿频多，舌淡红，或胖而有齿痕，苔薄白或白腻，脉细弱无力；治宜温补肾阳，选用杜仲、桑寄生、续断、熟地黄、山茱萸、淫羊藿、仙茅等。

肾阴亏虚：腰背酸痛，足跟疼痛，午后及夜间潮热，手脚心热，盗汗，失眠多梦，口干少饮，大便干结，舌红少苔少津，脉细数；治宜滋阴补肾为主，选用生地黄、山茱萸、女贞子、杜仲、知母、龟甲、牛膝等。

肾虚寒湿闭阻：腰痛重着，下肢困重，活动不利，遇劳更甚，阴雨天加重，舌质淡苔白腻，脉沉迟缓；治宜补肾除湿，选用独活、桑寄生、秦艽、当归、地黄、续断、杜仲、牛膝、威灵仙、木瓜等。

②更年期综合征

阴虚火旺、心肾不交：症见潮热汗出，五心烦热，怔忡，失眠，心悸等症；治宜滋阴降火、交通心肾，选用女贞子、鳖甲、桑葚子、知母、黄柏、百合、生地黄、黄精、白芍、浮小麦等。

肝肾阴虚，肝阳上亢：症见心烦易怒、易激动，头目眩晕，失眠，胸胁苦满，月经不调等；治宜滋肾养阴、平肝潜阳，选用熟地黄、枸杞子、天麻、钩藤、泽泻、旱莲草、山萸肉、茯苓等。

脾肾阳虚，水湿内停：症见面目和肢体浮肿，食少便溏，消瘦乏力，舌淡红苔白腻，脉细；治宜温肾健脾、运化水湿，选用党参、茯苓、山药、白术、苍术、炙甘草、补骨脂、熟地黄、肉桂、山茱萸、菟丝子、当归、杜仲等。

肝郁脾虚：症见神疲乏力，胸闷不舒，郁郁寡欢，面色少华，饮食无味，大便溏烂，舌淡红苔白或腻，脉弦细；治宜舒肝解郁、益气健脾，选用柴胡、当归、芍药、茯苓、生姜、大枣、党参、郁金等。

③抗复发转移：乳腺癌早期以邪实为主，中期正气渐衰而邪气不减，晚期邪气愈盛、正气愈衰，易发生脏腑五行生克乘侮传变。早期乳腺癌经历手术、化疗、放疗等治疗，在巩固期抗复发转移的康复阶段，邪正力量对比亦有明显不同。若正虚尚不明

显，而邪气占上风，此时治疗可偏重祛邪兼以扶正，注意祛邪不伤正，待邪去正盛身体自可康和。若一方面因正气不断损耗而正虚逐渐明显，另一方面邪气不断积聚盛实，邪实亦相倚而立，此时治疗当扶正祛邪并而用之，或以扶正为主祛邪为辅，一进一退之间，邪去正复，身体渐趋安和。若邪气持续销蚀耗损正气，正虚成为矛盾最突出的一面，此时治疗应以扶正为主略加祛邪，甚则全投补剂，如此才可挽回一线生机。待正气渐复，则自可缓缓抵御邪气，以求人瘤共存。扶正方法有益气健脾、养阴生津、滋阴补肾、温阳补肾等，祛邪方法有清热解毒、活血化瘀、化痰软坚等。扶正与祛邪这两类药物并不是截然分开的，具体运用亦非孤立不变。如黄芪、白术、茯苓、麦冬、鸡血藤、黄精、女贞子等药不仅有扶正的作用，而且还有抗癌、抑瘤作用；而白花蛇舌草、丹参、薏苡仁、鳖甲等药则不仅可抗癌祛邪，还可扶正固本。根据病情需要，恰当配伍施药，兼顾辨证与对症、扶正与抗癌，则为善中之善。

脾胃虚弱：症见神疲乏力，肢体困重，纳呆便溏，形体消瘦，舌淡胖，边有齿痕，苔少或薄白；治宜益气健脾养胃，药用北芪、太子参（或党参）、怀山药、云茯苓、白术、红枣、莲子、陈皮等，药力平稳缓和，气血生化有源，滋养五脏六腑；运化失职，兼见食而难化、大便干结或溏薄等，辅以理气消食，用莱菔子、陈皮、山楂、麦芽、神曲、木香、砂仁等。脾虚不健，水湿不化，久之湿热内蕴，症见脘腹痞胀、纳食呆少、口干口苦、身重肢肿、尿赤，可用薏苡仁、扁豆、厚朴、佩兰、白豆蔻。气虚鼓动乏力夹瘀，可见面色淡白、唇甲色白或紫暗、肌肤甲错、舌有瘀斑、舌下青紫粗胀等症，佐以养血活血，药用田七、鸡血藤、当归、丹参等味。

阴津不足，滋生内热：症见腰膝酸软，口燥咽干，潮热颧红，虚烦失眠，盗汗等症；当治以养阴生津为主，药用生地黄、沙参、麦冬、天冬、石斛、白芍、百合等。兼清内热，可选用知母、黄柏、地骨皮、牡丹皮等；若属阴虚髓海不足，可见头晕目眩、耳鸣健忘等症，治以益精生髓，药用龟甲胶、鹿角胶、阿胶、鳖甲、枸杞子、女贞子、五味子等药。

偏肾阴虚：症见头晕耳鸣，腰膝酸软，潮热盗汗，五心烦热，咽干颧红，形体消瘦，小便短黄或大便干结，舌红少津，脉细数；治宜滋阴补肾，药用女贞子、旱莲草、怀山药、云茯苓、枸杞子、泽泻、桑椹子、生地黄、熟地黄，佐加麦芽、稻芽补而不腻。

肾阳亏虚，失于温煦：症见面色㿠白，形寒肢冷，浮肿，泄泻，完谷不化等；治宜温阳补肾，药用淫羊藿、仙茅、当归头、肉苁蓉、制首乌、菟丝子等，温而不燥，以达温肾助阳，调摄冲任，固摄先天。阳虚为气虚之渐，常伴神疲乏力、气短懒言等症，可配合人参、黄芪、白术、黄精、山药等健脾益气；阳得阴助而生化无穷，故温阳药常与养阴药配伍，可配合熟地黄、白芍、女贞子、枸杞子等药；熟地黄配淫羊藿阴中求阳，菟丝子配山萸肉阳中求阴，为阴阳并补之配伍；熟地黄可配砂仁补肾开胃，为寓消于补之配伍。若属阳气暴脱，虚阳外越，症见大汗淋漓、手足逆冷、精神疲惫、神情淡漠，甚则昏迷、脉微欲绝等，急当回阳救逆，用附子、人参、干姜、肉桂、吴茱萸等药。

肝郁气滞、痰瘀互结、湿热蕴结等治疗用药参照上述相关部分。

4. 外治疗法

（1）手术治疗：0期、Ⅰ期、Ⅱ期及部分Ⅲ期等病灶仍较局限的病例，称为可手术乳腺癌。除非有保乳需求且肿瘤较大影响保乳外形者，此类患者应优先选择手术治疗。局部晚期者，应先行新辅助化疗（术前化疗），降期后可行根治性手术治疗；Ⅳ期乳腺癌患者，除了改善生活质量（如局部癌性溃疡）之外，一般不建议首选手术治疗；在有效的系统治疗控制下，部分患者可考虑选择手术治疗。临床手术方式有乳腺癌经典根治术、乳腺癌改良根治术、全乳切除术加减前哨淋巴结活检术、保留乳房的乳腺癌切除术加减前哨淋巴结活检术等几种。

（2）药物外敷：《理瀹骈文》云"治虽在外，无殊内。外治之学，所以颠扑不破者此也；所以与内治并而能补内治之所不及者，此也"。外治乃中医治病的重要方法之一。不惟外症可外治，内症亦可用外治，肿瘤治疗亦如此。针对乳腺癌的不同阶段，积极运用洗、涂、敷等各种适宜中医外治方法以提高疗效。遵循局部禁用针刺、艾灸、中医切开法的原则。在应用外敷药治疗时，对于局部未溃破者，注意应以内消为目的，忌用腐蚀性药物，避免导致局部溃烂。

乳腺癌术后切口感染，皮瓣坏死，或放射性皮炎者，可用经验方功劳木液、二黄煎外洗或湿敷，每日2次；具有清热燥湿，泻火解毒，消炎杀菌，去腐生肌之效。如放射性皮炎皮肤破溃伴流水、瘙痒者，可用经验方三黄洗剂外洗或湿敷，每日2次；具有清热解毒，止痒收涩之效。

术后切口溃疡不收口，可用经验方珍珠散药末撒于伤口，具有生肌收敛之效。

放射性皮肤溃烂，日久不愈，术后切口感染或皮瓣坏死，晚期乳腺癌瘤块破溃者，可先用经验方功劳木液外洗；再将《外科十法·外科症治方药·疮》之海浮散药粉掺于患处，或将生肌玉红膏或红油膏摊于纱布上，局部敷贴，具有生肌、止痛、止血之效。

乳腺癌创面感染，脓水不净者，可用经验方五五丹药末撒于疮面，或用药线蘸药插入，具有提脓祛腐之效。

晚期乳腺癌溃口出血不止，可用《医宗金鉴·外科卷下·金疮》之桃花散撒于患处，紧塞创口，加压包扎，可达止血之效。

炎性乳腺癌局部未溃或术后上肢静脉炎出现红肿疼痛者，可用《外科正宗·卷之一·肿疡主治方》之如意金黄散。药粉与温水及适量蜂蜜调成糊状外敷患处，每日1~2次。具有清热解毒，消肿散结之效。

乳腺癌术后患肢肿胀，但无皮肤发红、皮温增高者，可用经验方四子散加热后布包外敷，每日1~2次，每次15~30分钟。具有通络止痛，软坚散结之效。

（3）其他疗法

①引流：乳腺癌术后皮下积液者，可用消毒滑石粉5g加0.9%生理盐水20mL悬浊液经引流管注入，钳夹引流管5分钟后松开，让其尽量流出。如未愈，1周后可重复1次。

②针灸：乳腺癌术后或化疗期间恶心呕吐者，可予以电针双足三里、双内关；或隔姜灸双足三里、双内关、神阙，每日2次。

巩固期体针疗法，取穴足三里、三阴交、胃俞（双）、脾俞（双）、膈俞（双）、心俞（双）、肾俞（双），每次选取3~5穴。根据虚实辨证选择补虚、泻实或平补平泻的针刺手法；虚者加艾灸。耳穴疗法，取穴脾、胃、肝、心、肾、神门、三焦等穴，行耳穴贴压或耳穴埋针。

③引流和包扎：上肢淋巴水肿者，可从手法淋巴引流、压力绷带包扎两方面进行治疗。

手法淋巴引流：操作顺序是先激活区域淋巴结（锁骨上淋巴结、腋窝淋巴结和腹股沟淋巴结），由上而下。后按其引流区域的淋巴管走向，先打通健侧，由患侧引流至健侧；先从近端的区域开始，然后再行远端的区域。具体操作步骤为激活颈部淋巴结及锁骨上淋巴结；配合深呼吸腹部引流；向健侧腋窝引流：激活健侧腋窝淋巴结、双手在乳房上下向健侧按摩引流、双手在肋间向健侧腋窝引流；激活双侧腹股沟淋巴结；患侧胸部向同侧腹股沟引流。激活背部脊柱旁及肋间淋巴结，由患侧肩关节向对侧引流；上臂引流，内外侧均向三角肌肩峰方向；上臂内侧，向外侧方向引流；上臂后侧，向外侧方向引流；前臂内外侧均向外侧方引流；手背拇指固定打圈，由下而上引流；手拇指固定打圈，由下而上引流。手法操作时，注意压力要轻柔，且要交替变化，强压会导致淋巴管痉挛，每一次手法施压保持不间断、有节奏，速度与淋巴回流速度一致。患者如合并急性感染、心源性水肿、肾衰竭、深静脉血栓者，禁用本法。

压力绷带包扎：治疗前先做好皮肤护理，患肢清洁后涂擦滋润不油腻的润肤产品，预防压力性损伤。选择低弹性纤维和橡胶纤维制成的低延展性绷带（低弹性绷带），达到肢体运动和休息时都能维持治疗所需的压力，即工作压与静息压，露出指甲以便观察末指血运情况。注意均衡绷带压力，避免肢体变形。肘部使用棉质保护层，为组织提供适当的支持，做到梯度压力差。压力绷带包扎通过减少毛细血管过滤、增加淋巴液再吸收和刺激淋巴液的输送、改善静脉淋巴功能障碍和静脉泵的功能，促进淋巴液回流，达到治疗目的。合并急性感染、心源性水肿、高血压病、糖尿病、肾衰竭、支气管哮喘、急性深静脉栓塞、动脉疾病者，禁用本法。

【诊治思路】

乳腺癌诊断应以病理确诊为准。由于西医治疗不同阶段的中医病机变化、治疗目的均不同，因此对早期乳腺癌，中医应"分期"治疗，即分为围手术期、围化疗期、围放疗期及巩固期4个期分别进行治疗。辨证为先，时时扶正，适时祛邪，观其脉证，随证治之。

【名医经验】

1. 林毅经验

（1）"中西医融合"与"内环境平衡"思路治疗乳腺癌：规范的西医综合治疗仍

然是乳腺癌治疗的主要措施。林毅认为，综合治疗应基于充分的循证医学证据基础上，结合患者个体情况进行临床决策。而究其根本，西医主要治疗重点仍然是针对肿瘤这个"病"，采取"对抗性"治疗模式，以去除、杀灭、抑制肿瘤细胞，却对生病的"人"关注不足。手术、放疗是局部治疗，化疗、内分泌治疗及生物学治疗也是仅仅针对肿瘤细胞，而肿瘤细胞赖以生存的内环境并没有进行干预。西医对杀灭和抑制癌细胞的作用得到了公认，但其毒副作用对机体的损伤不可忽视。越来越多的证据显示，乳腺癌的发生发展不仅是乳腺癌细胞的存在，尚需依托宿主内环境的失衡状态。如果治疗上对整体关注不足，就不可能完全反映"乳腺癌是一个全身性疾病"的理念。乳腺癌既然是一个全身性疾病，其复发转移绝不仅仅是由局部问题所决定，而是由局部与患者机体平衡状态共同决定的，就像"种子"与"土壤"的关系一样。因此，机体脏腑经络、气血阴阳的变化应该加以充分考虑，中医治疗也应该是局部治疗与整体治疗相结合。

林毅提出乳腺癌发生、发展的"二元理论"：一是肿瘤细胞（种子）的存在及其增殖生长；二是机体内环境失衡状态下自身抗肿瘤能力，也就是"正气"的减弱。认为乳腺癌的发生主要是因为乳腺局部病变与全身机体功能失衡共同作用的长期演变过程，而先天禀赋及致癌因子所形成的癌"种子"是引起乳腺局部病变的主要原因。乳腺局部病变并不一定发展成乳腺癌，还要依赖发展演变的土壤，而机体平衡的打破为乳腺癌发生发展提供了这样的土壤。不良的情志、饮食、过劳等因素可影响脏腑、经络、气血功能的平衡状态，机体功能平衡的打破，存在量变与质变过程。林毅强调，气滞、血瘀、痰凝等在乳腺癌的发生过程中所起的作用，是在脏腑、经络、气血功能异常的基础上进一步影响患者机体内环境的平衡，从而降低人体自身抗肿瘤能力，即影响癌细胞存在的"土壤"。

林毅认为，"正气亏虚"是乳腺癌发生转移与其在转移部位生长的主要原因。而西医治疗方法在减少体内肿瘤细胞的同时，也损伤人体"正气"。因此，中医治疗乳腺癌主要着眼于两个方面，一是扶助"正气"，二是抑制肿瘤细胞，即"祛邪"。中医治疗乳腺癌，关键环节在于扶助正气，也就是调整内环境平衡，以提高自身抗肿瘤能力。林毅强调"正气"不是指狭义的气血阴阳，"扶正"也不是指单纯气、血、阴、阳的"补虚"。广义的"扶正抑瘤"，是指提高人体抵抗疾病的能力，这种能力不仅包括"补虚固本"，还包括清除体内气郁、痰凝、血瘀、湿浊、食滞等内生之邪的能力。

（2）治疗乳腺癌的策略与方法

①既病早治，防其传变：正气亏虚是乳腺癌复发转移的根本原因，癌毒残留为关键因素，而继发的痰瘀湿等内生之邪是乳腺癌复发转移的重要条件。其复发转移正是由于正气不足，癌毒未清，正不抑邪，病邪由浅入深传布而变生百端。林毅强调，狭义的正气亏虚首当责之先天肾气不足及后天脾（胃）失养。肾为先天之精，真阴真阳之所藏；脾乃后天之本，气血生化之源。先天禀赋不足加之后天失养则易致癌瘤复发转移。此外，乳腺癌患者经手术、化疗、放疗及内分泌等攻伐治疗的同时，亦耗伤气

血，损伤脏腑，使得脏腑更虚、功能衰退，导致正气外抗和内固能力下降，进而发生癌毒的扩散、停留与生长，最终出现多处转移。

林毅认同癌的"种子"，即癌毒之邪是最毒之邪，其性走窜，具有易于四行旁窜、易于耗散正气，导致正虚不固的特性。乳腺癌自始至终表现为一系列正气为癌毒所消耗的过程，不断加重正虚之候，癌毒扩散，最终多处转移，脏器衰竭。而病理产物之内生之邪，包含气滞、血瘀、痰凝、湿浊、食郁等，其中"痰"具有黏滞、易流变走形特点，与乳腺癌转移过程中走窜、黏附、停留、生长特性相似。因此，林毅认为痰为怪病之首、肿瘤之冠，为组成乳腺癌病理产物的核心因素，也是乳腺癌术后复发转移的关键因素。毒邪（癌毒、痰毒）阻滞气机，导致脏腑功能失调，内环境平衡打破，癌毒扩散，盘踞于最虚之处，终致复发转移。

②确立"扶正祛邪"治疗大法：一切有助于恢复、维持与提高人体正气的方法，包括补益法、活血法、化痰法等，均能增强人体自身抗肿瘤能力。提升正气，吞噬或抑制"种子"活性，消除"种子"生长游窜的土壤环境，是林毅"辨证为用，扶正抑瘤"的核心思想，确立"扶正补虚、祛邪抑瘤"的治疗大法。"扶正"是重中之重，扶正抑瘤有别于狭义的"补益法"。具体体现为"时时扶正，适时祛邪，及时加减"。

A. 时时扶正：就是把"补益扶正固本"贯穿于整个治疗的始终。先天之本在肾，后天之本在脾，元气的盛衰，气血的虚实，关键在于脾和肾。故扶正固本重在脾肾，确立健脾补肾为扶正的基本法则，或健脾为主，或补肾为主，或脾肾双补。具体运用时，还应根据各脏腑的特点及其虚损情况进行调治，尚需注意各脏腑间的相生关系，采用"虚则补其母"的间接补法，如培土生金、补火助土、滋水涵木等。

乳腺癌的发生发展与体内雌激素水平及其代谢异常密切相关，内分泌治疗是乳腺癌巩固期全身治疗的重要方法，其疗效与患者的雌激素受体（ER）和孕激素受体（PR）状况有密切的关系。西医学认为，乳腺癌不是单驱动基因疾病，ER 阳性患者多受增殖相关基因调控，内分泌治疗是降低受体阳性乳腺癌复发转移的主要措施之一，林毅认为这部分患者多表现"肾虚、冲任失调"的证候，而补肾中药具有调节内分泌功能的作用，从而提出对受体阳性的患者在健脾补肾同时，尤以补先天、益肾精为要，重在补肾。受体阴性患者除 Her2（＋＋＋）外，在巩固期是西医治疗的难点。鉴于 ER 阴性患者多受免疫相关基因调控，林毅认为提高机体免疫力抗肿瘤是其重要的治疗途径。脾为后天之本，临床与实验研究均证实中医中药健脾益气法具有提高机体免疫力的作用，是故受体阴性的患者巩固期治疗以补益脾肾为法，尤以补后天养先天为要，重在健脾。

"虚者补之"是千古不易之法，但须运用得当，才能充分发挥补药之效。林毅认为进补有三忌，一忌外感，二忌虚实夹杂，三忌脾失健运（包括湿困脾胃、湿浊中阻、湿热蕴胃等不同病机发展阶段）。林毅用药主张开阖相成，升降相用，特别在使用补剂尤更注意，且久病不可纯补峻补。这是由于补药壅滞，纯补峻补，虚损之脏常难运化，故在治疗时常佐以山楂、麦芽等消滞药，令补药补人体之虚，消药消补药之滞，异曲同工，各尽其妙。

B. 适时祛邪：林毅强调在"补益固本扶正"的基础上亦不可忽视祛邪。根据乳腺癌疾病的进程、邪正的演变以及病机的转归情况，确定攻补主次，针对病理产物的内生之邪，适时地施以祛邪药物，选用临床及实验室研究确有疗效的祛邪之品，灵活运用化痰软坚、活血化瘀、清热解毒、化湿祛浊等方法。选用三七、莪术、穿山甲、王不留行、桃仁、郁金活血化瘀；山慈菇、浙贝母、牡蛎、海蛤壳、皂角刺、昆布软坚散结；白花蛇舌草、薏苡仁、半枝莲、鱼腥草、蒲公英、山豆根、金荞麦等清热解毒，使邪去正安。

林毅认为，正确把握"适时"是关键。在乳腺癌不同的阶段，邪正力量的对比有明显之不同。病之早期，正虚尚不十分明显，而邪气常占上风，此时治疗可偏重祛邪兼以扶正，待邪去正盛，身体自可康和。病之中期，正虚逐渐明显，邪气不断积聚盛实，此时治疗当扶正祛邪并用，或以扶正为主，祛邪为辅，一进一退之间，邪去正复，身体渐趋安和。病之晚期，正虚成为矛盾最突出的一面，治疗应以扶正为主略加祛邪，甚则全投补剂，如此才可挽回一线生机。待正气渐复，则自可缓缓抵御邪气，以求人瘤共存。祛邪之轻重与时机还应根据西医治法的应用情况而有所不同。手术、化疗、放疗等相当于中医峻猛祛邪之法，此时中医治疗不可再投祛邪之品，而应及时扶正为主，并根据正气损耗及毒副作用情况，审慎选用祛邪之品。对于全蝎、蜈蚣、蚤休、蟾蜍等以毒攻毒之虫类搜剔等峻猛之品，林毅认同其具有细胞毒性作用，和扶正法相结合使用，有可能获得一定的疗效。但同时提出，应慎用以毒攻毒之品，不主张一味攻伐。因过用容易伤正，且不如西医放化疗手段直接、快速，因此临床需谨慎使用，尤其对晚期乳腺癌正气虚弱者。

C. 及时加减：是在"时时扶正、适时祛邪"的指导下，依据患者证候表现以及西医检查指标中的病理环节，采取病证结合的模式，有针对性地对症治疗。林毅遣方用药时，既考虑中医的理法方药，又结合现代药理学研究成果，力争一药多用。特别强调中医选方用药应做到"三统一"，即辨病与辨证的统一、经验与实验的统一、整体与局部的统一。

（3）已变防渐，带瘤生存：林毅认为，晚期乳腺癌不宜手术或术后复发转移患者，西医的解救治疗手段仍相当棘手。而中医药在缓解临床症状、提高免疫力、改善生活质量方面有其不可或缺的优势，其特点体现在整体调治、平衡脏腑功能，以达患者带病延年。

①明察邪正，攻补有序，以平衡调治为宗：此期患者特点，表现为脏腑功能明显衰退，阴阳严重失调，本虚标实。西医解救治疗属峻猛的祛邪法，从整体观而言，势必加重机体失衡而导致严重后果。林毅认为，此期患者治当求本，以扶正维护机体平衡为正治，缓图以收功。祛邪需审慎，邪盛攻伐之峻剂或可取效一时，但真气大伤，病邪更甚，易致虚虚实实之弊，病反难愈。需详审病势，泻实当顾虚，不忘"衰其大半而止"的原则。强调以平衡调治观指导临床，目的是让患者机体达到一个相对新的稳定、相对新的平衡，带瘤存活，在改善生存质量的基础上，尽可能地延长生存

时间。

②调治脾胃贯穿始终：林毅治疗晚期乳腺癌，不论何种阶段、何种情况，均十分重视脾胃在疾病证治中的重要地位，崇尚"五脏皆虚，独取中焦"，提出"大病体虚，重在培中""大病必顾脾胃"的主张。无论标本缓急，均重视对脾胃的调治，提出"急则治标，顾护脾胃；缓则治本，调补脾胃；无证可辨，治以脾胃；病防渐进，培补脾胃"的策略。林毅认为，疾病进程中的邪正交争，正气不败即可扭转病情，胃气败则为绝症。脾胃受损则百药难以施用，五脏六腑难以濡养，诸病难治。因为不论何种情况，内治法要通过脾胃受纳、吸收、运化，药物才能发挥疗效。若脾虚胃弱，任何灵丹妙药都无法发挥理想疗效。因此，林毅治疗复发与转移性乳腺癌，均十分重视对中焦脾胃的调治，并将调治脾胃贯穿始终。调补脾胃，称得上一功多效：培土荣木、培土生金、养后天脾补先天肾，方能使脾胃健运，肺气调畅，肝气和解，肾气充盈，五脏安康，以达到改善生活质量、带瘤共存之目的。

（4）因期制宜，分期论治：乳腺癌是一种全身性疾病，其治疗模式是集手术、放疗、化疗、内分泌等于一体的综合治疗。西医治疗不同阶段下的内环境失衡状态截然不同，中医治疗应"因期治宜，分期论治"。林毅最早提出乳腺癌分期辨证治疗的初步理论，牵头运用改良德尔菲法对乳腺癌分期辨证规范化进行了研究，确立了乳腺癌围手术期、围化疗期、围放疗期及巩固期的分期治疗体系。各期中医药治疗原则不同，手术期、围化疗期、围放疗期西医治疗均为祛邪手段，此时中医治疗应扶正以维护内环境平衡；巩固期则以扶正为主，祛邪为辅。乳腺癌分期辨证，符合乳腺癌临床病机变化的特点，而且便于临床实际操作。

2. 陆德铭扶正法为主防治乳腺癌复发和转移

陆德铭认为，乳腺癌复发转移的治疗应着重于治本，强调"养正积自除"，主张"扶正为主，祛邪为辅"。扶正可祛邪、抑邪、防邪，当以扶正固本为防止复发转移的主要方法。扶正时，尤重脾肾。若脾肾不足，则先后天平衡失调，致使正气内虚，最易致癌复发转移。

陆德铭创立的中药方剂"乳癌术后方"，在临床上取得了很好的效果。已有临床研究表明，此方能在一定程度上降低乳腺癌术后的复发转移率。动物实验研究也提示，此方有抑制乳腺癌生长转移的作用。以益气养阴、调摄冲任、解毒散结为治则组方的"乳癌术后方"为基础方，药用生黄芪、党参、白术、茯苓、生薏苡仁、南沙参、枸杞子、淫羊藿、三棱、莪术、石见穿、山慈菇、蛇莓、蛇六谷、半枝莲、藤梨根、蜂房，并随症辨证辨病用药。

用生黄芪、党参、白术、茯苓、薏苡仁、陈皮等益气健脾运脾，扶助气血，顾护后天，使气血生化有源，五脏六腑皆受之；淫羊藿、肉苁蓉、巴戟肉、鹿角片、补骨脂、山茱萸、天冬、枸杞子等补益肾气，调摄冲任，固摄先天，使先后天平衡，正气得固则邪气易被杀灭或驱逐出外，防止或延缓了癌肿复发转移，并用南沙参、枸杞子、天冬、龟甲、鳖甲、生地、玄参等养阴生津；当归、大白芍、何首乌、黄精、熟地等滋阴养血。

对于扶正药的作用机理，一则可调节机体免疫功能，改善机体免疫状态及机体对外界恶性刺激的抵抗力，有利于消除或控制复发转移；二则可调整机体神经、内分泌、体液的调节功能，保持机体内环境稳定及机体内外相对平衡性；三则可保护骨髓及肾上腺皮质功能，改善血象，对放、化疗有减毒增效之功，提高放、化疗完成率，控制癌肿复发转移；四则有直接反突变，抗癌，抑癌作用；五则可提高手术效果，改善体质，促进康复，提高生存质量，延长生存期；六则可治疗癌前期病变。

3. 唐汉钧扶正与祛邪相结合治疗乳腺癌术后

唐汉钧认为，"乳岩"整体属虚，局部属实，为虚实夹杂之证。然而乳腺癌术后孰重孰轻，所占比重是不同的，权衡"扶正"与"祛邪"法亦有偏倚，治疗的根本原则，应是扶正与祛邪相结合。乳癌术后之治，目的是提高患者的生活质量，防止复发与转移，"扶正祛邪"不是各占50%，应重在"扶正"。唐汉钧指出100例复发转移患者中，有70%是在术后2年内发生的。分析其原因，为在此期间患者经历大手术创伤，又经放化疗损害，以及内分泌治疗对机体内分泌代谢等内环境的干扰，整体虚弱常是主要的；加上岁月漫长流逝，诸事烦心操劳，中青年患者的上岗压力，中老年患者的家务重担，又不注意调摄，正气受挫消铄，蛰伏之邪毒容易蕴发走窜，因而"扶正祛邪"的治疗应"重在扶正"，使机体阴阳、气血、脏腑、经络达到平衡与协调，使正气恢复，达到正胜邪消，从而提高生活质量，降低复发转移率，提高生存率。唐汉钧指出，扶正法应以"益气健脾"贯穿始终，诸多乳癌术后患者诉肢软、乏力、纳少、恶心等症状，因此应特别关注脾胃对元气的滋养作用，以及脾胃与五脏的密切关系。

脾胃为后天之本，为气血生化之源，气机升降之枢纽，运化水谷，化生精微，洒陈六腑，调和五脏，故无论在乳癌术后各个阶段均应顾护胃气。而肾得脾之补济才能滋养诸脏，李东垣《脾胃论·卷下·脾胃虚则九窍不通论》云"真气又名元气，乃先身生之精气，非胃气不能滋之"。肾为先天之本，元气之根，肝肾同源，乳癌术后，肝肾亏虚，无以灌注冲任，在强调益气健脾的同时，调补肝肾，培补真元，亦有助于调整机体脏腑、阴阳、气血的平衡，有利于患者"元气""正气"的恢复。扶正选用补益气血、滋养肝肾的补益药，从而扶助正气，调整阴阳，增强体质，提高机体抗癌能力，防止复发、转移。

唐汉钧指出，乳癌术后之治亦应"祛邪"，乳癌患者经手术与放化疗后，大部分癌毒已被清除或剿灭，而其残留的癌灶、毒素仍可蛰伏于血液、脏腑、骨骼或局部皮肉之中，放、化疗毒及体内病理代谢产物——湿、热、瘀、浊、毒等均应有待清除，故"祛邪"法应视为"治本"之范围。祛邪选用清热解毒、活血化瘀、化痰软坚以及虫类峻猛搜剔破积之品，从而抑制或杀灭残留癌细胞，防止死灰复燃。强调临床上需因人因时因地制宜，既不能盲目地重用有毒的峻猛攻逐的药物，企图在短时间内消除肿瘤，谨防"攻毒太过必伤正"；也不能一味地用补益药，促使肿瘤生长。选用苦寒的半枝莲、白花蛇舌草等清热解毒类药物时，常佐以党参、炒白术、茯苓、黄芪等益气健脾药；在应用活血化瘀药如莪术、桃仁等，时间不宜久，需佐以扶正的太子参、黄芪等。这样攻中寓补，攻而不伐，遵循"衰其大半而止"的原则。如果一味妄投攻伐之品，无视病机所在，往往导致治疗的失败。根据患者体质强弱、病程长短、肿瘤状况及手术后放化疗的具体情况，全面考虑扶正与祛邪的主次。一般情况，乳岩早期应以祛邪为主，中期攻补兼施，晚期重在扶正。正如《医宗必读·积聚》论曰："正气与邪气势不两立，若低昂然，一胜一负，邪气日盛，正气日削，不攻去之，丧亡从及矣！然攻之太急，正气转伤，初、中、末三法不可不讲也。初者，病邪初起，正气尚强，邪气尚浅，则任受攻；中者受病渐久，邪气较深，正气较弱，任受且攻且补；末者病魔经久，邪气侵凌，正气消残，则任受补。"此外，攻伐易伤正，切不可滥施。乳腺癌在手术前后有较长的病程，通常情况下，总以扶正祛邪治本，如并发有发热、出血、咳嗽、腹泻等症时，则先治其标；待标症缓解后，再治其本。所谓"急则治其标、缓则治其本"的原则，亦可择情取"标本兼顾"的原则。

【临床研究】

除可手术的乳腺癌经历围手术期、围化疗期、围放疗期、巩固期治疗外，现代中医药防治乳腺癌的临床研究主要侧重于改善术后症状、减少并发症、减轻放化疗及内分泌治疗等毒副作用、改善生活质量等方面。充分发挥中医外治法特色，戴燕等总结林毅中医外治法经验，认为中医外治法可贯穿乳腺癌治疗的各个阶段。如术前可予花椒、干姜、艾叶等水煎沐足，改善睡眠，舒缓情绪；予王不留行籽按压神门、心、脾、肾等耳穴，补益心脾，交通心肾助眠。

1. 围手术期

围手术期患者容易因手术创伤和麻醉应激而出现恶心、呕吐等胃肠道反应，林毅教授采用隔姜灸神阙、天枢和足三里等穴，改善胃肠功能；亦有学者报道，用针灸改善术后胃肠功能失调取得良好的效果。术后出现顽固性皮下积液，可予滑石粉加0.9%生理盐水悬浊液经引流管注入，促进渗出创面粘连，闭合淋巴管。

手术导致炎症反应和免疫功能失调，许岩磊等观察三黄煎剂（炙黄芪30g，制大黄10g，片姜黄10g）口服以改善乳腺癌围手术期患者炎症反应的临床功效，对照组予以基础西医抗炎治疗，实验组在基础治疗同时于术前1日起至术后第7天，每日早晚口服三黄煎剂1剂，两组分别于手术当日和术后第1天、第3天、第7天评估中医症状与炎症症状积分，血清炎症相关指标白介素（IL）-2R、IL-6、IL-8、肿瘤坏死因子-α（TNF-α）、C反应蛋白（CRP）水平。结果显示，治疗组中医症状积分与炎症积分于术后第3天显著改善，提示三黄煎剂可有效改善术后中医临床症状与炎症表现。

上肢淋巴水肿是乳腺癌术后常见并发症，可在术后立即发生或几年后延迟出现，但大部分病例发生在术后18个月内，发生率约30%。上肢淋巴水肿导致肩关节活动受限、肢体乏力等上肢功能障碍，以及麻木、疼痛等感觉异常，从而严重影响患者治疗后的生活质量和预后。陈凯霓等纳入60例乳腺癌术后淋巴水肿患者，在传统患肢阶段性功能锻炼的基础上，加用中药封包（白芥子、紫苏子、莱菔子、吴茱萸各

120g）热敷局部，每天 2 次，每次 30 分钟，联合按摩患肢商阳、外关、尺泽、云门、肩井、肺俞，共干预 4 周，观察患肢功能恢复情况。发现在治疗后第 1、4 周以及第 8 周随访时，治疗组有效率显著高于对照组，表明中药封包联合穴位按摩护理能改善乳腺癌术后相关淋巴水肿，减少乳腺癌术后并发症。邢向荣等对 60 例乳腺癌术后上肢淋巴结水肿患者进行随机对照研究，治疗组服用柴胡龙骨牡蛎汤（组成：柴胡一钱，法半夏一钱，太子参三钱，生龙骨五钱，生牡蛎五钱，炙甘草二钱，赤芍三钱，川牛膝二钱，红苏木二钱，忍冬藤三钱，玄参三钱，茯苓皮五钱，赤小豆五钱，泽泻五钱，白术三钱，猪苓五钱）加丝瓜络、路路通，对照组口服柴胡龙骨牡蛎汤，7 天为 1 个疗程，连服 2 个疗程后观察记录两组患者治疗前后患肢周径变化、主观症状（肿胀感、疼痛感、麻木感、沉重感）改善的差异性。结果提示，柴胡龙骨牡蛎汤能够起到缩小淋巴水肿患肢周径的作用，虽然配合丝瓜络、路路通对患肢周径的缩小不明显，但对患者肿胀感和沉重感症状的改善较明显。裴晓华等纳入 15 篇文献、1076 名乳腺癌患者进行中药外治法治疗乳腺癌术后淋巴水肿疗效和安全性的 Meta 分析。结果提示，中药外治法治疗乳腺癌术后上肢淋巴水肿可以减轻患肢的淋巴水肿程度，并且无明显不良反应。刘晓芳等选取 80 例乳腺癌术后上肢淋巴水肿患者，分口服地奥司明（2 片/次，3 次/日）和温针灸肩髃、外关、阴陵泉、曲池、水分及足三里（每 2 天 1 次，每次 30 分钟）。两组分别连续治疗 28 天，观察两组患者治疗前后肘上 10cm 处有效指数、肩关节活动度（ROM）、生命质量和心理状况。与治疗前比较，两组患者的抑郁量表（SDS）和焦虑量表（SAS）评分均显著降低（$P < 0.05$），且温针灸组患者的 SDS 和 SAS 分值显著低于药物组，提示温针灸可显著改善水肿，降低抑郁、焦虑状态。张丽娅等总结近 5 年关于"乳腺癌术后上肢淋巴水肿治疗"的相关文献，发现其病机总属术后久病，体虚不能运化水湿所致的阴水。治以扶正为主，健脾温肾；同时配以利水、养阴、活血、祛瘀等法。内治主要从攻邪消肿、扶正消肿、攻补兼施方面论治，攻邪以活血、清热、理气、燥湿为法，予四妙勇安汤、四妙丸、自拟疏肝通络汤加减；扶正以益气、温阳为法，予自拟通阳利水方、黄芪桂枝五物汤和内消丸加减；攻补兼施可予加味补阳还五汤、自拟方补气化瘀通络利水方等加减。外治法中采用自制方中药外敷、针灸推拿或刺络放血等，均可达活血通络、散结止痛之功。以上研究提示，中医外治法及针灸可改善术后上肢淋巴水肿。目前香港及国内很多医院采用根据淋巴回流路径的手法按摩与绑缚，可有效改善术后上肢淋巴水肿，解除绑缚则容易复发，尚未见该方法的文章发表。

2. 围化疗期

围化疗期由于化疗药物的毒副作用，可出现骨髓抑制、恶心呕吐、疲乏等副作用，中医治疗主要是提高患者生活质量及对化疗的耐受性。

（1）骨髓抑制：是化疗最常见的主要限制性毒性反应，由于化疗药物直接作用于造血干细胞及骨髓微环境，致其结构和功能损伤，引起骨髓抑制。临床常用的大多数化疗药物如阿霉素、紫杉醇、顺铂等均可引起不同程度的骨髓抑制，主要表现为白细胞、血小板和红细胞的下降。

司徒红林等总结林毅防治乳腺癌化疗骨髓抑制症的经验，认为其病因为肿瘤之病致劳、化疗之毒致虚，病位累及脾（胃）、肾，治疗上以顾护脾胃、健脾补肾为法，并结合中医子午流注纳支法理论，根据某经脉处于功能活动旺时是其驱除本脏腑外邪最有利及最有效之时的理论，于肾经旺时加服气血阴阳并补的加味龟鹿二仙丹，以达补肾生髓之功，效如桴鼓。

朱华宇等对林毅治疗化疗骨髓抑制临床资料进行频数、聚类分析，发现骨髓抑制患者均有体倦乏力、易感外邪、食欲不振、口淡无味、唇色淡白、舌质淡症状，时有脘痞腹胀、嗳气、呃逆、恶心呕吐等症状（＞20%），高频率使用白术、茯苓、怀山药、党参等健脾益气养血中药，并注重固护肾之阴阳，与其益气养血、健脾和胃、补肾生髓治法相吻合，总以补益为要。

周丽选取60例行FAC方案化疗的乳腺癌患者，对照组术后予西药粒细胞集落刺激因子治疗骨髓抑制，观察组在此基础上加用补益气血类中药（党参、补骨脂、淫羊藿、茯苓、益智仁各15g，白术、龟甲各20g，鸡内金、当归各10g，鸡血藤30g，化疗前5日开始服用至2个化疗周期结束，分别记录术后患者的白细胞、血红蛋白、血小板计数等，最终发现观察组有效率达93.33%，明显优于对照组66.67%。

王海燕等认为，参附注射液组方具有补先天、益后天之功，对于恶性肿瘤化疗后出现正气受损、脾肾亏虚证候者具有显著的疗效。在100例常规化疗联合参附注射液静脉滴注患者治疗中，发现相较于80例常规化疗患者，联合用药组在治疗2个周期后，患者白细胞、中性粒细胞、红细胞以及血小板低下的发生率，以及消化道反应，包括呕吐、腹泻发生率均显著降低，而两者的便秘和口腔炎毒性无明显差异，可极大提高患者化疗的依从性。

董妍伶等对2013年1月1日至2016年12月31日的中医药治疗乳腺癌化疗后骨髓抑制的临床随机对照试验（RCT）进行Meta分析。结果提示，中医药联合化疗组重度骨髓抑制发生率明显低于单纯化疗组，显示中医药对减轻乳腺癌化疗后骨髓抑制具有肯定的疗效。

桂奕文等纳入6项中西医结合治疗三阴性乳腺癌（TNBC）临床试验进行Meta分析。结果提示，中药联合化疗能提高实体瘤疗效有效率，同时减少化疗引起的重度骨髓抑制发生率，提高患者的生存质量指标；在治疗TNBC实体瘤疗效有效率方面，疏肝健脾益肾汤联合化疗治TNBC与单纯使用化疗的疗效无明显差异，而艾迪注射液联合化疗治疗TNBC优于单纯化疗。

（2）恶心、呕吐：常用的化疗药物如蒽环类、环磷酰胺、顺铂等均为高致吐性药物，且临床常联合应用，增加了恶心、呕吐的发生率，可造成脱水、电解质紊乱、吸入性肺炎、虚弱、精神抑郁等不适，甚至影响化疗按时按量完成。

郝建萍认为，化疗过程中呕吐等不适感多因药物毒性为害，损伤胃气，胃虚失和，致胃气上逆而致。用六君子汤联合托烷司琼预防化疗所致的恶心呕吐，总有效率达93.10%，可显著改善呕吐不适，提高化疗依从性。针灸因其创伤小、副作用少、不增加胃肠道负担而广泛应用于临床，用"从外治内"的方法，通过疏通经络来调整脏腑功能。

覃霄燕等观察三阴性乳腺癌化疗后消化不良患者，对照组采用促胃肠动力治疗（伊托必利50mg）及补充消化酶（复方阿嗪米特肠溶片）等对症治疗。观察组采用四缝穴挑治联合背俞穴（双侧脾俞、胃俞、膈俞穴）点刺治疗，每周1次，两组均干预2周，观察治疗前后中医症状积分、营养状态评分、KPS等变化，并评定两组疗效。观察组总有效率为93.3%（28/30），对照组为70.0%（21/30），且在中医症状积分和KPS方面，观察组均明显优于对照组。

刘丹等对120例乳腺癌术前接受EC×4→T×4方案化疗患者开展随机对照研究，治疗组在化疗基础上予香砂六君子汤，比较两组临床获益率（CBR）以及恶心呕吐、脱发、腹泻、白细胞计数减少、谷丙转氨酶水平升高等毒副反应。结果提示，香砂六君子汤组临床获益率为96.7%，显著高于对照组86.7%；治疗组恶心呕吐与白细胞计数减少的毒副反应明显减轻，但脱发、腹泻、谷丙转氨酶水平升高的毒副反应减轻不明显。

（3）其他方面：化疗带给患者的并不仅仅限于生理的不适，更有心理认知的失调和生活质量的下降，中医在这些方面大有可为。

何佩珊等对64例乳腺癌化疗期患者开展"温阳益气方"穴位贴敷治疗研究。结果提示，"温阳益气方"穴位贴敷可减轻乳腺癌患者化疗期间疲乏程度，缓解焦虑和抑郁，从而改善生活质量。

张玉等对104例乳腺癌化疗期患者运用调和气血、补心益智针刺法治疗，观察其对化疗相关认知障碍的疗效。结果显示，调和气血、补心益智针刺法对改善气血失调型患者的认知功能损伤以及情绪、失眠、疲乏等生活质量具有肯定的疗效，且有明显的远期效应。

潘静云等对60例乳腺癌FEC方案化疗患者开展随机对照研究，其中治疗组加用消癌解毒方（白毛夏枯草、天葵子、八月札、漏芦、柴胡、香附、太子参、麦冬）。结果显示，消癌解毒方可改善患者免疫指标、降低肿瘤指标、改善症状、减少不良反应发生率。

郑巧等观察了30例三阴性乳腺癌放化疗患者，应用疏肝益肾方（黄芪30g，白术15g，山药15g，三棱6g，莪术9g，南柴胡12g，白芍20g，女贞子15g，海藻15g，山慈菇12g，穿山甲6g，紫草12g，白花蛇舌草15g）后对其生存质量、症状的改善情况。结果提示，应用疏肝益肾方后的患者一般健康相关生活质量量表评分明显升高，潮热、盗汗、骨痛、失眠等发生率明显下降。同时观察到细胞毒T细胞、NK细胞增多，提示疏肝益肾方可增强免疫应答。

3. 围放疗期

围放疗期反射性皮肤损伤发生率高，轻者出现脱皮、渗液；严重者可造成肌肉深部组织坏死，导致局部或全身性感染，造成放疗中断。中医治疗目的主要是减少放疗的副作用，提高生活质量。

袁惠芳等针对放射性皮损自制疮疡灵（散剂：麝香、冰片、葛根、白芷等；膏剂：将散剂 30g 加入甘油 5mL，白凡士林 65g 装盒备用）外用厚涂，每天 2～3 次，对照组予复方醋酸地塞米膏治疗，观察两组放射性皮炎发生率、发生程度及患者的生活质量。结果显示，试验组有效率为 90.5%，对照组有效率为 65.1%，并且试验组生活质量明显优于对照组。

梁琰等在常规饮食及健康宣教的基础上，予院内制剂功劳木外洗剂放射野纱块外敷，出现皮肤破损者采用换药联合高流量喷氧，每天 2 次，每次 30 分钟，从放疗第 1 天开始至放疗结束，分析两组放疗后胸壁皮肤的放射性炎症反应情况。结果显示，两组临床疗效差异具有统计学意义（$P < 0.05$）。

陆启轮等在常规对症处理的基础上联合使用中药合剂与三乙醇胺治疗。自首次放疗开始，用温水清洁皮肤后，使用三乙醇胺乳膏涂抹于照射野皮肤上，随后再应用中药合剂（黄连 20g，黄柏 20g，大黄 20g，黄芩 20g，紫草 30g，没药 30g，文火水煎至 100mL）均匀涂抹于放射野范围内，每日 2～3 次，至放疗结束后 4 周；对照组仅采取三乙醇胺乳膏。结果发现，观察组急性放射性皮炎发生率为 77.78%，明显低于对照组的 92.06%，并且其损伤程度更轻。

4. 巩固期

巩固期受体阳性患者进行内分泌治疗，多表现为肾虚冲任失调之象；未进行内分泌治疗患者多表现为脾虚之象。中医治疗主要是降低内分泌治疗的副作用，改善生活质量以及预防复发转移。

戴燕等总结林毅从脾胃论治乳腺癌的经验，认为脾胃失调是致病之本，经历"脾胃虚弱—湿困脾胃—湿浊中阻—湿热蕴胃"这一发病规律，尤其岭南地域天气炎热潮湿，在乳腺癌的整个治疗过程中更应重视调理脾胃，临床多以参苓白术散、平胃散、四君子汤、三仁汤等辨证加减治疗，每获良效。

殷玉莲等对 116 例接受芳香化酶抑制剂（AIs）治疗的乳腺癌患者进行随机对照研究。对照组使用 AIs 类，同时加用钙剂 + VitD、常规中药治疗；治疗组在此基础上加用补肾壮骨方（淫羊藿 15g，补骨脂 15g，骨碎补 15g，菟丝子 15g，怀牛膝 30g）。对比两组骨代谢指标 PINP、β－CTX、腰椎及股骨骨密度（BMD）及雌二醇、促卵泡刺激素水平，并分析骨代谢变化与 SNPs 分型的关联性。结果提示，补肾壮骨方具有较好防治芳香化酶抑制剂相关骨丢失的作用，能增加患者腰椎、股骨 BMD，提高 PINP 水平和降低 β－CTX 水平。AIs 对携带纯合型 A、T 基因的患者骨代谢影响较小，而 C、G 等位基因可能是患者发生 AIBL 的易感基因，补肾壮骨方能改善所有基因型患者的骨代谢异常，且具有良好的安全性。

周雍明等对 108 例乳腺癌内分泌治疗患者进行随机对照研究。对照组予常规内分泌治疗，治疗组在内分泌治疗基础上予益气温阳方剂（组成：黄芪 45g，桂枝、干姜、法半夏、甘草各 9g，党参、白术、补骨脂各 15g，浙贝母、陈皮、茯苓各 12g），观察其无病生存期及生存质量。结果提示，中药益气温阳加减方可延长乳腺癌内分泌治疗患者的无病生存期，改善患者生命质量。

【预防与调护】

1. 饮食护理

乳腺癌患者的饮食调护应根据食物四气五味和归经的不同，结合患者的情况，选食配膳因人而异、因地而异、因时而异、因治疗方法而异。根据乳腺癌不同治疗阶段的特点，灵活调制饮食。

（1）围手术期：术前饮食以提高机体对手术的耐受性为原则，选用扶助元气的食物，常用的平补食品有龙眼肉、红枣、莲子等，除了健脾益气养血外还可安神辅助睡眠。

此外，乳腺癌术后患者能否服用蜂胶、蜂王浆等食品存在一定争议，现有研究认为利大于弊。

蜂胶是蜜蜂从植物的幼芽及树木的枝条上采集树脂类物质，与其唾液混合加工成一种芳香性胶状固体物，蜂胶约含有 50% 的树脂和植物香脂、30% 的蜂蜡、10% 的挥发油和香精油、5% 的花粉及 5% 的其他物质。含有多种黄酮、阿魏酸、槲皮素、肉桂酸衍生物、多糖、氨基酸等有药理活性的化合物。它不仅具有除抗病原微生物、抗氧化、抗炎、护肝等作用外，还具有抗肿瘤作用。

Kimoto 在膳食中加入蜂胶的超临界提取物，发现给予 0.1% 和 0.01% 的蜂胶后，大鼠乳腺癌的癌变范围和多样性均显著下降。蜂胶水溶物（WSDP）的免疫调节作用被认为是其抗肿瘤的作用机理之一。对于接种转移性乳腺癌的 CBA 小鼠，在接种前后灌胃给予 WSDP，结果转移至肺的肿瘤细胞显著减少，肿瘤生长受抑，小鼠存活时间延长。腹膜巨噬细胞产生的淋巴细胞激活因子、体外巨噬细胞杀死肿瘤细胞的效率、淋巴细胞对丝裂原的反应能力、脾的重量及形态等都与 WSDP 抗肿瘤转移活性明显相关，提示 WSDP 通过激活机体的免疫系统，诱导癌细胞凋亡及坏死来增强非特异性抗肿瘤作用。蜂胶提取物还可通过保护机体免受氧化损伤，诱导肿瘤细胞凋亡而具有抑瘤作用。Om - Ali 等在小鼠腹腔接种艾氏腹水瘤（EAC）前 2 小时灌胃给予蜂胶粗提物，可有效抑制 EAC 的生长和增殖；并且蜂胶粗提物有抑制脂质过氧化和抗氧化能力。对细胞周期的观察发现，蜂胶的处理可使 EAC 生长停滞于 G0/G1 期，并减少肿瘤细胞 DNA、RNA 和蛋白质的合成，最终诱导肿瘤细胞凋亡。

蜂胶具有广泛的生物学活性，其抗肿瘤活性与提高机体免疫力、抗氧化，以及对肿瘤细胞具有细胞毒性及诱导肿瘤细胞凋亡等有关。蜂胶与抗肿瘤药联合应用，可增强肿瘤对化疗药物的敏感性，增强化疗药物对肿瘤的杀伤力。所以女性特别是乳腺癌、卵巢癌术后的肿瘤患者，可以适当食用蜂胶。但市场上蜂胶良莠不齐，应注意鉴别真伪。

乳腺癌手术后，可予以益气养血、理气散结等药食同源之品改善食欲，促进康复，如人参、灵芝、阿胶、山药粉、糯米、菠菜、丝瓜、鲫鱼、泥鳅、大枣、橘子、玫瑰花等。适当增加高蛋白、高热量和高维生素的饮食；但同时又要注意避免大补，配合促消化食物，如山楂、陈皮。

（2）围化疗期：化疗前不宜饱餐，也不可空腹。避免喝咖啡、辛辣、油腻之品，少食多餐，饭后减少活动。

化疗引起骨髓再生不良，尤以白细胞下降最为明显：宜补充高蛋白质饮食，如牛奶、大豆、瘦肉、海参、鱼、猪肝、红枣、花生、核桃、黑木耳、胡萝卜、赤小豆等。河蟹、墨鱼、牛肉、动物熬制的胶冻如驴皮胶（阿胶）、猪皮胶（肉皮冻）等也有助于提升白细胞。此外，还可以选择牛、羊、猪的骨髓炖汤，有"以脏补脏"作用。

化疗引起口腔黏膜炎：表现为黏膜充血、水肿、溃疡、疼痛。此时要保持口腔清洁，进食后刷牙，补充高营养流质或半流质饮食，如莲子羹、雪耳羹、牛奶、豆浆、鲫鱼汤等。进食时，避免过热、过酸及刺激性饮食。急性炎症可口含冰块以减少炎性渗出，出现溃疡可用蜂蜜 20mL 加研碎维生素 C 0.1g 口含，每日 2～4 次。

化疗损伤胃肠道黏膜：出现恶心、呕吐、上腹疼痛、纳差等，宜进食醒脾开胃、降逆止呕之品，如鲜姜汁、甘蔗汁、鲜果汁、山楂、扁豆、山药、白萝卜、佛手、粳米、香菇等；同时要少食多餐，饮食清淡，避免饱食感，进食要细嚼慢咽，饭后 1 小时不要平卧，可以散步。化疗前 1 小时不要进食和水。进食时如恶心、呕吐，可口服鲜姜汁 3～5mL。

以上症状多属热毒伤津，饮食调理以具有清润生津解毒作用的食品为主，还可选用五汁饮（雪梨汁、甘蔗汁、鲜藕汁、鲜牛奶、鲜韭汁）、冰糖莲子雪耳（白木耳）羹、五米粥（生薏苡仁、核桃仁、莲子仁、黑芝麻、大米）等。

（3）围放疗期：放疗为火毒，容易耗伤阴津，故宜服甘凉滋润食品，如杏仁霜、枇杷果、白梨、乌梅、莲藕、香蕉、胡萝卜、苏子、银耳、橄榄等。力求清淡适口，不宜多食滋腻碍胃之品。

（4）巩固期：重视营养平衡，饮食规律。研究表明，脂肪摄入及体重增加是影响乳腺癌发病及复发的重要因素，高脂肪摄入会增加乳腺癌复发转移风险。平衡膳食是患者保持正常体重的最好办法，包括粗粮与杂粮搭配，富含热能，适量蛋白；富含纤维素、高无机盐，以及维生素 A、维生素 C、维生素 E、维生素 K、叶酸等易于消化吸收的食物。宜多食新鲜蔬菜和水果，如苤蓝、卷心菜、荠菜、西红柿、苹果、猕猴桃等。建议从鱼肉、鸡肉以及坚果中获取蛋白质，减少红肉、辛辣刺激性食物以及油煎、烘烤、烧烤、腌制食物的摄入。忌吸烟、饮酒及大量摄入咖啡因。

2. 情志护理

乳腺癌虽然会对患者的生理心理带来巨大损伤，但是规范的治疗、专业的心理疏导、恰当的饮食调理，对患者预后具有巨大的正向作用。

明代《医学入门·卷五·外科》记载："乳岩……更清心静养，庶可苟延岁月。"乳腺癌的发病及复发转移与精神状态有密切关系。糟糕的人际关系、长期的精神刺激、不良的生活方式和行为都会造成人体免疫机能低下，抗病能力减弱。《素问·上古天真论》中说："恬惔虚无，真气从之，精神内守，病安从来。"因此，消除悲观失望、紧张忧虑等不良情绪刺激，保持心情舒畅，乐观豁达，树立战胜疾病的信心，正确对待生活、工作中的各种矛盾和社会现象，与家人、朋友、同事和睦相处，积极参加各种有益的文体娱乐活动，劳逸结合，及时缓解工作与生活压力，皆为情志调护的重要内容。

3. 局部护理

（1）术后上肢水肿的防护：患侧上肢淋巴水肿是乳腺癌术后常见并发症，可引起肩关节活动受限、肢体乏力等上肢功能障碍，伴有麻木、疼痛等感觉异常，严重影响美观及日常生活，防护重于治疗。

患肢保护注意事项：①预防患侧上肢损伤、感染；②避免患侧上肢药物注射、抽血、免疫接种以及血压测量；③避免患侧上肢高温，譬如热水浴及长时间的日光浴、桑拿浴等；④避免穿戴过紧的内衣、项链和吊带胸罩；⑤避免患侧上肢做高强度的运动及搬运重物等劳动。

患侧上肢保健方法：乳腺癌患者术后早期适时适量进行患侧上肢功能锻炼，有利于上肢功能的恢复。功能锻炼可在术后1周左右开始，先锻炼手腕的屈伸功能，再进行肘关节的屈伸，根据腋下淋巴积液的情况、在医生建议下开始进行肩关节的运动锻炼。常用方式有：①爬墙运动：人面壁而立，手臂上举，沿着墙壁逐渐向上摸高，可以从低到高制定几条线，循序进行，以利于肩关节上举功能的恢复；②摸对侧耳运动：患侧可先进行横向抬高运动，然后过渡到摸对侧耳朵；③梳头运动：将患肢举置额前，手置于前额，然后做梳头运动，直至后枕部，可促使肩关节旋转功能的恢复。以上锻炼在初起可用健侧手帮助抬高患肢，逐步过渡到患肢单手训练。当上述锻炼完成后，再进行跳绳运动及拉吊环运动，每天至少应有20分钟的锻炼时间，以进一步促进患肢功能的恢复。

患侧上肢皮肤护理方法：①预防皮肤干燥和皲裂，乳液的日常应用推荐使用低pH值、无香料的保湿乳液；②保护皮肤完整性，防割伤及虫咬，防烫伤，防冻伤；③防止细菌和真菌在皮肤繁殖，引起创伤和感染；④勤剪指甲，防甲沟炎；⑤保持皮肤清洁卫生，使用矿物油清洁剂或甘油皂，皮肤皱褶之间可用pH值为中性或微酸性清洁剂。⑥上肢硬纤维化区可涂抹维生素E或蓖麻油或矿物油保护皮肤。

（2）放疗期口腔护理：咽喉疼痛者，可用0.9%生理盐水加鱼腥草注射液20mL加地塞米松5mg，雾化吸入，每日2次。口腔黏膜溃疡者，可用生地15g，石斛15g，麦冬15g，水煎代茶饮；或用金银花、蒲公英各30g，水煎漱口；或用西瓜霜、冰硼散喷涂溃疡面。牙龈肿胀者，可用碘甘油涂擦。

（3）放疗期皮肤护理：穿着宽松柔软的棉质内衣以减轻对皮肤的摩擦，保持照射部位皮肤的干爽清洁，避免冷、热、硬物刺激，以防皮肤感染。照射野忌用粗毛巾及沐浴露香皂擦洗；温水沐浴时，可轻拍但不能揉搓皮肤。皮肤脱屑时，切忌撕皮；若皮肤过于干燥或皲裂时，可用橄榄油涂搽。

（司徒红林　陈前军）

第二节 晚期乳腺癌

晚期乳腺癌指的是就诊时病已晚期，初始即发现肿瘤已经转移到乳房外其他组织器官的原发Ⅳ期乳腺癌或早期乳腺癌经系统治疗后出现局部复发或远处其他脏器转移的复发转移性乳腺癌（MBC）。

复发包括保乳术后的局部复发及全乳切除后的局部－区域淋巴结复发，前者更倾向属于局部的问题，可仿早期乳腺癌进行处理。后者更多与肿瘤生物学行为相关，可能是远处转移的先兆。转移性乳腺癌常见的转移部位为肺、肝、脑、骨、皮肤、对侧乳房及淋巴结等，患者多伴见消瘦乏力等全身恶病质表现，同时根据其复发转移部位的不同，临床症状各异。

【源流】

1. 病名

中医古籍所记载的乳腺癌，多为临床晚期乳腺癌。其典型描述，多以"乳岩"见之。乳岩晚期在古代医家的眼里被视为不治之症，列入中医外科"四大绝症"之一，"凡患此者，百人必百死"。此外，古籍中尚有"乳石痈""妒乳""奶岩""石榴翻花发""石奶""审花奶""乳栗""乳疳"等命名。

2. 病证

乳岩晚期局部，可能出现皮肤、胸壁或腋下的侵犯。在《诸病源候论》卷之四十"疽发乳候"中有"肿结皮强，如牛领之皮"之描述，与现代乳腺癌橘皮样水肿体征相符合；清代吴谦《医宗金鉴·外科心法要诀》亦有"乳岩初结核隐痛……耽延续发如堆栗，坚硬岩形引腋胸，顶透紫光先腐烂，时流污水增疼痛，溃后翻花怒出血，即成败证药不灵"。其中"坚硬岩形引腋胸"说明，当时已认识到乳岩在晚期可转移至胸壁和腋下，对乳腺癌的临床表现进行了细致、系统的观察。

此外，对于乳腺癌远处脏器转移，古籍中多无明确记载，根据其转移部位及临床症状，可能散见于不同病名下。如颈部淋巴结转移，多见于"失荣"之描述："失荣证……其患多生肩之上，初起微肿，皮色不变；日久渐大，坚硬如石，推之不移，按之不动。半载一年，方能作痛，气血日衰，形容瘦削，破烂紫斑，渗流血水，或肿泛如莲，秽气熏蒸，昼夜不歇，平生疙瘩，愈久愈大，越溃越坚，犯此俱为不治。当以和荣散坚丸、飞龙阿魏化坚膏治之，虽不能愈，诚缓命之金丹也。治此证与乳岩相似。"（陈实功《外科正宗》卷之四）骨转移瘤可能见于"骨疽""骨瘤""痿症"名下。明代《外科枢要》卷三言："若劳伤肾水，不能荣骨而为肿瘤，名为骨瘤。""夫瘤者，留也。随气凝滞，皆因脏腑受伤，气血和违。"《灵枢·刺节真邪》载："虚邪之入于身也深，寒与热相搏，久留而内著，寒胜其热，则骨疼肉枯……有所结，深中骨，气因于骨，骨与气并，日以益大。"文中关于邪久留体内可致骨疼肉枯的描述，类似于西医肿瘤晚期出现的骨转移痛和恶病质状态。此外，根据其症状表现，肝转移癌还可能散见于"积聚""鼓胀""石水"等病名，肺转移癌可见于"肺积""息贲""咳嗽""咯血"等病名下。

3. 治法

对于晚期乳腺癌的治疗，多从肝脾肾论治，"慎不可用克伐之剂，复伤脾胃也"（《妇人良方》）；"若误用攻法，危殆迫矣"（《女科撮要》卷上）；"今即故虚而成岩，复见岩如败毒，不已虚而虚乎"（《青囊秘诀》上卷）；"切忌攻击解毒，致伤元气，以速其亡"（《类证治裁》卷之八）；"大忌开刀，开则翻花最惨，万无一活"（《外科证治全生集·中部治法》）。

可见，中医对乳腺癌的诊断尽管多属晚期，但经过了历代医家不断地临床实践和理论探索，病名和病证的描述日益清晰具体，尽管预后不良，但亦可采用内外兼施的治疗方法或救一二。

【病因病机】

晚期乳腺癌的病因病机描述参见前篇早期乳腺癌，主要责之于正虚邪踞，是在早期乳腺癌的基础上，正气进一步亏虚，从而致乳腺癌病情进一步发展。

西医学认为，乳腺癌出现复发转移与初治是否恰当、肿瘤负荷程度、肿瘤的恶性程度、肿瘤对药物的敏感性、机体免疫状态等因素相关。

针对乳腺癌术后复发转移的病因病机，现代中医乳腺病名家陆德铭、林毅教授等在长期临床实践中，结合西医学对乳腺癌的认知，提出了独到的见解。

1. 正气亏虚，正不抑邪

正气内虚为乳腺癌复发转移的前提和决定因素。乳腺癌复发转移的形成，不仅是局部癌毒的旁窜过程，更应顾及其整体及机体与癌毒之间的消长。癌肿的复发转移不仅与手术的彻底性、放化疗的有效性、临床病理分期、肿瘤病理分型有关，更与人体正气虚衰至为相关。正气内虚，则五脏六腑机能下降，机体内环境稳定性及机体相对平衡性失调，易致复发转移。故正气亏虚，正不抑邪为复发转移的根本原因。

2. 余毒未清，伏邪未尽

余毒未尽为乳腺癌复发转移的关键。造成复发转移的因素很多，但残存癌细胞是其基本因素，即传统中医学所说的"伏邪""余毒"。《灵枢·百病始生》曰："虚邪之中人也……留而不去，息而成积。或著孙脉，或著络脉，或著经脉，或著输脉，或著于伏冲之脉，或著于膂筋，或著于肠胃之募原，上连于缓筋，邪气淫溢，不可胜论。"《温疫论》下卷"劳复食复自复"云："无故自复者，以伏邪未尽。"乳腺癌经手术、放化疗等治疗后，邪气消减，但仍有极少残存癌毒蛰伏体内，蓄留而不去。因手术等攻伐，大伤人体正气，如此余邪未尽，正气更虚，正不抑邪，使余薪复燃，癌毒旁窜。

3. 痰瘀内阻，毒瘀互结

痰瘀毒结既是形成肿瘤的原因，又是乳腺癌复发与转移的条件。患者或因情志失调郁怒，忧思惊恐过度，使气机郁滞，肝郁脾虚，血行不利，津液输布失常，产生瘀血痰浊，为肿瘤生长转移创造条件；或因正气亏虚，脾胃运化失司，形成瘀血、痰饮等病理产物；或因余毒未清，伏邪未尽，残存癌细胞阻滞气血，痰瘀毒邪随经旁窜流注，使得癌瘤复发转移。

此外，冲任失调、七情内伤、饮食不节、过度劳累等同样为乳腺癌复发转移不可忽视的因素。冲任之本在肾，肾气不足，冲任失调则气血亏虚，血行不畅，癌瘤易于复发转移。而罹患乳癌后，若情志抑郁则肝脾内伤，肝伤则条达失畅而气火内盛，脾伤则运化失权而痰浊内生，以致无形之气郁与有形之痰浊互相交凝，经络痞涩；饮食不节，过食膏粱厚味，或滥用参、茸、河车等峻补之品，可助长癌势，促进癌发；或经手术或放化疗等攻伐治疗后未得到应有的休息，过早操劳或从事体力劳动，或房室过度，耗伤肾精及气血，均可使脾肾双亏，正气不足，邪毒易侵，形成了复发转移的基础。而晚期乳腺癌患者，因病邪日久耗精伤血，损及元气，正虚邪盛，使癌瘤进一步扩散。由此恶性循环，最终损及五脏。

综上所述，乳腺癌的发生发展，包括其复发转移是一个因虚致实、因实更虚、虚实夹杂的复杂病理过程，其病本虚而标实。本虚在肝、脾、肾，尤以脾肾虚损为主，标实以气滞、血瘀、痰浊、癌毒为多。从根本上说，正气亏虚是乳腺癌复发转移的先决条件，余毒未清是复发转移的关键因素，而痰瘀内阻为复发转移的重要条件，故虚、痰、瘀、毒合而作用于机体是晚期乳腺癌发生发展的主要机制。其病传即是由于正气不足，余毒未清，正不抑邪，病邪由浅入深传布而变生百端。

【诊断】

1. 疾病诊断

（1）临床表现：晚期乳腺癌患者由于病情严重程度不同、转移部位多少及脏器受累轻重不同，因此其临床症状体征各异。

初始即为Ⅳ期乳腺癌的晚期患者多伴见乳房局部巨大肿物，或病变侵及皮肤或胸壁（表现为乳房皮肤水肿或橘皮样变、破溃或卫星结节；病变侵及胸壁肿物固定不移，出现铠甲样变或者菜花样变）；淋巴结肿大（腋窝淋巴结肿大或融合固定）等（附彩图22，附彩图23）。

乳腺癌骨转移多表现为骨痛，尤以夜间明显，可出现骨折等骨相关事件或高钙血症等并发症。

乳腺癌脑转移患者可出现头痛、呕吐、意识障碍、抽搐、视物模糊等颅内压增高、认知神经功能障碍和癫痫发作等症状。

乳腺癌肺或胸膜转移可出现刺激性咳嗽、胸闷、气促、疼痛等症状。

乳腺癌肝转移患者可出现腹胀、腹痛、消瘦、纳差、腹部肿块、腹腔积液等，部分还可能会出现黄疸等症状。

（2）辅助检查：晚期乳腺癌所有诊断均应以病理诊断为金标准。对于局部复发及原发Ⅳ期乳腺癌均应常规行空芯针穿刺活检，在肿瘤内多处取材，必要时可切取组织活检，获得病理组织学及生物标志物表达（ER、PR、HER2 和 Ki67）结果，以协助制定治疗方案。对于腋窝或锁骨上淋巴结肿大者，应行细针穿刺活检证实。对于转移性乳腺癌，需结合既往乳腺癌的病史和诊断依据，尽量明确转移部位并通过活检证实，同时需排除第二原发癌的可能。

晚期乳腺癌开始全身治疗前建议完整评估分期，包括病史、体格检查、实验室检查、乳房 B 超、钼靶 X – ray、胸腹部 CT、MRI、骨扫描等。可选择行 PET – CT 检查（若可行）。

2. 症状诊断

晚期乳腺癌局部症状主要以乳房肿块为主要表现，同时多伴有肺、肝、脑、骨、皮肤等多发转移可能，根据其复发转移部位的不同，临床症状各异。

（1）乳房症状：乳房无痛性肿块（边界不清、质地坚硬、表面不光滑、不易推动或与皮肤粘连），酒窝征，卫星征，乳头溢液，乳部皮肤水肿，乳头内缩或抢商，乳部皮肤溃疡，乳房肿块溃烂凹陷或外翻，乳房渗液，腋下或锁骨上包块等。

（2）肺及胸膜转移症状：患者多见干咳、气短、胸痛、胸闷或喘息咳嗽、咯痰等症，多因脾气虚弱，土不生金，或肺燥阴虚而使肺失宣肃所致；若累及胸膜，水饮内停胸胁则多见胸腔积液、喘促、不能平卧、等症。影像学检查如胸部 X 线、CT 平扫或增强，胸部 MR 有助于诊断。B 超可有助于探查胸腔积液的程度，协助胸腔穿刺定位。乳腺癌并发肺转移者需与原发性肺癌相鉴别。

（3）肝转移症状：早期常无特异性症状，一般随着病情进展会出现胁痛、胁胀或肝区隐痛不适、乏力、消瘦、低热、纳差，继而出现肝大、腹部肿块、腹胀、腹腔积液及疼痛等，还有些患者可能出现身目俱黄、纳少呕吐、大便秘结或溏泻、恶病质等表现。腹部 B 超及上腹部螺旋 CT 或 MR 等有助于早期诊断。乳腺癌肝转移需与原发性肝癌、肝血管瘤、肝脓肿、肝肉瘤等鉴别。

（4）脑转移症状：大部分首发症状为头痛，随着肿瘤增大，患者可能会出现呕吐、智力改变、视物模糊、嗅觉减退、神昏抽搐、甚至偏瘫、昏迷等症。头颅 CT 或 MRI、脑脊液检查有助于诊断。颅内单发肿瘤需与胶质瘤、脑膜瘤等鉴别，多发性转移瘤需与多发性脑脓肿、多发性脑膜瘤、血管网状细胞瘤等鉴别。

（5）骨转移症状：患者常表现为患部疼痛日渐加剧，如胸腰背痛、胸骨后痛、肩胛下痛、四肢痛等，以夜间为甚，甚则持续性疼痛，行走、翻身困难，或见骨质疏松、或伴病理性骨折。全身骨 ECT、患部的 X 线平片或 CT、MR 等有助于诊断。需与原发性骨肿瘤相鉴别。

【治疗】

1. 治疗原则

晚期乳腺癌中医药治疗强调"养正积自除"，故"扶正祛邪"是乳腺癌治疗的根本大法，"标本兼治"是基本治则。治疗上须从整体观念出发，结合患者全身情况及局部表现分清虚实，明辨标本。无论转移复发的部位，始终将扶正固本放在首位。扶正尤以脾肾为重，祛邪则重视活血化瘀、清热解毒与软坚散结法的应用。此外，在扶正的基础上可精选部分临床与实验研究有效的抗癌中药。

2. 辨证论治

（1）痰瘀互结证

证候：多见于晚期乳腺癌内脏或软组织转移患者，体检可见占位性病变，同时伴见精神忧郁，胸闷不舒，胁肋胀痛，烦躁易怒；舌质红，苔黄，脉弦滑或涩。

基本治法：疏肝理气，活血化痰。

选方：逍遥蒌贝散合桃红四物汤加减。

常用药物：柴胡、当归、白芍、茯苓、白术、瓜蒌、贝母、半夏、南星、生牡蛎、山慈菇、桃仁、红花、川芎等。

加减法：若易怒口苦者加丹皮、栀子；若苔白水滑者，去瓜蒌加细辛、干姜以温化寒痰；若纳差、胃脘疼痛者，去瓜蒌、南星，加陈皮、干姜、砂仁；夜寐不安者，加柏子仁、灵芝、酸枣仁养心安神或磁石、珍珠母等重镇安神；同时可根据转移部位，适当选用土茯苓、山慈菇、生牡蛎、皂角刺、穿山甲、露蜂房、路路通、蜈蚣等化痰解毒之品。

（2）气血两虚证

证候：多见于晚期乳癌恶病质，患者乳房遍生结节，皮肤出现溃疡、结节，渗血渗液。或见头晕目眩，心悸气短，面色㿠白，神疲乏力，失眠盗汗，脉沉细无力，舌质淡，舌苔白腻或无苔。

基本治法：补气养血，行瘀化痰。

选方：香贝养营汤加减。

常用药物：白术，人参、茯苓、陈皮、熟地黄、川芎、当归、白芍、贝母、香附、桔梗、甘草、生姜、大枣等。

加减法：临床如乳癌结节未溃，加八月札、黄药子、夏枯草、牡蛎；乳癌已溃，加黄芪、白芷、三七、壁虎、芙蓉花；溃后疼痛较剧，加乳香、没药、延胡索；兼有畏寒肢冷，加鹿角片、肉桂、白芥子。

（3）毒邪蕴结证

证候：多见于局部晚期乳腺癌，乳房肿块坚硬，表面高低不平，状如堆栗，或岩肿增大破溃，血水淋漓、臭秽不堪，色紫，剧痛，伴有心烦易怒、面红目赤、胁肋窜痛，脉弦滑数，舌暗红，苔黄腻。

基本治法：解毒扶正，化痰散结。

选方：化岩汤加减。

常用药物：人参、白术、黄芪、当归、忍冬藤、茜草根、白芥子、茯苓。

加减法：纳差者，加炒山楂、炒麦芽、神曲、鸡内金；胃脘疼痛，恶心呕吐者常用陈皮、半夏、刺猬皮、九香虫等和胃降逆、行气活血止痛；兼有局部红痛，加夏枯草、连翘、玄参；乳癌未溃，肿块坚硬加僵蚕、石见穿、牡蛎、八月札、黄药子、七叶一枝花、壁虎；溃后疼痛较剧，加乳香、没药、延胡索、露蜂房。

（4）脾肾阳虚证

证候：多见于转移性乳腺癌患者，症见神疲，形寒肢冷，脘腹痛，腹胀腹鸣，纳呆恶食，腰背疼痛，腰膝酸软，水肿等症。舌淡胖，舌边齿印，脉微或沉细。

基本治法：温阳补虚，补益脾肾。

选方：附子理中汤加减。

常用药物：熟附子、干姜、党参、白术、炙甘草、半夏、砂仁。

加减法：如腰膝冷痛者，加仙茅、淫羊藿、鹿角片以温补肾阳；胃纳不馨者，加炒谷芽、炒麦芽；同时可根据转移部位，适当选用土茯苓、山慈菇、生牡蛎、露蜂房、路路通、蜈蚣等化痰解毒之品。

（5）肝肾阴虚证

证候：多见于乳腺癌患者晚期，形削骨脱，骨蒸发热，或见潮热盗汗、五心烦热、口燥咽干、失眠多梦、肌肤甲错，干咳，痰中带血，大便干结、舌红少津，脉细或细数。

基本治法：补益肝肾，养阴清热。

选方：大补阴丸合知柏地黄丸加减。

常用药物：山茱萸、怀山药、熟地、牡丹皮、泽泻、茯苓、龟甲、黄柏、知母。

加减法：合并骨转移者，可加用补骨脂、透骨草、骨碎补以填精壮骨、活血止痛；伴肝转移者，可加用五灵脂、莪术化瘀止痛，或以女贞子、桑椹、菟丝子、枸杞子以滋水涵木；脑转移出现头痛呕吐、甚至昏迷者，可予羚羊钩藤饮加减。

3. 按转移部位辨治

虽同为晚期乳腺癌，但不同患者临床进展情况各不相同，远处转移部位也变化多端，临床变症百出。"至虚之处，便是容邪之所"，因此，根据转移部位不同，临床遣方用药策略也相应有所不同。

（1）肺转移：乳腺癌肺转移的治疗要首考顾护脾胃以培土生金，临床常重用陈夏六君汤或补中益气汤以治本。在扶正固本的前提下，侧重于从痰、从毒论治，选择具有祛痰散结解毒功效的中药，如制南星、贝母、岩柏、金荞麦等以抗癌解毒。如肺转移出现刺激性干咳，常以沙参、麦冬、石斛、贝母、百部等药以益气养肺、滋阴润燥；如见咳血，则可以百合固金汤养阴润肺、凉血解毒，酌加鱼腥草、仙鹤草、地榆以养阴清肺、凉血止血。如胸膜转移，出现气喘、胸闷、胸腔积液喘息不得平卧者，常予三子养亲汤、葶苈大枣泻肺汤合用，药用葶苈子、苏子、莱菔子、白芥子、龙葵等泻肺利水、肃肺平喘。

（2）肝转移：乳腺癌肝转移的治疗强调扶正为主，多采用益气健脾、补益肝肾之法，并适当配伍鳖甲、龟甲、生地、白芍、枸杞等具有养肝柔肝之品。同时，肝主血海，具"藏血"功能，血藏于肝，肝内血行必缓，血行缓则有利于癌毒"留著于脉，稽留而不去，息而成积"。因此，扶正同时侧重于"从瘀、从毒"论治，如适当选用三棱、莪术、龙葵、半枝莲、虎杖、茵陈、垂盆草等药物。如患者以疼痛表现为主者，酌加疏肝理气活血之品，如柴胡、郁金、八月札、川楝子、陈皮、青皮、郁金、川芎、桃仁、红花等；如以身目黄疸为主要表现者，则治以益气健脾、清热利湿之法，以四君子汤合茵陈蒿汤加减，或配以白花蛇舌草、龙葵、八月札、薏苡仁、大黄、徐长卿等清热除结。

（3）脑转移：乳腺癌脑转移瘤属于中医"头痛""眩晕""厥逆""真头痛""呕吐"等范畴。中医学认为"脑为髓海"，脑转移瘤的发生除与"内虚"有关，也与风、痰、瘀、毒有很大关系，治疗多在健脾补肾之扶正基础上，配以祛痰息风、利水散结、活血化瘀、通经活络、清热解毒之品。扶正多用黄芪、白术、茯苓、枸杞、淫羊藿、肉苁蓉等以补益肝肾、调摄气血，祛邪多用天麻、白芷、天南星、半夏、郁金、石菖蒲、蜈蚣、全蝎、川芎、夏枯草等以祛风化痰、活血通络。

如脑转移出现头痛、呕吐、视力障碍，甚至昏迷者，常用天麻钩藤饮或羚角钩藤汤加减以育阴潜阳、祛风化痰解痉，药用天麻、羚羊角、钩藤、僵蚕、石决明、川芎、生地黄、石菖蒲、珍珠母、姜竹茹、白花蛇舌草等；抽搐明显者，选用全蝎、蜈蚣、僵蚕、地龙等虫类药物散结止痉，现代药理研究表明此类药物能抑制肿瘤细胞的生长，提高免疫功能，增强淋巴细胞的转化率及巨噬细胞的吞噬能力；气虚痰壅者，选用半夏、陈皮、瓜蒌皮、桑白皮等以解郁化痰；热毒内盛者，加黄芩、夏枯草、葛根、寒水石、白花蛇舌草、半枝莲等以清热解毒。

（4）骨转移：乳腺癌骨转移属于中医学"骨瘤""骨蚀""骨疽"等范畴。癌毒久蓄耗气伤阴、邪气内结于骨，"不荣则痛""不通则痛"，故治疗多从虚、从寒、从痰、从瘀论治。从虚论治，则调摄脾胃，补益肝肾是基础治疗方法，常用药物如山药、党参、白术、茯苓、丹皮、泽泻、山萸肉、生地黄等；从寒论治，尤其对骨痛明显、彻夜难眠者，适当加用补骨脂、蛇床子、骨碎补、杜仲、续断等补肾之品，以壮骨通阳；从痰瘀论治，临床多用药物如制乳香、没药、蒲黄、五灵脂、徐长卿等；如出现持续性疼痛，或加郁金、延胡索、五灵脂、制乳香、制没药以理气活血，或适当应用一些虫类之品如全蝎、蜈蚣、水蛭、僵蚕、全蝎、土鳖虫等通络定痛。

（5）局部复发及淋巴结转移：乳腺癌术后局部复发或淋巴结转移大致归属于"阴疽""石疽""恶核""失荣""痰核"等范畴。病成当责之于正气亏虚，局部则因痰、瘀、毒胶结而成，故治疗同样强调扶正为主。同时，"无故自复者，以伏邪未尽"，故在治疗中还需兼顾余毒的祛除，多从痰、瘀、毒论治。加入莪术、皂角刺、海藻、贝母、夏枯草、白花蛇舌草、肿节风、龙葵、半枝莲、蜂房、山慈菇、泽兰、壁虎、穿心莲、夏枯草、猫爪草、黄药子等以活血化痰解毒。

4. 外治疗法

在乳腺癌治疗中，由于有癌肿增大破溃的特点，外用药物治疗受到了一定限制。清代许克昌在《外科证治全书·卷三·乳部证治》中叙述了关于乳腺癌外治法与内治法的配合使用："须于初起时用犀黄丸，每服三钱，酒送下，十服即愈。或用阳和汤加土贝母五钱，煎服数剂，即可消散。如误服寒剂，误贴膏药，定致日渐肿大，内作一抽之痛，已觉迟治。再若皮色变紫，难以挽回，勉以阳和汤日服，或犀黄丸日服，或二药早晚兼服，服至自溃而痛，则外用大蟾六只，每日早晚取蟾破腹连杂，将蟾身刺数十孔，贴于患口，连贴三日；内服千金托毒散三日后，接服犀黄丸、十全大补汤，可救十中三四。如溃后不痛而痒极者，无一毫挽回，大忌开刀，开刀则翻花，万无一活，男女皆然。"说明在当时对晚期乳腺癌患者，外治法的选择应是谨慎的。尤其是随着现代肿瘤治疗学的发展，系统的全身治疗包括手术治疗取得了长足进步，中医外治法目前仅作为一种辅助治疗方法，但在部分领域仍是现代肿瘤治疗的有益补充。

（1）晚期乳腺癌伴疼痛：癌痛是乳腺癌晚期患者最痛苦的症状之一，有效控制癌痛是临床治疗中的难题之一。中药外用对肿瘤有较好的止痛作用，效果持久，副作用小。因不内服，所选药物多为药性较剧者，如马钱子、蟾酥、生南星、雄黄、冰片等。将上述药物研成细粉，以蛋清、甘油、蜂蜜等调成糊状，外敷于疼痛部位。对脏器深部疼痛和胸膜转移引起的疼痛，可配合经络、穴位敷贴，如外敷肺俞、乳根穴或外敷期门、肝俞等穴位治疗癌性疼痛等。

（2）晚期乳腺癌伴恶性胸腔积液、腹腔积液：乳腺癌晚期患者伴有肺、胸膜转移或肝转移者，常伴见恶性胸腔、腹腔积液，中医外治多可取得一定治疗效果。常用药物有大戟、芫花、甘遂、商陆、牵牛子、大腹皮、桑白皮等，多研粉调膏外敷。如抗癌消水膏（中日友好医院），由黄芪、桂枝、莪术、牵牛子、泽泻、冰片等药物制膏，将上述无纺膏药布贴于恶性积液在体表的投射区域，适用于恶性胸腔积液。

（3）局部晚期乳腺癌肿块型：久病必瘀，但对于晚期乳腺癌患者，在使用活血化瘀及攻破作用之药物如三棱、莪术、水蛭等常忌于其克伐正气，故应用受到一定限制。但如果将此类药物用于外治，则无上述之弊。另外，中医认为，无寒不凝，对于局部晚期乳腺癌肿块型患者，可适当加入附子、肉桂、细辛等辛温类药，取其辛能散、温能化之功。用药应以内消为目的，忌用腐蚀性药物，避免导致局部溃烂。临床可予阳和解凝膏掺桂麝散或黑退消或阴毒内消散外贴以促癌肿箍围消散。

（4）局部晚期乳腺癌疮面溃烂出血：局部晚期乳腺癌疮面溃烂者，可予生肌玉红膏（《外科正宗·卷之一·肿疡主治方》），药用当归、白芷、白蜡、轻粉、甘草、紫草、血竭、麻油等制膏摊于纱布上敷贴，以活血解毒、祛腐生肌止痛。或溃后创面出血不止者，可予桃花散（《医宗金鉴·外科卷下·金疮》）止血：白石灰，生大黄片。白石灰用水泼成末，与大黄片同炒，以石灰变红色为度，去大黄，将石灰筛细，撒于患处，紧塞伤口，加压包扎。

【诊治思路】

对于晚期乳腺癌患者，以"扶正祛邪""带瘤生存"观念指导下的中医药治疗策略是临床辨治的主要思路，综合采用健脾、补肾、理气、活血、化痰、解毒、软坚散结等治法，有可能改善患者生存质量，使部分患者带病延年。

【名医经验】

当代中医乳房病学大家如陆德铭、林毅、唐汉钧、顾乃强教授等经过多年的临床实践，对晚期乳腺癌患者的诊治积累了丰富的经验，现分述如下。

1. 陆德铭经验

陆德铭教授认为，乳腺癌复发转移治疗应着重于治本，当以扶正固本为防止复发转移的主要方法。扶正时尤重脾肾，使先后天平衡，正气得固，则邪气易被杀灭或驱逐出外，延缓了癌肿进展；同时，陆老强调对于乳腺癌复发转移患者，不应忽视邪实的一面。临床乳腺癌经手术，放、化疗后，邪气虽消减，但仍有极少癌毒蛰伏体内，成为余毒、伏邪。主张驱邪务尽，务必廓清余邪，使邪去正安，否则余邪未尽，死灰复燃，则邪势鸱张，常不可控制。因此，在扶正固本的基础上加以解毒攻毒，则为治疗晚期乳腺癌的关键。临床习用柴胡、八月札、延胡索、川楝子等疏肝理气；三棱、莪术、石见穿、丹参、水蛭、蜈蚣、全蝎等活血软坚；生半夏、山慈菇、全瓜蒌、夏枯草、大贝母、僵蚕、皂角刺等化痰消肿；蛇莓、蛇六谷、龙葵、蚤休、苦参、半枝莲、蜀羊泉、苦参、石上柏、藤梨根、鱼腥草、蒲公英等清热解毒；天南星、露蜂房、蛇六谷等以毒攻毒。如此，扶正祛邪并顾，扶正以祛邪，祛邪不伤正，两者相辅相成，标本同治。

局部皮肤、胸壁、淋巴结转移者，多因痰、瘀、毒胶结而成，常重用活血解毒之品，并加皂角刺、海藻、大贝母、夏枯草等化痰软坚消肿；肺及胸膜转移，出现咳嗽、气短、胸闷，伴胸腔积液者，常用三子养亲汤、葶苈大枣泻肺汤，药如葶苈子、白芥子、苏子、莱菔子、龙葵等泻肺利水、肃肺平喘；出现咳嗽、咯血，用百合固金汤，药用百合、鱼腥草、仙鹤草、地榆、侧柏叶等养阴润肺、凉血解毒；肝转移出现纳呆、呕吐、黄疸者，用茵陈蒿汤，药用茵陈、虎杖、大黄、柴胡、垂盆草等清肝利湿；脑转移出现头痛呕吐、视力障碍、抽搐者，用羚羊钩藤饮，药用羚羊角、钩藤、川芎等育阴潜阳。当骨转移出现持续性剧痛且渐加重、行走不便、翻身困难、局部压痛甚，或伴病理性骨折时，多因癌肿日久，邪毒客居已深，正气大衰，气血虚弱，无以荣养经脉，不荣则痛，或邪毒内蕴，癌毒蕴结，气血凝滞，不通则痛；临证常重用淫羊藿、巴戟肉、补骨脂、山茱萸、骨碎补、杜仲、续断、狗脊等补肾壮骨止痛并可引经报使以助药直达病所，蒲黄、五灵脂、水蛭、土鳖虫、蜈蚣、全蝎、壁虎、延胡索、香附、郁金等理气活血止痛，半枝莲、蜀羊泉、蚤休等清热解毒止痛，磁石、珍珠母等重镇安神止痛，白芍、甘草缓急止痛。此外，常选用现代药理研究证实有止痛作用的乳香、没药、细辛、徐长卿、桂枝、延胡索、蜈蚣、全蝎、马钱子等。

同时，陆德铭强调药物用量轻重至关疗效。乳癌复发转移，正气大虚，邪实亦盛，处方用药量轻，虽补则无力扶正，欲攻则难达病所。故遣药擅用重剂，常谓大剂方能起疴，量小不易应手。常用生黄芪、三棱、莪术、石见穿、半枝莲、藤梨根、蛇莓等各30～60g，有些药虽言其有毒，亦常超量使用，如蜂房12g，制南星15～30g，蛇六谷60g。白术、茯苓、半夏、陈皮等则以常量9～12g予之，以去为度。陆师临证喜用生黄芪30～60g，蛇六谷60g。认为生黄芪补气托毒，不仅可增强机体免疫功能，且可抗癌抑癌；重用蛇六谷消肿散结，增强抗癌疗效。

此外，陆教授还十分注重舌诊在转移性乳腺癌治疗中的指导作用。其舌质色红无苔或少苔，或中剥有裂痕者，为加大养阴药用量的指标，甚者可加用龟甲、鳖甲等血肉有情之品；舌质淡胖，边有齿痕者，多气虚、阳虚，宜益气温阳，加用补骨脂、巴戟肉、黄精等；舌苔厚腻者，多为放、化疗后引起的胃肠功能紊乱，宜健脾和胃，可选用二陈汤。陆教授尤其重视舌边瘀紫对肿瘤预后的诊断意义，如舌边瘀紫减退，说明病情好转；若进一步发展加重，则病情进展，预后不良。

陆德铭教授用药既考虑中药药理，又结合现代药理研究，衷中参西。陆教授常用海藻、昆布等，既取其软坚散结之功，又据药理学研究含碘药物可以调节机体内分泌功能，改善黄体功能，促使增生病态组织崩溃和溶解；现代药理研究表明，黄芪具有抗癌活性，其煎剂可诱导体内癌因子干扰素的产生，是良好的干扰素诱生剂；还可提高血浆中环磷酸腺苷水平，使环磷酸腺苷/环磷酸鸟苷保持稳定，从而防止变异细胞的无节制增殖，起到预防肿瘤继续扩散、转移的作用。用白术、茯苓等既取其扶正固本之意；又有提高免疫功能，抑瘤、抗转移作用，改善骨髓造血功能。用苦参、半枝莲等既取其清热解毒之意，又取其现代药理研究的抗肿瘤之功。用淫羊藿、补骨脂等既有直接抗肿瘤作用；又可促进骨髓造血功能，调节内分泌功能紊乱；从莪术里提取的莪术油对癌细胞有直接抑制、破坏作用；且能增强人体抵抗力，从而促进肿瘤消退。桃仁、丹参、石见穿等活血化瘀之品能改善机体微循环，可抑制胶原纤维合成，促进纤维吸收，改善肿瘤患者"高凝"状态，降低血小板凝集性；白花蛇舌草、半枝莲等清热解毒之品有直接抗癌作用，并可促进机体免疫功能及具有消炎作用；而淫羊藿、补骨脂、菟丝子等有直接抗癌作用，并可促进骨髓造血功能，升高外周血象，调节内分泌，增强下丘脑—垂体—肾上腺皮质功能，有一定的防癌作用。陆教授将这些有实验基础的扶正培本之品与抗癌药物列为一类，齐奏扶正抗癌之力。

2. 林毅经验

林毅教授认为，晚期乳腺癌的诊疗是个系统工程，临证应注重跟踪和借助西医学的发展，提高中医学对乳腺癌的认识水平以指导临床实践。要使西医学为我所用，中西医结合取长补短是两种理论的互补，在乳腺癌，尤其对晚期乳腺癌的治疗具有积极意义。林教授临证每必详问患者病史、组织学分类、临床分期、病理分级、免疫组化指标及既往治疗方案，同时结合转移部位及患者临床症状，详细制定治疗方案。用药时，既考虑中医的理法方药，又善于吸收西医的药理学研究成果，力争一药多用。如林毅教授常用薏苡仁、莪术、白花蛇舌草三味现代药理学证明有抗肿瘤作用的药物作为乳腺癌术后的常用药物。

林毅教授临床治疗强调"养正积自除"，主张"扶正为主，祛邪为辅"。强调扶正以祛邪、祛邪不伤正理念，从整体出发，调整机体阴阳、气血、脏腑功能的平衡，达到"养正积自除"之目的。林老强调扶正尤重脾胃，"百病皆由脾胃衰而生""治脾胃，即可安五脏。善治病者，惟在调和脾胃"。特别是晚期乳腺癌阶段"五脏皆虚"，治疗常需强调"独取中焦"。脾胃为后天之本，为气血生化之源，气机升降之枢纽，脾胃受损，则体内湿、浊、痰、瘀滋生，外加放化疗之药毒胶结，则人体更加虚弱。因此，对于晚期乳腺癌患者，尤需顾护脾胃。临证补益脾胃喜用甘味，经曰"夫五味入口，各归所喜，故甘先入脾"，常用参苓白术散、四君子汤、补中益气汤为主，选用黄芪、太子参（或党参）、山药、茯苓、白术、红枣、莲子、陈皮等补益后天，使气血生化有源。同时补脾勿忘补肾，脾肾本脏不足直接影响相关脏腑，气血虚衰亦必终及脾肾，故治疗晚期乳腺癌患者，培补脾肾为重要治则。滋阴补肾常用六味地黄汤合二至丸为主，选用女贞子、旱莲草、山药、茯苓、枸杞子、泽泻、桑椹、生地黄、熟地黄等补而不腻；温阳补肾每以二仙汤为主，选用淫羊藿、仙茅、当归头、知母、黄柏、熟地黄、肉苁蓉、何首乌、女贞子等温肾助阳，固摄先天。正气得固，正胜邪退，能预防与抑制癌瘤的复发转移。

林毅教授认同癌毒之邪具有易四行旁窜、易耗散正气的特性，易乘虚鸱张而使余薪复燃。乳腺癌患者自始至终表现为正气为癌毒所消耗的过程，不断加重正虚，致抗邪与内稳能力下降，癌毒扩散，疾病进展，最终多处转移。因此，在扶正固本的基础上不可忽视祛邪，合理选用活血化瘀、化痰软坚、清热解毒法。常用三七、莪术、穿山甲、王不留行、桃仁、五灵脂、水蛭、土鳖虫活血化瘀；山慈菇、浙贝母、牡蛎、海蛤壳、皂角刺、昆布软坚散结；白花蛇舌草、薏苡仁、半枝莲、鱼腥草、重楼、蒲公英、冬凌草、山豆根、金荞麦等清热解毒。不主张一味攻伐，强调慎用以毒攻毒，尤其对晚期乳腺癌正气虚弱者，慎用虫类搜剔等药，谨守"养正积自消，祛邪助瘤除"之原则。

林毅教授对于晚期乳腺癌不宜手术或术后复发转移者，长于根据患者转移部位及临床症状辨证用药。"最虚之处便是客邪之地"，骨转移者多因肝郁肾虚、气滞血瘀、瘀毒结于筋骨，常用六味地黄汤合三骨汤补益肝肾、填精壮骨、活血止痛、抗癌解毒。药用山药、茯苓、牡丹皮、泽泻、山茱萸、生地黄、补骨脂、透骨草、骨碎补、续断、杜仲、白花蛇舌草。若骨痛难眠者，加郁金、延胡索、五灵脂、僵蚕。肺及胸膜转移者，系脾气虚弱、土不生金、阴虚肺燥所致，治以益气健脾、滋润肺阴、抗癌解毒，常用山药、白术、茯苓、太子参、百合、沙参、麦冬、鱼腥草、金荞麦、白花蛇舌草、浙贝母、仙鹤草。若伴胸腔积液者，乃肺肾两虚、痰饮聚胸，治以健脾补肾、消痰化饮、泻肺利水，选用贞芪合剂伍葶苈大枣泻肺汤。药用黄芪、党参、女贞子、山药、茯苓、白术、红枣、葶苈子、金荞麦、莱菔子、白芥子、紫苏子、川贝母等。林教授强调，应充分认识肺转移的发生与脾之运化、肝之疏泄、肾之温煦的失司有关，治疗时应酌情考虑。肝转移者，病位在脾，"虚、瘀、毒"是基本病机，气机不利、脾肾亏虚、瘀毒内结互为因果，出现面目俱黄、胁痛腹胀、纳少、大便秘结或溏泄，伴腹水及恶病质等。治疗肝转移强调扶正为主，采用益气健脾、补益肝肾法。以疼痛为主者，多属肝肾亏虚、瘀毒内结，治以滋水涵木、补益肝肾、化瘀止痛为法，方用六味地黄汤加味，药用女贞子、桑椹、菟丝子、白芍、生地黄、山茱萸、枸杞子、五灵脂、莪术；身目黄疸为主者，多属肝郁脾虚、湿热蕴结，治以培土荣木、益气健脾、清利湿热、抗癌解毒，药用党参、黄芪、茯苓、白术、山药、陈皮、砂仁、郁金、茵陈、白花蛇舌草、栀子、大黄、徐长卿等。脑转移出现头痛呕吐，视物模糊，神昏抽搐，甚至昏迷者，多系肝阴亏虚、肾虚髓空、毒入巅顶、清阳受扰，常用羚角钩藤饮加减，药用羚羊角、钩藤、僵蚕、石决明、川芎、生地黄、天麻、石菖蒲、珍珠母、姜竹茹、白花蛇舌草等。气虚痰壅者，选用西洋参、郁金、莱菔子益气解郁化痰。

此外，林毅教授对于晚期乳腺癌的治疗，强调"心药并举"，"医学绝不仅仅是装在瓶子里的药"！对于晚期乳腺癌，临床医生应坚持"大医精诚"的行医理念，治病先治心，给予患者认识疾病、接受疾病、战胜疾病的信心，患者精神上的鼓励可能比药物治疗显得更为弥足珍贵。

3. 唐汉钧经验

唐汉钧教授认为，癌毒内生是乳腺癌发生的核心变化，乳腺癌术后复发转移乃余毒未能廓清，同时最虚之处便是客邪之地，因而可见不同部位发生转移。根据乳腺癌痰毒瘀结病机特点，临床多用活血化瘀、化痰软坚、清热解毒中药。有余毒残留体内，余毒内积日久伤及脏腑功能，导致津液不得正常输布代谢，滞留体内，凝聚而为痰，形成痰毒交结；余毒内积，阻滞气机，气不行血，血脉凝滞为瘀。痰瘀同源，相互影响，易凝聚成毒，痰滞体内，血行受阻而成瘀血；瘀血乃有形之物，易滞气机，阻滞络道，致络中之津不能渗出脉外，络外之津亦不能入于脉中，而津液聚积化生痰浊，痰瘀互结，郁久腐化，久则凝聚成毒。痰、毒、瘀三邪相互影响，形成痰瘀毒相互交结，促进了乳腺癌病情的发展。因此，治疗当活血化瘀、化痰软坚、清热解毒以截断扭转，杜绝旁窜。

唐教授认为，"乳岩"整体属虚，局部属实，为虚实夹杂之证。故治疗的根本原则，应是扶正与祛邪相结合。扶正选用补益气血、滋养肝肾的补益药，从而扶助正气，调整阴阳，增强体质，提高机体抗癌能力。祛邪选用清热解毒、活血化瘀、化痰软坚、虫类药等峻猛药物，从而抑制或杀灭残留癌细胞，防止死灰复燃。唐教授强调，临床上需因人因时因地制宜，既不能盲目地重用有毒的峻猛攻逐药物，企图在短时间内消除肿瘤，这样必耗气伤阴败胃；也不能一味地用补益药，促使肿瘤生长。选用苦寒的半枝莲、白花蛇舌草等清热解毒类药物时，常佐以党参、炒白术、茯苓、黄芪等益气健脾药；在应用活血化瘀药时，如莪术、桃仁等时间不宜久，需佐以扶正的太子参、黄芪等。这样攻中寓补，"攻而不伐"。如果一味妄攻，无视病机所在，往往导致治疗的失败。根据患者体质强弱，病程长短，肿瘤状况及放化疗的具体情况，全面考虑，确定扶正与祛邪的主次。祛邪以化痰祛瘀解毒为大法：乳腺癌患者除正虚的表现外，还常常有邪实之症，如痰多、胸闷、头沉重、乏力、呕恶等，主要是脾失健运，水湿内停，久之凝结成痰浊。唐汉钧教授常治以健脾祛湿、化痰解毒，常用药有党参、白术、苍术、茯苓、薏苡仁、山药、杏仁、桔梗、橘红、露蜂房、山慈菇、白花蛇舌草等。乳腺癌患者常有气滞血瘀之症，如面色晦暗、皮肤干燥、舌有瘀点；加上放化疗后，津伤更易滋生血分郁热，造成血行不畅，久之形成血瘀，治以活血化痰、软坚散结为主，常用药有当归、赤芍、丹参、莪术、鳖甲、红花、丹皮、牡蛎、海藻、夏枯草、山慈菇等。乳腺癌的各个阶段均存在有形或无形毒邪，治疗中可加用一些抗癌解毒药，如白花蛇舌草、龙葵、半枝莲、山慈菇、绿萼梅、薏苡仁、莪术、露蜂房、蜈蚣、壁虎、全蝎等化痰降浊、祛瘀解毒。

晚期乳腺癌患者出现远处转移时，当用"既变防渐"之"截断扭转"之法。根据病邪之特点，先于病邪传变趋势而祛邪，先安未受邪之地，达到廓清余毒，防止多处转移致病情加重。根据脏腑的中医生理病理特点，当先扶正，实未受邪的脏腑正气，同时注意用药的脏腑归经。肺为乳腺癌最常见转移脏器，占所有转移的半数以上。从中医的脏腑经络理论看，与乳房密切相关的足厥阴肝经、足阳明胃经均有经络与肺脏相联系；从五行生克理论来说，乳房属肝属胃，肝为木，胃为土，肺为金。乳腺癌为病，母病及子，土病传金，肺脏受累。肝强肺弱，反侮于金，即为肝木刑金，则可见肿瘤转移于肺脏。《素问·灵兰秘典论》又曰："肺者，相傅之官，治节出焉。"肺在呼吸过程中，全身血液流经于肺，肺和经脉中血液运行又有密切的关系；"肺为娇脏"，位于胸中，谓之华盖，虚如蜂巢，肺组织疏松，结构抵抗力弱，容易被从乳房转移来的肿瘤细胞侵占。同时，"肺主行水""肺为水之上源""肺为贮痰之器"，若肺失宣肃，则易成为痰湿停留之所。中医认为，肿瘤多为痰毒之邪，同气相求，因此"贮痰之器"的肺易成为乳腺癌的转移之所。根据肺的"肺为娇脏"、位于胸中、虚如蜂巢的特点，应用益气养阴的中药先安未受邪之地。

乳腺癌肝转移仅次于肺转移，也可以多灶性发生，早期不易察觉。从经脉上言，《灵枢·经脉》曰"肝足厥阴之脉，抵小腹夹胃，属肝，络胆，布胸胁"，肝经与乳房密切相关。肝脏的主要功能是藏血，主疏泄。王冰注释《内经》："肝藏血，心行之，人动则血运于诸经，人静则血归于肝，肝主血海故也。"肝藏血，又主疏泄，能调畅全身气机，使其通而不滞，散而不郁。无论中医还是西医，都认为乳腺癌的发生与转移与情志有密切的关系，若患者情志不畅，气机不通，气滞血瘀，则肝内血行缓慢，易于转移肿瘤的生长。同样，根据肝脏主藏血、主疏泄的特点，应用养血疏肝的中药先安未受邪之地。

骨髓和骨也是乳腺癌易发生转移的部位，其发生率可高达80%以上，死于乳腺癌的患者尸检中，有75%骨转移。乳腺癌转移至骨可通过体循环以及直接经肋间静脉进入椎前静脉丛两条途径，因而椎骨、骨盆和肋骨等是最常见转移部位。骨转移瘤属中医"骨痹""骨蚀"等范畴，临床主要症状是疼痛及功能障碍，甚至病理性骨折。乳腺癌手术后，若癌瘤未能尽除，又加放化疗继续戕伐正气，损及肝肾，则肝不能主筋而藏血，肾不能主骨而生髓，肾虚髓空，肾精亏损，骨枯髓虚，脉络不畅，瘀阻筋骨，复因癌溜旁窜，痰毒蕴结，腐骨蚀络，聚结成瘤，瘀阻气血运行不畅，不通则痛。脑居颅内，由髓汇聚而成，为元神之腑，元神本自先天，精髓所化。《灵枢·海论》说："脑为髓之海，其输上在于其盖，下在风府。"脑还与全身骨髓有密切的关系，与乳房相关的经脉从巅入络脑，脑为诸阳所会，气血通过经络运行会聚于脑，因此乳腺癌也常常发生颅内转移。脑髓至柔，其血脉丰富，质性柔松，从脑髓之结构来看，脑也易成为肿瘤转移的巢穴。根据肾为先天之本、藏精、主骨生髓的特点，应用温肾壮骨中药以扶正先安未受邪之地。

唐汉钧教授还认为，自然界有春、夏、秋、冬四时之变化，即所谓"四时阴阳"，应使人体中的阴阳与四时的阴阳变化相适应，保持人与自然的协调统一，这样才能延年益寿。《素问·四气调神大论》云："夫四时阴阳者，万物之根本也，所以圣人春夏养阳，秋冬养阴，以从其根，故与万物沉浮于生长之门。逆其根，则伐其本，坏其真矣。"说明了调养四时阴阳的重要。一年之内，春季阳长阴消，夏季则阳盛于阴，秋季阴长阳消，冬季则阴盛于阳。唐教授在临床上常随四时变化调整用药，如春季常加金银花、菊花、板蓝根、苦丁茶等清热解毒；夏季加藿香、佩兰、厚朴、荷叶等芳香化湿醒脾；秋季加玄参、沙参、天门冬、百合、枸杞子等养阴润肺；冬季加菟丝子、何首乌、蚕茧壳、阿胶等补益肝肾。

唐教授擅用对药，配伍严谨：①菊花和生地：菊花味苦甘，性凉，有清热解毒、疏风平肝之效；生地味甘，性寒，清热凉血、滋阴补肾。两者合用，治疗乳腺癌兼有热象者。②白花蛇舌草和半枝莲：白花蛇舌草味苦甘，性寒，清热解毒，利湿；半枝莲味辛、苦，性寒，清热解毒、散瘀止血、利尿消肿。二药合用，抗癌疗效显著。③蒲公英和夏枯草：蒲公英清热解毒，又善消肿散结；夏枯草平肝，解郁积，且长于清热散结。两药配伍，清热平肝、解郁散结，常用于肝郁火旺之证。④山慈菇和浙贝母：山慈菇味甘、微辛，性寒，有小毒，有化痰散结、解毒消肿功效；浙贝母味辛、苦，性微寒，清热化痰、散结解毒。二药伍用，可散郁清热，消痰散结，用于各个阶段的乳腺癌。⑤桑寄生和桑枝：桑寄生补肝肾，强筋骨，以补为要；桑枝横行四肢，行津液，利关节，通络止痛，以通为主。二药参合，一补一通，相互为用。⑥熟地和砂仁：熟地甘温黏腻，补益肝肾，滋阴养血，生精补髓；砂仁辛散温通，芳香理气，行气和中，开胃消食。二药伍用，以砂仁辛散之性去熟地黏腻碍胃之弊，补血、滋肾、开胃之力甚妙。

4. 顾乃强经验

顾乃强教授治疗晚期乳腺癌首重八纲辨证，认为外科之证首辨阴阳，乳房肿块寒热虚实之辨更为重要。炎性乳腺癌之肿结非寒而凝，乃肝火瘀毒互结。因此，切不可沿用治疗流痰阴寒之温经散寒法及阳和汤之类的方药治疗，应清热解毒为主，配以活血化瘀、软坚化痰。常用药有白花蛇舌草、鹿含草、凤尾草、露蜂房、草河车、蛇六谷、蒲公英、半枝莲、山慈菇、夏枯草、土贝母、土茯苓、桃仁、赤芍、三棱、莪术等。

同时对于晚期乳癌，立法用药上始终强调顾护正气，把扶正固本放在首位，慎用攻邪药物，切勿犯虚虚之戒。因正虚体衰，癌瘤扩散，常用益气健脾药物如生晒参、黄芪、茯苓、白术、怀山药、大枣、炙甘草，养阴生津药物如生地、玄参、麦冬、南北沙参、石斛、花粉、百合、鳖甲、茅芦根，益精养血药物如当归、熟地、首乌、枸杞子、鸡血藤、龙眼肉、阿胶等。治疗期间注意谨守扶正之主方，随症加减，持之以恒，缓图功效。

在祛邪方面则提出乳癌由无形之气郁与有形之痰浊相互交凝，经络痞涩，日积月累，结滞乳中而成。即使对于转移性乳腺癌，也同样强调心理调摄，注重疏肝理气、解郁化痰，常用药有柴胡、青皮、香附、八月札、枳壳、乌药、茯苓、远志等。

总之，各位名家总结多年临证经验，对于晚期乳腺癌的治疗，均强调扶正与祛邪相结合，但尤重扶正，主张时时顾护正气。治疗时，主张衷中参西，开拓创新，辨证与辨病相结合。晚期乳腺癌变证多端，临床当辨证论治、灵活通变，因时用药，并重视晚期患者的情志疏导。中西医结合综合治疗，可以取长补短，发挥中医整体调理的优势与西医局部抗癌的特长，在尽可能维持机体阴阳平衡的前提下进行抗肿瘤治疗。在乳腺癌的具体治疗过程中，应注意辨病与辨证、攻邪与扶正、局部与整体、治本与治标之间的相互关系，调整阴阳平衡，从而达到治疗肿瘤的效果。

【临床研究】

晚期乳癌的基础研究及临床研究快速发展，产生的研究成果不断推进临床指南的更新，对临床实践具有指导意义。中医药在晚期乳腺癌的诊疗方面也进行了有益的探索，研究主要集中在辨证论治的突破、术后并发症及放化疗毒副反应的缓解、联合西医治疗的效果提升等方面。

1. 中西医结合有利于规范中医辨证论治

随着科学技术的不断进步，中医理论也在不断发展，很多研究者尝试在乳腺癌患者中寻找中医辨证论治与现代医学检验的关联性，突破意象思维的局限，让辨证论治与现代医学相结合，做到精确具体，从而规范晚期乳腺癌的中医药治疗。

郭倩倩等在其研究中为了明晰辨证与分期分型之间的关系，通过大样本验证及分析，初步证明了乳腺癌患者中医分期辨证理论具有合理性。除了时效上的精确，也有研究尝试在局部的辨证中结合现代技术发展带来的优势。如蔡丽珊等将超声造影特征与中医辨证相结合，发现在最大直径≤2.0cm的患者中，以冲任失调型及肝郁气滞型多见；最大直径>2.0cm的患者中，以肝郁气滞型及正虚毒结型多见。王嵩等以磁共振扩散加权成像为检测手段，发现术后辨证为气虚血瘀型的患者转移率最高。而房丹凤等人通过对比不同中医辨证分型患者的MRI影像学特点而得出结论，乳腺癌患者的中医辨证分型与MRI征象和血流动力学关系密切，通过血流动力学可以为乳腺癌患者的辨证施治提供有效参考。如谢佳佳等人通过多普勒超声检测乳腺肿瘤的血流分级、峰值流速及血流阻力指数等，发现肝郁痰凝证血流分布以Ⅰ~Ⅱ级为主（88.3%），冲任失调证血流分布以Ⅱ~Ⅲ级为主（83.7%），痰瘀互结证血流分布以Ⅲ级为主（87.5%）。这为乳腺癌中医辨证分型提供了客观的参考依据。

乳腺癌的钼靶X线，主要体现为肿块与钙化。朱红等对76例乳腺癌患者辨证分型后与钼靶X线影像表现相联系，统计分析结果显示：肝郁气滞证中，边缘光滑肿块、分叶状肿块的出现率较冲任失调证高；冲任失调证中则表现为异常钙化灶、异常血管象；而漏斗征以正虚毒结证为主。

超声、核磁、钼靶等多项检查手段可作为乳腺癌中医辨证的对照参考，为验证辨证论治的正确性、应用中药的合理性提供了客观依据。这些研究为我们展示了辨证论治如何与现代科学相结合，揭示了乳腺癌在辨证论治和临床分期分型之间的关联性，为我们提供了临床指导的新思路。近几年有越来越多的研究者发现，各种病理及分子生物学指标与乳腺癌辨证分型之间存在联系。

病理学作为诊断乳腺癌的金标准，病理学特征是指导临床分期分型及用药的重要依据。如董美绣等通过比较三阴性乳腺癌患者的临床病理特征和中医辨证分型提出，中医辨证分型与月经状态、淋巴结状态存在相关性。绝经前，三阴性乳腺癌中医辨证分型以肝郁痰凝证为主；绝经后，以正虚毒炽证和冲任失调证为主。正虚毒炽证患者的淋巴转移率高于冲任失调证和肝郁痰凝证。

ER、PR、HER-2、Ki-67等受体是乳腺癌精准医疗的关键受体，毕晶晶等通过将122例乳腺癌患者临床辨证分型，检测各个分型的ER、PR及HER-2受体表达情况，其中冲任失调证患者ER阳性率为80.33%、脾虚痰湿证患者ER阳性率为26.23%、血瘀证患者HER-2阳性率81.15%、肝郁气滞证患者HER-2阳性率11.48%、气阴两虚证患者PR阳性率62.30%、脾虚痰湿证患者PR阳性率36.89%。不同证型各受体表达差异明显，且具有一定相关性。

在不同的辨证体系下，有学者认为ER、PR高表达多属肝郁痰凝型，预后相比于冲任失调及正虚毒炽两个证型更好。而对于HER-2受体的表达，则存在一定争议。有学者认为，正虚毒炽型乳腺癌患者HER-2的高表达，同时提示预后较差。但也有部分学者认为，HER-2的表达与中医辨证分型无明显相关性。

虽然Ki-67在分子分型诊断中的地位有所下降，但有学者发现中医辨证与Ki-67表达存在相关性，同时也得到了其他研究者的验证。其他如P53、细胞周期等因素与中医辨证分型的相关性研究也有相应的报道。

2. 中西医结合有利于缓解放化疗不良反应

化疗在晚期乳腺癌治疗中的地位非常重要，然而化疗带给患者的伤害也是不容小觑的。常见的不良反应包括血液毒性、消化道毒性、心脏毒性、神经毒性等，其中骨髓抑制和消化道反应最为多见。根据中医基础理论及药理，化疗药物属于大寒有毒之品，药效峻猛，用药时常易损伤正气，消耗脏腑。从配伍的角度，应适当扶助正气，顾护脏腑，起到抑制化疗毒性，提高生活质量的作用。有研究者强调，在晚期乳腺癌化疗治疗过程中应注重胃气的保护，以健脾和胃、降逆止呕为主，同时辅以化痰散瘀解毒来抑制消化道毒性。如吴涛等在香砂六君子汤、橘皮竹茹汤的基础上，加减化裁与化疗周期同用，起到减轻化疗副作用的良好效果；成云水等则更注重温中散寒，以理中汤加味，补脾和胃，温中散寒，降逆止呕，从而抑制消化道反应，临床观察总有效率为90%。

骨髓抑制通常指骨髓中血细胞前体活性降低，集中体现在白细胞和血小板数目减少，是放化疗的常见不良反应，目前临床上仍无有效预防和治疗手段。西药如利血生片虽能缓解症状，但疗效不稳定，持续时间短。补益气血类中药固本培元，补气调血，被报道可以降低或预防骨髓抑制。黎国强等通过分析50例乳腺癌术后化疗患者中补益气血类中药联合西药的治疗效果得出，观察组的白细胞及血小板水平略高于口服利血生片的对照组，说明化疗联合补益气血类中药的治疗方案能有效防止骨髓抑制。董妍伶等人利用多个数据库进行的Meta分析结果也证实了这一点。

肿瘤免疫是目前研究的热点，大量研究表明肿瘤患者的免疫状态与肿瘤的发生发展及预后有明确关系。化疗在有效杀伤肿瘤细胞的同时，易杀伤正常细胞，造成机体免疫能力低下。从中医的角度看，化疗的同时扶正培本，可以调补先后天功能，增强机体抗癌能力。张志东等人在 64 例患者中研究参芪扶正注射液联合 CAF 方案化疗对乳腺癌患者造血功能和免疫功能的影响，结果发现相比于对照组联合参芪扶正注射液，可以缓解患者造血功能的衰退和免疫功能的破坏。而吴涛等人对 70 例患者进行了 GP 化疗联合乳岩汤的疗效探讨，结果发现观察组的缓解率和 1 年生存率显著高于对照组，且联合乳岩汤治疗后患者的 $CD4^+$ 细胞百分率及 $CD4^+/CD8^+$ 比值较对照组显著升高，说明联合乳岩汤的 GP 化疗可有效增强机体免疫能力，降低不良反应。

3. 调理内分泌治疗后激素水平紊乱

晚期乳腺癌内分泌治疗，是雌激素受体阳性乳腺癌的主要治疗手段。内分泌治疗的特点是长期服药引起骨钙质丢失，内分泌紊乱，从而出现类似围绝经期综合征的表现，如潮热、盗汗、烦热、失眠、心慌、气短及骨质丢失引起的关节疼痛、绝经前患者出现月经不调的表现。

通过临床收集资料，内分泌患者出现的类绝经期综合征表现，主要与肝气郁结、肾气亏虚、冲任失调、痰凝气滞有关，治疗上以调和冲任、补肾调肝、行气化痰解郁为主。裴俊文等观察 60 例乳腺癌内分泌治疗后类更年期综合征的患者，随机分为对照组和治疗组各 30 例。对照组给予谷维素 + 维生素 B_6，治疗组给予丹栀逍遥散合二仙汤。治疗后，比较两组患者临床疗效及不良反应。对照组有效率为 66.67%，治疗组有效率为 90.00%，治疗组患者类更年期综合征、中医证候积分改善情况优于对照组；两组患者性激素水平比较，差异无统计学意义。提示丹栀逍遥散合二仙汤可显著改善乳腺癌内分泌治疗后类更年期综合征，同时对性激素水平无明显影响，疗效安全可靠。蔡琳琳等观察柴桂龙牡汤对乳腺癌内分泌治疗所致不良反应的改善效果。比较用药前 1 周、用药后中医症状改善情况。结果 48 例患者中医症状改善情况总有效率为 96.00%，对照组总有效率为 30.43%。其中烦热、盗汗、自汗、关节疼痛等症状改善较为明显。

在改善内分泌治疗的乳腺癌患者生活质量方面，周雍明等观察腺癌内分泌治疗患者 108 例。对照组仅给予内分泌治疗，观察组在对照组的基础上给予中药益气温阳方剂。观察组在改善患者总体健康状态评分、临床症状评分、乳腺癌特异评价方面均优对照组，观察组在改善患者生理情绪功能、社会功能评价方面均优对照组。

4. 对抗化疗及内分泌治疗耐药

在晚期乳腺癌患者治疗过程中，常因患者个体差异、治疗不规范、病程长、病情变化快等因素导致化疗或者内分泌耐药，以至出现晚期患者无药可用，但中医药在改善化疗及内分泌耐药方面有着重要的作用。陈绪等研究发现，三黄煎剂对他莫昔芬耐药细胞株有明显的抑制作用，IC50 值为 $4.28 \pm 0.06 mg/mL$，三黄煎剂能够使他莫昔芬耐药细胞株的凋亡率上升，同时能够下调他莫昔芬耐药细胞的 Bcl - 2 活性，上调 Bax/Bak；能够降低耐药细胞株的 ROS 水平，抑制 PI3K/AKT 信号通路，提高抑癌基因 PTEN 的表达。樊居芳研究发现，冬凌草甲素及灵芝的有效成分麦角甾醇可能是通过下调 MDR1 基因及其 P – gp 的表达，增加细胞内阿霉素的浓度来逆转 MCF – 7/ADM 细胞多药耐药的。Jia 等研究发现，紫杉醇与粉防己碱，可明显逆转 MCF – 7/ADR 的耐药性。时百玲等对中药对抗化疗耐药做过综述，目前中药逆转乳腺癌多药耐药研究较多的中药单体及提取物有姜黄、人参、苦参等，中药复方有复方紫龙金、逆转胶囊、疏肝益肾方等，复方研究少、体内研究少、机制探讨不够深入是目前中药逆转乳腺癌多药耐药面临的主要问题。

【预防调护】

1. 心理调护

晚期乳癌患者中，精神抑郁、情绪焦虑、沉于恐惧或痛苦中难以自拔者并不少见，亦是复发转移后治疗失败的重要因素，临床不可忽视。古代医家非常重视心理调护在乳岩治疗中的重要性。《医宗金鉴·外科心法要诀·乳岩》："若患者果能清心涤虑，静养调理庶可施治。"《格致余论·乳硬论》："如于始生之际，便能消释病根，使心清神安，然后施之治法，亦有可安之理。"因此，临床需加强对患者的心理调治，予以耐心解释、劝导，使患者对疾病有正确的认识，持有积极的生活态度和与病魔斗争的信心。

2. 饮食调护

晚期乳腺癌患者邪盛正虚，多为一派虚弱之象。而药有偏性，在抗肿瘤治疗过程中过度攻伐更使得正气亏虚。因此，需加强饮食调护，食补调养脾胃肝肾要贯穿整个治疗过程。根据"春夏养阳，秋冬养阴"原则，选择平和并适合患者体质的食物，达到温养先后天之脏的目的。辅助开胃消滞药物，如炒稻芽、炒麦芽、神曲、莱菔子、砂仁等以加强脾胃运化之力；阴虚者注意补阴，养阴药物要选用甘淡平和、多汁濡润、补而不燥、滋而不腻、凉而不寒、淡而不利之品，使养阴不恋湿，如怀山药、百合、麦冬、石斛、玉竹等；湿盛者以祛湿为主，祛湿药性宜平和，不温不燥，不滞不腻，不攻不泻，常用药物有白蔻仁、木香、鸡内金、薏苡仁、扁豆、生姜、槟榔、苏梗、苍术、白术、云苓、陈皮、藿香、佩兰、桔梗、大枣、枳实等，使祛湿不伤正。

此外，"谨防五劳七伤"，需劳逸结合，起居有节，进行适当的体能锻炼，保持良好的生活习惯，以增强自身免疫力，保持身体内环境的稳定。

（刘晓雁　陈前军）

参考文献

［1］徐兵河. 乳腺癌［M］. 北京：北京大学医学出版社，2005.

［2］司徒红林，陈前军. 林毅乳腺病学术思想与经验心悟［M］. 北京：人民卫生出版社，2013.

［3］林毅，唐汉钧. 现代中医乳房病学［M］. 北京：人民卫生出版社，2003.

［4］陆德铭工作室. 陆德铭学术经验撷英［M］. 上海：上海中医药大学出版社，2010.

［5］唐汉钧工作室. 唐汉钧学术经验撷英［M］. 上海：上海中医药大学出版社，2010.

［6］周岱翰. 肿瘤临证耕耘录［M］. 广州：广东科技出版社，2018.

[7] 陈红风. 全国高等中医院院校规划教材·中医外科学 [M]. 北京：中国中医药出版社，2016.

[8] 吴万垠，刘伟胜. 肿瘤科专病中医临床诊治 [M]. 3 版. 北京：人民卫生出版社，2013.

[9] 董守义，耿翠芝. 乳腺疾病诊治 [M]. 3 版. 北京：人民卫生出版社，2018.

[10] 邓铁涛，陈群. 实用中医诊断学 [M]. 北京：科学出版社，2018.

[11] 殷可敬. 乳腺病中医特色疗法 [M]. 北京：中国科学技术出版社，2017.

[12] 陈前军，司徒红林，关若丹，等. 545 例乳腺癌术后巩固期患者证型聚类分析的临床研究 [J]. 北京中医药，2008，27 (8)：591 - 593.

[13] 林毅，陈前军，刘鹏熙. 乳腺癌分期辨证规范化——一个中医乳房病学与时俱进的重要课题 [J]. 中西医结合学报，2006，4 (5)：447 - 450.

[14] 郭莉，林旋龄，陈前军，等. 1102 例乳腺癌巩固期证候分布规律临床研究 [J]. 世界中医药，2013 (7)：755 - 758.

[15] 陈前军，司徒红林，官卓娅. 林毅教授"分期辨证"治疗可手术乳腺癌经验 [J]. 辽宁中医药大学学报，2011，13 (4)：11 - 13.

[16] 陈前军，关若丹，司徒红林，等. 基于改良德尔菲法对乳腺癌"分期辨证"方案的调查分析 [J]. 甘肃中医，2009，22 (12)：59 - 61.

[17] Qianqian G，Qianjun C. Standardization of Syndrome Differentiation Defined by Traditional Chinese Medicine in Operative Breast Cancer：A Modified Delphi Study [J]. The Scientific World Journal，2015：820436. doi：10. 1155/2015/820436.

[18] 司徒红林，陈前军，朱华宇. 林毅教授辨治乳腺癌经验介绍 [J]. 新中医，2008，40 (7)：5 - 6.

[19] 阙华发，吴雪卿，陈前军. 陆德铭扶正法为主防治乳腺癌复发转移的经验 [J]. 辽宁中医杂志，1998，25 (7)：297 - 298.

[20] 贾喜花，高尚璞，郑勇，等. 唐汉钧治疗乳腺癌经验 [J]. 中医杂志，2003，44 (2)：96 - 97.

[21] 裴晓华. 乳腺癌中西医结合治疗的思路. 中国中西医结合杂志 [J]，2005，25 (10)：943 - 944.

[22] 吴雪卿，万华，赵晶，等. 乳腺癌术后患者中医辨证分型试探 [J]. 上海中医药杂志，2005，39 (8)：3 - 4.

[23] 贡丽娅，陈红风. 乳腺癌术后中医证型研究进展 [J]. 云南中医中药杂志，2014，35 (6)：87 - 89.

[24] 戴燕，郭倩倩，宋雪，等. 林毅中医外治法治疗可手术乳腺癌经验介绍 [J]. 新中医，2017，49 (4)：182 - 183.

[25] 许岩磊，叶小舟，唐甜，等. 三黄煎剂改善乳腺癌患者围手术期炎症反应的研究 [J]. 中国临床研究，2017，30 (2)：259 - 262.

[26] 陈凯霓，陈晓宇，付伙缘，等. 中药封包联合穴位按摩干预乳腺术后淋巴水肿的疗效观察 [J]. 广州中医药大学学报，2018，35 (5)：837 - 840.

[27] 邢向荣，殷东风，胡添娣. 柴胡龙骨牡蛎汤配合丝瓜络、路路通治疗乳腺癌术后上肢淋巴水肿的临床观察 [J]. 中国中医基础医学杂志，2018，24 (11)：1577 - 1579.

[28] 肖金禾，裴晓华，张小苗，等. 中药外治法治疗乳腺癌术后上肢淋巴水肿 Meta 分析[J]. 中医学报，2019，34 (4)：891 - 896.

[29] 刘晓芳, 张鑫, 孔晶. 温针灸对乳腺癌患者术后上肢水肿的疗效及焦虑抑郁的观察研究 [J]. 世界中医药, 2019, 14 (7): 1856-1860.

[30] 张丽娅, 朱潇雨, 刘丽坤. 乳腺癌术后淋巴水肿的中医研究进展 [J]. 世界最新医学信息文摘, 2019, 19 (13): 25-27.

[31] 司徒红林, 陈前军, 吕晓皑. 林毅治疗乳腺癌化疗骨髓抑制症经验 [J]. 辽宁中医杂志, 2008, 35 (2): 173-174.

[32] 朱华宇, 司徒红林, 吴元胜, 等. 林毅治疗乳腺癌化疗后骨髓抑制症 80 例用药规律分析 [J]. 辽宁中医杂志, 2013, 40 (3): 403-405.

[33] 周丽. 补益气血类中药结合西药治疗乳腺癌术后化疗的骨髓抑制现象 [J]. 光明中医, 2017, 32 (6): 867-868.

[34] 王海燕, 林毅, 罗杰. 参附注射液对于乳腺癌化疗患者的骨髓抑制及消化道症状的临床效果观察与分析 [J]. 辽宁中医杂志, 2017, 44 (2): 315-317.

[35] 董妍伶, 孙贻安, 耿文倩, 等. 中医药对乳腺癌化疗后骨髓抑制疗效的 Meta 分析 [J]. 辽宁中医杂志, 2018, 45 (11): 2255-2257.

[36] 桂奕文, 任建琳, 朱为康, 等. 中药联合化疗治疗三阴性乳腺癌疗效 Meta 分析 [J]. 辽宁中医杂志, 2018, 45 (6): 1139-1141.

[37] 郝建萍. 六君子汤联合托烷司琼预防乳腺癌化疗呕吐不良反应的疗效观察 [J]. 中国医药指南, 2018, 16 (35): 177.

[38] 覃霄燕, 李鸿章, 李培培, 等. 四缝穴点刺联合背俞穴挑治治疗三阴性乳腺癌化疗后消化不良临床观察 [J]. 上海针灸杂志, 2019, 38 (2): 146-150.

[39] 刘丹, 谢枫枫, 陈莹. 香砂六君子汤对乳腺癌化疗患者的减毒及增效作用观察 [J]. 湖南中医药大学学报, 2018, 38 (4): 455-458.

[40] 何佩珊, 潘国凤, 杨公博, 等. "温阳益气方"穴位贴敷治疗乳腺癌化疗期间疲乏的临床研究 [J]. 时珍国医国药, 2019, 30 (2): 391-393.

[41] 张玉, 张萃, 徐晓华, 等. 调和气血、补心益智针刺法治疗乳腺癌化疗相关认知障碍气血失调证患者 53 例临床观察 [J]. 中医杂志, 2019, 60 (6): 509-513.

[42] 潘静云, 程海波. 消癌解毒方联合 FEC 化疗对乳腺癌患者临床疗效的影响 [J]. 中国实验方剂学杂志, 2019, 25 (6): 95-100.

[43] 郑巧, 崔飞飞, 卢雯平. 疏肝益肾方加减联合放化疗对三阴性乳腺癌患者免疫调控及生活质量的影响 [J]. 中医杂志, 2015, 56 (20): 1742-1745.

[44] 袁惠芳, 王彦威, 程诚. 疮疡灵治疗乳腺癌放疗所致放射性皮炎临床研究 [J]. 中医学报, 2017, 32 (8): 1386-1387.

[45] 梁琰, 陈燕云, 杨春敏. 功劳木外洗液联合喷氧防治乳腺癌放射性皮炎的体会 [J]. 临床普外科电子杂志, 2016, 4 (3): 62-64.

[46] 陆启轮, 何伟岳, 周海华, 等. 中药合剂结合三乙醇胺防治乳腺癌术后放疗所致急性放射性皮炎临床观察 [J]. 中国中医急症, 2015, 24 (10): 1810-1812.

[47] 戴燕, 丘嫦, 郭倩倩, 等. 林毅教授从脾胃论治乳腺癌经验介绍 [J]. 新中医, 2016, 48 (4): 215-216.

[48] 殷玉莲, 张卫红, 周悦, 等. 补肾壮骨方防治芳香化酶抑制剂引起的骨代谢异常的临床研究 [J]. 中国骨质疏松杂志, 2018, 24 (9): 1195-1200.

[49] 周雍明, 崔峰, 李军. 中药方对乳腺癌内分泌治疗患者生命质量影响的临床研究 [J].

世界中医药, 2018, 13 (5): 1131 –1133, 1138.

[50] 东晋·葛洪. 肘后备急方 [M]. 天津: 天津科学技术出版社, 2005.

[51] 隋·巢元方. 诸病源候论校释 [M]. 南京中医学院校释. 北京: 人民卫生出版社, 1980.
PHam

[52] 南宋·陈自明著, 明·薛己校注. 校注妇人良方 [M]. 南昌: 江西人民出版社, 1983.

[53] 清·李学川. 针灸逢源 [M]. 北京: 中国书店, 1987.

[54] 明·陈实功. 外科正宗 [M]. 北京: 人民卫生出版社, 2007.

[55] 清·沈金鳌. 医宗金鉴. 外科心法要诀 [M]. 北京: 人民卫生出版社, 1956.

[56] 元·朱震亨. 格致余论 [M]. 沈阳: 辽宁科学技术出版社, 1997.

[57] 金元·窦汉卿. 疮疡经验全书 [M]. 北京: 人民军医出版社, 1998.

[58] 清·高秉钧. 疡科心得集 [M]. 北京: 中国中医药出版社, 2000.

[59] 宋·严用和. 重订严氏济生方 [M]. 北京: 人民卫生出版社, 1980.

[60] 李忠. 临床中医肿瘤学 [M]. 沈阳: 辽宁科学技术出版社, 2002.

[61] 王文萍. 实用肿瘤转移学 [M]. 沈阳: 辽宁科学技术出版社, 2003.

[62] 吴敦序. 中医基础理论 [M]. 上海: 上海科学技术出版社, 1995.

[63] 吴世凯, 江泽飞. 乳腺癌实用指南 [M]. 北京: 人民军医出版社, 2012.

[64] 朱文锋. 证素辨证学 [M]. 北京: 人民卫生出版社, 2008.

[65] 清·余听鸿. 外证医案汇编 [M]. 上海: 上海科学技术出版社, 2010.

[66] 明·孙一奎. 赤水玄珠 [M]. 北京: 中国中医药出版社, 1996.

[67] 赵平. 中国肿瘤临床年鉴 [M]. 北京: 中国协和医科大学出版社, 2016.

[68] 徐兵河, 江泽飞, 胡夕春. 中国晚期乳腺癌临床诊疗专家共识, 2016, 96 (22): 1719 – 1727.

[69] 刘胜. 乳腺癌骨转移的中医文献溯源 [C]. 第十二次全国中医、中西医结合乳房病学术会议论文集. 2011.

[70] 黎壮伟. 中医药治疗晚期乳腺癌临证体会 [J]. 湖南中医杂志, 2005, 21 (5): 47 –48.

[71] 姜国香, 邢德智, 刘彩萍23 例乳腺癌骨转移临床分析 [J]. 肿瘤防治杂, 2000, 7 (5): 508 –508 +517.

[72] 张志生. 乳腺癌骨转移化疗临床分析 [J]. 河北医药, 2011, 33 (16): 2464 –2465.

[73] 虞玲丽, 唐利立. 乳腺癌骨转移癌性疼痛的护理观察与干预 [J]. 中国临床康复, 2003, 7 (26): 3660 –3661.

[74] 陈娜, 刘秀英, 黄朝斌. 乳腺癌骨转移 64 例临床治疗分析 [J]. 福建医科大学学报, 2003, 37 (3): 325 –327.

[75] 欧阳华强, 黄雯霞, 刘鲁明. 乳腺癌肝转移的中医治疗思路探讨 [J]. 中华中医药杂志, 2007 (10): 701 –703.

[76] 徐振晔, 刘嘉湘, 韩明权, 等. 中医阴阳平衡法治疗癌症 [J]. 上海中医药杂志, 1992 (3): 10.

[77] 邱佳信, 贾鸽生, 杨金坤. 健脾法为主治疗晚期胃癌的探讨 [J]. 中医杂志, 1992 (8): 471.

[78] 齐元富. 中医药治晚期癌瘤法则初探 [J]. 陕西中医, 1991, 12 (2): 73.

[79] 张健, 张淑贤. 中医传舍理论与肿瘤转移 [J]. 中国中医基础医学杂志, 1999, 5 (6): 4 –6.

[80] 程旭锋，刘胜. 乳腺癌的病机转化及其从肝论治 [J]. 中国中医药信息杂志，2010，17 (4)：91.

[81] 冯春霞，梁蔚文. 陈玉琨运用中医药治疗肿瘤经验析义 [J]. 辽宁中医杂志，2005 (9)：883 – 884.

[82] 吴雪卿，阙华发，何春梅. 陆德铭教授治疗乳腺癌远处转移37例 [J]. 上海中医药大学学报，2000 (1)：24 – 26.

[83] 富琦，张青. 郁仁存治疗乳腺癌经验总结 [J]. 中国中医药信息杂志，2013，20 (12)：83 – 83.

[84] 武瑞仙. 楼丽华教授治疗晚期乳腺癌临床经验 [J]. 浙江中西医结合杂志，2012，22 (5)：406 – 407.

[85] 吴继萍，石朝玉，冯妮，等. 乳腺癌中医证型学研究 [J]. 光明中医，2010，25 (10)：1755 – 1757.

[86] 金静愉，郁仁存. 乳腺癌中西医结合诊治方案 [J]. 中国肿瘤，1995 (5)：7 – 10.

[87] 吴大英，郭勇. 郭勇教授中西结合诊治肿瘤思路 [J]. 浙江中西医结合杂志，2005 (8)：488 – 489.

[88] 王同，卢雯平. 辨治乳腺癌经验撷萃 [J]. 中国中医药报，2017 (8)：180 – 185.

[89] 陈鹰娜. 周仲瑛从肝论治乳腺癌经验 [J]. 中国中医药现代远程教育，2011，9 (20)：7 – 8.

[90] 赖宗浪. 运用改良德尔菲法对晚期乳腺癌中医辨证规范进行研究 [D]. 北京：北京中医药大学，2011.

[91] 刘静. 陆德铭教授运用扶正祛邪法治疗乳腺癌经验 [J]. 中医学报，2016，31 (4)：470 – 473.

[92] 刘静. 陆德铭治疗乳腺癌术后转移的经验 [J]. 辽宁中医杂志，2014，41 (12)：2544 – 2545.

[93] 王洁婷，陆德铭. 陆德铭辨治乳腺癌术后转移经验撷菁 [J]. 上海中医药杂志，2015，49 (5)：1 – 3.

[94] 孙霓平，刘胜，陆德铭. 陆德铭治疗乳腺癌经验撷英 [J]. 辽宁中医杂志，2009，36 (7)：1084 – 1085.

[95] 张明，王红梅. 陆德铭教授善用调养大法治疗乳腺癌术后的经验 [J]. 河北中医药学报，2005 (3)：32 – 34.

[96] 吴雪卿，阙华发，何春梅. 陆德铭教授治疗乳腺癌远处转移37例 [J]. 上海中医药大学学报，2000 (1)：24 – 26.

[97] 刘胜. 陆德铭治疗晚期转移性乳腺癌经验 [J]. 中医杂志，1996 (1)：18 – 19.

[98] 阙华发. 陆德铭治疗乳腺癌及其术后经验撷萃 [J]. 辽宁中医杂志，1994 (2)：61 – 62.

[99] 宋雪，司徒红林，林毅. 林毅运用扶正祛邪法辨治复发转移性乳腺癌经验介绍 [J]. 新中医，2017，49 (6)：177 – 178.

[100] 戴燕，丘嫱，郭倩倩，等. 林毅教授从脾胃论治乳腺癌经验介绍 [J]. 新中医，2016 (4)：215 – 216.

[101] 朱华宇，司徒红林. 林毅辨治乳腺癌经验撷菁 [J]. 辽宁中医杂志，2007，34 (4)：395 – 396.

[102] 徐杰男，张亚旭. 唐汉钧教授治疗乳腺癌术后复发转移验案3则 [J]. 四川中医，2016，34 (11)：135 – 138.

[103] 程亦勤. 唐汉钧治疗乳腺癌手术及放化疗并发症的临证经验 [J]. 辽宁中医杂志，2011，38 (6): 1062 – 1063.

[104] 唐新. 唐汉钧教授辨证治疗乳腺癌术后的经验 [J]. 中西医结合学报，2007 (2): 201 – 203.

[105] 秦海洸. 唐汉钧教授治疗乳腺癌辨证思路与用药经验 [J]. 中西医结合学报，2004 (4): 297 – 298.

[106] 贾喜花. 唐汉钧调治乳腺癌术后的经验 [J]. 浙江中医杂志，2001 (10): 7 – 9.

[107] 唐新. 顾乃强诊治乳癌经验谈 [J]. 上海中医药杂志，1997 (8): 28 – 30.

[108] 郭倩倩. 运用改良德尔菲法对可手术乳腺癌分期辨证规范化的研究 [D]. 广州中医药大学，2013.

[109] 蔡丽珊，张建兴，沈嫱，等. 围手术期术前乳腺癌超声造影特征与中医证型的相关性研究 [J]. 南方医科大学学报，2010，30 (6): 1404 – 1406.

[110] 王嵩，闫明勤，张世界，等. 乳腺癌术后转移的中医辨证分型的全身磁共振扩散加权成像研究 [C]. 武夷：全国第十三次中西医结合影像学术研讨会全国中西医结合影像学研究进展学习班、福建省第八次中西医结合影像学术研讨会论文汇编，2014.

[111] 房丹凤，李晓非，陈志安. MRI 动态增强扫描在乳腺癌辨证分型中的应用 [J]. 中国中医药现代远程教育，2018，16 (12): 122 – 124.

[112] 谢佳佳，严可. 彩色多普勒超声在乳腺癌中医辨证分型中的应用价值研究 [J]. 中医药导报，2018，24 (24): 69 – 71.

[113] 朱红，黄德健. 钼靶 X 线征象在乳腺癌中医辨证分型方面的分析研究 [J]. 内蒙古中医药，2009，28 (19): 99 – 100.

[114] 董美绣，常平. 三阴性乳腺癌的临床病理特征与中医辨证分析研究 [J]. 中国民间疗法，2019，27 (16): 71 – 73.

[115] 毕晶晶，李娟，张晶. 乳腺癌的中医辨证分型及疾病预后因素的相关性 [J]. 中国实用医药，2016，11 (17): 138 – 139.

[116] 陈杨，王成华，余晓琪，等. 乳腺癌辨证分型与临床分期及分子标志物的相关性分析 [J]. 新中医，2012，44 (9): 47 – 49.

[117] 顾群浩，蔡照弟，张胜华. 乳腺癌辨证分型与雌孕激素受体的相关性分析 [J]. 辽宁中医杂志，2004 (6): 463 – 464.

[118] 胡作为，杨航. 乳腺癌术前中医证型与预后因素的相关性研究 [J]. 现代中医药，2012，32 (4): 62 – 64.

[119] 冯文龙. Her – 2 阳性乳腺癌临床病理学特征与中医证型的相关性研究 [D]. 广州：广州中医药大学，2014.

[120] 易维真，汪晓明，张福忠，等. 乳腺癌中医证型与临床分期及分子标志物关系 [J]. 安徽中医学院学报，2009，28 (5): 23 – 25.

[121] 刘映. ddPCR 检测乳腺癌 HER – 2 表达与病理特征及中医证型的相关性分析 [D]. 广州：广州中医药大学，2016.

[122] 宋爱莉，殷玉琨. 乳腺癌术前中医辨证与肿瘤增殖因子相关性研究 [J]. 中华中医药学刊，2008 (5): 907 – 909.

[123] 傅春燕，陈述政，潘颖，等. 乳腺癌中医证候分型与细胞增殖核抗原表达的相关性研究 [J]. 中国卫生检验杂志，2017，27 (4): 502 – 504.

［124］武瑞仙，梁晨，裴晓华，等．乳腺癌中医证型与生物学指标相关性研究［J］．中医学报，2017，32（8）：1391 – 1393.

［125］吴涛，马金丽，陆明．陆明运用中医扶正祛邪法治疗乳腺癌经验［J］．北京中医药，2017，36（3）：251 – 253.

［126］成云水，宫凤英，文毓声，等．理中汤加味防治乳腺癌化疗后恶心呕吐40例［J］．河南中医，2014，34（7）：1223 – 1224.

［127］黎国强．探讨补益气血类中药结合西药治疗乳腺癌术后化疗的骨髓抑制现象的临床疗效［J］．中国现代药物应用，2018，12（9）：99 – 100.

［128］张志东，彭文，陈吉柏．参芪扶正注射液联合 CAF 方案化疗对乳腺癌患者造血功能、免疫功能和生活质量的影响［J］．中华中医药学刊，2018，36（8）：1904 – 1908.

［129］吴涛，阿布都瓦哈甫·阿布拉．乳岩汤联合 GP 化疗治疗晚期乳腺癌对免疫功能与血管内皮功能的影响［J］．世界中医药，2018，13（4）：846 – 849.

［130］裴俊文，孙太振．丹栀逍遥散合二仙汤治疗乳腺癌内分泌治疗后类更年期综合征［J/OL］．中医学报，2019（9）：1973 – 1976.

［131］蔡琳琳，郭全，曹文兰，等．柴桂龙牡汤改善乳腺癌内分泌治疗不良反应随机双盲对照研究［J］．中国药业，2018，27（14）：16 – 19.

［132］陈绪．三黄煎剂抑制 PI3K/AKT 信号通路，降低 ROS 促进乳腺癌他莫昔芬耐药细胞凋亡的实验研究［D］．南京：南京中医药大学，2016.

［133］樊居芳，灵芝．冬凌草提取物逆转人乳腺癌 MCF – 7/ADM 细胞多药耐药性的研究［D］．西安：陕西师范大学，2012.

［134］Jia L, Li Z, Shen J, et al. Multifunctional mesoporous silicananoparticles mediated co – delivery of paclitaxel and tetrandrine forovercoming multidrug resistance［J］. Int J Pharm, 2015, 489：1 – 2）.

［135］时百玲，张玉柱，周悦，等．中药逆转乳腺癌多药耐药的研究概况及展望［J］．上海中医药杂志，2016，50（1）：88 – 93.

第十二章　乳房其他恶性肿瘤

乳腺非上皮源性或者混合性的恶性肿瘤往往具有不同于乳腺癌的生物学特性，其临床表现及处理原则也不相同。本章主要介绍乳腺叶状肿瘤、乳房肉瘤、乳腺癌肉瘤及乳房部转移性恶性肿瘤。

第一节　乳腺叶状肿瘤

乳腺叶状肿瘤（Phyllodes tumor，PT）也称分叶状肿瘤，2003 年 WHO 一致命名为叶状肿瘤，是一种少见的纤维上皮性乳腺肿瘤。其发生率占乳腺所有肿瘤的 0.3% ~ 0.8%。乳腺叶状肿瘤根据肿瘤的生长方式及间质成分的形态学特征，分为良性、交界性与恶性。乳腺叶状肿瘤可发生在任何年龄段，中位发病年龄为 42 ~ 45 岁，多单侧发病，少数为双侧。较高级别肿瘤在较年长患者中更常见。男性中的分叶状肿瘤通常伴发于男性乳房发育。大多数良性和交界性叶状肿瘤患者，可通过外科手术治愈。数据显示，良性叶状肿瘤患者 5 年和 10 年存活率分别为 91%、79%。恶性叶状肿瘤患者 5 年和 10 年存活率分别为 82%、42%。

本病可属于中医学"乳核""乳岩"的范畴。

【病因病机】

本病以乳房肿块为主要表现，是由于情志失调、禀赋异常、饮食不节、外感六淫以及劳倦过度等多种因素共同作用下，导致机体脏腑失和、气血失调、阴阳失衡而发病。乳房为阳明胃经所司，乳头为厥阴肝经所属。或外感六淫，或情志不畅，肝失条达，郁久而气血瘀滞；或饮食不节，脾伤则运化失常，痰浊内生，肝脾两伤，经络阻塞，痰瘀结于乳络。正气亏虚、脏腑功能失调是本病发生的根本原因，而继发的气滞、痰凝、血瘀等是本病发生的重要条件，六淫外侵、邪毒留滞是发病的重要因素。病位在乳房，主要涉及肝、脾、肾三脏。

【诊断】

1. 临床表现

叶状肿瘤病史较长，生长缓慢，常有近期快速增长史，表现为无痛性单侧单发固定的实性肿块，边界清楚，质韧，结节状，活动性好，一般呈进行性生长，多发者少见。肿瘤大小不一，从 1 ~ 41cm 不等（平均 4 ~ 7cm），一般直径 >4 cm 的肿瘤更倾向于叶状肿瘤的诊断。肿块短期内迅速增大者，可导致皮肤拉伸变薄，伴有静脉扩张，极少数会引起局部皮肤缺血而发生溃疡，这可初步诊断其良恶性。需要注意的是，一些良性患者也会出现类似恶性的症状，如疼痛、乳头下陷、皮肤粘连等。青春期发生的叶状肿瘤可出现肿瘤自发梗死，导致乳头血性溢液。所以，并不能单纯依靠临床表现和检查来判断叶状肿瘤的良、恶性。

2. 辅助检查

（1）乳腺 X 线钼靶摄影：大约 20% 的叶状肿瘤表现为不可触及的肿块，在乳腺 X 线钼靶片筛查时被发现。叶状肿瘤在乳腺 X 线钼靶片上的典型表现是光滑的小叶状肿块，与纤维腺瘤相似。

（2）超声检查：叶状病变在超声上主要表现为实性、低回声且边界清楚的病灶。根据肿瘤生长迅速和就诊时肿瘤尺寸较大等临床特征，可与纤维腺瘤鉴别。部分肿物超声显示肿块内有囊性区域。

（3）乳腺核磁共振：恶性叶状肿瘤的边界清楚，肿瘤壁不规则，在 T1 加权像上呈现高信号，而在 T2 加权像上则呈现低信号，也可见囊性改变。信号快速增强模式，在良性分叶状肿瘤中较恶性分叶状肿瘤中更常见，这与乳腺癌正好相反。

（4）病理检查：若存在疑似分叶状肿瘤的乳腺病变，应进行空芯针穿刺活检，具有诊断价值。与空芯针穿刺活检相比，细针抽吸活检的准确度较低。若空芯针穿刺活检结果不确定或临床与病理学不一致时，应进行切除活检。

【治疗】

1. 治疗原则

以手术治疗为主，辨证治疗为辅。鉴于叶状肿瘤的少见性，目前的治疗原则主要是基于一些回顾性病例系列研究和病例报告。

2. 辨证论治

（1）肝郁气滞证

证候：乳房肿块较小，发展缓慢，无红热，不疼痛，推之可移动；伴胸闷叹息或月经不调，舌质淡红，苔薄白，脉弦。

基本治法：疏肝理气，化痰散结。

选方：柴胡疏肝散加减。

常用药物：疏肝理气可用柴胡、青皮、香附、枳壳、郁金、合欢皮等；散结止痛可用延胡索、昆布、海藻、浙贝母、莪术、益母草等。

加减法：散结止痛可用延胡索、昆布、海藻、浙贝母、莪术、益母草等。肝郁化热，口干口苦，心烦易怒者加夏枯草、栀子；乳房胀痛明显者，加炙乳香、炙没药；伴痛经者，加五灵脂、蒲黄；乳头溢液者，加牡丹皮、栀子、女贞子、旱莲草；夜寐欠佳者，加夜交藤、合欢皮、珍珠母。

（2）血瘀痰凝证

证候：乳房肿块较大，坚实木硬，重坠不适；伴胸胁牵痛，烦闷急躁或月经不调，痛经；舌暗红，苔薄腻，脉弦细或弦滑。

基本治法：化痰散结，活血祛瘀。

选方：桃红四物汤合二陈汤加减。

基本药物：活血祛瘀可用桃仁、红花、泽兰、莪术、益母草、丹参、郁金等；化痰散结可用瓜蒌、浙贝母、山慈菇、生牡蛎、僵蚕等。

加减法：胸闷、咯痰者，加瓜蒌皮、橘叶、桔梗；食少纳呆者，加陈皮、神曲；肿块硬韧难消者，选加炮山甲、全蝎、水蛭、昆布、海藻、白芥子。

3. 外治及其他疗法

（1）手术切除：常用的术式为乳腺区段切除、乳腺扩大区段切除和单纯乳房切除。为了提高叶状肿瘤患者的无瘤生存期、降低局部复发率，手术治疗的原则为无论肿瘤的良恶，均需行扩大切除手术，以保证切缘的阴性；在保证无瘤切缘的前提下，若不显著破坏乳房的外形，应首选局部扩大切除术，推荐做切缘至少为 1cm 的扩大切除术。因为腋窝淋巴结受累较罕见，即使在恶性肿瘤患者中也是如此，所以不推荐对叶状肿瘤患者进行腋窝淋巴结清扫。

需要注意的是，即使完整手术切除，叶状肿瘤依然存在局部复发的可能。有作者对 Medline 文献进行分析发现，局部广泛切除术后分别有良性 8%（17/212）、交界性 29%（20/68）、恶性 36%（16/45）的患者存在局部复发，因此保证切缘阴性的局部扩大切除术是治疗乳腺分叶状肿瘤的适宜手段。

（2）化疗：不应向良性或交界性叶状肿瘤患者提供化疗。如果对恶性叶状肿瘤选择进行化疗时，应遵循软组织肉瘤而非乳腺癌的治疗指南。

（3）放疗：对于放疗的推荐有不同意见，大多数专家不推荐对叶状肿瘤进行放疗，但也有专家对于交界性或恶性分叶状肿瘤建议进行辅助放疗（即使在完全切除后）。因为放疗可大幅降低交界性或恶性分叶状肿瘤的局部复发率。一项关于美国国家癌症数据库的回顾性研究纳入了 3120 例恶性分叶状肿瘤患者，其中仅有 14% 的患者接受了辅助放疗。文章总结以下几类患者有可能通过辅助放疗获益：在该研究中较晚被诊断的患者；年龄在 50~59 岁的患者；肿瘤直径大于 10cm 的患者或切除淋巴结的患者。

（4）内分泌治疗：对叶状肿瘤无效。尽管某些叶状肿瘤的上皮成分中存在雌激素受体，但其间质成分才是导致转移行为的主要肿瘤细胞群。而且间质成分主要表达雌激素 β 受体，而不是雌激素 α 受体，后者在乳腺癌中表达。

（5）复发性和转移性叶状肿瘤的治疗

①局部复发：若叶状肿瘤复发，通常是在首次切除后 2 年内出现局部复发。一些病例系列研究发现，恶性叶状肿瘤自切除至局部复发的时间短于良性或交界性分叶状肿瘤。15%~20% 的叶状肿瘤患者会发生局部复发，其中 63% 发生在术后 12 个月内，与手术切缘是否阴性、第 1 次治疗结果是否完全缓解、病理类型、间质是否过度增生、核分裂象及有无肿瘤坏死等有关。

对于良性叶状肿瘤，手术切缘 <1cm 是局部复发的首要预测因素，如果术后达到切缘阴性，那么即使恶性叶状肿瘤的局部复发率将 <20%。复发肿瘤的性质通常与初

始肿瘤一样，但有几项病例报告显示良性叶状肿瘤复发时转化成了恶性。

对于复发性叶状肿瘤，可采取手术治疗和/或放疗，目标是避免再次复发和额外手术干预的需要。若复发性疾病可切除，则可进行乳房切除术或采用宽切缘的再次切除术，然后进行放疗。若复发灶不可切除，则仅采取姑息放疗。

②转移性疾病：13%~40%的叶状肿瘤患者出现转移。叶状肿瘤最常转移至肺部。转移性疾病患者的平均总生存期为30个月。对于转移性疾病患者，可根据软组织肉瘤的治疗指南予以化疗。

【预防与调护】

推荐在叶状肿瘤初始治疗后，每6个月进行1次病史采集和体格检查，持续2年，其后则每年进行1次。根据针对软组织肉瘤诊治指南，对于发生转移性疾病风险较高的患者，可能需采用胸片或胸部CT进行更频繁的监测。

平时需注意起居有规律，劳逸结合，并注意保持大便通畅。常食新鲜水果、蔬菜，多食含纤维素丰富的食物和润肠食品。限制动物性脂肪的摄入量，控制糖类的摄入量。减少食用辛辣刺激性、油炸食物，禁烟酒。保持良好的精神状态，避免不良精神刺激，有助于疾病的恢复。

第二节　乳房肉瘤

乳房肉瘤（Breast sarcoma）是发生于乳腺间叶组织的恶性肿瘤，临床较少见，包括中胚叶结缔组织来源的间质肉瘤、纤维肉瘤、血管肉瘤和淋巴肉瘤等一类疾病。临床上常见于50岁以上的妇女，恶性程度较高，早期即可发生血行转移。本病属中医"恶核"范畴。

【病因病机】

本病亦以乳房肿块为主要表现，是在情志失调、禀赋异常、饮食不节、外感六淫以及劳倦过度等多种因素的共同作用下，导致机体脏腑失和、气血失调、阴阳失衡而发病。继发的气滞、痰凝、血瘀等是本病发生的重要条件。

西医学认为，乳房肉瘤的病因病机仍不明确，可能与内分泌激素紊乱、遗传、饮食、精神刺激等因素相关。

【诊断】

1. 临床表现

常见于50岁以上的妇女，表现为乳房肿块，体积可较大，但有明显边界，皮肤表面可见扩张静脉。除肿块侵犯胸肌时较固定外，通常与皮肤无粘连而可以推动。腋淋巴结转移很少见，而以肺、纵隔和骨转移为主。

2. 辅助检查

（1）乳腺彩超：不仅能观察到肿块表面的征象，而且对肿块内部情况也能了解，主要表现为边界清楚的以实质为主的混合性回声团，肿块内可见粗大纤维分隔及液性暗区，血流指数 3 级，RI 常大于 0.7。

（2）乳腺 X 线钼靶摄片：乳腺肉瘤多表现为边界清楚、分叶状、密度均匀的较大肿块影，肿块内可有粗大条索状钙化影，肿块周围血管影多增粗，局部皮肤无粘连增厚。若肿块较小，分叶可不明显，容易误诊为纤维腺瘤。如果肿块边界不清、边缘毛糙且患者年龄较大，容易误诊为乳腺癌。

【治疗】

以手术治疗为主。手术方式以单纯乳房切除即可，如有胸肌筋膜侵犯时，也应一并切除。放疗或化疗的效果尚难评价。

辨证论治可参考"乳腺癌"。

第三节 乳腺癌肉瘤

乳腺癌肉瘤是一种来源于乳腺上皮与非上皮，两种成分都具有恶性特征的恶性混合性肿瘤。其构成成分可为任何类型的、来源于乳腺上皮的癌和来源于乳腺间叶组织的肉瘤按任何比例的复合，两者之间无过渡。本病可从叶状肿瘤的上皮成分癌变而来，也可以从腺纤维瘤的上皮和间质两种成分同时恶变所致，还可自乳腺直接发生，即起源于多潜能分化的干细胞同时向癌和肉瘤两个方向分化的结果。较乳房肉瘤更为罕见，在乳腺恶性肿瘤中占比小于 0.2%。

【病因病机】

同"乳腺癌"。

【诊断】

1. 临床表现

本病多见于中老年妇女，尤其是绝经后的妇女。临床以乳房内单个或多个圆形或结节状肿块，大小不一，质硬，边界欠清，可有同侧腋窝淋巴结肿大。发病部位无特殊。早期肿物可活动，当与皮肤和胸大肌筋膜粘连时，活动度差，甚至完全固定。肿瘤侵犯皮肤时，可出现橘皮征，并可有乳头内陷及腋窝淋巴结、血行转移。

2. 辅助检查

乳腺 X 线钼靶摄影、细针穿刺细胞学检查均有一定局限性，仅能报道癌或肉瘤，术前诊断为恶性肿瘤虽无困难，但无法确诊为癌肉瘤，需术后进行病理检查结合免疫组化来确诊。

【治疗】

乳腺癌肉瘤多经淋巴结引流转移至腋窝淋巴结，因此明确为癌肉瘤者，应该尽早做根治性手术。若为早期，病灶局限，可考虑做改良根治术或全乳切除术，术后需行辅助化疗、放疗。本病的综合治疗方案基本与乳腺癌相同。

【预后】

决定预后的主要因素是疾病的分期。乳腺癌肉瘤如果能够早期发现、早期诊断、早期治疗，预后尚可。乳腺癌肉瘤虽然含有癌和肉瘤两种成分，但由于肉瘤通常生长迅速，容易引起患者注意而能早期就诊，早期合理治疗一般预后稍好于乳腺癌。

第四节 乳房部转移性恶性肿瘤

乳房部转移性恶性肿瘤是指原发肿瘤在其他脏器，转移至乳房，表现为乳房肿物的恶性肿瘤。最常见的乳房部转移性恶性肿瘤来源于对侧乳腺癌，通常通过淋巴管转移到另一侧乳房。其他能转移到乳房的恶性肿瘤还有非霍奇金淋巴瘤、白血病、黑色素瘤、肺癌、胃癌和卵巢癌。罕见的转移原发灶有输卵管癌、卵巢无性细胞瘤、肾癌、甲状腺髓样癌、类癌、髓母细胞瘤和咽癌。研究报道，从其他远处脏器转移到乳房的恶性肿瘤发病率，尸检为 1.7% ~6.6%，临床为 1.2% ~2%。

【诊断】

乳房 X 线钼靶摄影和超声检查对乳房肿瘤属于原发性还是继发性的鉴别能力有限。细针穿刺，或空心针活检，或两者联合应用有助于诊断。用于评估转移灶的病理学技术，包括传统的病理诊断、免疫组化检查、细胞遗传学、流式细胞术和电镜分析。

临床工作中，鉴别双侧原发性乳腺癌还是来源于对侧乳房的转移性乳腺癌非常重要。应该对所有可能的病灶进行活检，以供明确诊断和治疗参考。支持对侧乳腺癌转移的因素有病灶位于脂肪层或皮下组织而非乳腺实质内、病理检查未见导管内癌成分和钼靶片中无微钙化灶等。

【治疗】

转移性对侧乳腺癌属于四期乳腺癌，应该按照复发转移性乳腺癌进行治疗。如难以鉴别是原发还是转移瘤，应当像对待原发乳腺癌一样，争取治愈。如果明确是转移瘤，但原发灶不清楚，应该根据最可能的病理诊断和原发部位的肿瘤进行最有根治希望的治疗。

（许锐）

参考文献

[1] 颜学敏，杨捷. 乳腺分叶状肿瘤诊治及预后分析 [J]. 实用癌症杂志，2012，27 (6)：

627 – 628.

[2] 张静敏, 纪捷, 程雪, 等. 46 例乳腺叶状肿瘤临床的病理分析 [J]. 中国现代医生, 2013, 51 (30): 69 – 70.

[3] Macdonald O K, Lee C M, Tward J D, et al. Malignant phyllodes tumor of the female breast: association of primary therapy with cause – specific survival from the Surveillance, Epidemiology, and End Results (SEER) program [J]. Cancer, 2006, 107 (9): 2127 – 2133.

[4] Birch J M, Alston R D, McNally R J, et al. Relative frequency and morphology of cancers in carriers of germline TP53 mutations [J]. Oncogene, 2001, 20 (34): 4621 – 4628.

[5] Finocchi L, Covarelli P, Rulli A, et al. Bilateral phylloid cystosarcoma of the breast: a case report and review of the literature [J]. Chir Ital, 2008, 60 (6): 867 – 872.

[6] 宣立学, 毕晓峰. 乳腺叶状肿瘤的诊断与治疗 [J]. 中国实用外科杂志, 2009, 29 (3): 217 – 219.

[7] Ward S T, Jewkes A J, Jones B G, et al. The sensitivity of needle core biopsy in combination with other investigations for the diagnosis of phyllodes tumours of the breast [J]. Int J Surg, 2012, 10 (9): 527 – 531.

[8] Macdonald O K, Lee C M, Tward J D, et al. Malignant phyllodes tumor of the female breast: association of primary therapy with cause – specific survival from the Surveillance, Epidemiology, and End Results (SEER) program. Cancer, 2006, 107 (9): 2127 – 2133.

[9] Mangi A A, Smith B L, Gadd M A, et al. Surgical management of phyllodes tumors. Arch Surg, 1999, 134 (5): 487 – 493.

[10] Yabuuchi H, Soeda H, Matsuo Y, et al. Phyllodes tumor of the breast: correlation between MR findings and histologic grade. Radiology, 2006, 241 (3): 702 – 709.

[11] Farria D M, Gorczyca D P, Barsky SH, et al. Benign phyllodes tumor of the breast: MR imaging features. AJR Am J Roentgenol, 1996, 167 (1): 187 – 189.

[12] Verma S, Singh R K, Rai A, et al. Extent of surgery in the management of phyllodes tumor of the breast: a retrospective multicenter study from India [J]. J Cancer Res Ther, 2010, 6 (4): 511 – 515.

[13] Gnerlich J L, Williams R T, Yao K, et al. Utilization of radiotherapy for malignant phyllodes tumors: analysis of the National Cancer Data Base, 1998 – 2009 [J]. Ann Surg Oncol 2014; 21 (4): 1222 – 1230.

[14] Burton G V, Hart L L, Leight G S Jr, et al. Cystosarcoma phyllodes. Effective therapy with cisplatin and etoposide chemotherapy. Cancer, 1989, 63 (11): 2088 – 2092.

[15] 赵正凯, 伍建林, 程绍玲, 等. 乳腺隆突性皮肤纤维肉瘤影像表现 2 例并文献复习 [J]. 中国临床医学影像杂志, 2017, 28 (4): 302 – 304.

[16] 桑晶, 韩玉贞, 马文浩, 等. 乳腺隆突性皮肤纤维肉瘤一例并文献复习 [J]. 中华乳腺病杂志 (电子版), 2011, 5 (2): 254 – 257.

[17] 牛卫东, 韩素华, 刘军永. 乳腺纤维肉瘤超声表现 1 例 [J]. 中华超声影像学杂志, 2006 (2): 112.

[18] Tokudome N, Sakamoto G, Sakai T, et al. A case of carcinosarcoma of the breast [J]. Breast Cancer, 2005, 12 (2): 149 – 153.

[19] Abbasi M A, Mahmood H, Faheem M, et al. Carcinosarcoma of the breast [J]. J Coll Physi-

cians Surg Pak, 2012, 22 (5): 333 –334.

[20] Mele M, Jensen L L, Vahl P, Funder JA. Breast carcinosarcoma: clinical and pathological features [J]. Breast Dis, 2015, 35 (3): 211 –215.

[21] Alva S, Shetty – Alva N. An update of tumor metastasis to the breast data [J]. Arch Surg, 1999, 134 (4): 450.

第十三章 乳房发育异常与畸形

乳腺的发育受垂体前叶、卵巢和肾上腺皮质内分泌的影响。垂体前叶产生促性腺激素和催乳素，直接影响乳腺；同时，又通过卵巢和肾上腺皮质，产生雌激素，间接影响乳腺。上述某环节异常或出现疾患时，均可能导致相关激素分泌或调节紊乱，引起乳腺发育异常，导致乳腺畸形。乳腺畸形分为先天性和后天性两种，前者由于先天发育异常所致，后者可因外伤、手术、肿瘤以及炎性疾病和内分泌异常等引起。

乳房异常发育症，包括多乳房症及多乳头症、乳房缺少症、Poland's综合征、乳房形态异常（乳房不对称、小乳房症、下垂乳房）、乳头缺如、乳头凹陷、巨乳头等。本章所述的乳房异常发育症，主要包括副乳房（多乳房症及多乳头症）、乳房发育不良（小乳房症）、巨乳症、女童乳房异常发育症、男性乳腺肥大症，以及乳房先天性畸形（乳头凹陷）。

第一节　副乳房

"副乳房"在医学上称之为副乳腺，是指在正常两个乳腺以外的多余乳腺，是一种先天性畸形，医学上也称"多乳症"。"副乳房"最常见的部位是在腋窝部，也可能在身体其他地方，如胸部、腹部等部位；多为双侧发生，也有单侧发生的。由于它是胚胎期退化不全的乳腺始基的残留物，所以副乳房都比正常的乳房小，一般对人体健康没有多大影响。

本病具有家族遗传性，其发病由乳房始基嵴残留或不完全退化所致。

【病因病机】

中医学认为，本病因孕期素体本虚，肾气不足，冲任不调，致胚胎时期乳房始基发育异常所致。后天情志不畅，肝气郁滞，乳络不通，可致副乳区疼痛。病位在肾、肝。

情志不畅，肝气郁滞，气滞血瘀，乳络不通，可出现经前胀痛、胸闷不舒、性情急躁等肝郁气滞的表现。素体本虚，精血失养，肾气不足，冲任失养，可出现头晕目眩、神疲乏力、腰膝酸软、月经紊乱、经期提前、腋下结块、疼痛不甚等冲任失调的表现。

肝肾阴虚证者，多为产后气血两虚，故见短气乏力；肝肾不足，冲任失养，而致乳房弛张不收、迅速增大、腰酸肢软、眼眶黧黑。

气滞痰凝者，发病前多见性情急躁，发病后情绪紧张、忧思郁怒，情志内伤，肝郁气滞而致胸闷胀痛；肝克脾土，脾伤则痰浊内生，痰气互结，经络阻塞，而见乳房肥大。

肝经风热者，多为产后气血两虚，瘀血内停，复因暴怒伤肝，肝火外泄，气散不收，冲任失调，肝失濡养，肝筋松弛而两乳伸长下垂、形渐瘦损。

胃虚血燥者，多为饮食伤脾，生化无权，胃虚血燥，乳房失养，弛张不收、乳房下垂而逐渐变细伸长、纳呆、大便干结；中气虚弱，固摄不能，乳汁自出；或因产后失血过多，气血两虚，致面色苍白或面黄肌瘦、语言低微、动辄汗出。

西医学认为，本病的发生是胚胎发育异常所致。在人的胚胎第六周，胚胎仅有 1cm 多一点时，其躯干的腹面两侧，外胚层细胞增厚形成脊状，相当于腋下到腹股沟的弧形连线，这两条脊状突起叫生乳线，线上有许多乳腺始基。由于人一般只生育一胎或双胎，不需要许多乳腺，所以仅胸前的一对乳腺始基继续发育，形成乳头芽。到胚胎三个月时，形成乳腺管。其余的乳腺始基一般于胚胎第九周后逐渐消退。如退化不全，则在出生以后形成多余的乳房，医学上则称为副乳或多乳房症。

【诊断】

1. 疾病诊断

（1）临床表现：病变多对称，在腋下、胸前壁、正常乳房的尾端或下端，可见有质地柔软或中等韧度的块状隆起，直径在 1～5cm 之间，厚薄不定，有的仅有乳头和乳晕，有的无乳头及乳晕。在青春期和妊娠期可增大，同正常乳房一样发生周期性变化，经前胀痛。哺乳期时，如果乳腺、导管、乳头均发育良好的话，亦可分泌乳汁。

临床据其形态分为完全型和不完全型，腺体、乳头、乳晕俱全者为完全型，否则为不完全型。

（2）辅助检查

①实验室检查：完全性副乳腺受内分泌的影响，特别是雌激素、孕激素和催乳素的刺激。所以，血清激素（E_2、P、FSHI、LH、PRL、T 等）测定，有助于了解患者的内分泌状况。

②影像学检查：乳腺超声检查多呈半圆形或者不规则状隆起的实质性回声，位置表浅，边缘不清，无包膜，其内回声略低于正常乳腺组织或者强弱不同，高于脂肪组织，与深部组织不相连。

位于乳房部或腋窝部的副乳腺，体积较大者，可选择行乳腺钼靶检查，表现为正常的乳腺腺体样的密度增高影；若发生增生或纤维腺瘤、癌变时，则出现相应的征象。

③病理组织学检查：对特殊部位拟诊作副乳者，可做针吸穿刺涂片细胞学检查。镜下见到腺上皮细胞者，诊断为副乳。手术切除副乳腺者，术后可行病理学检查。

肉眼观察：新鲜的大体标本，副乳的形态各异，多数呈疏松片状，质地柔软，淡白色，并夹杂大量黄色脂肪组织。部分完全性副乳者，呈块状，质地柔软，无包膜，乳白色，部分导管可见乳腺导管及乳头样突起。部分导管内可见乳汁淤积，色黄，稠厚。

组织形态：乳腺导管腺泡构成的乳腺小叶，小叶间由纤维脂肪组织形成间质，但腺泡、导管及间质发育程度不等；部分病例可见乳腺结构不良。完全性副乳者，常可见小叶数目增多，小叶内腺泡数量依发育程度不同而增多或明显增多。

2. 症状诊断

（1）肿块：副乳的肿块，多发生在腋前、腋下或胸腹部，质地比较软韧，皮色正常，或（和）伴有较小乳头。一般没有症状，在青春期、孕期、生产后会体积变大，产生不适感。需要与腋窝脂肪瘤或其他良性肿瘤相鉴别。

其鉴别点：副乳房有随月经周期而变化的胀痛，而脂肪瘤则无。副乳房可触及结节状较软的团块组织，周界较清。腋窝的副乳房多为较软的有分叶状或结节状的不规则形组织块，周界与正常皮下组织无明显界限，与皮肤粘连而不与深部组织粘连，触之有腺体感，而脂肪瘤则无。副乳腺癌系较硬的结节，周界不清，无自觉痛或触痛。

（2）疼痛：副乳一般没有症状，但是在青春期、孕期、生产后，会产生不适感，有的会出现明显的疼痛，可通过药物治疗缓解。

需与乳腺增生病鉴别：乳腺增生病的疼痛，主要发生在乳房部位，变化多与月经周期相关，少部分患者可以伴有乳头溢液。

【治疗】

1. 治疗原则

对于有疼痛不适症状者，可选择中医药治疗。以辨证治疗为主，肝郁气滞者以疏肝理气为主；冲任失调者，以调摄冲任为主。

副乳房并非一定要手术切除，要看具体情况：有的副乳房只有乳头、乳晕，没有腺体组织，这样的副乳房不存在癌变的可能，如果不影响美观、不妨碍身体活动，平时也未出现什么症状，可不予处理。但如果患者焦虑，要求切除；或腺体逐渐增大、疼痛不适，中药治疗无效者；或副乳腺内异常肿块，疑伴发肿瘤者；或影响美观者，可考虑手术切除并行病理检测。

2. 辨证论治

（1）肝郁气滞证

证候：腋下结块，经前胀痛，胸闷不舒，性情急躁，月经提前，经量不多，舌质淡，舌苔薄白，脉细弦。

分析：情志不畅，肝气郁滞，气滞血瘀，乳络不通，可致经前胀痛、胸闷不舒、性情急躁；再加上素体本虚，肾气不足，致月经提前、经量不多、舌质淡、舌苔薄白、脉细弦。

基本治法：疏肝理气，散结止痛。

选方：逍遥散加减。

常用药物：柴胡、当归、白芍、陈皮、全瓜蒌、八月札、合欢皮、生牡蛎、生甘草等。

加减法：结块痛甚，加炙乳没、延胡索；肿块质坚，加海藻、桃仁；月经量少，加益母草、泽兰；月经提前，加黄精、女贞子。

中成药：红花逍遥片，每次 2~4 片，每日 3 次。功能疏肝理气，活血止痛。

（2）冲任失调证

证候：腋下结块，硬有韧性，疼痛不甚，月经紊乱，经期提前，头晕目眩，神疲乏力，腰膝酸软，舌苔薄质淡，脉细涩。

分析：素体本虚，精血失养，致头晕目眩、神疲乏力、腰膝酸软、舌苔薄质淡、脉细涩。肾气不足，冲任失养，致月经紊乱、经期提前、腋下结块、疼痛不甚。

基本治法：补益肝肾，调摄冲任。

选方：二仙汤加减。

常用药物：仙茅、淫羊藿、熟地黄、肉苁蓉、当归、鹿角、炙甘草等。

加减法：经期紊乱，加益母草、旱莲草；月经提前，加黄精、女贞子；腰膝酸软，加杜仲、川续断；副乳疼痛，加制香附、延胡索。

中成药：岩鹿乳康片，口服。一次 3~5 片，一日 3 次。有益肾活血，软坚散结之功效。

3. 手术治疗

（1）手术适应证：①随月经周期，副乳腺肿胀、疼痛等不适症状明显，影响生活，保守治疗无效，患者要求手术治疗；②副乳腺较大而影响美观；③副乳腺内扪及异常肿块，未能排除恶性；④有乳腺癌家族史；⑤副乳腺癌。

符合手术适应证者，均可手术切除并行病理检测。目前治疗副乳腺的手术方式已经逐渐由开放式手术慢慢向微创手术进展，无论是膨胀脂肪抽吸术，还是麦默通旋切术，均摆脱传统开放式手术切口大、容易遗留皮肤瘢痕等不良情况的弊端。微创手术已经是当今外科治疗副乳腺的发展趋势，它最大的优点是简化了手术过程，降低了手术切口尺寸，最大限度地保持了副乳腺区域皮肤的完整性，符合人们对微创以及美学的要求。

（2）手术方式：副乳腺或多乳头单纯切除。手术切口设计多种多样，如腋部皮纹小切口、腋部皮纹横切口、腋部整形切口等，尽管切口常选择在腋窝皱裂处。

4. 西医药物治疗

有报道，应用激素类药物，可控制副乳的增长，但不能彻底治愈，酌情参考。他莫昔芬 10mg，每日 2 次，于月经后 2~5 天开始服用，服药 15~20 天停药，持续 1~2 个月，可起到一定的止痛作用，但不宜长期服用。

【预防与调护】

1. 指导患者进食清淡、易消化、高维生素的食物为宜。

2. 心理上不必紧张不安，忧虑或恐惧会产生胀痛症状。

3. 妊娠期和产后，副乳腺可明显增大，有的有乳汁溢出，注意局部清洁。

4. 定期体检和自我检查，及早发现病变；副乳与正常乳房一样可发生炎性、增生性病变及良恶性肿瘤，因此，在体格检查或自我检查时，均应避免漏诊，发现病变按同类乳房疾病治疗。

第二节 乳房发育不良

乳房发育不良，是指先天性乳房缺如或青春期后，一侧或两侧乳房发育不全或完全不发育。多为先天性疾患所引起，少数为后天因素所致，如青春期束胸、胸部烧伤致瘢痕挛缩等，主要为腺体组织缺少，皮肤仍完整而有弹性（烧伤者除外）。发生在单侧者，常伴胸大肌发育不良或缺如。双侧者，可能是发育成熟期乳腺组织对性激素不敏感所致。乳头发育可正常。乳房发育不良，一般包括小乳房、乳房不发育、乳房不对称、乳头内陷、巨乳头。其中，乳头内陷另设一节论述。

本病可归属中医"瞎乳"范畴。

顾世澄《疡医大全·卷十二·胸膺脐腹部·乳头陷下门主方》有："两乳头陷顶"的描述，《乳疳门主论》又有"凡初生女孩，必须于月子内大人以手挤其两乳，使乳头长出。若不知此，长大其女必是一对瞎奶，生育之后，乳头微露，大半藏在乳房之内，小儿吮乳，每吮破乳头，化去一半，疼痛难忍"的记载，提出了乳头凹陷的预防方法及可引起的不良预后。

【病因病机】

中医学认为，先天之精禀受于父母，主生长发育。先天之精不足，则生化乏力，诸形不足；饮食不足，生化乏源，日久则肝肾不足，冲任亏虚，不能行其经，乳失所养；不合理的束胸、挤压、放射等因素损伤乳络，气血不至，乳失所养。本病属本虚标实，肝肾不足为发病之本，乳络不畅为发病之标。病位在肝肾。

先天之精不足，生化乏源，日久则肝肾不足。肝主筋，肾藏精，筋脉失养，则腰膝酸软或伴足跟疼痛。肾阴亏虚、水不涵木，肝阳上亢则头晕耳鸣。冲任隶属肝肾，肝肾不足，则冲任亏虚，不能行其经，致月经周期紊乱、量少或行经天数短暂或淋漓不尽。

不合理的束胸、挤压、放射等因素损伤乳络，气血不至，乳失所养，而致乳房发育不完全；气血不通，不通则痛，致患侧乳房疼痛。

西医学认为，乳房发育主要与下丘脑—垂体—卵巢轴分泌激素功能相关。乳房缺如临床较罕见，可能是在乳腺胚胎发育时，某些原因使乳腺始基退化过程中累及到胸前的一对始基所致，有一定的遗传性。有文献报道，这些患者常伴有胸廓组织的发育异常。主要原因是雌性激素分泌不足，直接影响乳腺管的生长发育及乳腺末端的分枝，可导致乳腺小叶和腺泡发育不良，从而使乳房发育受到影响。另外，由于多种原因造成的青春期营养不良、青春期内分泌紊乱，因青春期性知识缺乏和少女的羞辱感而束胸或穿戴过紧的乳罩，以及缺乏体育锻炼造成胸部肌肉不发达，都会影响和阻碍乳房的正常发育，造成乳房发育不良。

【诊断】

1. 临床表现

（1）小乳房：乳房较小，胸部扁平，但尚有乳房轮廓，可触及乳腺组织。

（2）乳房不发育：乳房扁平，无轮廓，不能触及乳腺组织。

（3）乳房不对称：一边发育充分，一边较小。

（4）巨乳头：乳头发育过大，较为罕见。

2. 辅助检查

（1）实验室检查：血清性激素（E_2、P、FSHI、LH、PRL、T）测定有助于除外性腺发育异常的问题。

（2）病理组织学检查：镜下可见乳管上皮萎缩，呈排列整齐的单层柱状立方细胞，管腔狭窄或完全闭塞，乳管周围的结缔组织呈玻璃样变。

【治疗】

1. 治疗原则

较轻的乳房发育不良，可通过中医药治疗配合按摩及饮食调摄达到目的，必要时考虑激素治疗。严重发育不良或完全不发育者，须手术治疗，但应严格掌握适应证。

（1）如果既有乳房发育不良，又有月经不正常，其原因可能是性腺发育不良，例如先天性卵巢发育不良、先天性无卵巢等。因为卵巢不能正常分泌雌激素，以致乳房组织不能得到充分发育而滞留在儿童阶段的乳房状态，也无月经来潮，此时已不仅是乳房局部的问题，而与内分泌（性腺）疾病有关，要及早治疗，适当补充雌激素。

（2）如果乳房发育不良是由于慢性营养不良、慢性消耗性疾病引起的，需要加强营养，治疗慢性病。

（3）如果乳房发育不良是因过分消瘦、胸大肌发育不良等引起，则需加强营养，增加体重，同时注意加强体育锻炼，尤其是胸部肌肉的锻炼。当胸部肌肉发育良好时，乳房自然丰满。注意营养的合理搭配，不要过分地节食，保持一定的体重。乳房平坦，可以加强上肢锻炼，使胸部肌肉充分发育而使胸部隆起，以弥补乳房发育较差的缺点。

（4）如果乳房发育不良是遗传所致者，则可以通过隆胸术来解决，但要选择正规医疗机构。

2. 辨证论治

（1）肝肾不足证

证候：先天性一侧（或双侧）乳房或乳头缺如，一侧或两侧乳房发育不完全或完全不发育。腰膝酸软或伴足跟疼痛，月经周期紊乱、量少或行经天数短暂或淋漓不尽，头晕耳鸣。舌质淡，舌苔薄白，脉细。

分析：中医认为先天之精禀受于父母，主生长发育。先天之精不足，则生化乏力，诸形不足，乳失所养，先天性一侧（或双侧）乳房或乳头缺如，一侧或两侧乳房发育不完全或完全不发育。饮食不足，生化乏源，日久则肝肾不足，腰膝酸软或伴足跟疼痛，头晕耳鸣，舌质淡，舌苔薄白，脉细。冲任亏虚，不能行其经，月经周期紊乱，量少或行经天数短暂或淋漓不尽。

基本治法：补益肝肾，调摄冲任。

选方：四物汤、五子衍宗丸、二仙汤加减。

常用药物：熟地黄、全当归、白芍、川芎、枸杞子、菟丝子、覆盆子、车前子、怀牛膝、巴戟天、鹿角胶（烊冲）、仙茅、淫羊藿。

加减法：腰膝酸软明显者，加川续断、杜仲；月经量少者，加补骨脂、益母草等。

中成药：六味地黄丸，每次 1 丸，每日 3 次，有补益肝肾之功效。适用于肝肾不足患者。

（2）乳络损伤证

证候：一侧或两侧乳房发育不完全，或乳房疼痛，舌质暗，脉弦。

分析：不合理的束胸、挤压、放射等因素，损伤乳络，气血不至，乳失所养，而致一侧或两侧乳房发育不完全；气血不通，不通则痛，致患侧乳房疼痛，舌质暗，脉弦。

基本治法：通络活血。

主方：血府逐瘀汤加减。

常用药物：桃仁、红花、当归、生地黄、川芎、赤芍、桔梗、柴胡、枳壳、牛膝、甘草。

加减法：乳痛明显者，加郁金、延胡索；乳小、腰酸乏力者，加淫羊藿、肉苁蓉等。

中成药：血府逐瘀胶囊，每次 6 片，每日 2 次，有活血通络之功效。适用于乳络不畅的患者。

3. 外治疗法

（1）手术治疗：药物或其他保守治疗效果不佳者，可进行乳房矫形手术疗法，常用的有乳房再造成形术、乳房扩大成形术。近年来报道，细胞辅助脂肪移植术、胸大肌下平面硅胶假体隆乳术的临床疗效令人满意，并发症发生较少。唐新辉等介绍采用乳腺底面放射状切开固定，同期在胸大肌后间隙置入硅凝胶假体，矫正伴有乳腺发育不良的筒状乳房畸形的方法和经验，该术式在增大乳房体积的同时矫正筒状乳房畸形，可作为一种理想的整形方法。张国孝等讨论"双平面"法隆乳术，即假体同时位于两个平面（部分位于乳腺下，部分位于胸大肌下），适用于各类乳房，能避免"双乳房"畸形，使术后乳房下部形态美观。

受术者应符合无乳房组织病变，非瘢痕体质。不建议注射式隆胸。

（2）乳房按摩：患者每天可在洗澡或睡觉前做乳房按摩。按摩前在乳房皮肤、乳晕、乳头上涂上薄薄的无刺激性的脂类护肤膏。以左手按摩右乳，右手按摩左乳，从乳根环周向乳头中心轻柔地推、揉、按、摸；再双手按同侧乳房上，围绕乳头、乳晕作顺时针方向和逆时针方向旋转推揉按摩。每次约 10 分钟。按摩时，注意不要触及乳头，因为乳头的感觉特别灵敏，不宜按摩。按摩后，乳房局部会有不同程度的热胀感。按摩对乳房适度的刺激，能促使乳房局部血管扩张，加快血液、淋巴液的循环，促进乳房组织的新陈代谢，从而促进乳腺的发育，使乳房组织充实丰满，体积增大。

（3）针灸治疗：以捻转进针法，用 0.5 寸毫针平刺膻中穴 0.3 寸，用 1 寸毫针向外斜刺天溪、膺窗、乳根 0.5~0.8 寸；用 1.5 寸毫针直刺三阴交、足三里、气海、中脘 1~1.2 寸，用 1 寸毫针直刺太溪 0.5~0.8 寸，得气后行缓慢提插捻转补法；用 1 寸毫针直刺太冲、阴陵泉、丰隆 0.5~0.8 寸，得气后施以均匀提插捻转平补平泻法；用 0.5 寸毫针斜刺少泽 0.1~0.2 寸，局部胀痛即拔针。以上穴位留针 30 分钟（少泽穴除外），并用艾条施行温和灸（太冲、丰隆除外），每穴灸 15 分钟，至皮肤红晕为度，局部有温热感而无灼痛为宜。注意防止灰火脱落而烧伤皮肤。

4. 西医药物治疗

卵巢功能不全引起乳房过小者，可考虑激素治疗。

【名医经验】

1. 马禄钧经验

马禄钧认为，本病常见于体质素虚，禀赋不足，性情抑郁，个性内向的女子。肝郁则气滞，气滞则血瘀，阻滞乳络发育；禀赋不足则肾气不充，肾气不充则冲任不和，最终导致乳房发育不良。并认为乳房的发育与雌激素有很大的关系，若雌激素的水平较低或乳房对雌激素的敏感性太差，均能引起乳房发育不良。本症的治疗比较困难。因患者就诊时，全身的性发育已经完成，乳房的发育亦已完成，定型的乳房若要继续发育是比较困难的。患者在发育期中或发育已趋完成时，发现乳房的发育进程甚慢时，就应该及早就医。

辨证论治在临床可取得一定的疗效。

（1）肝郁气滞，肾阳虚损：除本症外，兼见患者瘦小体弱，畏寒喜暖，胃纳不佳，常有泄泻，舌淡，苔薄白。治以疏肝理气，温阳补肾。选方逍遥散、右归丸加减。柴胡 6g，白芍、当归、熟地、怀山药、枸杞子、菟丝子、鹿角胶、熟附片各 10g，肉桂 5g。胸闷不舒，两胁胀满者，加青皮、陈皮各 10g；阳虚明显，加仙茅、淫羊藿、巴戟肉、肉苁蓉各 10g。

（2）肝郁气滞，肾阴虚损：除本症外，兼见头昏，失眠，四肢酸软，全身乏力，舌淡尖红，苔薄白。治以疏肝理气，滋补肾阴。方选逍遥散、左归丸加减。柴胡 6g，白芍、当归、生熟地、怀山药、枸杞子、菟丝子、山萸肉、鹿角胶、龟甲胶、牛膝各 10g。舌尖红，口干者，可加玄参 10g，麦冬 10g，去熟地；胸胁胀闷者，可加陈皮 10g；肾虚较重者，可加巴戟肉、肉苁蓉、淫羊藿各 10g。

2. 刘昭阳经验

刘昭阳认为，乳房的发育与胃气充盈有关，胃气充盈的根本是肾精的充盈。肾主生殖，肾中精气是性发育启动和性功能维持的原动力，其盛衰直接关系到女性性征和性器官发育的好坏，其中肾中阴精是乳房发育的物质基础，肾中阳精是推动乳房发育的动力。肾为先天之本，脾胃为后天之本，先天精气不足以充养后天之精，则脾胃之气不足，阳明气血不充，而致乳房发育不良。乳房位于前胸，胸中经络纵横，全身气血朝会于此，气机不畅易发生瘀滞。乳络是乳房获取气血营养的通路，若乳络不畅，则精微物质不能滋养乳房，而致乳房发育不良；加上妇女在经前及经期时的冲任、气血、子宫变化较平时急骤，气充而血流急，气血相对比较壅滞而出现经前、经行乳房胀痛，其症状与经期有关，呈周期性发作。患者复有脾气急躁、易怒，则肝气不舒，肝郁则乳络不畅，故本病病位在肾、肝、胃，为本虚标实证。

治以疏肝行气，滋肾养阴为法。常用杞子滋补肝肾之精；木香、香附疏肝行气；女贞子、紫灵芝、天山雪莲、铁皮石斛等养阴药物，加强补益肾中阴精之功效，为乳房发育提供物质基础；配以淫羊藿等补阳药，补益肾中阳精，既是推动乳房发育的动力，又以达到"阳中求阴"的目的；四物汤善治"血家百病"，对于阳明气血不充有补血活血之功；加用黄芪行气养血，以充形体经络之气血。配伍丹参、鸡血藤活血化瘀，一方面防止补益太过而滋腻；另一方面行气活血，调畅气机，气机通畅则精气得以布散，精气充养乳房，乳房得以滋养则发育。佐以白芍养肝柔肝而止痛；补益"先天之精"的同时，使以炒白术健脾益气，充养阳明"后天之气"，促进乳房的生长发育。

治疗同时，应嘱患者注意饮食营养的均衡，配合牛奶、豆浆、猪蹄等食物；调整坐姿、站姿，充分适当运动；选择合适内衣。这样乳房才能得以健康发育。乳房发育是一个过程，短时间内无法判定疗效，需持续治疗，定期随访。

【预防与调护】

1. 宜选用合身的胸罩，禁束胸。对因束胸引起的乳房平坦而小、乳头扁平者，应令其及时改正束胸陋习，选用合身的胸罩。胸罩的选择，以软尺沿乳房下缘，紧围胸一周所量得的尺寸，不可太紧，以戴后能插入一个手指为宜；胸罩容量以略宽松，乳房无压迫感为宜。质地以轻软柔和、略有弹性为好。乳罩以棉布织物为佳，在夜间要取下，以便让乳房得到充分的发育。

2. 保持足够的营养供给，含足够的蛋白质饮食，食品中要有足够的动物和植物蛋白，植物性脂肪，控制动物性脂肪食品的摄入。加强营养，补充必要的蛋白质，能为乳房提供必要的营养。瘦弱者还应多食含热量高的食物，如瘦肉类、蛋类、花生、芝麻、核桃、植物油等。

3. 养成良好的生活习惯，保持正确的立行坐卧姿势。站立行走要抬头，挺胸，沉肩，收腹，夹背；坐时也不要低头、驼背。睡觉以侧睡为好，次为仰卧，不要俯卧，俯卧不利于乳房的正常发育，还可因压迫而引起乳房组织损伤。

4. 积极参加文体活动，主要是加强胸部的肌肉锻炼，称之为体育疗法。每天做徒手操，如挺胸、扩胸、弯腰、侧身转体、踢腿、仰卧起坐、俯卧撑、引体向上、游泳等；或哑铃操、拉簧等运动。扩大胸围，增加胸腹肌、腰背肌、肩周肌的力量，减少体内多余的脂肪组织,有助于乳房的丰满、充实。

5. 避免不良情绪。避免放射、外伤等损伤。

6. 保证充足的睡眠。充足的睡眠可以刺激激素正常分泌,有利于乳房发育。

7. 市场上不少所谓的健美丰乳霜、丰乳膏等,经有关部门测定,大多含有雌激素。过度使用,有引发癌症的风险,还会引起色素沉着、黑斑、月经不调等不良反应,故不提倡使用。

第三节 巨乳症

巨乳症又称乳房肥大、大乳房或巨乳房,是指女性乳房过度发育,含腺体及脂肪结缔组织过度增生,体积超常,与躯体明显失调,可发生胸部压迫感、慢性乳腺炎、疼痛、肩部酸痛沉重及乳房下皱襞皮肤糜烂等。巨乳症多见于青春期少女或青年女性,常发生在两侧,偶见限于一侧。乳房过大,系因腺体及脂肪结缔组织对雌激素异常敏感所致。遗传因素亦属有关因素之一。

中医古代文献中有"乳悬""乳卸"记载,其症状与本病相似。

【源流】

1. 病名

明代李梴在其《医学入门》卷六"妇人门"中记载产后瘀血上攻:"忽两乳伸长,细小如肠,直过小腹,痛不可忍,名曰乳悬,危证。"

2. 病证

《青囊秘诀》上卷"乳痈论"中认为,本病"人以为悬痈也,谁知是胃经气血之燥乎?"陈修园在其《女科要旨》卷四"外科"中对本症病因病机有新的认识,认为:"乳卸症……此肝经风热发泄也。"同时指出:"此系属怪证,妇人盛怒者多得之,不可不识。"

3. 治法

《医学入门》卷六"妇人门"中主张用大剂量川芎、当归水煎服用以治疗本病,或用此二味药烧烟令患者吸入治疗。在外治上,则用蓖麻子捣烂贴顶上的方法,以促进下垂乳房的恢复。这些治疗方法常为后世医家所引用。其后清代医家对此症均有类似记载,如窦梦麟的《疮疡经验全书》、许克昌的《外科证治全书》等。

《青囊秘诀》上卷"乳痈论"中提出本病治疗宜:"急救胃气,而益之补血之味,则胃气润而不燥,胃气和平,自然分给于脏腑,又何至外痛而倒悬哉?"主张应用解悬汤、玉浆丹等益气养血润燥之品。

《女科要旨》卷四"外科"中主张用小柴胡汤加羌活、防风主之,外用羌活、防风、白蔹火烧熏之。

【病因病机】

中医学认为,本病由于产后气血两虚,肝肾不足,冲任失养;或饮食伤脾,生化无权，中气虚弱，固摄不能，胃虚血燥，乳房失养而弛张不收；或忧思郁怒，情志内伤，肝脾气逆，肝郁气滞，脾伤则痰浊内生，痰气互结，经络阻塞，而见乳房肥大。本病属本虚标实，肝脾肾不足为发病之本，肝经弛张不收为发病之标，病位在肝、脾、肾。

西医学认为，本病的发生主要是激素对乳腺的刺激过强，使乳房迅速增大。青春期女性乳腺肥大较多见，此阶段若乳腺受到过多、过强的雌激素作用，1~2年便可迅速增大。妊娠期乳房肥大也系内分泌激素作用所为，由于雌激素及孕激素水平相对过高，加之乳房对其过度敏感，或激素对乳腺的刺激过强，使乳房迅速增大。

【诊断】

1. 临床表现

多见于青春期及妊娠期，乳房体积增大伴乳房坠胀疼痛。青春期乳房肥大多在13~19岁之间发生，多无月经来潮，无其他内分泌异常；妊娠期乳房肥大症多在20~25岁，妊娠前月经及乳房为常人表现，妊娠第2个月乳房开始增大，5个月迅速增大，并持续到哺乳期，多在数个月内乳房周径达数十厘米，重达数千克，甚者可在一二年内垂抵脐及耻部。亦有间歇性增大者，症见乳房肿胀、皮肤光亮、皮温升高、静脉怒张，触之呈弥散结节状，结节大小不等，伴乳头内陷。常伴有颈部和背部疼痛，甚至发生关节炎及胸廓变形；也可引起臂丛神经受压所致的上肢神经系统的症状。另外，易起湿疹等其他皮肤病。

2. 辅助检查

（1）实验室检查：可以测定女性激素水平，主要为 E_2、P、FSH、LH、PRL、T等，以了解内分泌情况。

（2）影像学检查：应常规行 B 超、钼靶 X 线等检查，以排除乳房良恶性肿瘤。

（3）病理检查：肥大的乳腺由过度增生的脂肪、纤维组织及正常腺体所构成，还可见分支不多的小导管，导管上皮细胞增生可呈乳头状，有轻微的分泌活动。

【鉴别诊断】

巨乳症多见于青春期及妊娠期，乳房体积增大伴乳房坠胀疼痛，是乳房体积的整体增大，并不是以乳房内出现肿块为主，即使有结节，一般较柔软，边界不清楚。临床应与以下疾病进行鉴别。

（1）多发性乳腺纤维腺瘤：肿块通常呈球形，质地一般较坚实，或有硬橡皮样弹性，或软韧无固定性，手指按压有滑脱现象。

（2）乳腺分叶状纤维腺瘤：虽也有迅速增长的特点，但其多发在中青年以上的妇女，或有乳腺纤维腺瘤病史，单侧多见，且仅限于瘤体部分增大，非全乳均匀增大。虽然有时肿块可以占满整个乳房，但瘤体与正常组织之间仍可触及明显的界限。瘤体表面皮肤可绷紧发亮。

（3）假性乳房肥大症：多由于垂体功能障碍引起的乳房脂肪堆积肥大，常伴有髋部脂肪沉积过多等现象。钼靶 X 线摄片可以区分腺体和脂肪组织。

【治疗】

1. 治疗原则

巨乳症的治疗目的是在排除乳房良、恶性肿瘤的基础上，恢复形体美，提高生活质量，预防并发症的发生。

疾病早期以中医药辨证治疗为首选，以控制疾病的发展和转变。如果控制效果欠佳，也可考虑激素治疗。孕激素和溴隐亭等可以抑制腺体增生，但不能把乳房缩至理想大小。已经形成的肥大乳房，若影响正常的生活和工作，或疑有癌变者，可以考虑手术治疗。部分患者术后会复发，必要时可行二次手术。

2. 辨证论治

（1）肝肾阴虚证

证候：乳房迅速增大，腰酸肢软，眼眶黧黑；舌红，苔少，脉细数。

分析：产后气血两虚，肝肾不足，冲任失养而致乳房迅速增大、腰酸肢软、眼眶黧黑。舌红，苔少，脉细数。

基本治法：滋肾养血，化痰散结。

选方：左归丸或六味地黄丸加减。

常用药物：熟地黄、山药、山萸肉、菟丝子、怀牛膝、鹿角胶（烊冲）、当归、白芍、川贝母、生牡蛎（先煎）。

加减法：腰膝酸软明显者，加续断、杜仲。

中成药：六味地黄丸，每次 1 丸，每日 3 次，有补益肝肾之功效。

（2）气滞痰凝证

证候：乳房迅速增大，发病前多见性情急躁，发病后情绪紧张，伴有胸闷胀痛。舌质红，苔薄白，脉细弦。

分析：发病前多见性情急躁，发病后情绪紧张，忧思郁怒，情志内伤，而致胸闷胀痛；肝郁气滞，脾伤则痰浊内生，痰气互结，经络阻塞，而见乳房肥大，舌质红，苔薄白，脉细弦。

基本治法：疏肝理气，化痰散结。

选方：逍遥散加减。

常用药物：柴胡、杭白芍、当归、橘叶、陈皮、香附、姜半夏、海藻、茯苓、生牡蛎（先煎）。

加减法：胸闷胸胀明显者，加瓜蒌皮、枳壳；痰湿明显者，加苍术、土茯苓、厚朴。

（3）肝经风热证

证候：产后暴怒，两乳伸长下垂；身体发热，形渐瘦损。舌尖红，脉弦数。

分析：产后气血两虚，瘀血内停，复因暴怒伤肝，肝火外泄，致身体发热，气散不收，冲任失调，肝失濡养，肝筋松弛而两乳伸长下垂，形渐瘦损；舌尖红，脉弦数。

基本治法：养血疏肝，清热解郁。

选方：小柴胡汤合丹栀逍遥散。

常用药物：柴胡、黄芩、姜半夏、人参、炙甘草、当归、杭白芍、白术、丹皮、山栀子、防风。

加减法：气血虚者，加生黄芪、当归；产后恶露未净者，加益母草、泽兰。

中成药：丹栀逍遥丸，每次 1 丸，每日 3 次。有舒肝理气，清热解郁之效。

（4）胃虚血燥证

证候：乳房下垂，逐渐变细、伸长，疼痛难忍，乳汁自出，产后失血过多；面色苍白或面黄肌瘦，语言低微，动辄汗出，纳呆，大便干结。苔薄白而干，脉细涩。

分析：饮食伤脾，生化无权，胃虚血燥，乳房失养而弛张不收乳房下垂逐渐变细伸长、纳呆、大便干结；中气虚弱，固摄不能，乳汁自出；产后失血过多，气血两虚，致面色苍白或面黄肌瘦、语言低微、动辄汗出。苔薄白而干，脉细涩。

基本治法：健脾和胃，益气养血。

选方：解悬汤加减。

常用药物：党参、当归、川芎、麦冬、炮姜、白术、黄芪、益母草、荆芥、桔梗、赤芍。

加减法：月经后复发或加重者，加菟丝子、补骨脂；哺乳延长或不规律持续哺乳引起者，加生黄芪、生山楂。

3. 手术治疗

已经形成的肥大乳房，若影响正常的生活和工作，药物治疗对本病效果不佳时，或疑有癌变者，可采用手术治疗，宜行乳房缩小成形术，切除多余或全部的乳房组织，保留乳头、乳晕是其要点。

（1）手术原则：①创造一个具有理想大小和形状的乳房；②小而隐蔽的瘢痕；③保存乳房泌乳和乳头感觉功能；④没有明显术后并发症；⑤远期效果可靠。

（2）手术的关键：如何上提乳头、乳晕，合理的切口设计是手术成功的关键。近年来，人们对乳房缩小整形术的安全性及美观效果进行了一定的研究和技术改良，涉及蒂及切口选择，有下蒂法、上蒂法、内上蒂法、双蒂法、中央蒂法、辅助应用脂肪抽吸法等，以及切口的愈合不良、乳房下极膨出、乳头乳晕的神经保护等问题。

【名医经验】

唐汉钧教授认为，本病多由妇女青春发育期、妊娠期、产褥期肝肾精血不足，脾虚气弱，肝郁气滞所致。临床多以肝肾不足、脾虚气弱、气滞痰凝见证。

（1）肝肾阴虚证：兼腰酸肢软，眼眶黑，舌红苔少，脉细数。治以滋肾养血，化痰散结。方选左归丸或六味地黄丸加减。药用熟地 12g，山药 12g，山萸肉 9g，菟丝子 12g，怀牛膝 12g，鹿角胶 12g（烊冲），龟甲胶 12g（烊冲），当归 12g，杭白芍 12g，夏枯草 15g，川贝 9g，生牡蛎 30g（先煎），马钱子 3g（打碎先煎）。

（2）肾阳虚证：兼见形寒肢冷，乏力神疲，舌淡苔薄白，脉濡。治以温肾养血，化痰散结。方选右归丸加减。药用熟地 12g，山药 12g，山萸肉 9g，菟丝子 12g，枸杞子 12g，杜仲 12g，肉桂 9g，当归 12g，鹿角胶 12g（烊冲），象贝 9g，泽漆 15g，枸杞子 15g，茯苓 12g。

（3）气滞痰凝证：发病前多见性情急躁，容易生气发火。病后情绪紧张，伴有胸闷胀痛，舌质偏红，苔薄白，脉细弦等。治以疏肝理气，化痰散结。方选逍遥散加减。药用柴胡 9g，黄芩 9g，杭白芍 12g，当归 9g，橘叶 6g，青陈皮各 9g，制香附 9g，姜半夏 12g，海藻 12g，昆布 12g，夏枯草 15g，茯苓 12g，生牡蛎 30g（先煎）。

（4）肝经风热证：产后暴怒，两乳忽然伸长下垂，不觉痛痒，色亦不赤，身体发热，形渐瘦损，舌尖红。治以健脾益气，养血疏肝，清热解郁。方选小柴胡汤合丹逍遥散加减。药用柴胡 9g，黄芩 9g，姜半夏 12g，生晒参 10g，炙甘草 6g，生姜 9g，大枣 7 枚，当归 12g，杭白芍 12g，白术 12g，薄荷 3g（后下），丹皮 9g，山栀 9g，羌活 9g，防风 9g。

（5）胃虚血燥证：产后失血过多，面色苍白，纳谷呆少，脘胀腹痛，口干舌淡，苔薄白干，乳房忽而伸长下垂，疼痛难忍，乳汁自出，乳房逐渐变细、伸长，有的可下垂至乳头与脐平，面黄肌瘦，语言低微，动辄汗出，步履飘忽，脉细涩，大便干结。治以健脾和胃，益气养血，升清举悬。方选解悬汤加减。药用党参 60g，当归 120g，川芎 60g，麦冬 30g，炮姜 3g，白术 20g，黄芪 50g，益母草 40g，荆芥 9g，桔梗 30g，蒲公英 30g，赤芍 15g，浓煎频频饮之。劳累后复发者，加黄芪 30g，焦白术 12g，升麻 9g；月经后复发者，加菟丝子 12g，补骨脂 12g。

【预防与调护】

1. 本病及时治疗，一般预后较好。

2. 报道有 1%～2% 的患者数年后可能发生乳腺癌，应予重视。

3. 青春期对肥胖者必须着重减肥治疗，忌食油腻及过甜食品，可用山楂等化痰消食品作辅助食疗。

4. 对于同时伴有月经不调者，当及时进行检查并予以治疗。

5. 在选择胸罩时，适当酌选紧身内衣及胸罩，通过轻微的局部机械压迫减轻乳房肥大。

6. 许多巨乳患者由于体型欠美，逃避社交，滋生病态心理，故调整心态、积极治疗也非常重要。

第四节　女童乳房异常发育症

女童乳房异常发育症是青春发育期以前的女童一侧或两侧乳晕下隆起扁圆形结块，或乳房略见隆起而不伴有乳头、乳晕的发育，一般不伴有全身性的内分泌疾病及其他副性征的异常。本病多发于 10 岁左右的女童。西医认为是乳腺组织对雌激素敏感性增强所致，预后良好。

本病可归属中医"乳疬"范畴。

【源流】

1. 病名

本病古称奶疬，首见于明代窦汉卿《疮疡经验全书·奶疬》，认为："此因女子十五六岁，经脉将行，或一月两次，或过月不行，多生寡薄，形体虚弱，乳上只有一核，可治……"当时指女子月经初潮前后，乳晕部出现疼痛性结块的现象。严格地讲，只有初潮前的女子出现上述症状才属于本症范畴。

2. 病证

《素问·上古天真论》曰："女子七岁，肾气盛，齿更发长。二七而天癸至，任脉通，太冲脉盛，月事以时下，故有子。"宋代齐仲甫在《女科百问·卷上·第一问·精血以分男女之本源》中认为："女子为阴，阴中必有阳，阳中三数七，而一七而阴血升，二七而阴血溢。"可见，肾和冲任二脉以及精血在女子的生长发育中起重要的作用。明代窦汉卿在《疮疡经验全书·奶疬》中提出，本病的病因病机乃脾胃气弱，冲任失调，肝郁气滞痰凝所致，用调经开郁法治则。清代魏之琇在《续名医类案》卷二十三"经水"中引钱国宾语："经本于肾，旺于冲任二脉。"冲任与肝肾精血相通，肾之阴阳失衡，冲任失调，可致月事早下，从而出现女性性早熟、乳房提早发育。

【病因病机】

中医学认为，肾上通于脑，下连冲任二脉而系胞宫，冲任和肝肾经脉相互交错，与女子的生长发育及生殖机能的调节密切相关。童雉奶疬乃先天肾气不足，冲任不得行其经脉，注濡乳房，水不涵木，肝气拂郁，横克脾土，化生痰湿，致气滞痰凝而成乳晕下结块。其病位在乳房，与肝、脾、肾关系密切。

1. 肝肾不足，冲任不调

多因先天肾气不足，冲任不调，肝肾失于濡养，除乳晕下结块外，可见发育迟缓，身材矮小，头晕耳鸣。

2. 肝气郁结，肝脾不调

多因肝气不畅，横克脾土，化生痰湿，致气滞痰凝而成乳晕下结块。可见乳晕下肿块，疼痛随情绪变化而加重，胸闷，纳呆，腹胀，便秘或腹泻。

西医认为，本病为乳腺组织对雌激素过于敏感，或误食一定量含雌激素的药物或食物所致。表现为腺体组织增生，一般不会癌变。常见病因有营养过剩、环境污染、含激素食物盲目进补、性信息刺激等。

【诊断】

疾病诊断

（1）临床表现：多见于 10 岁左右的女童一侧乳晕部微隆起，乳晕中央皮下可触及扁平、圆形结块，质中，无明显自觉症状；少数有肿胀感，或有轻度压痛，乳晕部色素深，但乳头和乳晕都不发育，部分患者可发于双侧乳房。结块一般为暂时性，但也可持续数月或数年。无其他全身内分泌紊乱和副性征异常。

（2）辅助检查

①内分泌检查：血清激素（E$_2$、P、FSHI、LH、PRL、T 等）测定有助于了解患者的内分泌状况。

②B 超检查：可见乳房部皮下腺体组织声像。必要时做妇科 B 超，观察卵巢是否正常。

③女性儿童阴道脱落细胞涂片检查：无雌激素影响的表现。

【鉴别诊断】

（1）真性性早熟性乳房肥大症：性早熟者，除乳房过早发育外，乳头和乳晕同时发育，阴唇、阴道、子宫、卵巢同时发育趋向成熟，月经初潮提前发生，阴道脱落细胞涂片检查有雌激素影响的表现。而乳疠皆无上述表现。

（2）假性早熟性乳房肥大症：患者除有乳房隆起外，乳头和乳晕也相应发育，子宫阴道及阴部也相应发育，阴毛生长，但卵巢本身并不成熟，没有周期性的卵泡成熟与排卵，可以有阴道出血，但并非月经。阴道脱落细胞涂片检查，亦可有无规律的雌激素影响的表现，可能由于卵巢功能异常或卵巢肿瘤、肾上腺皮质增生、肾上腺肿瘤、畸胎瘤等引起雌激素分泌过多所致。

（3）乳房肥大：儿童因形体肥胖，胸部脂肪增多所致的乳房肥大，在乳晕中央区多无发育的结块，可以鉴别。

【治疗】

1. 治疗原则

本症多为暂时性表现，可自行恢复，一般无需处理。若乳房硬结存在时间长，甚至逐渐长大，伴有胀痛者，采用中医药治疗。对疑有肿瘤者，可行针吸细胞学检查。

2. 辨证论治

（1）肝肾不足，冲任不调证

证候：乳晕下肿块，有时疼痛，发育迟缓，身材矮小，头晕耳鸣，舌质淡，舌苔薄白，脉细。

分析：先天肾气不足，冲任不调，肝肾失于濡养，发育迟缓，身材矮小，头晕耳鸣，舌质淡，舌苔薄白，脉细。

基本治法：补益肝肾，调摄冲任，化痰散结。

选方：六味地黄丸合二仙汤。

常用药物：熟地黄、山药、山萸肉、茯苓、泽泻、丹皮、鹿角粉（吞服）、肉苁蓉、淫羊藿、夏枯草、仙茅。

加减法：肿块增大加白芥子，腰膝酸软加杜仲、川续断，乳腺疼痛加制香附、延胡索。

中成药：右归丸 6g，一日 2 次，温开水送服。

（2）肝气郁结，肝脾不调证

证候：乳晕下肿块，疼痛随情绪变化而加重，胸闷，纳呆，腹胀，便秘或腹泻，舌质淡，舌苔薄白，脉弦。

分析：肝气不畅，横克脾土，化生痰湿，致气滞痰凝而成乳晕下结块。乳晕下肿块疼痛随情绪变化而加重；胸闷，纳呆，腹胀，便秘或腹泻。舌质淡，舌苔薄白，脉弦。

基本治法：疏肝理气，健脾和胃。

选方：逍遥散、平胃散加减。

常用药物：柴胡、白芍、当归、白术、茯苓、陈皮、半夏、山药、炙甘草。

加减法：结块痛甚者，加炙乳没、延胡索；肿块质坚者，加桃仁。

3. 外治疗法

可以应用阳和解凝膏外敷治疗，贴于乳晕肿块上，注意有无皮肤过敏现象。如无皮肤过敏现象，1～2 天一换。

【名医经验】

1. 楼丽华经验

楼丽华认为肾精不充，肝木失养，疏泄失常，气机郁滞，冲任失调，水湿不化成痰，痰气互结于乳络而发为本病；或因小儿年幼，饮食不节，药食不当，而脾胃尚且虚弱，无力运化，痰湿内生，停阻于乳络而发为本病。本病虽病位在乳房，但其本在肾，与肝、脾亦有联系。临床多用补益肝肾、调摄冲任、疏肝健脾、化痰散结之法，方用柴胡疏肝散合二仙汤加减；并结合现代药理遣方用药，补益先天、调摄冲任以治本，理气通络、化痰散结以治标，临床疗效显著，体现中医药的独特优势。主要药物为仙茅、淫羊藿、柴胡、白芍、郁金、青皮、玫瑰花、佛手、陈皮、鹿角片、天门冬、茯苓等。同时认为，治疗少儿乳房异常发育症不是最终目标，了解少儿乳房异常发育症并预防其发生才是根本的出发点，故治疗时宜时时顾护脾胃，免伤正气，体现了"治未病"思想。对家长、儿童开展相应的教育宣传，促使儿童增强身体锻炼，平衡饮食，养成良好的生活起居习惯；并让儿童学会如何调节心理状态，一旦出现异常发育及早告知家长并就医治疗，从而得以健康成长。

2. 徐蔚霖经验

徐蔚霖认为，性早熟病在冲任，源在肝肾，治疗重在调理冲任和肝肾，尤应以疏肝理气为主。用药以入肝经药为先，对肾阴亏虚、相火亢盛患儿，加用滋阴补肾清火类药。对肝经湿热、气机郁滞患儿，酌加清热凉血、利湿化浊之品，用药当注意顾护脾胃，提出间歇服药这一特色方法。

（1）病在冲任，源在肝肾：冲任二脉皆属于肾，若冲任失调，则肾气不充。肾为先天之本，主元阴元阳，小儿肾常虚，肝常有余，易阳阳平衡失调；肾阴不足，不能制阳，阴阳失调，相火偏亢，则冲任二脉亦为病，"天癸"早至。冲任二脉和肝肾经脉相互交错，且肝肾同源，肾主闭藏，肝主疏泄，肾肝须相协调。若肝气不疏，郁久化火，湿热内蕴，在上则夹痰瘀上炎结于乳络；在下则湿热下注，引动相火，月经提前出现。随着生活水平的提高，儿童进食血肉有情之品增多，而血肉有情之品有培补肾气的作用，从而使小儿纯阳之体内蕴火热，促使性早熟发生。

（2）辨证分虚实，治疗先疏肝：本病所见乳房发育、带下和月经来潮皆与肝经异常有关，故用药以入肝经药为先。根据小儿"阳常有余，阴常不足，肝常有余，肾常虚"的生理病理特点，辅以滋阴壮水、清肝泻火、调和气血阴阳，治疗重在肝、肾二脏及冲任二脉（如逍遥丸、六味地黄丸、甘露消毒丹、归脾丸等），使患儿阴阳平衡则疾病可愈。临床可从虚、实来辨证，虚者为肾阴不足，实者为肝郁气滞。阴虚则阳亢，治疗从"壮水之主以制阳光"；肝郁气滞则化湿化热，以疏肝解郁、清利湿热为治则，使阴阳平衡，冲任有节，气血调和。在同类入肝经药中，又有所筛选：如用柴胡、八月札可疏肝理气；郁金活血祛瘀而止痛，行气解郁而疏泄肝郁；鬼箭羽味苦性寒，能破血破结；潼蒺藜与刺蒺藜一擅入肾补虚，一偏入肝平肝，合用时有肝肾同治、水木兼顾之妙，尤宜用于肾虚肝郁之症；青皮长于疏肝破气，陈皮长于燥湿健脾，二者配伍既可两调肝脾，又能两调脾胃。

徐老经过长期临床实践总结认为，天花粉对本病有特殊疗效。天花粉味苦微甘、性寒，有开郁结、降痰火之功，又取其清热散瘀之力，能化乳房提早发育所带来的肿痛。同时，天花粉与牡蛎配伍应用，降痰火散坚结之功颇佳。

（3）治疗中注意顾护脾胃：小儿的特点是稚阴稚阳，脏腑柔弱，形气未充，阳既不足，阴又未盛，物质基础和功能均未臻完善，脾胃运化功能尚未健全，而机体发育较快，对水谷精微的需求量大，但脾胃的运化和吸收却有一定的限度，于是表现为小儿"脾常不足"的生理特点。在服药方面，采用间歇服药的方法，嘱家长每周服药5剂，即服3日停1日，续服2日再停1日，使药液浓度不至于过高，让脾胃有一个吸收调整的过程。方中所用中成药一律放入药液中同煎，以减轻脾胃负担和小儿服用时的不便，同时在方剂中加入豆蔻，因其辛温芳香，可行气化湿、温胃止呕，在方剂中起到调和作用。

【临床研究】

1. 鲁立宪等认为，女童乳房异常发育症的辨证治疗，往往不同于一般乳癖，这是因为有少儿期的病机特点。少儿期孩童多为稚阴、稚阳状态，如春发之杨柳，生机勃勃，治疗上不可一味攻伐，过于肃杀，犯虚虚之禁，耗泄阳气，徒伤气血，亏损阴精。又因少儿期多为阳气有余之体，虚火浮动，故当以"火"论治，思其火升、热扰痰凝、气滞为其主要病机，应以益阴、清热、降火、行气为要，达到化瘀通络、止痛散结之目的。①虚火型的乳晕部结块胀痛；伴口苦咽干，烦躁易怒，胁肋胀痛，舌质淡红，苔薄干，脉弦细。药用生地、玄参、沙参、当归、丹皮、白芍、青皮、郁金、延胡索。②郁热型的乳晕部结块不适；伴渴不欲饮，烦热多梦，倦怠乏力，舌质偏红，少苔，脉细数。药用丹皮、栀子、柴胡、白芍、茯苓、白术、当归、夏枯草、夜交藤。③痰火型的乳晕部结块濡软；伴咽中不适，泛恶太息，胸闷痰多，舌质淡红，苔薄腻，脉弦滑。药用瓜蒌、大贝、竹茹、莪术、柴胡、白芍、茯苓、半夏、陈皮。治疗女童乳房异常发育症，用药轻扬升散，佐以育阴潜降，不妄加滋补，亦不伤其阳气，灵性活法，化有形之痰浊结块，畅无形瘀闭气机，固本溯源，不伤正气，符合中医学"治未病"理论，此为要略所在。

2. 郦红英应用中草药外用内服治疗儿童乳房异常发育症36例。自制中草药（甘遂、红芽大戟、生南星、生半夏、白芥子、僵蚕、藤黄、朴硝、山慈菇、麻黄、土贝母）成膏药外用；六味地黄丸合二仙汤加减制成胶囊内服。36例患儿中治愈26例，有效7例，无效3例，总有效率91.7%。男子乳头属肝，乳房属肾；女子乳头属肝，乳房属胃。童稚乳疬乃先天肾气不足，冲任不得行其经脉，注濡乳房，水不涵木，肝气怫郁，横克脾土，化生痰湿，乃致气滞痰凝而成乳晕下结块。口服六味地黄丸合二仙汤加减制成的胶囊，起到补益肝肾、温煦肾中阳气，以达调摄冲任、化痰散结之功效。自制膏药有化痰、散结、软坚之功效。其中制甘遂、红芽大戟、朴硝、藤黄消肿散结；白芥子、生胆南星、生半夏、土贝母僵蚕、山慈菇化痰散结；麻黄取其温散寒邪的作用，配合前面药物化痰散结。内外治相结合，起到了很好的疗效。

3. 刘传珍、周丽华等认为女童乳房异常发育症的病机既有阴虚火旺，又有脾肾两虚，更有痰湿凝滞或瘀滞脉络，病机迥异，治法自然有别。据祖传验方和30余年的临床经验，归纳为辨治六法。

（1）温肾健脾，化痰散结法：用于脾弱胃亏，痰湿凝滞者。此类患儿从小家长溺爱，贪吃零食，常进补品，形体偏胖，少动懒言，纳差口干，夜魇多尿，性情急躁。舌质淡，苔薄白，脉沉弱。治当温肾健脾，化痰散结。拟用加味二陈二仙汤：姜半夏、青皮、陈皮、仙茅、淫羊藿、王不留行、炮附子、川贝母、炮山甲、全瓜蒌、荔枝核、益智仁。一般连服2~4周。

（2）养血疏肝，活血通络法：用于肝郁血虚，络脉瘀滞者。此类患儿皆因自己发现一侧或双侧乳房微肿有块，触之感痛，然因怕羞，更因年幼无知，不敢向父母申诉，故郁郁寡欢、心情沉闷、胃纳减退、脘胁胀满、形体消瘦、四肢乏力、寐易惊醒且多梦魇、心悸胆小。舌质淡，苔薄白，脉弦细。治当养血疏肝，活血通络。拟用消郁活络汤：当归、赤芍、白芍、酸枣仁、远志、丹参、胡桃、陈皮、山楂、首乌、郁金、木香。可连服1个月，或隔日1剂，常可收效。再配合儿童心理疗法，解除患儿郁闷，则可收事半功倍之效。

（3）滋阴降火，软坚散结法：用于肾阴不足，肝火偏亢者。此类患儿多服用多种补品，面红唇赤，怕热，口渴喜饮，急躁易怒，小便黄，大便干结；乳房一侧或两侧有硬结肿痛。舌质红，苔黄厚腻，脉弦数。治当滋阴降火，软坚散结。拟用泻肝滋阴汤：龙胆草、鹿角霜、山栀子、黄芩、白芍、车前子、生地黄、泽泻、龟甲、夏枯草、麦芽、女贞子。一般连服2~4周即可。

（4）滋补肝肾，化痰散结法：用于肝肾阴虚，痰气搏结者。此类患儿体质素虚，或因营养不良、偏食嗜异，或因吸收欠佳，或先天不足，或后天失调。多见身材瘦小，肌肤不荣，发黄少泽，两目干涩，眼眶黧黑，五心烦热，膝软乏力；乳晕下有结块，推之可活动，不重按无任何痛苦。舌瘦质红，苔少，脉细数。治当滋补肝肾，化痰散结。拟用加减地黄汤：熟地黄、山药、山萸肉、丹皮、茯苓、穿山甲、川贝母、川芎、瓜蒌皮、丹参、当归、夏枯草、荔枝核、太子参、杜仲。此型需缓图而收功，服药4~8周。

（5）温肾壮阳，补益命门法：用于肾阳不足，命门火衰者。此类患儿多有先天不足，或患五软、五迟等症，或患脊髓灰质炎、乙型脑炎等疾病。表情淡漠，不喜集群戏耍，常独自一隅，不善言语，或经常一人发呆，手足不温，腰膝感冷；声音尖细，啼哭无力，口渴喜热饮；盛夏亦喜盖被，小便清长，大便或干或溏；乳房可触及硬结，压之感胀。舌质淡，苔腻或滑，脉沉迟。治当温肾壮阳，补益命门。拟用加减右归饮：熟地黄、巴戟天、山药、杜仲、淫羊藿、太子参、制附子，肉桂、桑寄生、白芍、肉苁蓉、甘草。可连服2~4周。此型早年较多见，近年已渐趋稀少。

（6）行气化痰，扶正活血法：用于脾虚痰凝，气滞血瘀者。此类患儿除了常服滋补品外，也喜食冰淇淋、冰棍等食物，损伤了脾胃运化功能，造成脾运不健，痰湿凝滞，阻碍气血通行，进而造成气滞血瘀。此类患儿乳房结块肿大，边缘圆滑，推之可动，压之则痛；伴见面色无华，倦怠无力，头昏目眩，夜寐不安，形体虚胖，口干心烦，胸闷泛恶。舌质淡紫，苔厚腻或花剥如地图，舌边瘀点，脉细弦涩。治当行气化痰，扶正活血。拟用桃红六君汤：半夏、太子参、山慈菇、陈皮、茯苓、赤芍、白芍、红花、桃仁、三棱、莪术、枳壳、八月札、天竺黄。连服2~6周，即可消散。

【预防与调护】

1. 适当控制饮食，避免营养过剩，尤其要避免高油脂的食物，少吃甜食，但要保证蛋白质的摄入量，多吃蔬菜水果。需要注意的是，让孩子避免进食可能含有性激素的营养品和保健品，也不要使用含有性激素的护肤品。实际上，家长只要安排好孩子一日三餐的均衡饮食，合理搭配，就能保证孩子生长发育所需要的各种营养的供给。正常的儿童不宜服用各种滋补营养品。

2. 增加体育活动，加强锻炼，控制肥胖。

3. 保证充足睡眠，每晚应有八九个小时的高质量睡眠，以保证垂体在夜间能分泌足量的生长激素。

4. 创造良好的环境，比如不要让孩子过多接触与年龄不相称的视觉刺激，使他们的天性得到发挥，逐渐实现"本色"的回归。

5. 异常发育的乳房需避免多触摸及挤捏损伤。

6. 一旦遇见假性性早熟情况，应首先请专科医生检查，查明原因，对症处理。

第五节　男性乳房肥大症

男性乳房肥大症是由于生理性或病理性因素引起雌激素与雄激素比例失调而致的

男性乳房组织异常发育、乳腺结缔组织异常增生的一种临床病证。男性乳房肥大症是最常见的男性乳腺疾病，占男性乳腺疾病的80%～90%。临床往往表现为一侧或两侧乳房无痛性、进行性增大或乳晕下区域出现触痛性肿块。多见于青春期，成年以后以中老年患者居多。近年来，随着生活水平的提高和饮食结构的变化，青春发育期的患者有增加的趋势。

男性乳房肥大症属于中医学"乳疬"范畴。

【源流】

1. 病名

"乳疬"之名源于《疮疡经验全书》，当时称之为"奶疬"，系指女子青春期前后的乳房发育情况。明代起，有关男子乳房发育的记载渐增，但多散见于女子的乳痈、乳核、乳癖等论述中，亦有称之为"乳节"者。

关于男女乳疬的异同，沈金鳌在《杂病源流犀烛》卷二十七"胸膈脊背乳病源流"中指出，男子乳疬："亦如女子结核肿痛者，此男女所以异而同，同而异也，当分别治之。"明确区别了男性乳房肥大症与女童乳房异常发育症的不同，并提出治疗方法上也应区别对待。

2. 病证

明代《外科理例·卷四》《薛氏医案·外科枢要》中记载的病案，将本病成因责之于肝、脾、肾之虚损，寒凝阴滞而成。陈实功《外科正宗》卷之三"乳痈乳岩论第三十三"中云："男子乳疾与妇女微异，女损肝胃，男损肝肾，盖怒火房欲过度，以致肝虚血燥，肾虚精怯，血脉不得上行，肝筋无以荣养，遂结肿痛。"这一论述为后世大多医家所承袭。

清代许多医家认识到了痰凝与本病的关系，如《石室秘录》卷四"奇治法"中引岐天师语说："男子乳房忽然壅肿如妇人之状，扪之痛欲死，经岁经年不效者，乃阳明之毒气结于乳房之间也。然此毒非疮毒，乃痰毒也。"林珮琴在《类证治裁》卷八"乳症论治"中也认为，本症"类由凝痰"而成。

关于本病的标本虚实关系，余听鸿《外证医案汇编》卷三"乳岩"中云："男子之乳房属肾，何也……是少阴肾之脉络膀胱，其直者从肾上贯肝膈入肺中，水中一点真阳，直透三阴之上。水不涵木，木气不舒，真阳不能上达，乳中结核。气郁无血液化脓，比女子更甚，虽云肝病，其本在肾。"

3. 治法

在治疗上，《外科理例·卷四》《薛氏医案·外科枢要》均认为应通阳理气活血以及调补气血。陈实功认为，本病治当八珍汤加山栀、丹皮。口干作渴者，加八味丸；肾气素虚者，肾气丸以补气血，调肝肾为治本之法。在汪机的《外科理例》卷四"乳痈"中载有一医案："一后生作劳风寒夜发热左乳痛，有核如掌，脉细涩而数，此阴滞于阳也。询之已得酒，遂以瓜蒌子、石膏、干葛、川芎、白芷、蜂房、生姜同研，入酒饮之，四帖而安。"而薛己的《薛氏医案·外科枢要》中也有一病案记载颇似男子乳房发育症："封君袁阳泾，左乳内结一核，月余赤肿，此足三阴虚兼怒气所致。用八珍汤加柴、栀、丹皮，治之诸症渐退；又用清肝解郁汤而愈。"

清代治疗男性乳房肥大症，除补益气血、调补肝肾以外，也注重消痰化瘀的治标之法，如《疡医大全·卷二十（引岐天师方）》中所用的"至圣通滞汤"。

【病因病机】

中医学认为，若情志不调，或年老体虚，久病及肾；或先天禀赋不足，冲任失调；或外邪伤肝，肝失柔养、疏泄，皆可导致经络失养，气血不畅，从而出现瘀血、痰浊，痰瘀阻滞经脉而成乳病。总之，肝肾损伤为本，肝郁、阳虚、痰凝、血瘀、气滞为标。

肝郁化火者，多因情志不遂，或暴怒伤肝而致肝气郁结不畅；气滞则血瘀，郁久则化火，灼伤肝肾之津液，炼液成痰，津不上承，脉络失和而成本病。

肾虚痰凝，多因年老体衰，久病及肾，肾之阴阳两虚，不能涵养肝木，肝木失养，木气不疏，疏泄失职，则痰湿停聚，上结乳络，亦可发为本病。

先天不足者，多因先天禀赋不足，肝肾精血不能滋助冲任，冲任脉气不通；脾运不健，气血生化乏源，冲任不充，在下则精室不能充满和溢泻，在上则痰瘀凝结乳络而成本病。

外邪伤肝者，多因外感湿热疫毒之邪，或长期服用伐正伤肝、损脾之品，导致肝血亏虚；肝血不足，肝失柔养，肝气郁结；脾气亏虚，脾运不健，痰浊内生，则气结痰郁，乳络瘀滞而发病。

西医学对本病的发病原因尚不肯定，一般认为与内分泌失调有关。当乳腺上皮组织受到过多的雌激素强而持久的刺激，同时受雄激素影响下降，可以导致男性乳房肥大症。另外，雄激素受体的缺陷或局部乳腺组织中雌激素受体含量增高，也可能在本病的形成中起重要作用。然而，导致上述内分泌激素紊乱的病因十分复杂，一般可分为原发性和继发性两大类。

原发性者，以青春期男孩和年老男性多见，大多病因不明确。而继发性的男性乳房肥大症，除较常见的继发于肝脏疾病之外，其他如睾丸疾病、肾上腺疾病、下丘脑垂体疾病、甲状腺疾病、某些特殊类型肿瘤等也可继发本病。长期服用一些药物，也可出现男性乳房肥大症，比如前列腺肥大和前列腺癌而长期服用雌激素治疗，以及长期应用洋地黄、利舍平、异烟肼等药物，均可引起男性乳房增殖肥大。

【诊断】

1. 临床表现

可见于各年龄群的男性，乳房肥大有60%～80%呈双侧性、对称或不对称，也有呈单侧肥大者。乳晕下可触及孤立的结节，质地较韧，边缘清楚整齐，活动良好，与皮肤无粘连，直径在2～5cm，肿块位于与乳头呈同心圆位置。另一部分肥大的乳腺边缘不清，呈弥漫性增生，往往与周围组织融合，乳晕下也无明显的结节触及，有的乳房肥大如成年女性的乳房。如有明显结节者，常可伴有胀痛感，或刺痛、跳痛、压痛或触痛，无疼痛者少见。

青春期的原发性乳房肥大患者，多有自愈倾向，一般在 6 个月内恢复正常。继发性或药物引起者，原发病去除后或停服有关药物后，多可自行恢复。

2. 辅助检查

（1）实验室检查：内分泌激素水平测定应常规测定促卵泡素、黄体生成素、催乳素、睾酮、雌二醇，甚至双氢睾酮。一般可见雌二醇含量上升，睾酮含量下降，睾酮/雌二醇比重下降，催乳素有时也可升高。

根据不同情况，还可有目的地进行其他内分泌学的检查。血尿促卵泡素（FSH）和黄体生成素（LH）测定，可用于了解睾丸功能低下是否继发于垂体，以及垂体的功能状态。血清催乳素（PRL）测定，成年男性 PRL 分泌增多，可致男性乳房肥大。血雌二醇（E_2）测定，成年男性可能偏高或正常。血清睾酮（T）测定，成年男性可能低于正常或正常。24 小时尿 17 - 羟（17 - OHCS）或 17 - （17 - KS）皮质甾族化合物测定，患者排泄量可增高、正常或偏低。

此外，可行肝功、肾功、甲状腺功能检查以排除是否由于慢性病导致乳房肥大。血清 T3、T4 测定，可了解甲状腺功能状态，排除甲状腺疾病所致男性乳房肥大症。

（2）影像学检查

乳腺超声：是首选的检查，其典型表现为以乳头为中心的扇形低回声区，与周围组织分界清楚，内可见细小管腔，腺体组织厚，有时可见条状强回声向乳头方向汇聚，不伴有淋巴结肿大，血流不丰富。

乳房钼靶 X 线检查大致可见两种类型：腺体型，为无明显的肿块影，X 线片上呈现刷状，影响四周，放射伸入脂肪组织内，可见无边界的密度均匀的致密阴影。肿块型，在摄片上可见密度增高且较为均匀的肿块影，外侧密度稍高而内侧密度偏低，外侧边缘清楚而内侧边界比较模糊，肿块位于乳头中央，皮肤厚度均匀一致，乳头无异常，血管影不增加，很少见钙化点。

此外，对于人绒毛膜促性腺激素（HCG）升高的患者，需做脑、胸部、腹部 MRI 或 CT 以及睾丸 B 超排除有无分泌 HCG 的肿瘤；若硫酸脱氢表雄酮（DHEA）升高，需做肾上腺 B 超检查。头颅蝶鞍断层摄片或头颅 CT 可除外垂体病变；进行精子检查或睾丸活检，以排除睾丸肿瘤；肾周空气造影或肾上腺部位 CT，多能显示女性化肾上腺肿瘤。

（3）病理组织学检查：增大的乳房多呈圆盘状，与周围组织无明显粘连，直径多为 3～5cm，大者可超过 10cm 以上；表面灰色，多附着脂肪组织，质地坚硬而无包膜，切面结构致密，未见明显囊腔结构，无包膜。

肿块细针穿刺细胞学检查，可检出良性乳腺上皮细胞、大汗腺样上皮细胞、泡沫细胞、脂肪细胞、多核巨细胞及各种炎性细胞，上皮细胞可见轻度的异形改变。此项检查的目的，在于鉴别良性或恶性肿瘤。

（4）染色体检查：若阴茎短于 3cm 或是睾丸容积小于 6mL 时，需做染色体核型分析，排除 Klinefelter 综合征。同时，染色体核型检测可以排除由于核型异常导致的男性乳房肥大症。

【鉴别诊断】

男性乳房肥大症的组织质地韧且有弹性，患者多为双侧，少有乳头溢液。乳腺触诊可触及有弹性的或坚实的盘状组织，以乳头为中心向四周延伸。乳房扪诊时，手指合拢，可感觉到阻力。可与以下疾病相鉴别。

（1）假性男性乳房肥大症：肥胖的男性乳房常因脂肪堆积而增大，形似男子乳房肥大症，故称之为"假性男性乳房肥大症"，其由于脂肪沉积而非腺体增生造成的乳房增大，这种情况的患者多为全身性肥胖，并且无乳房疼痛或触痛，乳房触诊手指合拢时无阻力感。如果查体无法区别时可进行乳房超声检查，其可直观显示乳腺大小、形态和内部回声，同时还可直观地显示乳房中是否有肿块，以及肿块的质地、部位、大小、形态、边界及血流信号等，对真假性男性乳房肥大症鉴别的准确率几乎达到100%。

（2）乳腺癌：男性乳腺癌多见于老年男性，常为单侧乳房内孤立肿块，肿块质地坚实，边界不清，常无触痛，可出现乳晕皮肤粘连及腋窝淋巴结肿大，多有乳头溢乳、凹陷或偏离等皮肤改变。如局部出现溃疡或邻近淋巴结肿大，则是晚期乳癌表现。如果单纯做临床检查无法对男性乳房肥大症的和乳腺癌作出鉴别时，则应该进行乳房钼靶 X 线检查、乳房超声检查。对于高度怀疑乳癌患者，应尽早做病理检查以明确诊断及指导治疗。

【治疗】

1. 治疗原则

首先应该针对病因进行治疗。男性乳房肥大症是一种由于内分泌失调所引起的症状，临床应寻找导致症状的原因，不同的病因治疗不同。

（1）青春期的原发性男性乳房肥大症的患者，多有自愈倾向，一般在 6 个月内恢复正常，所以多数并不需要治疗。向患者作耐心细致的解释后，单纯做临床观察即可。而成年及老年原发性患者不易自愈，应积极治疗。

（2）继发性男性乳房肥大常为其他疾病的伴发症，针对病因治疗是一项重要措施。原发病去除后，乳房肥大症状会消退；药物引起者，停服有关药物后多可自行恢复。

（3）临床上伴有乳房疼痛、触痛或较大的乳房肥大持续存在，影响患者的形体美和心理者，需要给予临床干预。

在疾病早期，腺体增生活跃时期使用药物治疗效果较好，一旦腺体肥大超过一定时间（通常是 12 个月），腺体将发生间质的玻璃样变、组织纤维化，导致对药物的反应性严重降低。中药对本病有一定疗效，排除各种继发性的因素，在诊断明确、病因清楚的基础上，可进行中医辨证论治。有报道，应用激素类药物治疗，可减轻疼痛和乳腺增大症状，但副作用限制其应用。

除乳房过大，胀痛明显，影响美观，甚至引起患者精神上焦虑不安，同时药物治疗无效，患者坚持要求做切除手术者外，一般不采取手术治疗。疑有癌变者，则需通过手术切除增生肥大的乳房腺体组织。

2. 辨证论治

（1）肝郁化火证

证候：乳房肥大，内有结块，质地较硬，按之肿块胀痛，表面不红不热，胸胁胀痛，急躁易怒，心烦，病后更加焦虑不安，口苦咽干，舌尖红，舌苔白或薄黄脉弦。本型多见于原发性男性乳房肥大症、甲状腺疾病等引起者。

分析：情志不遂，肝气郁结，气郁化火，致胸胁胀痛、急躁易怒、心烦、口苦咽干、舌尖红、舌苔白或薄黄、脉弦。炼液成痰，痰气互结于乳房，使乳房肥大、结块、疼痛。

基本治法：疏肝清火，化痰散结。

选方：丹栀逍遥散合蒌贝二陈汤加减。

常用药物：柴胡、丹皮、栀子、陈皮、茯苓、姜半夏、瓜蒌皮、当归、赤芍、生牡蛎（先煎）。

加减法：胁痛较甚者，加郁金、延胡索；心烦不安，夜寐不眠者，加合欢皮、酸枣仁；血虚者，加丹参、制首乌；阴虚者，加天冬、玄参；肾气虚者，加仙茅、淫羊藿。

中成药：逍遥丸疏肝健脾，养血调经。适用于肝气不疏之证。每次9g，每日2次，温开水送服。

（2）肾虚痰凝证

证候：起病较慢，病程长，乳房肥大，疼痛不甚，乳中结核较大，但质地不甚硬，多伴有腰酸神疲，舌胖嫩或瘦薄，苔薄腻，脉弦细无力。多见于久病或年老体虚引起者。

分析：素体阳虚，肝木失煦，疏泄失职，阳气虚弱，致腰酸神疲、舌胖嫩或瘦薄、苔薄腻、脉弦细无力。水气不化，津聚成痰，凝滞乳络，致乳房肥大、疼痛不甚、乳中结核较大。

基本治法：温补肾阳，化痰活血。

选方：二仙汤加减。

常用药物：仙茅、淫羊藿、肉苁蓉、当归、赤芍、郁金、浙贝母、生牡蛎（先煎）、海藻、泽兰、莪术等。

加减法：兼肾阴虚者，加天冬、熟地黄、枸杞；兼肝郁者，加制香附、柴胡、八月札。

中成药：小金丹化痰祛湿，祛瘀通络。每次3g，每日3次，温开水送服。

（3）先天不足证

证候：先天不足，精气不充，则可见发育迟缓，在下则睾丸小或内有结节或隐睾、小阴茎、尿道下裂等，在上则乳房发育、声如女性、苔薄、脉细弱。多见于遗传性疾病引起者。

分析：肾精不足，则可见发育迟缓、在下则睾丸小或内有结节或隐睾、小阴茎、尿道下裂等；冲任失调，精血同源，肝木失其濡养，其气不舒，则气滞痰凝，以致乳晕部结块肿大、苔薄、脉细弱。

基本治法：补肾填精，活血化瘀。

选方：左归丸或右归丸加减。

常用药物：仙茅、淫羊藿、菟丝子、鹿角霜、熟地黄、山萸肉、枸杞、当归、莪术等。

加减法：血虚者，加白芍、川芎；气虚者，加黄芪、党参。

单方验方：鹿角粉 3g，分 2 次吞服，每日 2 次。

（4）外邪伤肝证

证候：乳房发育多呈双侧，乳房胀痛，可有结块触及；右胁时痛，口苦而黏，神疲乏力，食纳不佳，大便干溏不一，小便短黄。舌苔薄黄腻，舌质瘀紫，脉弦细。多见于肝脏疾病、药物等引起者。

分析：先天禀赋不足，脾阳不足，痰湿内生，而口苦而黏、神疲乏力、食纳不佳、大便干溏不一；肝肾亏虚，肾精不足，或睾丸外伤，睾丸失养；又因肝经绕阴器，过少腹，布两胁，痰浊循经流注两胁乳房，致乳房肿大、疼痛、舌苔薄黄腻、舌质瘀紫、脉弦细。

基本治法：柔肝养肝，理气散结。

选方：一贯煎加减。

常用药物：党参、麦冬、生地黄、枸杞子、菟丝子、当归、川芎、浙贝母、牡丹皮、玄参、牡蛎等。

加减法：若遗精甚者，可加旱莲草、益智仁、沙苑子、金樱子等；若失眠多梦者，可加酸枣仁、何首乌、夜交藤等。

3. 外治疗法

可尝试药膏、针灸、手术等治疗方法。

（1）贴敷疗法：用阳和解凝膏加黑退消外贴于患处，每 1～2 日换药 1 次。适用于各型患者。

（2）针灸治疗

①取膻中、屋翳、足三里、三阴交、肩井、内关、太冲。采用泻法，留针 20 分钟，每日 1 次，10 次为 1 个疗程。适用于气滞痰凝者。

②取膻中、屋翳、肝俞、肾俞、足三里、三阴交。采用平补平泻法，留针 20 分钟，每日 1 次，10 次为 1 个疗程。适用于肝肾亏虚者。

③取膻中、乳根、合谷、太冲。肝郁配内关，肝火旺盛配太冲，肝肾亏虚配肾俞、肝俞、关元、太溪，气血亏虚加气海。补泻兼用手法。肝郁火旺者用泻法，每次留针 20 分钟。气血亏虚、肝肾亏虚者用补法，每次留针 40 分钟。取灸法，火力要足，灸后患者以胸内发热及下肢有热、酸、困感为佳。每日灸 1 次，10 次为 1 个疗

程，休息 3 日，再行下 1 个疗程。

④取耳穴屏间、乳腺、肝、肾、胸等穴，可用毫针刺，中等手法刺激，留针 15～20 分钟，每日 1 次，10 次为 1 个疗程，也可用耳穴压豆法。适用于各型患者。

⑤电针，取穴膻中、库房、屋翳、乳根。针刺得气后，加脉冲电，以患者可以耐受为度，每次 10～15 分钟。适用于各型患者。

（3）手术治疗

①手术方式：保留乳头的乳腺组织单纯切除术。

②适应证：处于青春期末期或已过青春期仍有乳房发育的男性，乳腺直径 >4cm，药物治疗无效；严重影响美观者；疑有恶性变者。

③乳腺整形术：现代的乳腺整形术，大体可以分为三种。即脂肪抽吸术、开放式切除术，以及脂肪抽吸联合开放式切除术。一般采用环晕入路切除乳晕下乳腺组织。随着审美要求的不断提高，常规的乳腺切除或部分切除由于瘢痕大，已逐渐被脂肪抽吸术替代。但对重度乳房肥大的患者，单纯采用环乳晕切除或辅于脂肪抽吸术常达不到满意疗效，近来一种更彻底的"牵拉术"方法能有效消除乳腺实质，且不留明显瘢痕。另外，近年腔镜技术的应用提高了手术的安全性，认为全腔镜乳房皮下腺体切除手术并发症少、美观效果好，是大多数男性乳房肥大的较佳手术方法。

4. 西医药物治疗

激素类药物可减轻疼痛和乳腺增大症状，但需注意副作用，酌情选用。

（1）丹那唑：适用于青春期男性乳房肥大者，每次 100mg，每日 3 次；有一定疗效后，可增加至每次 200mg，每日 3 次；最后可逐渐减量。

（2）他莫昔芬：每日 20mg，疗程 2～4 个月，有肝脏疾病者慎用。

【名医经验】

陆德铭教授从肝肾冲任论治乳病。认为乳病发病当首责肝肾不足，冲任失调。故治疗多以补益肝肾，调摄冲任为大法，选用补肾助阳以调摄冲任，又佐以滋阴之品，以达阴生阳长，阴阳平补之效；亦重视疏肝健脾、理气活血、疏通乳络、化痰软坚、散结消肿、心药并施，常获良效。

本病虽然病因复杂，但其发生根本原因在于内分泌激素紊乱或与乳腺组织对激素敏感有关。补益肝肾，调摄冲任可调整内分泌激素失调及维持其平衡，是治本之法，既可在临床取得满意效果，又无副作用。选用仙茅、淫羊藿、肉苁蓉、鹿角片、锁阳、菟丝子、巴戟肉、补骨脂、蛇床子等补肾助阳以调补冲任。又孤阴不生，独阳不长，阴阳互根。善补阳者，常于阴中求阳，在助阳药中佐用女贞子、枸杞子、山萸肉、生地、熟地、首乌、当归、白芍、玄参等滋阴之品，以达阴生、阴阳平补之效。因此，不仅乳病肿痛消失，而且眼眶黧黑、耳鸣耳聋、腰酸膝软、足跟痛、阳痿早泄、遗精等肾虚诸症亦随之减轻或消失。然标本之间是相互影响和作用的，在治疗中亦必须重视疏肝健脾、理气活血、疏通乳络、化痰软坚、散结消肿等在治疗乳病消块止痛中的作用。常用柴胡、当归、白芍、青皮、八月札、枳壳、香附、佛手等疏肝理气，调畅气机；三棱、莪术、桃仁、泽兰、丹参、石见穿、皂角针、山甲等活血化瘀；留行籽、路路通等疏通乳络；山慈菇、海藻、贝母、牡蛎、夏枯草、白芥子、全瓜蒌等化痰软坚、散结消肿。另外，对伴乳房胀痛或有触痛者，常佐香附、延胡索、川楝子、郁金等理气活血止痛之品。诸药合用，常使肿痛消于无形。

【临床研究】

1. 田震年治疗本病内外同治

患处局部外贴行气血、散寒结之阳和解凝膏，7～10天更换1次，每次4～6张即可。若在膏药上加少许麝香，其效尤佳。内服疏肝解郁，软坚散结之香贝饮。药用制香附15g，浙贝母12g，夏枯草10g，炒橘核12g，天葵子12g，皂角刺10g，北柴胡6g，炒枳壳10g，山蘑菇10g，荷叶10g。每日1剂，分2次煎服，连续服用20剂左右，再隔日煎服1剂，总量约30剂即可。若肿块较坚硬者，酌加牡蛎、鳖甲软坚之品；如有隐隐刺痛者，可酌加川芎、当归、桃仁之属；气血亏虚者，辅以十全大补膏；肝肾不足者，加服杞菊地黄丸。香贝饮方中选用入肝经药为多，如制香附行气解郁；浙贝母行气开郁，消核破结；夏枯草散结聚，消坚凝，解郁结，行肝气，消包块；炒橘核行气疏肝，散结止痛。辅以局部外贴行气血、散寒结之阳和解凝膏。内外合用，共奏疏肝解郁、理气活血、散结软坚。

2. 郦红英从肾虚着手

辨证给予相应的中药口服，每日1剂，早晚分服。结果40例患者中，治愈32例（80%），好转6例（15%），未愈2例（5%），总有效率95%。

（1）肾虚生发不及型：青春期前后男子乳晕下可扪及扁平状肿块，伴有疼痛，舌质淡苔薄白，脉细。证属肾虚、生发不及型。治宜补益肝肾，调和阴阳，助长生发之气。方药用五子衍宗丸加减：菟丝子30g，桑椹子30g，枸杞子12g，覆盆子12g，蛇床子12g，五味子9g，鹿角霜12g，青皮6g，巴戟肉12g，生甘草6g。

（2）肾阳虚衰，痰湿凝结型：乳晕下可扪及扁平状肿块，有轻度胀痛，隐痛或无疼痛不适。伴有畏寒，乏力，腰膝酸重，腹胀，舌淡苔薄白，脉濡。证属肾阳虚衰、痰湿凝结型。治宜温补肾阳，化痰利湿。方药用赞育丸合二陈汤加减：巴戟肉30g，锁阳15g，淫羊藿15g，当归12g，肉苁蓉30g，杭白芍12g，陈皮10g，姜半夏10g，白芥子10g，炮山甲9g，炙鸡内金10g，川楝子12g，肉桂10g，茯苓10g。

（3）肝肾两亏，阴损及阳型：肝肾亏虚，日久阴损及阳，阴凝于上则生乳病，阳虚于下则阳痿不举，伴有腰酸肢软，眼眶黧黑，舌质淡红而瘦苔少，脉沉细。证属肝肾两亏、阴虚火旺型。治宜肝肾同治，调和阴阳。方药用左归丸、右归丸加减：生熟地各30g，山萸肉9g，制首乌30g，龟甲12g，鹿角霜12g，枸杞子12g，淫羊藿15g，巴戟肉12g，蛇床子12，肉苁蓉12g，菟丝子12g，小茴香6g，怀牛膝15g。

（4）脾肾阳虚型：此型多见于老年男性，伴有少气懒言，腰膝酸冷，便溏或五更泻，舌淡苔薄白，脉沉细。乃脾运失司，肝血失养，疏泄不利，阴凝而成痰核。治宜温养脾肾，化痰散结。方药用还少丹加减：熟地15g，山药30g，楮实子15g，黄芪

12g，茯苓 12g，肉苁蓉 12g，鹿角霜 12g，苍术 9g，麻黄 4.5g，白芥子 6g，小茴香 3g。

3. 胡义根从肝郁痰凝论治

胡义根认为男子乳房肥大症多由肝气郁结，痰瘀内蕴所致，并以软坚散结法治疗男子乳房肥大症 20 例，治愈 17 例，显效 1 例，无效 2 例。药用生牡蛎30g（先煎），柴胡 6g，丹参 15g，莪术、象贝母、淫羊藿、香附、橘核、荔枝核各 10g。每日 1 剂，水煎服。15 天为一疗程，每疗程间隔 3～5 天。加减法：肿块较硬者，加王不留行籽、炮山甲；疼痛较著者，加延胡索、川楝子；痰瘀明显者，加白芥子、当归；肝肾阴虚者，加枸杞、熟地；肾阳虚者，加仙茅、巴戟天。方中重用牡蛎软坚；贝母、丹皮、莪术化痰散结消坚，佐香附、橘荔核疏肝理气、解郁散结，并配柴胡引经入肝。取淫羊藿益肾壮阳，可调整患者性激素的紊乱，促进临床症状和体征的改善。对于病程较长、肿块较坚硬、瘀血征象明显者，可加炮甲片以软坚散结，则收效更佳。

4. 郑春艳将本病分为 3 型辨证施治

（1）肝气郁结型：多见于青少年男性，性情急躁，遇事易怒，乳房肿块胀痛、触痛明显，胸胁牵痛，舌质红，苔白，脉弦。治宜疏肝解郁，化痰散结。药用柴胡 10g，全瓜蒌 15g，全当归 15g，青皮 12g，陈皮 12g，赤芍 12g，白芍 12g，茯苓 15g，白术15g，浙贝母 15g，白芥子 10g，川楝子 12g，郁金 15g，薄荷 6g，甘草 10g。

（2）肝肾阴虚型：多见于中年男性，头目眩晕，遗精，五心烦热，眠少多梦，舌红苔少，脉细弱。治宜滋阴化痰，软坚散结。药用熟地 15g，山茱萸 15g，山药 15g，泽泻 12g，茯苓 15g，丹皮 15g，浙贝母 15g，全当归 15g，白芍 12g，甘草 10g。

（3）肾阳虚衰型：多见于老年男性，乳房增大隆起，无明显疼痛，面色淡白，腰腿酸软，阳痿早泄，容易倦怠，舌质淡苔白，脉沉弱。治宜温补肾阳，化痰通络。药用淫羊藿 15g，仙茅 15g，威灵仙 15g，白术 15g，柴胡 10g，白芍 12g，熟地黄 15g，鹿角霜 15g，浙贝母 15g，白芥子 10g，枸杞 12g，甘草 10g。

【预防与调护】

1. 调节情绪，保持心情愉快，避免恼怒忧思，注意劳逸结合。
2. 戒烟戒酒。饮食上不宜过食油腻辛辣之品。
3. 注意乳房局部的清洁卫生，防止乳头及表皮破损，以防合并感染。

第六节 乳房先天性畸形

乳房先天性畸形，包括多乳房症及多乳头症、乳房发育不良、乳头内陷、乳房形态异常（乳房不对称、小乳房症、下垂乳房）等。其中乳房发育不良、多乳房症，另设两节专门叙述。

乳房畸形，分为先天性和后天性两种。前者由于先天发育异常所致，后者可因外伤、手术、肿瘤以及炎性疾病和内分泌异常等引起。乳腺的发育受垂体前叶、卵巢和肾上腺皮质内分泌的影响。垂体前叶产生促性腺激素，直接影响乳腺；同时，又通过卵巢和肾上腺皮质，产生雌激素、孕激素等，影响乳腺。上述某环节异常、出现疾患时，均可能导致激素分泌或调节紊乱，引起乳腺发育异常，导致乳腺畸形。本节主要论述乳房先天性畸形中的乳头凹陷。

先天性乳头凹陷，可分属于中医"瞎奶""乳头陷下"或"乳缩症"等范畴。

【源流】

1. 病名与病证

顾世澄《疡医大全》卷二十"乳疳门主论"中记载："凡初生女孩，必须于月子内大人以手挤其两乳，使乳头长出。若不如此，长大其女必是一对瞎奶。生育之后，乳头微露，大半藏在乳房之内，小儿吮乳，每每吮破乳头，化去一半，疼痛难忍。若畏痛，不与小儿吮食，必肿胀成乳痈矣。"从这段记载来看，则为先天性乳头凹陷无疑，可贵的是文中对本症的预后、转归及处理都做了十分精当的论述。《疡医大全》中还有应用当归补血汤加升提清热之品治疗乳头凹陷的记载。

2. 治法

陈修园在《女科要旨》卷四"外科"中认为："乳缩症，乳头缩收肉内，此肝经受寒，气敛不舒，宜当归补血汤加干姜、肉桂、白芷、防风、木通之类主之。"从记载来看，多属于继发性的乳头内陷，可能与古代妇女束胸有关。

【病因病机】

中医学认为，先天性乳头凹陷的病因病机首先责之于肾，其次与冲任密切相关。本类疾病系母体本虚，肾气不足导致婴儿肾精不足，继而出现乳头凹陷、头晕乏力、腰膝酸软、舌淡苔薄、脉沉或弱等症。其病位在肾，属虚证。

西医学认为，先天性乳头凹陷是由于乳头及乳晕的平滑肌发育不良，乳头缺乏组织撑托，不能突出之故。一般认为这是由于在乳头发育后期，原来乳芽起始部的外胚层凹陷形成乳窝，以后其下间充质的增生而向外凸起形成乳头，如果这一过程停滞，则形成乳头内陷，有 1/4 的患者为双侧性。后天性乳头内陷，多为乳头受乳腺内病理组织的牵拉，造成乳头不能突出而形成，常为乳腺炎症，尤其是乳腺癌所特有的临床体征之一。

【诊断】

先天性乳头凹陷的诊断比较容易，根据临床症状及体征一般能够确诊，但需与后天性的畸形相鉴别，并需排除内分泌性的疾病。对于乳头内陷需要鉴别的患者，可行乳房 B 超、钼靶 X 线片及针吸细胞学检查以确诊。

1. 临床表现

乳头缺乏组织撑托，不能突出，形成乳头的内陷，有 1/4 的患者为双侧性。后天性乳头内陷，多为乳头受乳腺内病理组织的牵拉，造成乳头不能突出而形成，常为乳腺炎症，尤其是乳腺癌所特有的临床体征之一。

乳头未高出于乳房皮肤，且经牵拉也不能高出者，称为真性乳头内陷；乳头向内翻而不能拉出者，称乳头内陷；乳头与乳房皮肤在一平面，而不能竖起者，称为扁平乳头；乳头中央一字横裂者，为横裂乳头，或称乳头一字型凹陷。

先天性乳头凹陷，可在哺乳期影响婴儿的吮吸，从而导致乳汁郁积，容易继发感染形成急性乳腺炎；在非哺乳期，可因乳头凹陷局部的分泌物蓄积而引起慢性的炎症，也可因乳头凹陷导致乳腺导管扩张而引起乳腺导管扩张综合征。

2. 辅助检查

血清激素（E_2、P、FSH、LH、PRL、T 等）测定有助于了解患者的内分泌状况。

【鉴别诊断】

应注意先天性乳头凹陷与后天性乳头内陷的鉴别。

（1）先天性乳头凹陷是先天就表现为乳头凹陷，乳头有时会有粉渣样分泌物。

（2）后天性乳头内陷是后天乳头受乳腺内病理组织的牵拉，造成乳头不能突出而凹陷，有时会伴有黄色、淡黄色、血性乳头溢液；常为乳腺炎症，尤其是乳腺癌所诱发，会伴有乳房红肿热痛等炎症性表现，或乳房内肿瘤性肿块，可辅助相关检查进一步鉴别。

一般乳癌多在乳房部有坚硬的不可移的肿块触及，有时也可有淋巴结转移；而先天性的乳头凹陷则无上述表现。

【治疗】

1. 治疗原则

本症的处理，应根据不同的临床表现而选用不同方法。若为乳房先天性畸形乳头凹陷，可先采用自我矫正的方法，包括手法牵引、负压吸引、器械吸引等非手术疗法。首先在婴儿期，应轻轻提拉乳头，避免乳头凹陷；其次，对于扁平或凹陷的乳头，可在局部清洁消毒下，用手指向外慢慢牵拉按摩；乳头内陷者，可用负压吸引纠正。可配合中药辨证论治进行治疗。如若上述方法效果不佳者，可考虑进行手术治疗。

2. 辨证论治

肾精不足证

证候：乳头凹陷，头晕乏力，腰膝酸软，舌淡，苔薄，脉沉或弱。

分析：母体本虚，肾气不足致婴儿肾精不足而致乳头凹陷、头晕乏力、腰膝酸软。舌淡，苔薄，脉沉或弱。

基本治法：补益肝肾，益精填髓。

选方：二仙汤加减。

常用药物：仙茅、淫羊藿、柴胡、熟地黄、肉苁蓉、当归、鹿角、白芍、炙甘草等。

加减法：若腰膝酸软明显者，加川断、杜仲；乏力明显，加黄芪等。

3. 外治疗法

根据乳头凹陷的不同原因，采用牵拉按摩、负压吸引或手术等治疗手段。

（1）自我矫正法：每晚挤压、拉出凹陷的乳头，一拉一松数十次，有一定效果。每月定期提拉数日以巩固疗效。

（2）真空吸引法：酒精消毒乳头后，外接 10mL 空针筒玻管（玻管直径约 2cm，长 6cm），套入凹陷的乳头位置后，抽出玻管内空气，使其成为真空而拉出凹陷的乳头。持续牵拉半小时后，去除玻管以合适的有洞硅胶橡皮片套入被拉出的乳头根部，以能卡住乳头但不致太紧为度，然后用胶布固定有洞硅胶橡皮片于乳晕上，约 4 小时后取下，每日 1 次，连续做 5~6 次。

（3）手术治疗：是纠正乳房先天性畸形乳头凹陷的重要手段，能恢复乳房的功能及形态，不过应选好手术时机。继发性内陷者，应辨清良恶性。若乳头内陷合并并发症，则应积极治疗并发症，痊愈后再针对原发病进行治疗。

临床主要采用乳头内陷矫正术，将乳头根部去除部分皮肤再缝合收紧，乳晕部皮肤亦缝合收紧，使乳头不再回缩。除此以外，近年来也有微创缝合、乳晕真皮瓣、游离组织移植等手术治疗方法。还有报道，在双环埋线法乳头成形术的同时，配合少量自体脂肪颗粒移植充填于乳头乳晕皮下，移植的脂肪细胞成活率高，使乳头内陷矫正效果更好。手术治疗时，应选择微创缝合或其他不破坏乳腺导管的方式以加强矫正效果。

对于内陷程度较重者，手术时应该在不破坏其血运的前提下，满足以下 3 个要求：①彻底松解挛缩；②增加乳头基底部支撑力；③缩小乳头基底周径。对于重度乳头内陷患者，术后佩戴乳头牵引器以持续牵引，也是一种防止复发的有效方法。

【预防与调护】

1. 乳房先天性畸形乳头凹陷预后良好，在预防上注意母体胚胎时期妊娠保健，合理调配饮食，提高机体免疫功能，促进胎儿发育。

2. 胎儿出生后，加强营养与调护，可轻轻提拉乳头，避免凹陷。

3. 青春期少女避免胸罩佩戴过早或过紧，以免造成后天性乳头凹陷。

4. 女性在妊娠期或婚后，应适当轻拉乳头，避免凹陷。

5. 不宜经常俯卧睡觉，以免乳头受到挤压。

6. 注意凹陷乳头的清洁，避免分泌物的淤积。

7. 调整心态，积极配合医生诊治。

（张士云）

参考文献

［1］林毅，唐汉钧. 现代中医乳房病学［M］. 北京：人民卫生出版社，2003.

［2］陆德铭. 实用中医乳房病学［M］. 上海：上海中医学院出版社，1993.

[3] 陆德铭, 陆金根. 实用中医外科学 [M]. 第二版. 上海: 上海科学技术出版社, 2010.

[4] 马禄钧. 实用中医乳房病学 [M]. 北京: 人民卫生出版社, 1994.

[5] 谷振声, 姜鸿刚. 现代乳腺疾病诊断治疗学 [M]. 北京: 人民军医出版社. 1997.

[6] 吴祥德, 董守义. 乳腺疾病诊治 [M]. 第二版. 北京: 人民卫生出版社, 2000.

[7] 张保宁. 乳房疾病知识大全 [M]. 北京: 中国协和医科大学出版社, 2014.

[8] 王炜, 整形外科学 [M]. 杭州: 浙江科学技术出版社, 1999.

[9] 贾河先. 百病良方·第三集 [M]. 重庆: 四川科学技术出版社重庆分社, 1986.

[10] 戴西湖. 内科辨病专方治疗学 [M]. 北京: 人民卫生出版社, 1998.

[11] 张玉珍. 中医妇科学 [M]. 北京: 中国中医药出版社, 2012.

[12] 陆亚萍, 方湘治, 董应梅. 60例副乳的超声诊断分析 [J]. 中国超声诊断杂志, 2004, 9 (4): 681 – 683.

[13] 李芸. 超声在副乳腺检查中的诊断价值 [J]. 世界最新医学信息文摘, 2015 (104): 160 – 161.

[14] 王翔, 王杰. 副乳腺外科治疗策略 [J]. 中国实用外科杂志, 2016, 36 (7): 810 – 811.

[15] Fan J. Removal of accessory breasts: a novel tumescent liposuction approach [J]. Aesthetic PlastSurg, 2009, 33 (6): 809 – 813.

[16] 刘璇, 周君敬. 超声引导下 Mammotome 系统切除腋窝副乳腺的体会 [J]. 现代医院, 2015, 6 (15): 60 – 61.

[17] 王永京, 王爱珍. 乳核散结片治疗副乳腺386例的临床观察 [J]. 中国全科医学, 2010 (13): 49 – 50.

[18] 崔舜瑀. 细胞辅助自体脂肪移植术治疗先天性乳房发育不良的临床观察 [J]. 中国当代医药, 2013, 20 (27): 168 – 169.

[19] 黄雁翔, 邓建平, 张治平, 等. 硅胶假体隆乳术临床应用观察 [J]. 中国美容医学, 2013, 22 (6): 624 – 625.

[20] 唐新辉, 赵正杰, 李晓东. 假体置入联合乳腺瓣固定矫正桶状乳房畸形 [J]. 中国美容医学, 2011, 20 (5): 717 – 718.

[21] 张国孝, 郭树忠. 双平面隆乳术在矫治小乳症并乳房下垂中的应用 [J], 中国美容医学, 2009, 18 (5): 612 – 614.

[22] 彭红华, 针灸配合手法治疗乳房发育不良临床观察 [J]. 中医研究, 2013, 15 (2): 286 – 291.

[23] 薛丹, 刘昭阳, 田彬. 刘昭阳教授经验方治疗乳房发育不良医案1则 [J]. 新中医, 2017, 49 (3): 187 – 188.

[24] 孟园园. 健康隆乳小妙招 [J]. 家庭医学, 2008 (11): 54.

[25] 是明启. 乳房保健重在营养 [J]. 中国中医药报, 2006 – 6 – 21 (004).

[26] 药物丰乳过度易患癌 [J]. 医药导报, 2006 – 2 – 9 (024).

[27] 江波. 专家倡议: 抵制注射式隆胸. 大众卫生报, 2005 – 11 – 15 (007 版).

[28] 胡之华, 陆德铭. 陆德铭辨治乳腺假血管瘤样间质增生验案1则 [J]. 上海中医药杂志, 2014, 48 (3): 25 – 27.

[29] 洪宋贞, 赵虹, 六味地黄丸加味治疗儿童乳房异常发育症60例 [J]. 新中医, 2005, 37 (8): 86.

[30] 童彩玲, 杨海燕, 谢丹. 逍遥散加减治疗儿童乳房异常发育症30例 [J]. 新中医, 2005,

3 (11)：67.

[31] 潘凌芝．楼丽华教授治疗少儿乳房异常发育症经验 [J]．广西中医药大学学报，2016，19 (3)：27－29.

[32] 余恒先．徐蔚霖治疗女童性早熟用药经验 [J]．辽宁中医杂志，1998，25 (10)：461.

[33] 鲁立宪，孟安琪，少儿乳房异常发育症的认识与防治 [J]，中华中医药学刊，2011，29 (5)：28.

[34] 郦红英．中草药外用内服治疗儿童乳房异常发育症36例 [J]．陕西中医，2010，31 (7)：838.

[35] 刘传珍，周丽华．小儿性早熟辨治六法 [J]．浙江中医杂志，1998，22 (1)：222－223.

[36] Braunstein G D. Clinical practice. Gynecomastia [J]. N Engl J Med, 2007, 357 (12): 1229－1237.

[37] 张海生．右归丸治疗老年男性乳房发育症疗效观察 [J]．河北中医，2012，34 (8)：1202－1203.

[38] 何凤贤．二仙汤配合外敷药治疗男性乳房异常发育症100例 [J]．陕西中医，2007，28 (12)：1630－1631.

[39] 张越林．泌乳素与男性乳房发育症的关系探讨 [J]．江苏中医，1998，19 (9)：11.

[40] 徐佩珩，朱海萍．特发性GYN患者性激素及其受体改变及意义 [J]．第二军医大学学报，2001 (22)：1096.

[41] 辛智芳．男性乳房发育症的处理 [J]．中华乳腺病杂志，2009，3 (4)：412－418.

[42] 赵国．柴胡疏肝散治疗男性乳腺增生症 [J]．山西中医，2011，27 (5)：36.

[43] 李茂林．温肾疏肝散结汤治疗男性乳房异常发育症100例 [J]．陕西中医，2014，35 (2)：196.

[44] 王袭祚．中医治疗男子乳房发育症45例报告 [J]．中医杂志，1990 (8)：39.

[45] 黄美琴．温肾理气化痰法治疗男性乳房发育症的体会 [J]．辽宁中医杂志，1990 (8)：18.

[46] 黄维维．男性乳房异常发育症的中医治疗及临床疗效探析 [J]．中医临床研究，2017，9 (25)：51－52.

[47] 周仕萍．内外合治男性乳房发育症58例 [J]．浙江中医杂志，1997 (1)：37.

[48] 杨前勇，邹大进，高从容．甲亢性男性乳房发育症误诊分析 [J]．中华男科学杂志，2006，12 (6)：562－563.

[49] P. Gikas, K. Mokbel. Management of gynaecomastia: an update [J]. International Journal of Clinical Practice, 2007, 61 (7): 1209－1215.

[50] 王勇，宋爱莉．从肝肾论治男性乳房发育 [J]．中医研究，2001，24 (8)：47－48.

[51] 林修森，林琪瑄．瘰疬膏治疗男性乳房发育症 [J]．湖北中医杂志，2012，34 (6)：38.

[52] 孟庆榆，刘淑杰，代春梅，等．乳块消颗粒联合散结乳癖膏治疗男性乳腺发育症50例的临床体会 [J]．中国伤残医学，2012，20 (7)：91－92.

[53] 汤鲁霞，胡慧华．中西医结合治疗男性乳房异常发育症48例 [J]．中国中西医结合杂志，2004，24 (4)：298.

[54] 洪丽．中西药合用治疗男性乳房异常发育症疗效观察 [J]．广西中医药，2008，31 (3)：19－20.

[55] 吕晶．乳癖散结胶囊治疗老年男性乳房发育症疗效评价 [J]．中国现代药物应用，2009，3 (4)：138－139.

[56] 李俊. 他莫昔芬联合夏枯草胶囊治疗男性乳腺发育症 54 例分析 [J]. 中国临床研究, 2012, 24 (2): 159.

[57] 卜乃锃, 尚晓凌. 中医熨疗法的作用机理探析 [J]. 中医外治杂志, 1998, 7 (1): 3 - 4.

[58] 周青, 高瑞松. 贺菊乔教授治疗男科疾病验案三则 [J]. 湖南中医药大学学报, 2015, 35 (10): 41 - 42 + 46.

[59] 夏绍友, 高瑾, 郭强, 等, 男性乳腺发育症 78 例 [J]. 中国医刊, 2008, 43 (10): 56.

[60] Lista F, Austin R E, Singh Y, et al. Vertical scar reduction mammaplasty [J]. Plast Reconstr Surg, 2015, 136 (1): 23 - 25.

[61] Brown R H, Siy R, Khan K, et al. The superomedial pedicle wise - pattern breast reduction: reproducible, reliable, and resilient [J]. Semin Plast Surg, 2015, 29 (2): 94 - 101.

[62] Hammond D C, O' Connor E A, Knoll GM. The short - scar periare - olar inferior pedicle reduction technique in severe mammary hypertrophy [J]. Plast Reconstr Surg, 2015, 135 (1): 34 - 40.

[63] Aboelatta H, Aboelatta Y A. Thinning of the medial pedicle in re duction mammoplasty [J]. J Plast Surg Hand Surg, 2015, 49 (4): 220 - 223.

[64] Yazici I, Demir U, Fariz S, et al. Meridian pedicle - based breastshaping in reduction mammaplasty: a technical modification [J]. Aesthetic Plast Surg, 2013, 37 (2): 372 - 379.

[65] Abboud M H, Dibo S A. Power - assisted liposuction mammaplasty (palm): a new technique for breast reduction [J]. Aesthet Surg J, 2016, 36 (1): 35 - 48.

[66] Zehm S, Puelzl P, Wechselberger G, et al. Inferior pole length andlong - term aesthetic outcome after superior and inferior pedicled reduction mammaplasty [J]. Aesthetic Plast Surg, 2012, 36 (5): 1128 - 1133.

[67] 李尚善, 栾杰. 巨乳缩小整形术的研究进展 [J]. 中国美容整形外科杂志 [J], 2017, 28 (11): 656 - 657.

[68] Graf R, Ricardo Dall Oglio Tolazzi A, Balbinot P, et al. Influence ofthe pectoralis major muscle sling in chest wall - based flap suspension after vertical mammaplasty: ten - year follow - up [J]. AesthetSurg J, 2016, 36 (10): 1113 - 1121.

[69] 范林军, 姜军, 杨新华, 等. 全腔镜乳房皮下腺体切除术: 附 96 例报告 [J]. 中华乳腺病杂志, 2008 (2): 407 - 416.

[70] 卢艳. 小金丸治疗男性乳房异常发育症合并乳腺炎 1 例 [J]. 临床医学专集, 2015.

[71] 孙子渊, 于金明, 叶林译. 男性乳房发育的处理 [M]. 乳腺病学. 济南: 山东科学技术出版社, 2006.

[72] 周正波, 王永胜, 左文述. 男性乳房发育症与男性乳腺癌 [M]. 现代乳腺肿瘤学. 济南: 山东科学技术出版社, 2006.

[73] 钱小强. 消疬汤治疗男性乳房发育症 30 例 [J]. 实用中医药杂志, 1999, 15 (6): 38.

[74] 祝孝先. 从肝论治男性乳腺增生症体会 [J]. 黑龙江中医, 1998 (1): 25 - 27.

[75] 张海生. 右归丸治疗老年男性乳房发育症疗效观察 [J]. 河北中医, 2012, 34 (8): 1202 - 1203.

[76] 姚名. 疏肝散结法治疗男性乳腺增生症 36 例 [J]. 中医杂志, 2000, 41 (10): 632 - 633.

[77] 潘德田, 李伶. 乳疬丸治疗男性乳腺发育 63 例 [J]. 中国美容医学, 2012, 21 (9): 284 - 285.

[78] 周静芹. 中医治疗男子乳房发育症45例 [J], 河北医学, 2011, 17 (5): 666 – 667.

[79] 沈绍英. 青皮散治疗乳癖 [J]. 浙江中医杂志, 1986 (1): 20.

[80] 徐福松. 许履和老中医治疗乳房病的经验 [J]. 中医杂志, 1980, 21 (5): 19.

[81] 阙华发. 陆德铭治疗男性乳房异常发育症经验 [J]. 中医杂志, 1995, 36 (4): 214 – 215.

[82] 叶芳. 田震年治疗男性乳房异常发育症经验 [J]. 中国中医药信息杂志, 2008, 15 (7): 82.

[83] 郦红英. 辨证治疗原发性男性乳房异常发育症40例 [J]. 四川中医, 2010, 28 (8): 66 – 67.

[84] 胡义根. 软坚散结法治疗男子乳房异常发育症20例 [J]. 江苏中医, 1990 (7): 14.

[85] 郑春艳. 辨证治疗男性乳房异常发育症50例 [J]. 实用中医药杂志, 2015, 31 (5): 396.

[86] 郑春艳. 内外联合治疗男性乳房异常发育症30例临床观察 [J]. 河北中医, 2015, 37 (8): 1163 – 1164.

[87] 董子迎, 周晓燕, 张长海, 等. 脂肪移植应用于双环埋线法先天性乳头内陷的临床观察 [J]. 中国美容医学, 2009, 18 (7), 937.

[88] 陈勇, 胡永璐. 余静, 等. 哺乳期采用乳头保护器矫治乳头内陷的护理体会 [J]. 中国美容医学, 2010, 19 (1): 126.

[89] 姜会庆, 孙东燕, 胡心宝, 等. 隆起器治疗先天性乳头凹陷畸形的临床研究 [J]. 医学研究生学报, 2006, 19 (5): 448 – 450.

[90] 刘云, 拔罐纠正产妇乳头内陷的临床研究 [J]. 光明中医, 2014 (4): 773 – 774.

[91] 贺淑娟, 汪丽萍, 官海燕, 等. 双注射器吸引疗法整复乳头内陷畸形 [J]. 第三军医大学学报, 2004, 26 (6): 559.

[92] 张春莉. 乳头内陷整形术治疗现状 [J]. 中国美容医学, 2013, 22 (3): 413 – 415.

[93] Mu D, Luan I, Mu L, et al. A minimally invasive gradual traction technique for inverted nipple corection [J]. Aesthetic Plast Surg, 2012 (365): 1151 – 1154.

[94] Shiau J P. Chin C C, Lin M H, et al. Correction of severely invertednipple with telescope method [J]. Aesthetic Plast Surg, 2011, 35 (6): 1137 – 1142.

[95] Axford W I. Mammillaplasty [J]. Ann Surg, 1889, 9 (4): 277 – 279.

[96] Cabala M S, Chui C H, Tan B K. Correction of nipple inversions using a micronife and transverse longitudinal skin closure [J]. Plast Reconstr Aesthet Surg, 2010, 63 (8): 627 – e630.

[97] Gould D J. Nadeau M H, Macias L H, et al. Inverted nipple repair revisited: A 7 – year Experience [J]. Aesthet Surg J2015, 35 (2) 156 – 164.

[98] McG Taylor D, Lahiri A, Taitung J k. Correction of the severe inverted nipple: areola – based demnog landular rhomboid advancement [J]. J Plast Reconstr Aesthet Surg, 2011, 64 (12): e291 – e302

[99] Persichetti P, Poccia I, Pallara T, et al. A New Simple Technique to Correct Nipple Inversion Using 2 V – Y Advancement Flaps [J]. Annals of Plastic Surgery, 2011, 67 (4): 343 – 345.

[100] Skoog T. An operation for inverted nipples [J]. Br J Plast Surg, 1952, 5 (1): 65.

[101] Lee J, Lee S, Bae Y. Trans – nipple double z – plasty for benign periareolarisease with inverted nipple [J]. Aesthetic Plast Surg, 2013, 37 (2): 327 – 331.

[102] Elsay N I. An alternative operation for inverted nipple [J]. Plast Reconstr Surg. 1976, 57 (4)

438 – 491.

［103］H B，Roh T S，Chung Y K，et al. Correction of Inverted Nipple Using Strut Reinforcement with Deepithelialized Triangular Flaps［J］. Plastic and Reconstructive Surgery，1998，102（4）：1253 – 1258.

［104］方泓，王明刚，汪洪源，等. 保留哺乳功能的乳头内陷整形术［J］. 安徽医学，2010，31（8）：900 – 901.

［105］吕大鹏，段志军，李艳萍，等. 改良式 Pitanguy 法治疗先天性乳头内陷［J］. 中国现代医学杂志，2014，24（29）：83 – 86.

［106］庄建波. 保留乳晕表皮的乳晕三角瓣新支撑法乳头内陷娇治术临床疗效［J］. 临床合理用药，2013，10（6）：79 – 80.

［107］Brent B，Bost wick J. Nipple – areola reconstruction with auricular tissues［J］. Plast Reconstr Surg，1977，60（3）：353 – 361.

［108］Kurihara K，Maezawa N，Yanagawa H，et al. Surgical corection of the Inverteed nipple with a tendon graft：hammock procedure［J］. Plast Reconstr Surg，1990，86（5）：999 – 1003.

［109］Yamada N. Kakibuchi M，Kitayos hi H，et al. A methoecorrecting an Inverted apple with an arti ficiaemis［J］. AeshPlast Surg，2004，28（4）：233 – 238.

［110］袁伟，吴小蔚. 乳晕纺锤型皮瓣结合人工真皮填充法娇治乳头内陷［J］. 武汉大学学报，2014，35（4）：617 – 619.

［111］张如鸿，黄文义. 应用乳头内组织瓣修复重度乳头内陷［J］. 上海第二医科大学学报，1997，17（6）：416.

［112］D'assumpgao E A，Rosa M S. Correcting the inverted nipple［J］. Br J Plast Surg，1977，30（4）：249 – 250.

［113］Ivo Pitanguy. Aesthetic plastic surgery of head and body［J］. New York：Springer Verlag，1987.

［114］于倩，李伟. 乳头内陷的治疗进展［J］. 组织工程与重建外科杂志，2016，12（3）：204 – 206.

［115］Chakrabarti K，Basu S. Management of flat or inverted nippleswith simple rubber bands［J］ Breastfeed Med，2011，6（4）：215 – 219.

［116］Rathi S，Mandaliya J. A novel approach to correct retract nipples［J］. Indian Pediatrics，2011，48（3）：245.

［117］Jain S，Jain A，Singh A K，et al. Newer innovations in treatment of retracted nipple［J］. Indian Pediatr，2013，80（6）：483 – 487

［118］田勇，李伟，周兆平. 双环埋线悬吊牵引法治疗Ⅰ、Ⅱ型先天性乳头内陷［J］. 组织工程与重建外科，2008，4（3）：164 – 173.

第十四章　乳房皮肤病

发生于乳房皮肤及皮肤附属器的疾病，统称为乳房皮肤病。许多皮肤病可以累及乳房，有些皮肤病则以乳房部位为主，其病因病机、诊断、治疗等有一定的特殊性。本章所讨论的是发生在乳房部位的一些常见皮肤病，由迟发性变态反应所致的炎症性皮肤病如湿疹，细菌感染所致的皮肤感染性皮肤病如乳房丹毒、乳房部皮脂腺感染、乳房部疖、乳房大汗腺炎，病毒感染所致的皮肤病带状疱疹，真菌感染所致的乳房部真菌感染，梅毒苍白螺旋体导致的性传播疾病乳房梅毒等。上述疾病虽在中西医文献中多有记载，但有些疾病却少见论述。

中医认为，乳房皮肤病的病因主要是风、湿、热、虫、毒，病机多为湿热蕴结、肝经湿热、热毒炽盛、脾虚湿蕴、血虚风燥、正虚邪恋等。中医治疗注重局部与整体并重，循内科之理以治外症，龙胆泻肝汤、柴胡清肝饮、除湿胃苓汤、参苓白术散、消风散等为常用方剂。外治则以药物外治为主。

第一节　乳房湿疹

乳房湿疹是湿疹的一种类型，系由多种内外因素引起而发生于乳头、乳晕及其周围皮肤的真皮浅层及表皮的炎症性疾病，是一种迟发型变态反应。根据皮损的表现，可分为急性湿疹、亚急性湿疹和慢性湿疹。临床以皮损呈多形性，对称分布，剧烈瘙痒，有渗出倾向，反复发作，慢性化为特征。本病既往多见于哺乳期女性，但近年来亦常见于青少年女性。仅发生于乳头部位者，称为乳头湿疹。其发生与自身体质、精神紧张、情绪变化、外界刺激如哺乳期婴儿口、脸反复摩擦乳房或接触其他致敏物质等有关。

湿疹属中医"湿疮"范畴，故发生于乳房部的湿疹属于中医"乳房湿疮"范畴。

【源流】

1. 病名

中医古代无统一病名，属"疮""癣""风"等范畴。以病因病机命名者，有"浸淫疮""湿毒疮""血风疮""湿癣"之称，如《诸病源候论》卷之三十五"疮病诸候"中说："浸淫疮，是心家有风热，发于肌肤，初生甚小。先痒后痛而成疮者，汁出浸淫肌肉，浸淫渐阔乃遍身……以其渐增长，因名浸淫疮也。"《医宗金鉴·外科心法要诀》提出："此证初生如疥，瘙痒无时，蔓延不止，抓津黄水，浸淫成片，由心火、脾湿受风而成。"《疡科心得集》卷下"辨湿毒疮肾脏风疮论"中云："湿毒疮，生于足胫之间……脓水淋漓，止处即溃烂，久而不敛。"《医宗金鉴·外科心法要诀》论及"血风疮"时指出："此证由肝、脾二经湿热，外受风邪，袭于皮肤，郁于肺经，致遍身生疮。"《诸病源候论》卷之三十五"疮病诸候"记载："湿癣者……是其风毒气浅，湿多风少，故为湿癣也。"湿疹在古代文献中有数十种病名，不同部位的湿疹有不同名称，如足部湿疹叫"湿毒疮"、头面部湿疹叫"头面疮"、脐部湿疹叫"脐疮"、乳房部湿疹叫"乳头风"。

2. 病证

《诸病源候论》卷之三十五"疮病诸候"中有："湿热相搏，故头面身体皆生疮。其疮初如疱，须臾生汁，热盛者则变为脓，随差随发。"《外科正宗》卷之四"杂疮毒门"中曰："血风疮……发则瘙痒无度，破流脂水，日渐沿开。"《素问·至真要大论》载"诸痛痒疮，皆属于心""诸湿肿满，皆属于脾"。《医宗金鉴·外科心法要诀》认为"粟疮痒证属火生，风邪乘皮起粟形，风为火化能作痒"。

3. 治法

《外科正宗》卷之四"杂疮毒门"载："血风疮……甚者内服消风散加牛膝、黄柏，外搽解毒雄黄散，或如意金黄散俱可敷之。"《金匮要略·疮痈肠痈浸淫病脉证并治第十八》中有："浸淫疮，黄连粉主之。"《疡科心得集·辨诸疮总论》云："疮在皮肤，则当因其轻而扬之，汗之浴之；外以杀虫润燥，皆解凝结涎沫之药敷之。"

【病因病机】

中医学认为，乳房湿疮总由禀赋不耐，风湿热之邪客于肌肤而成；或因脾胃虚弱，加之饮食失节，或过食辛辣刺激荤腥动风之物，运化失调，湿热内生；或因精神紧张、过度劳累、情志变化，使肝经郁热，不得疏泄所致。急性者，以湿热为主，常夹外风。慢性者，因血虚风燥，湿热蕴阻。

本病的病因，主要为风、湿、热，但有内、外之分。外风、湿、热属于六淫邪气；内风、湿、热属脏腑功能失调所生。前者属外因，为致病的条件，为标；后者属内因，为发病的基础，为本。外因方面以外湿为主，内因方面以脾、心、肝等脏腑功能失调所产生的内湿、内热、内风为主。

1. 脾胃湿热

脾为湿土，饮食失调，多食生冷、水果之物，脾阳不足，失于健运，湿从内生；或嗜食辛辣肥甘，损伤脾胃，酿成湿热，湿热蕴积，外发于乳房肌肤，则为湿疮。

2. 脾虚湿蕴

素体脾虚，或外感湿邪，或嗜食肥甘，损伤脾胃，脾主肌肉，喜燥恶湿，湿气蕴结脾胃，运化失司，气机受阻，运行不畅，外发于乳房肌肤而为本病。

3. 心经有热

心主血脉，心主火，因情志所伤，性情急躁，心绪烦忧，气郁生火，心经火郁，导致血热，外发于肌肤而为本病。

4. 风胜血燥

风分为内风、外风。或因湿热内蕴，外受风邪而发；或因血热生风，日久伤阴耗血，肝失所养，风从内生，风胜则燥，肌肤失其濡养，发为本病。

西医学对本病的病因尚不清楚，多由于内外因子相互作用的结果，少数可能由迟发型超敏反应所介导。如内部因素有慢性感染、内分泌及代谢改变、血液循环障碍、神经精神因素、遗传因素等，后者与个体易感性有关，外部因素可由食物、吸入物、生活环境、动物毛皮、各种化学物质所诱发或加重。

【诊断】

1. 临床表现

（1）急性乳房湿疹：皮损局限于乳头、乳晕或其周围皮肤，常两侧对称发生，皮损为多形性，表现为红斑基础上的针头至粟米大小丘疹、丘疱疹或水疱，常因搔抓而水疱破裂，形成糜烂、渗出、结痂。自觉剧烈瘙痒，易于复发，倾向慢性。继发感染时，可出现脓疱、脓痂、腋下淋巴结肿大。

（2）亚急性乳房湿疹：由急性乳房湿疹炎症减轻或治疗不当迁延而来。表现为红肿、水疱及渗出减轻，但仍有丘疹及少量丘疱疹，皮损呈暗红色，可有轻度糜烂、渗液、鳞屑（附彩图24）。自觉有剧烈瘙痒。

（3）慢性乳房湿疹：由急性湿疹及亚急性湿疹迁延而来，亦可一开始即呈现慢性炎症。多为对称发病，皮损境界清楚，为暗红色或棕红色斑或斑丘疹，色素沉着，表面粗糙，覆以少量糠秕样鳞屑（附彩图25）；或伴皲裂、疼痛，或因抓破而结痂，或有不同程度的苔藓样变。仍自觉瘙痒，呈阵发性。

2. 辅助检查

（1）实验室检查：血常规中嗜酸性粒细胞可增加。

（2）组织病理学检查

急性期：表皮内海绵形成，真皮浅层毛细血管扩张，血管周围有淋巴细胞浸润，少数为中性和嗜酸性粒细胞。

亚急性期：表皮细胞内水肿，海绵形成及少数水疱，轻度表皮肥厚和程度不等的角化不全，真皮内血管周围有较多淋巴细胞浸润。

慢性期：棘层肥厚，表皮突显著延长，并有角化过度及角化不全，表皮可能尚有轻度的细胞间质水肿。真皮浅层毛细血管壁增厚，胶原纤维变粗。

【鉴别诊断】

1. 乳房皮损

（1）急性湿疹：发病急，原发皮损常有多形性特征，即同一部位同时见到红斑、丘疱疹、水疱；有时以某一型为主，突然发生群集的小水疱，可自行破溃，形成小点状的糜烂，渗液黏稠，干燥形成点状、透明、略黄的结痂，是本病与其他因搔抓而形成的片状的糜烂渗液结痂的区别点。

（2）亚急性湿疹：多由急性湿疹迁延而来，潮红肿胀显著减轻，水疱减少，而以丘疹为主，鳞屑、结痂较多，渗液减少。

（3）慢性湿疹：多病程长，皮损境界比较清楚，主要皮损为皮肤肥厚粗糙、干燥、脱屑、苔藓样变。

2. 瘙痒

（1）急性湿疹：自觉瘙痒，重者难以忍受，呈间歇性或阵发性，夜间加重，影响睡眠。

（2）亚急性湿疹：瘙痒较剧。

（3）慢性湿疹：奇痒难忍，每当入睡或情绪紧张时有阵发性剧痒。

【治疗】

1. 治疗原则

乳房湿疹的治疗以清热除湿，祛风止痒为基本原则。湿疮初起多因风、湿、热、毒诸邪所致，而"湿"是湿疹的主要病因，病久则多为脾虚湿困或血虚风燥，中医治疗以祛湿为先，或清热利湿，或燥湿健脾，或养阴除湿；慢性者多以养血祛风。急性者，以清热利湿为主。热毒偏盛者，兼清热解毒；血热者，兼清热凉血；脾虚者，兼健脾利湿；慢性者，以养血润肤为主。外治宜用温和的药物，以清热、燥湿、止痒、收敛为主。

2. 辨证论治

（1）湿热蕴肤证

证候：乳房皮肤丘疹、水疱或糜烂，瘙痒流津，甚则黄水淋漓，心烦口苦，便干尿黄。舌质红，苔薄黄或黄腻，脉滑数。

分析：情志不畅，暴怒或者抑郁，而致肝气不舒，郁久化热；或过食肥甘厚味，积酿为湿，湿与热相结合发于乳房，故出现乳房丘疹、水疱或糜烂，伴瘙痒难忍；湿热内蕴，浊气上犯则口苦；湿热下注则尿黄，舌质红、苔黄腻、脉滑数主湿热。

基本治法：清热利湿，凉血止痒。

选方：龙胆泻肝汤加减。

常用药物：龙胆草、栀子、黄芩、苍术、苦参、生地黄、赤芍、柴胡、木通、生甘草等。

加减法：糜烂、渗出、剧痒难忍者，加白鲜皮、地肤子；大便干结者，加大黄（后下）；有脓疱者，加蒲公英、紫花地丁；心烦少寐者，加合欢皮、珍珠母（先煎）。

（2）脾虚湿蕴证

证候：皮损色暗，以小丘疹、鳞屑、结痂为主，见有少数丘疱疹，渗液少，剧痒，纳呆脘胀，便溏。舌淡，苔微黄腻，边有齿痕，脉滑缓或濡弱。

分析：素体脾虚，或外感湿邪，或嗜食肥甘，损伤脾胃，湿侵皮肤，表现为皮肤瘙痒、皮疹色暗、少许渗液；脾喜燥恶湿，湿气蕴结脾胃，运化失司，气机受阻，运行不畅，可见脘腹胀闷；脾被湿困，则见纳呆；舌淡，苔微黄腻，或边有齿痕，脉滑缓或濡弱主脾虚或湿。

基本治法：健脾利湿，祛风清热。

选方：参苓白术散或除湿胃苓汤加减。

常用药物：党参、炒白术、茯苓、炒扁豆，薏苡仁，陈皮、栀子、黄柏、白鲜皮、地肤子、炙甘草等。

加减法：无明显纳差脘胀者，去党参，加苍术；便溏明显者，加砂仁、山药；无明显热象者，去黄柏；瘙痒甚者，加苦参。

（3）血热风盛证

证候：乳房皮肤红斑、丘疹、抓痕、血痂，瘙痒剧烈，口干。舌红，舌薄黄，脉细数。

分析：情志所伤，心绪烦忧，气郁生火，心经火郁，肝失濡养，风从内生，导致血热风盛，外发为肌肤，而见乳房皮肤红斑、丘疹、抓痕、血痂；瘙痒剧烈，口干，舌红，舌薄黄，脉细数主热。

基本治法：凉血消风，清热止痒。

选方：消风散加减。

常用药物：荆芥、防风、当归、生地黄、苦参、苍术、蝉蜕、胡麻仁、石膏、木通等。

加减法：皮损鲜红、灼热者，加白茅根、赤芍、丹皮；大便干结者，加生大黄（后下）。

（4）血虚风燥证

证候：病久，皮肤粗糙肥厚，色暗，乳头及乳晕干燥或皲裂，痒痛交加，少许鳞屑；伴口干不欲饮，纳差。舌淡，苔白，脉弦细。

分析：病久耗伤阴血，血虚生风生燥，血虚不能濡养肌肤，燥邪易伤津液，致皮肤干燥、肥厚、脱屑；风客肌腠，营卫郁滞，则皮肤瘙痒；舌淡，苔白，脉细主血虚。

基本治法：养血润燥，祛风止痒。

选方：当归饮子或四物消风饮加减。

常用药物：当归、白芍、川芎、生地黄、蒺藜、防风、何首乌、黄芪、甘草、丹参、乌梢蛇等。

加减法：痒甚者，加全蝎、珍珠母（先煎）；纳呆脘胀者，去苦参，加白术、山药、陈皮；烦躁易怒者，加醋柴胡、佛手、郁金；少寐多梦者，加酸枣仁、合欢皮；阴虚者，加玄参、麦冬。

3. 外治疗法

（1）急性乳房湿疹：初期仅有潮红、丘疹或少数水疱而无渗液时，可选用苦参、黄柏、地肤子、荆芥等煎汤温洗以清热止痒，或用10%黄柏溶液、炉甘石洗剂外搽。若水疱糜烂、渗出明显时，可用黄柏、生地榆、马齿苋、野菊花等煎汤外洗，或10%的黄柏溶液、三黄洗剂等外洗、湿敷，或用青黛散麻油调敷。后期滋水减少时，可选用黄连膏、青黛膏外搽。

（2）亚急性乳房湿疹：可用三黄洗剂、氧化锌油外搽。

（3）慢性乳房湿疹：可选用青黛膏、5%硫黄软膏等外搽。

4. 其他疗法

（1）针刺疗法：主穴大椎、曲池、合谷、风市、三阴交。配穴：肝经湿热型，选阴陵泉、陶道、肺俞等；脾虚湿蕴型，选脾俞、胃俞等；血虚风燥型，选膈俞、肝俞、血海等。肝经湿热型用泻法，其余用平补平泻法，针刺得气后留针0.5小时，1~2天1次。

（2）耳穴疗法：主穴肺、大肠、肾上腺、神门、内分泌等。常规皮肤消毒，然后将粘有王不留行籽的胶布贴压双侧耳穴，操作者以拇指和食指置于耳郭的正面和背面进行对压，手法由轻到重，患者出现酸、胀、麻、痛或循经络传导为得气，每次每穴按压20秒，每天2~4次。

【诊治思路】

本病根据皮损特点诊断不难，但与乳房湿疹样癌在皮损上容易混淆，故当其皮损久治不愈且为单侧时，应行病理切片检查以排除乳房湿疹样癌。本病治疗以中医药疗法为首选，内治与外治结合，准确辨证，哺乳期女性用药时需慎重，避免使用对婴儿有损害的药物，哺乳前需将外用药物清洗干净。

【名医经验】

1. 徐宜厚经验

徐宜厚认为，乳头湿疹多因哺乳妇女素体热盛，七情内伤，肝阳化火或肝经蕴热，致使肝胆之火不得疏泄，发为本病。或因哺乳妇女因乳头平坦，乳儿吸乳困难，强力吮乳，致使乳头发生破裂而染热毒；或因哺乳妇女无良好卫生习惯，乳头常遭受乳汁浸渍，发生糜烂致皲裂。

徐宜厚采用内外合治法治疗乳头湿疹。其中内治法分为肝胆湿热证和脾虚热燥证。

（1）肝胆湿热证：表现为乳头肤色潮红，丘疱疹渗出糜烂，或潮湿自觉刺痛难忍，舌红，苔薄黄，脉弦数。治宜清肝化湿。方选龙胆泻肝汤加减：炒龙胆草、焦山楂、柴胡、木通各6g；生地、茯苓皮、赤芍、车前子、防风各10g，白鲜皮、钩藤、薏苡仁各12g，甘草3g。方用山栀、龙胆草、柴胡清泻肝胆湿热；生地、赤芍凉血褪斑；车前、木通、茯苓皮、薏苡仁清利湿热；防风、钩藤、白鲜皮既疏风止痒，又除湿解毒。

（2）脾虚热燥证：表现为乳晕及其周围干燥脱屑，时有乳头皲裂或破裂，自觉疼痛难忍，舌质淡红，脉濡细。治用扶脾润燥。方用益胃汤加减：北沙参、天麦冬、石斛、玉竹、生地各12g，防风、蝉蜕、莲子心各6g，山药、赤小豆、炒扁豆各15g。方中沙参、二冬、石斛、玉竹、生地甘寒养胃，濡润肤腠；山药、扁豆、赤小豆扶脾润燥；蝉蜕、防风疏风止痒；莲子心清心解毒。

糜烂渗出及局部干燥脱屑时，使用外治法。渗出糜烂严重时，先用五倍子、吴茱萸各 10g，蚕沙 6g，水煎取汁，湿敷。待渗出减少后，用蛋黄油外涂，直至病愈。局部干燥脱屑刺痛时，选用黄连膏外涂，每日 2 ~ 3 次。

徐老认为，乳晕及其乳头属肝胆经所主，内服方药初期当清肝泻火，后期则应滋阴柔肝。外治药物应以温和、滋润、止痒为主，避免用大辛大热之品。否则，容易激惹皮肤，造成不良反应。

2. 周宝宽经验

2009 年 5 月治疗患者孙某，女，32 岁，乳房部起红色丘疹、瘙痒伴胁痛 3 个月。曾诊断为湿疹，用过多种口服及外涂药物，无明显疗效。刻诊：双乳均有丘疱疹，潮红及渗出倾向；患者自觉瘙痒及胁痛，烦躁，口苦，目眩，大便干，小便赤；舌苔淡红，苔薄黄，脉弦数。中医诊断为湿疮。辨证为肝郁湿阻。治宜疏肝解郁，健脾利湿。方选消风散合逍遥散加减。药用防风 10g，荆芥 10g，蝉蜕 10g，白术 10g，泽泻 10g，柴胡 10g，当归 10g，茯苓 10g，白芍 10g，甘草 10g。口服及外洗。

二诊：上方用 7 剂，瘙痒及胁痛明显减轻，皮损缩小，已无渗出，大便稍干。上方减泽泻，加蒲公英 20g，继续口服及外洗。

三诊：上方又用 14 剂，微痒，二便通调。上方减防风，继服 7 剂而愈。

周教授认为，绝大部分皮肤病有瘙痒症状，或者说瘙痒是皮肤病的主要症状。止痒中药种类繁多，如疏风类、清热解毒类、清热燥湿类、清热泻火类、清热凉血类、祛风湿类、化湿类、利水渗湿类、活血化瘀类等，其中最突显、最直接止痒作用的是疏风类中药，常用的有荆芥、防风、牛蒡子、薄荷、蝉蜕、浮萍等，其他类还有苦参、白鲜皮、龙胆草、刺蒺藜、地肤子、蛇床子、豨莶草、全蝎、僵蚕、乌梢蛇等。这些药物在辨证论治的基础上如有瘙痒的症状，就可以选用。消风散之治法具备了疏风、清热、除湿和养血四法，而此四法正是中医治疗皮肤病的主要治疗方法。因此，本方是临床治疗急性皮肤病的常用方，尤以治疗风疹、湿疹效果明显。

周教授多年临证总结：湿热蕴肤型，用消风散合龙胆泻肝汤化裁，其中龙胆泻肝汤有泻肝胆实火、清湿热作用；脾虚湿蕴型，用消风散合参苓白术散化裁，其中参苓白术散有益气健脾、渗湿止泻的作用；血虚风燥型，用消风散合四物汤化裁，其中四物汤有补血和血作用；肝郁湿蕴型，用消风散合逍遥散化裁，其中逍遥散增加疏肝解郁功能。

使用要点：①瘙痒性皮肤病均可使用；②不可拘泥，灵活运用，在辨证的基础上加减；③中药代替品较多，在未掌握药材质量情况下，尽量不用木通，用其他药代替；④服用本方期间，不宜食用海鲜鱼腥、鸡鹅辛辣诸动风发物，并同时结合用本方煎液温洗患处或其他药外用，则取效更速，但切忌用热水洗患处。陈实功所谓"必得兼戒口味，辛热莫啜，忌洗热汤"，即是此意。

3. 屠金城经验

屠金城认为，湿疹多由风湿热之邪外客于肌肤所致，日久郁而化火，耗伤津血，使之血虚化燥生风，肌肤失于血之濡养，故使湿疹呈慢性渗发。湿疹并非皆湿热之因，其间兼夹血虚阴亏，血燥生风，故治疗也不可能一味地清热利湿所能奏效。其大法在清热利湿的主方中，血虚当益血，血燥当润燥，血瘀当活血，毒盛当解毒，另外在湿疹极痒的情况下，宜急用重镇潜阳之品，以迅解其痒。

4. 柳学洙经验

治疗一例两乳头周围湿疹，黄水浸淫，糜烂而痒 1 年余。舌稍红，舌根苔白厚，脉缓。辨证为湿热毒侵，治以清热解毒除湿，外洗内服并治。处方用五倍子 9g，半枝莲 30g，蚤休 30g，木瓜 9g，苍术 15g，苦参 15g。水煎外洗局部，取三剂。内服小金丹片 2 瓶，每次 4 片，一日 2 次。

二诊时黄水减少，已结痂，仍取上药。共用内服、外洗药 20 余天，遂愈。后来随访，再未复发。

5. 许铣经验

许铣认为，湿疹易反复发作，皮损表现多形态，且临床上常常合并毛囊炎、苔藓样改变，或因不同的致病原因发生自身过敏性皮炎、特应性皮炎、传染性湿疹样皮炎、接触性皮炎等，也可能伴有多形性日光疹、脂溢性皮炎、淤滞性皮炎等。患者的临床表现除瘙痒之外，还可有发热、皮肤肿胀、干燥、静脉曲张、脱屑等不同症状。因此，许老在解决患者主要湿疹症状的基础上，强调抓住病因、治病求本。例如，针对传染性湿疹样皮炎，需进行抗感染治疗；脂溢性皮炎，补充 B 族维生素；淤滞性皮炎，需改善下肢静脉曲张；多形日光疹，给予硫酸羟氯喹口服抗光敏，并嘱患者避光防晒等；特应性皮炎多有遗传因素，平素为过敏体质，中医考虑为先天不足，可加强健脾益气、滋补肝肾方法治疗。

止痒防变为先，许老常常中西医药并用，强调使用中药的同时，早期施以抗组胺药物：一方面快速止痒，减少对皮损的进一步刺激；另一方面，抗组胺药物可以阻断变态反应的发生途径，防止疾病进一步加重。同时，对于慢性湿疹皮损干燥，肥厚呈苔藓样变患者，许老常同时嘱患者每日晨起用硅霜外涂患处，增强皮肤的滋润程度，避免过度干燥而加重瘙痒，帮助皮肤恢复屏障功能。

中药治疗方面，许老强调标本缓急，分步分层治疗。第一步"急则治标"，表现为急躁、易怒、焦虑、脉弦数等肝阳上亢证，采用重镇安神法，常用药物有生龙骨、生牡蛎、磁石、珍珠母等；表现为情绪抑郁、低落、腹胀、食纳不佳、便溏等肝气郁结证或肝郁脾虚证，采用疏肝解郁健脾法，常用药物有柴胡、郁金、白芍、茯苓、炒白术、枳壳等。第二步"缓则治本"，许老结合皮损及四诊辨证，在"清热祛湿"的基本法则基础上，根据"湿、热、瘀"的程度不同，随证加减。这里，在"热"证的辨证上，许老特别注重"实热"和"虚热"的区别。除了皮损潮红的程度，许老依据是否有皮温升高来判断"热"的程度。还有一部分患者，描述自己常常有一种全身"热乎乎"的感觉，不同于大热汗出的实热，却类似于更年期妇女"烘热"的感受。许老将此类患者辨证为"虚热"，认为是阴不敛阳，虚阳外越所致，常采用银柴胡、地骨皮、五味子等药滋阴清虚热，疗效颇佳。

许老总结多年临床经验，确立湿疹急性期发作用"清热祛湿"的基本治法，并自拟"龙芩除湿方"为基本方化裁。此期患者湿热并重，皮肤潮红，水疱多，瘙痒明显，心烦急躁，口苦，大便偏干或便溏，小便色黄，舌红，苔黄厚或黄腻，脉弦滑。治疗以泄热除湿止痒为法。方药组成：龙胆草 10g，黄芩 10g，茯苓 10g，泽泻 10g，车前草 10g，苦参 10g，白鲜皮 15g，滑石 15g，甘草 6g，藿香 10g。急性湿疹患者瘙痒剧烈，心烦急躁时，龙胆草、苦参、白鲜皮共用，可增强清肝泻热之效，助患者情绪平稳。另方中祛湿诸法共用，苦寒燥湿、淡渗利湿、健脾除湿、芳香化湿并用，使"湿邪"从不同途径"代谢"出去。

慢性湿疹，病情迁延，搔抓日久，皮损浸润、肥厚、干燥，患者情绪焦虑，睡眠失调，虚烦躁热，进一步加重病情，许老强调从血瘀伤阴论治。针对这类患者，许老在"过敏煎"的基础上加减，常用柴胡 10g，银柴胡 10g，地骨皮 10g，五味子 10g，乌梅 10g。其中乌梅、五味子经现代药理研究，亦有抗过敏之功效。

随症加减：对于渗出明显患者，予白茅根、生薏苡仁、赤小豆增强祛湿之力；瘙痒难忍，予生龙骨、生牡蛎、灵磁石重镇止痒；皮损干燥，皲裂，予石斛、玉竹、麦冬、玄参；发于下肢，予牛膝、萆薢、黄柏引药下行；发于面部，予升麻、连翘、荆芥引药上行头面。

6. 王峰经验

根据湿疹的病程长短，通常分为急性湿疹、慢性湿疹两大类。治疗上根据急则治其标、缓则治其本的原则，治疗区分轻重缓急、标本兼顾。急性湿疹热重于湿型，治疗以清热凉血、利湿止痒为原则，常以"消风散"加金银花、蒲公英、野菊花、地肤子、白鲜皮、丹皮等。急性湿疹湿重于热型，治疗以健脾利湿为主，佐以祛风止痒、清热解毒，常以"消风散"加金银花、蒲公英、茯苓、薏苡仁、苍术、车前子、乌梢蛇等。对于皮肤丘疹面积较大，红肿，有渗出症状的，使用"外用方"（马齿苋 30g，苦参 15g，蛇床子 15g，地肤子 15g，紫草 15g，桑叶 15g）煎水外洗。对于慢性湿疹，治疗上除了健脾化湿、祛风止痒外，还需从血、风、痰几方面论治，或凉血化燥，或滋阴除湿，或化痰渗湿。

王峰认为，慢性湿疹不能单独从血、风、痰，或湿，或经络哪一方面去单独辨证认知，更多的时候是几方面交杂在一起，同时存在，病情在加重或者好转时，又会相互转换。正确辨证论治，找准经络所在，用好引经之药，把握病情关键，才能施药准确。

7. 禤国维经验

禤教授认为，慢性湿疹迁延日久，风邪化燥伤阴，瘀阻经络，血不濡肤，或脾虚湿困，阴虚血瘀。临床根据四诊及局部皮损的表现予以辨证论治，分为血虚风燥型、脾虚湿困型及阴虚血燥型，不拘泥于祛风、清热、利湿等治法，应辨清虚实，分辨急缓，审证求因。治疗时注意虫类药、引经药的应用，注重内外、整体与局部结合，常配合应用雷公藤多苷片、火把花根片，取得良好疗效。慢性湿疹病久入络者，多有局部皮肤肥厚、苔藓样变等，为血瘀之象。因此，禤教授在各型辨证用药的基础上常用苏木、莪术等养血活血之品。

8. 王玉玺经验

王老认为内因在发病中占主要地位，并责之于心火、肝火、脾湿。急性期，治以祛风清热除湿；亚急性期，治以滋阴除湿、健脾止痒；慢性期，治以养血活血、祛风润燥，并根据其发病部位的归经和其他兼证进行加减。

【临床研究】

乳房湿疮属于湿疮的一部分。湿疮的中医治疗方法众多，临床需根据疾病不同分期及证型制定相应治疗方案，同时要结合皮损的局部辨证，兼顾近期疗效和远期疗效，以标本兼顾，内外并治，整体与局部相结合为基本原则。

1. 专家共识湿疹（湿疮）

中医专家诊疗共识（2016）对湿疮治疗做了详细论述，进一步规范了湿疮的治疗。

（1）辨证论治

①风热蕴肤证：治宜疏风清热止痒；方选消风散加减；常用药物为荆芥、防风、苦参、蝉蜕、胡麻仁、牛蒡子、生地、丹皮、赤芍、当归、甘草等。中成药可选消风止痒颗粒。

②湿热浸淫证：治宜清热燥湿止痒；方选龙胆泻肝汤加减；常用药物为龙胆草、连翘、栀子、黄芩、柴胡、生地黄、车前子、泽泻、生甘草、牡丹皮等。中成药可选龙胆泻肝丸、金蝉止痒胶囊等。

③脾虚湿蕴证：治宜健脾利湿止痒；方选除湿胃苓汤加减；常用药物为苍术、陈皮、厚朴、白术、茯苓、泽泻、薏苡仁、白鲜皮、地肤子、甘草等。中成药可选参苓白术丸。

④阴虚血燥证：治宜滋阴养血，润燥止痒；方选凉血四物汤加减；常用药物为当归、生地黄、白芍、玄参、沙参、丹参、牡丹皮、刺蒺藜、防风等。中成药可选润燥止痒胶囊、湿毒清胶囊。

⑤其他证型：阳虚证常选用四逆汤或真武汤等，风寒证常选用麻桂各半汤或麻黄附子细辛汤等，寒热错杂证常选用麻黄连翘赤小豆汤或柴胡桂枝干姜汤等。

（2）中药提取制剂：复方甘草酸苷、雷公藤多苷片、昆明山海棠片等制成的口服片剂、胶囊、注射液等多种剂型。依病情、年龄选用剂型及增减剂量。

（3）中医特色治疗

①中药溻渍疗法：采用黄柏溶液、三黄洗剂等具有清热燥湿止痒功效的溶液湿敷。

②中药药浴疗法：用于各期湿疹皮损无明显渗出者。急性期可选用苦参、白鲜皮、地肤子、马齿苋、黄柏、地榆、千里光等药物以清热燥湿，凉血止痒；慢性湿疹可选用当归、桃仁、生地、鸡血藤、蛇床子、土荆皮以滋阴养血，润燥止痒。

③其他疗法：中药熏蒸疗法、火针疗法、普通针刺疗法、耳穴疗法、穴位注射疗法、刺络拔罐疗法等。

（4）外用中成药：治疗湿疹皮炎的专家共识（2014）对于急性、亚急性及慢性湿疹的外用中成药辨证用药的建议如下：

①急性湿疹：证属湿热浸淫，治宜清热除湿、收敛止痒。皮损表现为潮红、红斑、丘疹、斑丘疹，无渗出者，以清热止痒类中药外涂或湿敷；皮损表现为丘疱疹、水疱、糜烂、渗出者，以清热燥湿止痒之溶液剂湿敷或冷湿敷，常用止痒消炎水、复方黄柏液、甘霖洗剂等。

②亚急性湿疹：属湿蕴证，宜除湿止痒。皮损表现为少量渗出者，以清热收敛止痒的洗剂外搽或湿敷，常用舒乐搽剂、儿肤康搽剂。皮损表现为潮红、鳞屑、无渗出者，以清热除湿、祛风止痒的洗剂、软膏先搽后涂，常用舒乐搽剂、儿肤康搽剂、肤疾洗剂、青鹏软膏、除湿止痒软膏、消炎癣湿药膏、丹皮酚软膏、蜈黛软膏、冰黄肤乐软膏等。

③慢性湿疹：属血虚风燥证，治宜清热、活血化瘀、润肤止痒。以清热、活血化瘀止痒的酊剂、软膏外用或封包，常用青鹏软膏、消炎癣湿药膏、冰黄肤乐软膏、蜈黛软膏等；阴虚血燥所致的皮肤瘙痒者，常用肤舒止痒膏；皮损表现为皮肤干燥粗糙、有鳞屑者，以清热、润肤止痒的软膏外涂，常用青鹏软膏、冰黄肤乐软膏等。

2. 临床报道

许娟等采用成都名中医王晓东教授的"内外合治"法治疗乳房湿疹 63 例，辨证分为热毒证、湿热证、血虚风燥证，分别用银翘散、龙胆泻肝汤、养血祛风汤加减内服，配合中药苦参、黄柏、黄连等外洗，获得良效。

李晓涛等采用中药外洗、曲安奈德肌注、氢化可的松外涂治疗 40 例乳房湿疮，疗效优于外用西药者。

佟彦丽采用马齿苋合剂湿敷联合丁酸氢化可的松治疗乳房湿疹，也取得较好疗效。

【预防与调护】

1. 嗜食肥甘厚味易损伤脾胃，湿热蕴积，外发于乳房而致乳房湿疮，因此，饮食需荤素搭配，慎用鱼腥动风之品，少食辛辣刺激性的食物。

2. 避免过度精神紧张及疲劳，切勿焦虑、忧郁，保持心情愉快、轻松、睡眠充足，有利于乳房湿疹的康复和预防。

3. 本病是变态反应性疾病，应注意避免接触致敏源性物质，如化纤内衣及各种丰乳化妆品。保持乳房清洁，避免外伤和长期摩擦、揉搓乳房。妇女在产前几天尤其是产后要经常用温水清洗乳房、乳头，及时去除乳渍等污物，避免诱发本病。

（刘丽芳）

第二节　乳房丹毒

乳房丹毒是 A 族 B 型溶血性链球菌导致的皮肤感染性疾病。临床以乳房部皮肤突然成片红斑，色如丹涂脂染，游走极快，伴恶寒发热为特征。现在乳房丹毒并不多见。其发生与乳房皮肤损伤后 A 族 B 型溶血性链球菌侵入及机体免疫力下降等因素相关。

乳房丹毒属于中医"内发丹毒"范畴。

【源流】

1. 病名

乳房丹毒是发于乳房部的丹毒。丹毒因其发病部位和特性不同，中医有多种称谓。《素问·至真要大论》："少阳司天，客胜则丹胗外发，及为丹熛疮疡。"丹熛即丹毒，这是本病最早的中医文献记载。至隋代《诸病源候论》卷之三十一"丹毒病诸候"中明确提出了"丹毒"这一病名，指出："丹者，人身体忽然焮赤，如丹涂之状，故谓之丹。"孙思邈《备急千金要方》卷二十二"痈肿毒方"中记载了"天火"这一病名，"'丹毒'一名'天火'，内中忽有赤如涂丹之色"。《医宗金鉴·外科卷下·肋部》中记载"内发丹毒"，并阐述其病因为肝、脾经热急生风，发于肋骨及腰胯，色赤如霞、游走如云、痛如火燎。故本病属于"内发丹毒"范畴，发于胸腹部，多因肝胃郁火，复感邪毒所致。

2. 病证

《素问·至真要大论》提出："少阳司天，客胜……乃为丹熛。"《内经》的运气学说认为，当少阳司天时，初气、三气为君相二火，二之气乃太阴湿土。客胜时，天运当火热亢盛，人处于天地之交，感受此亢盛之火热，因火热为阳，致病发于外而生丹。《诸病源候论》卷之三十一"丹毒病诸候"中认为，丹毒"皆风热恶毒所为"。皮肤腠理及卫气营血受风热毒邪侵袭，蒸腾气血于体表，表现为焮赤之状。陈自明《外科精要》、王肯堂《证治准绳·疡医》等均宗其说。此学说认为，凡是皮肤腠理及卫气营血受风热毒邪侵袭，蒸腾气血于体表，则可发为"丹毒"，较运气说所言年分界线有先进性。《圣济总录》卷第一百三十八"疮肿门"中云："热毒之气，暴发于皮肤间，不得外泄，则蓄热为丹毒。"《医宗金鉴·外科心法要诀》云"诸丹总属心火、三焦风邪而成。如色赤而干，发热作痒，形如云片者，即名赤游丹，属血分有火而受风也"，阐述了丹毒总的病机。《医宗金鉴·外科卷下》有"内发丹毒"一证，云"此证由肝、脾二经热极生风所致"。肝脾二经火热内蕴，致极生风，热郁于内，焮发于外，风热之邪循肝脾二经行于胸胁，发为丹毒。其所述风邪为内风，而非外风，风、热二邪均由内而发，故将此类丹毒命名为"内发丹毒"。

3. 治法

《医宗金鉴·外科卷下》云："初服双解贵金丸汗之，次服化斑解毒汤，外治急向赤肿周围砭出紫黑色，次以瘦牛肉片（羊肉片亦可）贴之。"提出内发丹毒分期而治，内治外治同用。

【病因病机】

中医学认为，丹毒的原发病因为内蕴血热，继发病因为复感风热湿邪。由于素体血分有热，可因情志不遂，气郁生火，肝经火旺；或嗜食辛辣肥甘，脾运失常，湿热内蕴；血热内蕴，郁于肌肤，复感风热湿邪，内外合邪，热毒之气暴发于肌肤之间，不得外泄，蓄热为病。乳房丹毒则多因肝经火旺，脾经湿热相感而发病。

西医学认为，本病多由 A 族 B 型溶血性链球菌感染引起。细菌主要通过乳房部皮肤的细微损伤侵入，亦可经血行感染，乳房局部淋巴管受染后形成急性网状淋巴管炎。哺乳期妇女为高危人群之一，慢性湿疹、皮肤溃疡等均可诱发本病，机体抵抗力低下，如糖尿病、酗酒、慢性肾炎、营养不良和低丙种球蛋白血症等均可成为促发因素。

【诊断】

1. 疾病诊断

（1）临床表现：本病多为单侧性，可有皮肤、黏膜破损等病史。发病急剧，开始即有恶寒、发热、头痛、周身不适等前驱症状。典型的皮损为乳房部水肿性红斑，界限清楚，表面紧张发亮，皮温升高，迅速向四周扩大，触痛明显。可出现局部和腋下淋巴结肿大，消退后局部可留有轻度色素沉着及脱屑。

有些患者在红斑肿胀的基础上出现水疱、大疱及脓疱，分别称为水疱型、大疱型和脓疱型丹毒；炎症深达皮下组织引起皮肤坏疽的，称为坏疽性丹毒；皮损一边消退，一边发展扩大，呈岛屿状蔓延者，称为游走型丹毒；于局部多次反复发作者，称复发型丹毒。

本病起病急骤，初起往往即见恶寒发热、头身疼痛、胃纳不香、口苦而渴、烦躁易怒、小便短黄、大便秘结、舌红苔黄、脉数等全身症状；患处附近臀核可发生肿大疼痛。老年体弱若病情急速进展，出现壮热烦躁、神昏谵语等全身症状明显者，则需警惕毒邪内攻，危及生命。

（2）辅助检查

①血常规检查：白细胞总数升高，以中性粒细胞为主，可出现核左移和中毒颗粒。

②组织病理学检查：可见真皮高度水肿，血管及淋巴管扩张，真皮内有弥漫的以中性粒细胞为主的炎细胞浸润，且多见于扩张的淋巴管内。病变严重者，表皮内也可发生水肿，甚至形成大疱。在组织间隙或淋巴管内有链球菌存在。

2. 症状诊断

（1）红斑：呈鲜红色，色如丹涂脂染，略高出皮肤表面，边界清楚。局部胀痛，扪之灼热，压之皮肤红色减退，放手后立即恢复，红肿斑块向四周蔓延，呈游走状，常在原红斑附近出现新的红斑，再与之相连。红斑在蔓延扩展的同时，中央红斑逐渐消退、脱屑、呈棕黄色改变。病情严重者，红肿处可伴发水疱、脓疱、血疱或皮肤坏死。

（2）舌苔脉象：舌红、苔黄、脉弦数为肝火毒蕴之象。舌绛苔黄燥、脉数则为热毒炽盛，侵入营血。

【治疗】

1. 治疗原则

乳房丹毒的治疗目的是治愈皮损，解除痛苦，避免并发症的产生。乳房丹毒属阳热实证，其本为内蕴热毒，其标为外感风、热、湿邪，治疗以清热凉血、解毒化瘀为基本原则。初期表现为肝火毒蕴者，需清肝利湿解毒，火毒入营者宜凉血解毒，清心开窍。在内治的同时结合外敷、熏洗等外治法。

2. 辨证论治

（1）肝火毒蕴证

证候：乳房皮肤突然发红成片，色如涂丹；其斑焮热肿胀，灼痛明显，边界清楚；伴口苦而渴，烦躁易怒，便秘溲赤；或伴恶寒发热，头痛骨楚等。舌红苔黄，脉弦数大。

分析：情志不遂，肝气郁结，气郁生火；或嗜食辛辣肥甘，化生湿热，致使血分有热，肌肤破损，卫气不固，湿热毒邪乘隙侵入。气火与外来邪毒相结蒸腾气血于体表，故见乳房部皮肤焮热肿痛；正邪相争，营卫失和，故见恶寒发热、头痛骨楚等；肝失疏泄，气血津液疏布失常，故见口苦烦渴、便秘溲赤等；舌红、苔黄、弦脉主肝郁气滞，数脉主火热内盛，大脉主邪热实证。

基本治法：清热利湿，凉血解毒。

选方：柴胡清肝汤、龙胆泻肝汤或化斑解毒汤加减。

常用药物：柴胡、黄芩、栀子、龙胆草、生地黄、丹皮、赤芍、金银花、连翘、车前子、生甘草等。

加减法：壮热不退者，加生石膏；郁闷心烦明显者，加青皮、郁金；有水疱者，加土茯苓、木通，以除湿清热；腑实便秘者，加大黄、芒硝。

（2）毒热入营证

证候：乳房皮肤肿甚，表面紧张光亮，摸之灼手；甚可见紫斑，压之不褪色，或坏疽；伴高热神昏，恶心呕吐。舌绛，苔黄燥，脉数。

分析：热毒炽盛而入营血，热迫气血妄行而见紫斑；肝失疏泄，胃失和降可见烦躁不安、恶心呕吐；热盛伤阴，津液亏竭，可见坏疽；阴津耗伤，清窍失养，或热盛上扰清窍，而见高热神昏；舌绛、苔黄燥为热入营血，阴伤津耗之象；数脉主热毒炽盛。

基本治法：凉血解毒，清心开窍。

选方：清瘟败毒饮或清营汤加减。

常用药物：生石膏、生地黄、知母、黄连、栀子、黄芩、玄参、丹皮、水牛角、金银花、连翘、柴胡等。

加减法：高热不退，加羚羊角粉以凉肝清热；神昏谵语，加安宫牛黄丸以清心开窍。

3. 外治疗法

（1）湿敷：大黄、黄芩、黄柏、苦参各30g，明矾15g，煎水1000mL，待冷，以

6~8 层纱布浸药湿敷患处，每日 3~4 次，每次 30 分钟。

（2）外洗：大黄 30g，马齿苋 30g，黄芩 30g，黄柏 30g，苦参 30g，忍冬藤 30g，水煎置冷外洗，每日 1 次。用于乳房丹毒红肿热痛期。

（3）外敷：如意金黄膏或四黄膏或玉露膏外敷，每日 2 次。

（4）针灸疗法

①刺血法：取皮损区阿是穴，常规消毒后，用三棱针围绕阿是穴四周点刺，渗血少许，2 日 1 次。有泄热解毒作用。

②毫针法：取穴曲池、足三里、期门、阳陵泉，用泻法，针刺得气后留针 30 分钟，每日 1 次。

③耳针法：神门、乳腺，针刺后留针 30~60 分钟，每日 1 次。

【诊治思路】

乳房丹毒系感染性皮肤疾病，多呈急性经过，虽目前临床并不多见，但需正确诊断，尤其要注意与接触性皮炎的鉴别诊断，以免治疗方向错误而加重病情，甚至引发多种并发症。病情轻者，可单用中医药疗法，以清热凉血、解毒化瘀为基本原则；病已发展至慢性者，宜在辨证基础上，加重活血通络之品；病情较重者，应配合抗生素治疗。

【名医经验】

1. 顾伯华认为，丹毒为外感湿热，热入营血所致。主张清热凉血，解毒利湿。药用鲜生地黄 30g，粉牡丹皮 9g，京赤芍 9g，金银花 18g，净连翘 18g，黄柏 9g，生薏苡仁 12g，紫草 15g，粉萆薢 12g，生大黄 9g（后下），川牛膝 9g。热毒症状明显者，可加重凉血之品，如鲜生地黄 30~60g，并加入牡丹皮、紫草等凉血之品，有助于尽快恢复。外治可用玉露散或玉露膏。如丹毒伴有紫癜者，禁用针灸砭镰之法，以防感染。

2. 贺菊乔认为，胁肋部为肝脾二经循经之地，发于胁肋部多由肝经火旺、脾经湿热相感而成。湿火相搏结于皮肤，则皮肤红肿、皮温升高；经络循行不利，则周身酸楚疼痛；肝气不疏，脾湿中阻，则嗳气纳差；舌质红，苔黄腻，脉弦为肝脾湿火之证。方以龙胆泻肝汤加减。方中龙胆草利肝经湿热，泻火除湿为君；黄芩、栀子苦寒泻火、清热燥湿，加强君药泻火除湿之力为臣药；木通、泽泻、车前子渗湿泻热，茯苓、薏苡仁健脾渗湿，生地、当归、紫草、丹皮养血凉血兼滋阴，使邪去而阴血不伤，诸药共为臣药；柴胡疏肝胆之气，并引诸药归经，甘草调和诸药，二药并为佐使之用。只有切中内发丹毒之病机，直折其火势、泻其湿热，则湿热得去、郁火得疏，方能取得好的疗效。

3. 戴裕光认为，丹毒急性期以火毒论治，兼顾湿热；缓减期以治痰为主，寒热共存；后期以补虚为主，重在肝肾之阴。

急性期火毒为根本，泻火解毒为治疗中心，须以泻火解毒为首要之法，以防火毒蔓延，变生他证。临床上如果表证不明显，主要用犀角地黄汤、黄连解毒汤清解气血之热毒。如果表证兼见较为明显，则用普济消毒饮、牛蒡解肌汤等在清热解毒的基础上配合疏散卫分之温热。以上处方均可选择配伍紫花地丁、败酱草、板蓝根、忍冬藤、虎杖、白花蛇舌草、蜂房、虎杖、土茯苓等具有清热泄火解毒的药物。戴师认为，大黄有良好的清热解毒、活血散瘀作用，其有效成分为大黄酸、大黄素、芦荟大黄素等，用于治疗丹毒，可降低毛细血管通透性，减少炎性渗出；大黄素、大黄酸对葡萄球菌、链球菌、淋病球菌抗菌作用敏感，对致病性真菌、流感病毒亦有抑制作用，抗菌谱广，其中的鞣酸对炎症有收敛作用。牛膝具有引药下行和引热下行的功能，其可引无法清解之郁热向下，从小便和大肠而出，使邪有出路。湿热多兼见，清热利湿为常配之法，此时的主方可选用甘露消毒丹利湿化浊、清热解毒，龙胆泻肝丸清肝胆实火、清下焦湿热，三妙丸清热燥湿，三仁汤清利湿热、宣畅气机等。戴师常用的一个处方是当归拈痛汤，此方原可利湿清热、疏风止痛，用于治疗湿热相搏而致肢节沉重疼痛、脚气肿痛者。根据不同辨证，另加配伍，在湿热蕴结的丹毒治疗中取得了较好效果。常见的配伍药物有忍冬藤清气血热毒，清经络中风湿热邪而止疼痛；蒲公英、紫花地丁清热解毒，凉血散结以消肿痛；生薏苡仁健脾渗湿、清热排脓，配合二妙丸利湿清热作用更佳；白茅根、川萆薢、穿山甲合用活血消肿利湿。

缓解期清化热痰，治疗上均可以二陈汤为基础，根据不同的症状表现适当加减。如见胸膈痞塞、咳嗽恶心、食欲下降明显者，可加枳实、胆南星以燥湿祛痰，行气开郁；如见虚烦难眠、夜梦频繁、惊悸不宁者，可加竹茹、枳实理气化痰，清胆和胃；如见咳嗽痰黄、胸膈痞满、苔黄腻、脉滑数等痰热内结较为明显者，可加胆南星、黄芩、瓜蒌仁、枳实等清热化痰，消痰散结。此时戴裕光常用的一味药是白芥子，此药以利气豁痰见长，主治皮里膜外、筋骨间或肌肉间痰饮证，与以上各方药配合，可清除局部瘀痰的作用，同时可作为引经药使药力直达病所。温通经脉，常以阳和汤为主方；如是湿热、痰热兼见寒凝，则在相应的处方中配伍炮附子、干姜、桂枝等温通经脉之药，此时炮附子用量为5g以下，干姜、桂枝用量为4g以下，意在走络脉而使丹毒局部气血得以畅通，如多用则入心肾温阳，对于局部经络反而作用不佳。丹毒患者在后期均有不同程度的肝肾之阴不足的表现，如双目干涩、口苦咽干、夜寐梦多易醒、潮热、伤口久不愈合等。常用的滋补方药有六味地黄丸、二至丸、南北沙参、桑椹子、桑寄生、何首乌、白芍、当归等。

4. 张晓兰认为，中医对于丹毒的治疗需辨证分型，内外施治。在内外用药的同时，配合针灸刺络拔罐，以达到治疗目的。针刺一般取足三里、阴陵泉、血海、曲池、合谷、丰隆、三阴交、太冲、委中、地机、血海、四缝、商丘、蠡沟、翳风、头维、四白等穴位，在病变局部及患侧委中穴用三棱针点刺或者梅花针叩刺，然后拔罐。

张晓兰认为，西医用抗生素治疗只能控制全身感染，对于急性期临床症状的改善缺乏针对性，尤其针对病变部位很难"药到病所"。在西医应用抗生素控制感染的同时，在病变局部刺络拔罐和TDP神灯照射治疗，可使邪有出路，瘀毒外出，同时行气活血，达到舒经活络、破血祛瘀、推陈致新之效。

5. 王耀光运用薏苡附子败酱散治疗丹毒气虚夹湿，热毒内蕴者。由于皮肤受损破溃，毒邪乘隙侵入而成丹毒，加之机体气虚热盛夹湿，治宗益气利湿、清热解毒排痈。方以薏苡附子败酱散合四妙丸加减以清热利湿排痈，加用蒲公英、白鲜皮、（熟）大黄清热解毒通便，加用疮家圣药连翘以助消痈散结之效，泽兰、丹参活血消肿，苍耳子止痛，硼砂、（煅）牡蛎敛肌，以促进伤口愈合。

6. 黄蜀按《圣济总录》言："热毒之气，暴发与皮肤之间，不得外泄，则蓄热为丹毒。"认为丹毒多为火热邪毒郁于肌肤，阻塞经络，气血壅遏而成，内治理应清热凉血解毒。如若患者使用抗菌药物，其性多偏寒凉，易损伤阳气而出现明显阳虚不能制水之象。皮损呈黑褐色坏死样变伴糜烂、渗出，并无热象，且见舌淡白润滑、纳呆疲倦、脉沉细等。黄蜀教授结合舌脉，辨为阳虚水泛证，未固守丹毒血热之说，运用真武汤温肾健脾化饮，阳气恢复后则诸症均减。

【临床研究】

1. 内治

乳房丹毒为丹毒发病的少见部位，文献研究资料较少。急性期多辨证为肝经湿热证，亦有医家认为其属外感湿热证；恢复期可为脾虚湿蕴证、阳虚寒凝证、瘀血阻络等不同病证，辨证不同则治法不同。

（1）从肝论治：吕培文认为，丹毒是内外因共同作用的结果。内因主要是血分中的热毒，外因是破损皮肤招致新染之邪毒，在机体正气不足、抗邪无力时自行发病。发于胸胁及乳房部位的丹毒，常辨证为肝经火旺，外受邪毒证。治拟清肝泻火，凉血解毒。常用药为龙胆草 10g，黄芩 10g，栀子 15g，野菊花 30g，生石膏 30g，赤芍 10g，丹皮 10g，连翘 10g，生甘草 10g，白茅根 10g，白蒺藜 10g。同时认为，急性期丹毒通常易于治疗，复发性丹毒治疗较为复杂。丹毒易于复发是因为脾虚湿蕴，气血阻碍所致。因此，对于复发性丹毒，主张在急性期稳定后，给予健脾除湿、活血益气之剂。在丹毒的局部治疗上，如红肿热痛为主者，可应用芙蓉膏、黄连膏清热解毒；局部有水疱渗出者，则以湿邪为主，可应用绿豆芽菜或鲜马齿苋捣烂外敷于患处；如渗出有皮疹时，可用马齿苋 120g 水煎湿敷。

（2）从瘀论治：高兆旺等认为，治疗丹毒应从瘀论治，在治疗中无论内治、外治，活血化瘀是总的治则。内服药物，常选丹参、赤芍、当归、川芎、牛膝、红花、三棱、莪术等。同时配合外治，如急性期常外敷如意金黄散，以清热解毒、散瘀消肿；缓解期需温经活血、散瘀消肿，常用伸筋草、苏木、苏叶、威灵仙、泽兰、葱白、桂枝、马齿苋等煎汤熏洗患处。

（3）温阳法：王军认为，丹毒急性期使用抗生素及中药清热解毒、利湿消肿，治疗效果可。但如果治疗失当或病情尚未痊愈而中断治疗，常久久不愈，使丹毒反复发作，发展成为慢性丹毒。病情复杂，需要辨证施治。王军教授继承并发展了张庚扬治疗慢性丹毒益气利湿、化瘀通脉的治法，采用温阳法为治则，配以化瘀通脉之法而有奇效。

2. 外治

（1）外敷法：临床上采用最多的是金黄散。临床研究表明，金黄散能有效抑制细菌增生，溶血性链球菌对其最为敏感。王亚瑜以醋调金黄散外敷，结合抗感染药物静滴治疗丹毒，并与单纯外科抗感染治疗相对比，其治愈时间缩短。邵岩等观察如意金黄散蜂蜜调糊外敷治疗，治愈率都明显高于采用硫酸镁湿敷。

临床也常采用紫花地丁、蒲公英、马齿苋、荷叶等新鲜草药对急性期丹毒进行治疗。将草药洗净并捣碎呈糊状敷于患部，亦能起到清热解毒、消肿止痛的功效，且其具有药源较广、价格低廉及使用方便等特点。郑娜等人采用新鲜的马齿苋洗净并捣碎呈糊状后敷于患部，提高了治愈率和缩短了治疗周期。韦志琴治疗丹毒患者，在应用青霉素静滴的基础上使用中药（黄柏、牡丹皮、马齿苋、紫花地丁、金银花、紫草、连翘、大青叶、蒲公英研粉醋调）贴敷治疗，疗效明显优于对照组。

此外，还有其他各种临床治疗有效的外用药物均可用于乳房丹毒的治疗。沈玉珍等在头孢呋辛静滴的基础上，用10%痰热清溶液湿敷患处，能有效地利水消肿，减少脓液外渗，镇痛作用显著。武娜等在青霉素钠静滴的基础上，应用马应龙痔疮膏外敷，临床效果较好。吴定泉等人将冰片、芒硝及大黄按照现代中药提取分离技术制成加味冰芒膏贴剂，在疼痛缓解、病灶消退方面有明显优势。

（2）外洗法：将如意金黄散制成金黄酊剂对丹毒进行治疗，能够有效减少药物过敏和皮肤不适等问题，达到清热解毒、消肿止痛的目的。朱春红实验证明，金黄散洗剂的临床疗效优于外敷如意金黄散。

临床常用中药煎汤外洗，薛志宏等在阿洛西林治疗基础上，加用黄柏、苦参、生大黄、虎杖、益母草、地丁草、蒲公英等中药煎汤外治，疗效优于对照组。陈俐等采用三黄洗剂湿敷联合哌拉西林舒巴坦治疗50例丹毒患者，总有效率100%。

（3）外涂法：采用外擦油膏治疗丹毒。油膏的成分主要有麻油、松脂、白蜡、凡士林、羊脂、猪脂、黄蜡等，具有润滑、柔软以及无板硬黏着不适的优点，且能起到消肿止痛和清热解毒的功效。杨宁外擦如意金黄散凝胶（由乙醇浸泡如意金黄散粉沫后蒸馏制成）外涂，能够明显缓解红肿疼痛。舒朝霞等使用水调散联合抗生素治疗48例丹毒患者，疗效明显。

3. 针灸治疗

丹毒最常用针灸疗法是刺络拔罐，能有效促进筋脉活络、血液循环，从而达到祛风除寒和消肿止痛的目的。因乳房丹毒发病率较低，临床研究少，故针灸疗法参考下肢丹毒。如张盼等选择60例下肢丹毒患者观察火针刺络放血治疗复发性丹毒的临床疗效，粗火针密刺放血疗法优于三棱针血络放血。

4. 其他疗法

微波疗法、紫外线疗法、离子导入疗法、离子导入配合紫外线疗法、磁场疗法等现代疗法，目前临床较少运用。

【预防与调护】

本病一般预后良好，经 5~6 日后消退，皮色由鲜红转为暗红或棕黄色，最后脱屑而愈。亦可连续不断，缠绵数月。本病若不积极治疗，年老或体弱者可发生肾炎、皮下脓疡及败血症等并发症。

1. 注意保护乳房皮肤，避免外伤和虫咬，哺乳期尤应注意不被婴儿咬、抓伤。一旦皮肤损伤，则应及时用药，预防感染，以免发生本病。

2. 饮食宜多样化，少食或不食辛辣肥甘类食物，多饮水。

3. 保持良好情绪，避免情志波动。

4. 注意保持乳头、乳房清洁，避免外伤。

（刘丽芳）

第三节　乳房带状疱疹

带状疱疹是一种由水痘—带状疱疹病毒引起，累及神经和皮肤的急性疱疹性病毒性皮肤病。临床以簇集性水疱，沿一侧周围神经呈群集带状分布，伴神经痛为特征。皮疹以肋间神经区为多见，因此妇女乳房皮肤常被累及，而成为乳房的一种皮肤病，即乳房带状疱疹。多发于老年女性。

乳房带状疱疹属中医"蛇串疮""蜘蛛疮""甑带疮""蛇缠疮""蛇丹""缠腰火丹"等范畴。

【源流】

1. 病名

历代医家对此病阐述较多，病名亦有不同。首见于隋代巢元方《诸病源候论》卷之三十五"疮病诸候"中云："甑带疮者绕腰生……状如甑带，因以为名。"此后有"蜘蛛疮""蛇缠疮""白蛇缠""蛇窠疮"等，称谓繁杂。明代申斗垣《外科启玄》卷之七"蜘蛛疮"曰："此疮生于皮肤间，与水窠相似，淡红且痛，五七个成攒，亦能荫开。""蛇缠疮"一名首载于元代危亦林《世医得效方》："蛇缠疮，用雄黄为末，醋调涂，仍用酒服。"明清时期对于本病有较深入论述，如陈实功《外科正宗》、王肯堂《证治准绳》、吴谦《医宗金鉴》、祁坤《外科大成》等书中均有"缠腰火丹"之名。如《证治准绳·疡医》谓："或为绕腰生疮，累累如珠，何如？曰：是名火带疮，亦名缠腰火丹。"《外科大成》卷二"腰部"中称此症："俗名蛇串疮，初生于腰，紫赤如疹，或起水疱，痛如火燎。"

2. 病证

《外科正宗》卷之四"杂疮毒门"中指出："火丹者，心火妄动，三焦风热乘之，故发于肌肤之表，有干湿不同，红白之异。干者色红，形如云片，上起风粟，作痒发热，此属心、肝二经之风火……湿者色多黄白，大小不等，流水作烂，又且多痛，此属脾、肺二经湿热……"而《医宗金鉴·外科心法要诀》论述与之相似："此证俗名蛇串疮，有干、湿不同，红、黄之异，皆如累累珠形。干者色红赤，形如云片，上起风粟，发痒作热，此属肝心二经风火……湿者色黄白，水疱大小不等，作烂流水，较干者多疼，此属脾肺二经湿热……"

3. 治法

内治方面，《医宗金鉴·外科心法要诀》指出此病："有干、湿不同，红、黄之异，皆如累累珠形。干者色红赤……此属肝心二经风火，治宜龙胆泻肝汤；湿者色黄白……此属肺脾二经湿热，治宜除湿胃苓汤。"迄今仍为后世所应用。外治方面，《外科正宗》卷之一"痈疽门"云："艾火拔引郁毒，透通疮窍，使内毒有路而外发。"记载了艾灸之温热作用，可引热邪外发，泄热解毒，温经通脉，助气血运行，消散瘀滞的治疗方法。

【病因病机】

中医学认为，情志所伤，肝气郁结，久而发火，复感火热时毒，客于少阳、厥阴经络，熏灼肌肤、脉络；或饮食不节，脾失健运，蕴湿化热，复感火热时邪，客于阳明、太阴经络，浸淫肌肤、脉络，均可发为本病。本病日久，皮损表面火热湿毒得以外泄，疱疹消退，但余邪滞留经络，以致气虚血瘀，经络阻滞不通，局部疼痛不止，病程迁延。

西医学认为，本病为水痘 – 带状疱疹病毒（VZV）所引起，人是 VZV 的唯一宿主，在无或免疫力低下的人群初次感染此病毒后，发生水痘或呈隐匿性感染，同时病毒潜伏于脊髓后根神经节的神经元中。在各种诱发因素（创伤、疲劳、恶性肿瘤、病后虚弱、使用免疫抑制剂等）刺激下，潜伏的病毒被激活，生长繁殖，使受侵犯的神经节发炎及坏死，产生神经痛；再活动的病毒可沿周围神经纤维移动到皮肤，在皮肤上产生带状疱疹所特有的节段性水疱疹。

【诊断】

1. 疾病诊断

（1）临床表现：起病突然，有时先感乳房、胸胁疼痛，皮损之后出现，有时先出现皮损，然后再发生疼痛，有的则疼痛皮损同时出现。皮损初多为带状红色斑丘疹，后迅速发展为粟粒至黄豆大小的水疱，3～5 个簇集成群，累累如串珠，排列成带状（附彩图 26，附彩图 27）。疱疹周围稍红，其他皮肤正常。水疱内有液体，初起透明，5～6 天后变浑浊，重者可发生血疱或者坏死。病情轻的患者，可只出现疼痛、皮肤稍潮红，但并未出现水疱。患者全身症状轻微，可出现轻度发热、疲乏无力、纳差等。年老体弱者，症状较严重，疼痛剧烈，皮损之外亦感疼痛，即使皮损痊愈之后，疼痛感亦持续数月。

（2）辅助检查

①血常规：偶有轻度白细胞增高。

②疱疹刮片：细胞核内有包涵体。

③病毒分离：病程 3~5 天的非典型案例中可分离到水痘－带状疱疹病毒。此外，还有病毒 DNA 检测、免疫学检查等。

2. 症状诊断

（1）水疱：乳房带状疱疹的皮损主要是水疱，为集簇性水疱，粟粒至黄豆大小，分干性和湿性两种，偶可见大疱型、血疱型、坏疽型。

（2）干性水疱：症见疱疹色红，内有积液，出起透明，后变浑浊，排列整齐，伴有灼痛剧烈，舌尖红，苔薄黄，脉弦数。证属肝经实热，热毒炽盛。

（3）湿性水疱：症见疱疹成簇，排列整齐，疱内积液，易于破溃，破溃后流水，色黄黏稠，灼痛更甚。证属湿热蕴阻。

（4）疼痛：乳房带状疱疹在发疹前、发疹时，以及皮损痊愈后均可伴有神经痛，少数患者伴痒感。年轻患者疼痛较轻，老年患者疼痛较重，常持续 1~2 个月或更久。

【治疗】

1. 治疗原则

乳房带状疱疹为自限性疾病，治疗目的在于治愈皮损，解除痛苦，防止并发症，尤其是减少或避免后遗神经痛。此病属于肝经郁热证多见，宜采用清热利湿、泻肝止痛，局部配合洗剂、油膏等外敷。证属脾虚湿蕴者，应用健脾利湿、清热解毒，同样配合外治。后遗留神经痛的患者，局部疼痛剧烈，目前尚无确切的止痛方法，临床多为年老体弱者，治疗除常规采用理气活血、通络止痛外，还需根据不同患者体虚情况，适当给予补益药物，扶正祛邪与通络止痛并用，同时配合西医综合治疗。

乳房带状疱疹需及时、正确治疗，以防止并发症和后遗神经痛，治疗以清热利湿、行气止痛为主。初期清热利湿，兼以活血化瘀；后期以活血通络止痛为主，兼以清热解毒；体虚者扶正与祛邪并用。辨证中要权衡湿热之中湿与热的比重：热重于热者，重用清热解毒之品；热解而湿未清者，选用健脾利湿清热之剂。

2. 辨证论治

（1）肝经郁热证

证候：皮疹潮红，疱壁紧张，灼热刺痛；伴咽干口苦，烦躁易怒，便秘溲赤。舌红，苔黄或黄腻，脉弦数。

分析：肝气郁结，久而化火，火毒炽盛，发于躯干，乳房部皮肤起红斑、水疱；经络阻塞，气血不通，则灼热刺痛；肝经热毒炽盛，则口苦咽干、烦躁易怒；舌红、苔黄、脉弦数为实热之证。

基本治法：清热泻火，解毒止痛。

选方：龙胆泻肝汤加减。

常用药物：龙胆草、栀子、黄芩、柴胡、泽泻、当归、车前子、生地黄、甘草等。

加减法：大便干者，加生大黄；起血疱者，加牡丹皮、赤芍；皮损有脓疱者，加金银花、连翘、蒲公英；疼痛明显者，加制乳香、制没药、延胡索、郁金。

（2）脾虚湿蕴证

证候：皮疹淡红，疱壁松弛，密集成簇，破后糜烂渗液，疼痛较轻；伴口渴不欲饮，纳差腹胀，大便时溏。舌淡，苔白或白腻，脉缓或滑。

分析：湿热毒邪蕴阻肌肤，湿重于热，水疱较多，密集成簇，疱壁松弛，破后糜烂渗液；脾失健运，口渴不欲饮、纳差腹胀、大便时溏；舌淡，苔白或白腻，脉缓或滑为脾虚湿蕴之证。

基本治法：健脾利湿，清热解毒。

选方：除湿胃苓汤加减。

常用药物：苍术、厚朴、陈皮、猪苓、泽泻、茯苓、白术、滑石、防风、栀子、肉桂、甘草、灯心等。

加减法：糜烂渗液者，加六一散、生地榆；纳差者，加神曲、炒麦芽；腹胀者，加大腹皮、炒枳壳；皮疹消退，疼痛不止者，加柴胡、郁金、延胡索。

（3）气血瘀滞证

证候：疱疹消退后，疼痛不止，夜寐不安。舌紫暗，苔白，脉弦细。

分析：病久则气血凝滞，经络阻塞，故疼痛不止；体弱湿热毒盛，心神受扰，则夜寐不安；舌紫暗，苔白，脉弦细为气血凝滞之证。

基本治法：理气活血，通络止痛。

选方：桃红四物汤加味。

常用药物：桃仁、红花、地黄、当归、芍药、川芎、延胡索、郁金、丹参、丝瓜络。

加减法：年老体弱者，加黄芪、党参；疼痛不止者，加蜈蚣、全蝎、乳香、没药；心烦眠差者，加珍珠母、牡蛎、栀子、酸枣仁。

3. 外治疗法

（1）水疱未破：用二味拔毒散调浓茶水外涂；可用三黄洗剂、颠倒散洗剂等外搽；外敷玉露膏；外敷雄冰酒（雄黄5g，冰片0.5g，白酒100mL）；外敷雄倍散（雄黄、五倍子、胡黄连、枯矾等分，研细末，茶水调涂）。

（2）疱疹破后：用青黛膏、黄连膏、四黄膏外涂；有坏死者，可掺九一丹外敷。糜烂渗液者，可用大青叶、生大黄、黄芩、黄柏、苦参、蒲公英等煎汤冷湿敷。六神丸、季德胜蛇药片研末外涂。

4. 其他疗法

（1）针灸疗法

①刺络拔罐法：消毒皮肤后，用消毒三棱针在疱疹成簇、密集之处快速点刺一圈，每针深约0.5mm；然后用闪火法在点刺区拔火罐，10分钟后取罐，再用无菌棉球擦净血迹。

②皮肤针疗法：用七星针、梅花针加体针治疗。有局部疼痛者，只在患者皮肤瘢痕或色沉着区用梅花针叩刺；再用艾条灸，使局部皮肤有灼热感。

③水针疗法：苦参素注射液、曲安奈德注射液、利多卡因注射液等混合后，平分注射于肺俞、肝俞、胆俞、脾俞、太冲，配穴可根据受损神经分布加背俞穴或华佗夹脊穴。

④穴位埋线法：取痛区内阿是穴3~8个，均匀分布；再取其患侧夹脊穴。

⑤毫针疗法：多以相应夹脊穴配合局部围刺，并加用电针取该肋间同侧相应之夹脊穴或背俞穴、支沟、阳陵泉、太冲。

⑥耳针疗法：取耳穴肝、肺及皮疹所在部位的相应耳穴，行针刺、埋针或王不留行耳穴贴压。

⑦铺棉灸法：将药用棉花拉薄如蜘蛛网，紧贴在疱疹病损皮肤上，用火柴点燃，使之快速燃尽，每次灸2~3遍，每日1次。

（2）推拿治疗：适宜带状疱疹后遗症的治疗。可采用指针法，点按或弹拨曲池、血海、三阴交、膈俞、大椎等腧穴，酸胀为度。

【诊治思路】

乳房带状疱疹是发生于乳房皮肤的急性疱疹性皮肤病，临床以簇集性水泡，沿一侧周围神经呈群集带状分布，伴神经痛为特征，常单侧发病，临床诊断不难。但无明显皮疹时，需与心绞痛、胸膜炎等内科疾病相鉴别。本病发病初期应及时治疗，治疗不及时易形成后遗神经痛。中医治疗宜内外并治，准确辨证，出现后遗神经痛者，可采用综合治疗以提高疗效。

【名医经验】

1. 徐宜厚内外结合，辨证治疗缠腰火丹

徐老认为，本病因肝火、脾湿、瘀滞所致，内治将其分为三型，并配合局部用药。①火毒证：治以凉血泻火，方用大青连翘汤加减，基本方为大青叶、玄参、贯众、黄芩、连翘、银花、生地、马齿苋、炒丹皮、赤芍、绿豆衣。②湿毒证：治以清化湿热、凉血解毒，方用薏仁赤豆汤加减，基本方为生苡仁、赤小豆、茯苓皮、银花、地肤子、生地、车前子、车前草、赤芍、马齿苋、甘草、藿香、佩兰。③气滞证：治以舒肝理气、通络止痛，方用金铃子散加减，基本方为金铃子、郁金、紫草根、玄胡索、柴胡、青皮、炒白芍、当归、丝瓜络。加减法：壮热不退者，加羚羊角、绿豆衣、银花炭、生地炭；口苦、溲黄者，加焦山栀、炒胆草；大便秘结者，加炒枳壳、酒大黄、桔梗；皮疹糜烂、渗液重者，加六一散；皮疹溃烂、坏死久不收敛者，加黄芪、白蔹、党参、山药；头昏目眩者，加茺蔚子、蔓荆子、川芎；疼痛日久不除者，加金头蜈蚣、全蝎等。

外治法：皮疹以丘疹、丘疱疹为主，病重者，选用鲜芦荟捣烂，酌加梅片、珍珠粉少许，敷患处；疱壁紧张欲破，疼痛颇重，外敷玉露膏；皮疹溃破或渗出多时，用冰石散掺在黄连膏上分块敷贴；若有脓腐未脱，酌用九一丹掺在黄连膏上分块敷贴；留有肤痛不除者，选用黑色拔膏棍贴之。

2. 朱仁康分干湿两类论治带状疱疹

干者皮肤上起红粟成簇，痛如刺螫，由于肝经湿火，脉弦数，舌红苔黄，治宜龙胆泻肝汤加丹皮、赤芍。外用玉露膏敷之。

湿者，起黄白水疱，糜烂流水，其痛尤甚，属于脾经湿热。如见纳呆腹胀便溏等症，脉滑带数，舌苔白腻，治宜除湿胃苓汤加减，外用金黄膏敷之。常用马齿苋合剂（马齿苋60g，大青叶15g，蒲公英15g）清热解毒，缩短病程，减轻疼痛。

3. 陆德铭善用活血化瘀法治疗带状疱疹疼痛

陆德铭认为，带状疱疹的发生多由情志内伤，肝气郁结，气郁日久而化火，肝经火毒外溢皮肤而发；或因脾失健运，湿邪内生，蕴湿化热，湿热内蕴，外溢皮肤而生；或感染毒邪，湿热火毒蕴积肌肤而成。对此应以疏肝清热止痛为大法，以龙胆泻肝汤加减使用。治疗与众不同之处，在于早期即予理气活血之药，旨在防止和减轻由于病毒侵犯神经而引起的神经周围炎症和粘连，减少纤维包裹，杜绝或减少后遗神经痛的产生。

4. 刘复兴四型辨证论治带状疱疹

本病因内有郁火，循经外溢而作；或因内有湿滞并感毒邪，内外相引，合而致病。因而易致邪阻经络，瘀滞不通，不通则痛，故以疼痛为本病主症，尤其是老年人疼痛较甚、持续时间长。其病理关键是瘀血阻络，因此在治疗时须在辨证论治的基础上，加入活血化瘀、通络止痛的药物，方能取得良效。

临床常分四型辨证论治：①肝胆湿热证，治宜清热利湿、活血止痛，方用龙胆泻肝汤加减。②脾虚湿盛证，治宜健脾利湿、活血止痛，方用三仁汤加减。③气滞血瘀证，治宜益气活血、通络止痛，方用补阳还五汤加减。④肝阴不足证，治宜益气养阴、通络止痛，方用一贯煎加减。

疼痛是带状疱疹最主要的临床表现，也是患者最痛苦的症状，刘复兴教授对于不同性质的疼痛，常在辨证论治的基础上采用不同的药对。如活血止痛药对，如桃仁、红花、川芎等，适用于刺痛，疼痛固定不移，疼痛较轻者；通络止痛药对，如乳香、没药、蒲黄、五灵脂，适用于病位较深，疼痛较重者；重镇止痛药对，如牡蛎、龙骨、代赭石、珍珠母，适用于疼痛较重，严重影响睡眠及引起血压波动者；毒麻止痛药对，如蜈蚣、全蝎、地龙，适用于损如后遗神经痛病程较长，疼痛迁延不愈者；缓急止痛药对，如白芍、甘草，取其酸甘化阴，适用于阴液损伤失于濡养，不荣则痛者。

此外，刘老常常使用外用药以增强疗效，常用的外用方是其自创的消炎止痒散（龙胆草、白头翁、苦参、仙鹤草各等分）及消炎止痛散（桂枝、透骨草、三棱、莪术、八角枫、昆明山海棠各等分）。急性期炎症明显，皮疹以水疱为主时，一般以消炎止痒散加减；炎症消退或后期，皮疹结痂，疼痛为主时，以消炎止痛散加减。根据病因不同，在上述两方中加减药物以进一步提高疗效。痛因寒甚者，加川乌、草乌、川芎、威灵仙；痛因热甚者，加生大黄、生栀子、冰片；水疱多者，加苦参、紫草。

【临床研究】

文献报道，有9%～34%的带状疱疹患者会发生后遗神经痛，且比较难治。从中医角度来说，其病机主要是余毒未清，以致经络瘀阻，不通则痛。乳房属肝，乳房部带状疱疹初期侧重于清肝经湿热解毒，后期侧重于扶正祛邪、活血化瘀止痛。

1. 唐伟以"火郁发之"在带状疱疹临床上的应用

带状疱疹后遗神经痛主要是湿去热存，结聚滞留不能发越，气血涩滞不畅，郁而化热所致。据《儒门事亲》"发，谓发汗……出血者，乃发汗之一端也"之谓，故用刺络放血疗法，取血汗同源之意；并口服四逆散加升降散。升降散合四逆散治疗各种郁热为患，疗效满意。升降散制方本意重在调和升降，四逆散擅长和解表里、调理气血。火热内郁，多兼气滞，且内伤火郁又以肝胆为患居多，而升降散中僵蚕和蝉衣虽为气分药，但非行气解郁之品。

2. 李元文从"络"探讨带状疱疹后遗神经痛的中医治疗

稽留毒邪发作为带状疱疹致病因素，气血阴阳不足为其发病基础，络损不复则是带状疱疹后遗神经痛的病机关键。同时针对形成带状疱疹后遗神经痛的络损、络瘀、络虚、络阻，确立清热解毒护络、活血化瘀通络、益气养血修络、搜风镇痉止痛的治疗方法和常用中药。临证应选择相应的最佳组合治疗方法，总以修复络损、恢复络脉功能、消除带状疱疹后遗神经痛为治疗目的。

3. 张剑从伏邪学说探讨带状疱疹的发病及治疗

以伏邪学说为理论基础，认为带状疱疹的致病因素为伏湿、伏热之邪，并伏于少阴肾经；或因正气亏损，或因"新感引动"、季节更替，循少阳经外出而发病。与少阴相争，表现为神经节的炎症；与少阳相争，表现为皮肤的炎症。治疗上早期应以清肝泻火、解毒利湿为主，兼顾解表，并勿忘顾护阴液。

【预防与调护】

1. 饮食宜清淡，多饮汤水，多吃水果、蔬菜、瘦肉、鸡蛋、牛奶、豆腐等有营养易于消化的食品，忌食辛辣、鱼腥、海鲜及肥甘厚味之品。

2. 保持心情舒畅，如条件允许，还可参加小型娱乐活动，如棋类、扑克、听音乐、看电视等来分散注意力，减轻疼痛。

3. 避免局部搔抓，以免造成水疱破裂及感染，保持皮肤清洁、室内温度适宜，衣服宽大柔软，被褥整洁不宜过厚并应勤换洗，以免造成患者不适，增加痒感。

4. 根据患者出现的不同症状给予相应的护理。如皮肤剧烈疼痛者，给予止痛、镇静药口服。大便秘结者，鼓励患者养成定时排便的习惯，经常轻轻按摩腹部，以促进肠蠕动；老年人可饮用蜂蜜水，必要时可选用便秘通、苁蓉通便液等药物以助排便。

（刘丽芳　周亮）

第四节 乳房部皮脂腺感染

乳房部皮脂腺感染，是指乳房或乳晕部因皮脂腺排泄管阻塞、分泌物排泄不畅，继发细菌感染而引起的皮脂腺急性化脓性炎症。临床包括发生在乳晕部的乳晕腺感染和乳房部的皮脂腺囊肿感染。前者多见于青年女性，以乳晕部结节突然增大、疼痛、化脓或破溃为特征，多无全身症状；后者可发生于任何年龄，以乳房部圆形囊性肿物突然出现红肿热痛为临床特征。其发生原因是皮脂腺排泄管阻塞，当机体局部或者全身抵抗力降低时，细菌可由皮肤破损处侵入而引起。其致病菌多为金黄色葡萄球菌。

乳房部皮脂腺感染无相应中医病名，类似于"脂瘤染毒"。

【源流】

1. 病名

古代中医文献虽无脂瘤染毒，但有"脂瘤"病名，又名粉瘤、渣瘤。脂瘤首见于宋代陈言《三因极一病证方论》卷之十五"瘿瘤证治"中云："瘿多见于肩，瘤则随气凝结……瘤则有六：骨瘤、脂瘤、气瘤、肉瘤、脓瘤、血瘤。"将脂瘤归为六瘤之一。明代《外科启玄》卷之八"粉瘿瘤"在描述本病时说："凡粉瘤大而必软，久久渐大，似乎有脓非脓，乃是粉浆于内。若不治之，日久大甚，亦被其累。"说明本病瘤体的内容物是一种粉浆样物质。《外科真诠·瘿瘤》云："先用线针于瘤头上针一分深，用手捻之，若是白浆便是粉瘤。"

2. 病证

清代《外科证治全书》卷四"发无定处证"中曰："粉瘤乃腠理津沫，偶有所滞，聚而不散渐成此瘤也，治宜针破挤出脂粉……然每有愈而复发者乃内有脬囊，化净膏贴，生肌自愈。"以后《外科正宗》《外科真诠》《外科证治全书》等文献分别对其病因病机、好发部位、诊断方法、治疗方法、预后和转归等方面进行了论述。

【病因病机】

中医学认为，本病多由于痰湿凝于皮肤浅表，郁结不散，日久凝聚而形成，后则化火化热，湿热壅结，然后加上感染邪毒而形成。或因乳晕皮肤破裂，外邪火毒侵入，结阻成疖。或体质衰弱者，由于皮毛不固，易于染毒，更容易发生此病。或因不慎挤压乳晕皮肤，气血阻遏而发病。

西医学认为，本病多因乳房部皮脂腺排泄管阻塞，皮脂囊状上皮被逐渐增多的内容物膨胀而形成的潴留性囊肿。囊肿开口于皮肤，细菌自开口处侵入，在囊肿及周围组织中迅速繁殖，产生毒素，引起局部组织变性、坏死，表现为局部充血、渗出、硬结。聚集的中性粒细胞对受损的组织细胞和病菌体加以破坏，使其逐渐坏死和溶解，在真皮层下形成脓肿。因金黄葡萄球菌的毒素含有凝固酶，故形成脓栓，向外突起。临床可见在红肿硬结的中央有黄白色脓栓，此为金黄葡萄球菌感染病灶的特征。

破溃排出脓液后，脓腔逐渐被新的纤维组织修复而愈合。

【诊断】

1. 临床表现

（1）乳晕腺感染：常见于青壮年女性。初起乳晕部见散在圆形或椭圆形小结节，生长缓慢，边界清楚，按之柔软，隆起于皮肤表面，与皮肤紧密相连，之后结节增大；伴疼痛瘙痒，红肿（附彩图28，附彩图29）；或初起皮肤潮红，结块肿胀疼痛，然后肿痛加剧，范围多在3cm左右，3～5天成脓，自行破溃或切开后，流出黄稠脓液，肿痛随之减轻。本病多无全身明显症状，有时伴发热、头痛、乏力、食欲不振等。

（2）乳房皮脂腺囊肿感染：乳房部囊性肿物突出于皮肤表面，呈球形，边界清楚，与皮肤有粘连，不易推动，表面光滑，质地稍硬或柔软，其中心部位可见小的脐凹样开口，呈蓝黑色，形如黑头粉刺，挤压可溢出豆腐渣样或面泥样内容物，常有腐臭味。肿物发展缓慢，可多年保持不变。并发感染时，肿物突然增大、皮色发红、疼痛，多无全身症状。

2. 临床分期

依据临床局部症状，本病可分为初期、化脓期、溃后期。

（1）初期：囊肿感染但未化脓者。表现为局部红、肿、热、痛，疼痛明显，触之较硬，无波动感。

（2）化脓期：已化脓但未破溃者。表现为红肿中央囊性区变软，触之有波动感，疼痛可较前减轻。

（3）溃后期：囊肿化脓破溃者，破溃口流出豆渣样带有臭味的脓液。

3. 辅助检查

（1）血常规检查：白细胞总数或/及中性粒细胞数正常或稍增高。

（2）局部穿刺：脓肿比较大时，局部注射器抽吸，可抽到黄稠脓液。

（3）B超检查：必要时可行此检查。

【治疗】

1. 治疗原则

本病病位较浅，以局部治疗为主，全身治疗为辅。对已染毒但未酿脓的脂瘤，可用金黄膏或玉露膏外敷。已形成脓肿时，应切开引流，清除皮脂和脓液，再用棉球蘸少量升丹或七三丹或稀释后的白降丹塞入腔内，化去包囊，待囊壁蚀尽后再用生肌药收口，愈合后不易复发。

对于症状较重的，应辨证论治。

2. 辨证论治

（1）痰湿化热证

证候：瘤体红肿、灼热、疼痛，甚至跳痛化脓；伴发热，恶寒，头痛，尿黄。舌红，苔薄黄，脉数。

分析：痰湿气结，郁久化热，复感邪毒，则瘤体色红、灼热；内外之邪蕴于肌肤，使局部气血运行不畅，故瘤体肿胀；气滞血瘀，不通则痛，故见疼痛；热盛肉腐，肉腐成脓，故作脓跳痛；邪正相争，故见发热恶寒、头痛；尿黄、舌红、苔薄黄、脉数均为化热之象。

基本治法：清热化湿，和营解毒。

选方：龙胆泻肝汤合仙方活命饮加减。

常用药物：龙胆草、黄芩、柴胡、栀子、生地黄、泽泻、车前子、金银花、白芷、陈皮、穿山甲、当归尾、浙贝母、天花粉、皂角刺、甘草等。

加减法：红肿痛甚，热毒重者，可加蒲公英、连翘、紫花地丁、野菊花等以加强清热解毒之力；便秘者，加大黄以泻热通便；血热盛者，加丹皮以凉血；气虚者，加黄芪以补气；肿块较硬者，需化痰活血，用白芥子、夏枯草、三棱、莪术、赤芍等；痰湿阻络，舌苔厚腻、脉滑者，需化痰通滞，加瓜蒌皮、茯苓、夏枯草、枳实等。

（2）热毒炽盛证

证候：肿块逐渐增大，皮肤焮红，灼热，疼痛如鸡啄，肿块中央渐软，有应指感；可伴壮热渴饮冷，面红目赤，烦躁不宁，大便秘结，小便短赤。舌红，苔黄干，脉数或滑数。

分析：肝胃蕴热，热毒炽盛，乳络阻塞，气血凝滞，故乳房肿块逐渐增大，局部焮热、灼痛；热盛则肉腐成脓，故肿块中央变软，按之有应指感；火热炎上，故面红目赤；热扰心神，则烦躁不宁；火热伤阴，津液被耗，故小便短赤；津伤则引水自救，故渴喜饮冷；肠热津亏，故大便干燥；舌红、苔黄、脉数均为热象。

基本治法：清热解毒，托毒透脓。

选方：透脓散加味。

常用药物：当归、生黄芪、炒穿山甲、川芎、皂角刺、连翘、金银花。

加减法：热甚者，加生石膏、知母、金银花、黄芩、蒲公英清热解毒；乳痛明显者，加延胡索、郁金；肿块韧硬，口渴者，加芦根、天花粉清热生津；大便秘结者，加枳实、大黄；呕恶者，加姜竹茹、制半夏降逆止呕；便秘者，加枳实、制大黄通腑泻热。

（3）正虚邪恋证

证候：溃破后局部肿痛减轻，但疮口脓汁稀薄，创面经久不愈；面色少华，全身乏力，头晕目眩；或低热不退，食欲不振。舌淡，苔薄，脉弱无力。

分析：脓成破溃后，脓毒尽泄，肿痛消减；但若素体本虚，溃后脓毒虽泄，但俱虚，故收口缓慢。气血虚弱，可见面色少华、全身乏力、头晕目眩；舌淡、苔薄、脉弱无力，为气血不足之象。

基本治法：益气和营托毒。

选方：托里消毒散加减。

常用药物：人参、黄芪、当归、川芎、芍药、白术、陈皮、茯苓、金银花、连翘、白芷、甘草。

加减法：余热未清者，加蒲公英、紫花地丁、乳香、没药；结块疼痛者，加玄参、忍冬藤；结块韧硬难消者，加浙贝母、白僵蚕、莪术。口渴者，加天花粉、鲜芦根清热生津；呕恶者，加姜竹茹、制半夏降逆止呕；便秘者，加枳实、制大黄。

3. 外治疗法

（1）初起：用金黄散或玉露散以冷开水或醋调敷；或用金黄膏或玉露膏敷贴；或用鲜野菊花、鲜蒲公英、鲜地丁草、仙人掌（去刺）等洗净捣烂外敷；或用20%芒硝溶液湿敷；或用大黄、芒硝各等分研末，适量凡士林调敷。

（2）成脓期：局部按之有波动感或经穿刺抽得脓液者，应及时切开引流，一般采用十字切开法。首先清洁囊肿局部皮肤；然后沿脓肿波动感最明显处做"十"字切口，切口至病灶边缘，切开皮下组织及囊壁，清除腔内脓液；再用刮匙搔刮腔内白色囊壁组织及炎性肉芽组织，适当修剪皮瓣。对于创面脓腐、囊壁未尽之时，用九一丹棉嵌，紧塞于创口内，使丹药与创面充分接触以拔毒蚀囊；对于创面较大且深者，脓腐及囊壁难以脱落者，可采用"蚕食法"分批逐步地清除松动的脓腐和囊壁组织。外用金黄膏或青黛膏盖贴以清热解毒。

（3）溃后期：切开排脓后，用八二丹、九一丹药线或凡士林纱条引流，外敷金黄散或金黄膏；脓尽后，改用生肌散收口，外用红油膏或生肌玉红膏盖贴。对于创面较大，形成皮下空腔者，可采用"垫棉法"加压，以促进皮下空腔粘连、闭合，外用红油膏或白玉膏盖贴以生肌收口。

【诊治思路】

乳房部皮脂腺感染一般以局部症状为主，发病前可触及皮下结节，即皮脂腺囊肿，发病时结节突然增大、疼痛、化脓或破溃，以此鉴别，不难诊断。

治疗主要以局部处理为主：初期局部红肿疼痛，可用清热散结消肿之中药外敷，化脓时切开引流，一般脓液引出后可逐渐消肿。建议引流过程中将囊壁进行搔刮，囊壁较厚无法刮除者，待伤口恢复后行囊壁切除术。

【名医经验】

陆德铭认为，本病发病与局部皮肤抵抗力的下降密切相关，气阴两虚为本，湿热为标。由于抵抗力下降，一些患者甚至轻微的皮肤搔破或擦伤，都可导致疾病的发生。《内经》曰："正气存内，邪不可干；邪之所凑，其气必虚。"因此，本病与卫气虚弱密切相关。卫气虚弱，则玄府不闭，外来邪气流连不去。另一方面，由于外感湿热火毒，火为阳邪，长期反复发作，势必耗气伤阴。治宜益气养阴，重用黄芪。溃后期重在益气养阴以达扶正祛邪的目的，适时辨证选用清热解毒化湿之品。临证时，常以生黄芪、生地为主药，以黄连、黄芩、厚朴、蒲公英、紫花地丁、野菊花等清热解毒化湿；佐以赤芍、丹皮、生山楂和营凉血；皂角刺托毒外泻。便秘加生大黄；火毒炽盛加生山栀、银花、连翘；随着湿化热解，逐渐减少清热解毒之品，适时加玄参、麦冬、女贞子、枸杞、天花粉等养阴益气，并渐次加大生黄芪的用量。清热解毒仅是一时之计，益气养阴方为收功之本。

【预防与调护】

1. 平时注意不要熬夜，患者的饮食要以清淡为主，多吃蔬菜和水果，少吃辣椒等刺激性食物，减少油脂分泌，保持心情舒畅。

2. 有乳房部皮脂腺囊肿的患者，应特别注意对皮肤的护理。要讲究卫生，做到勤洗澡、勤更衣，保持乳房及乳晕部清洁，暑热季节胸罩闷热，不利于乳房汗腺及皮脂腺分泌，应经常以肥皂水或清水清洗局部。如有乳头皲裂、擦伤应及时治疗。一旦发现乳晕有白头，可用3%碘酊涂抹，然后用75%的酒精抹去。避免挤压皮脂腺囊肿，较大的皮脂腺囊肿应及早手术切除。如果发现乳晕部囊肿出现黄白色脓头，应尽早就医挑破，排除脓性分泌物。

3. 糖尿病患者容易患此病，故应注意控制血糖。

（刘丽芳　周亮）

第五节　乳房部痈

乳房部痈是发生在乳房皮肤及皮下脂肪层的急性化脓性疾病，可发生于中青年妇女。其临床特点是乳房局部初起，皮肤上即有粟粒样脓头，焮热红肿疼痛，易向深部及周围发生扩散，脓头亦相继增多，溃烂之后状如蜂窝。脓毒容易内窜生变，出现"传囊""袋脓"，甚至热毒内攻之证。

乳房部痈属中医"有头疽"范畴，称为"乳疽"。

【源流】

1. 病名

《外科启玄》卷之五"乳痈"中记载"初发即有头，曰乳疽"，符合乳房部有头疽的特点。但在古籍中记载了另一种"乳疽"，《诸病源候论》卷之四十"妇人杂病诸候四"中云："肿而皮强，上如牛领之皮，谓之疽也。"《外科大成》卷二"分治部上"中认为："乳痈、乳疽生于乳房，红肿热痛者为痈，坚硬木痛者为疽。"二者明显不同，后者相当于乳房后位脓肿，可参见第一章中的"急性乳腺炎"。

2. 病证

《疡科心得集·辨乳痈乳疽论》详细描述了乳疽的临床表现和病因病机，"若其始生硬肿，即有头出，后复旁生数头，头中有脓不多，此名乳疽。是为阳明痰热之毒，兼夹肝胆之火结成。"

3. 治疗

《疡科心得集·辨乳痈乳疽论》还论述了乳疽的治法及方药："治当清理痰气，疏通肝邪，解毒和营，如荆、防、苏叶、白芷、贝母、瓜蒌、青皮、夏枯草等物，在所需用矣。"

【病因病机】

中医学认为，本病可因外感风温湿热，以致气血运行失常，毒邪凝聚肌肤而成。还可因情志内伤，气郁化火，加上平日嗜食厚味，脾胃运化失常，以致湿热火毒内生，发于皮肉肌肤之表。

1. 外感风温、湿热之邪

邪毒侵入肌肤，毒邪蕴聚以致经络阻塞，气血运行失常。郁而化热，蒸酿为脓，形成痈疽。

2. 脏腑蕴毒

情志内伤，气郁化火或由于平素恣食膏粱厚味、醇酒炙煿，以致脾胃运化失常，湿热火毒内生。

3. 内伤精气

由于房室不节，劳伤精气，以致肾水亏损，水火不济；阴虚则火邪炽盛，感受毒邪之后，往往毒滞难化。

体虚之际容易发生，故糖尿病患者常易伴发本病。如阴虚之体，每因水亏火炽，而使热毒蕴结更甚；气血虚弱之体，每因毒滞难化，不能透毒外出，如病情加剧，极易发生内陷。

西医学认为，本病系由金黄色葡萄球菌感染所致。感染先从一个毛囊底部开始，沿皮下脂肪柱蔓延至皮下组织，并沿深筋膜向四周扩散，侵及多个毛囊的脂肪柱，然后再向上穿入毛囊群。

【诊断】

1. 临床表现

（1）初期：乳房皮肤突起一肿块，上有粟粒样脓头，肿块渐向四周扩大，脓头增多，色红灼热，高肿疼痛。肿块范围小，一般无明显全身症状。如肿块范围扩大，可伴有恶寒发热。

（2）溃脓期：肿块进一步增大，疮面渐渐腐烂，形似蜂窝，感染病灶向深部发展，形成深部脓肿；严重者，伴壮热、口渴、便秘、溲赤等症。溃后，一般诸症随之渐消。

（3）收口期：脓腐渐尽，新肉开始生长，逐渐愈合。

若兼见神昏谵语、气息急促、恶心呕吐、腰痛、尿少、尿赤、发斑等严重全身症状者，为内陷变证。素体虚弱或糖尿病患者容易并发内陷。

2. 辅助检查

（1）血常规检查：可出现白细胞计数、中性粒细胞计数升高，中性粒细胞百分比升高等。糖尿病患者的血糖水平升高。

（2）脓液培养：局部脓液细菌培养有金黄色葡萄球菌生长。

【治疗】

1. 治疗原则

乳房部痈较小，病情较轻者，可以外治法贯穿整个病程。如病灶范围大，病情较重，则可以配合内服汤药以缩短病程。内服药根据不同阶段进行辨证论治，初期以消散为法；成脓期以托毒排脓为治法，可补益内托、托毒外出、排除脓液；脓成以后运用托里法促进脓液排出，防止毒邪内陷。局部外用药物与内服药物相结合，成脓期应用提脓祛腐法，溃后期应用生肌收口药物。

根据"消、托、补"三大法则施治，重点在于托毒外出。其中正气未虚者，托毒以排脓；若正气已虚者，宜补托法，运用补益气血为主、活血解毒为辅的药物以扶助正气，托毒外出，防止毒邪内陷。

2. 辨证论治

（1）火毒蕴滞证

证候：肿块色红灼热，根脚收束，上有粟粒样脓头，疮面腐烂，流脓黄稠；发热，口渴，便秘，尿赤。舌红，苔黄，脉弦数。

分析：外感风温、湿热毒邪，内有脏腑蕴毒，邪毒蕴结于肌表，以致营卫不和，经络阻塞，气血凝滞，故肿胀疼痛；热毒炽盛，故色红而灼热、发热；热胜肉腐，故疮面腐烂、脓出黄稠；口渴、便秘、尿赤、苔黄、脉弦数皆为热毒内盛之象。

基本治法：清热利湿，和营托毒。

选方：仙方活命饮加减。

常用药物：金银花、当归、芍药、乳香、没药、陈皮、皂角刺、穿山甲、防风、白芷、贝母、天花粉、甘草。

加减法：乳房肿块明显者，加当归、赤芍、桃仁；大便秘结者，加生大黄、芒硝；热甚者，加生石膏、知母、蒲公英清热解毒。

（2）阴虚火炽证

证候：疮形平塌，根脚散漫，疮色紫滞；疼痛剧烈，脓腐难化，脓水稀少或带血水；全身高热，烦躁口渴，大便秘结，小便短赤。舌质红，苔黄，脉细数。

分析：阴液亏虚，虚火内生，复感湿热毒邪，阴虚无水制火热之邪，而使毒蕴更甚，故疮色紫滞、疼痛剧烈；毒甚走散，故疮脚散漫、疮形平塌；阴液不足，无以化脓，故脓水稀少；热毒入里，故高热、便秘、尿赤；舌红、苔黄、脉细数为阴虚火炽之象。

基本治法：滋阴生津，清热解毒，托毒外出。

选方：竹叶黄芪汤合托里消毒散加减。

常用药物：人参、生黄芪、石膏、制半夏、麦门冬、白芍药、甘草、川芎、当归、黄芩、生地黄、竹叶、生姜。

加减法：有寒热者，加荆芥、防风。便秘者，加生大黄、枳实。溲赤者，加泽泻、车前子。溃脓者，加黄连、黄芩、生栀子。

（3）气虚毒滞证

证候：肿势平塌，根脚散漫，化脓迟缓，皮色赤暗不泽，脓水稀少，腐肉难脱，疮口成空壳，闷胀疼痛；伴畏寒，高热，精神萎靡，面色少华，口渴喜饮，小便频数。舌质淡红，苔白腻，脉数无力。

分析：气血虚弱，气虚无力托毒，毒邪留滞，故疮形平塌；血虚无以化脓，故腐肉难脱；热毒留滞不解，故仍畏寒、发热、口渴喜饮；气血亏虚，机体失养，故精神萎靡、面色少华；舌淡红、苔白、脉数无力为气虚之象。

基本治法：扶正托毒。

选方：托里消毒散加减。

常用药：人参、黄芪、当归、川芎、芍药（炒）、白术、茯苓、金银花、白芷、甘草。

加减法：余热未清者，加蒲公英、紫花地丁；结块疼痛者，加玄参、忍冬藤；结块韧硬难消者，加浙贝母、醋鳖甲。

3. 外治疗法

（1）初期：用玉露散或金黄散水蜜调制外敷。气血两虚证用冲和膏或回阳玉龙膏贴，每日换药1次。

（2）中期：化脓时，可以用药线蘸八二丹插入脓头内腐蚀疮头，以利于脓液排出。若脓仍未排出，可做"十"字或"井"字形切开引流术。手术在常规消毒、局部麻醉下进行，"十"字或"井"字切开痈，然后搔刮脓腔，将脓头刮出，清理腔内积脓，检查皮瓣下及腔内无脓头后，用黄连油膏填塞。如搔刮彻底，隔日换药时疮面应该无脓，肉芽新鲜、红活，此时可以加压包扎，使疮面加速愈合。如换药时仍有脓液，则可在患部掺八二丹，脓少时改掺九一丹，隔日换药，无脓后再改生肌玉红膏，加压包扎。

（3）后期：脓尽肌生，用生肌散撒布疮面，加盖生肌玉红膏或拔毒膏。若创口有空腔，皮肤与新肉一时不能黏合者，可用垫棉法；如无效时，则应手术扩创。

4. 其他疗法

（1）神灯照法或桑柴火烘法：适用于气血两虚，疮形不起者。

①神灯照法（吴谦等《医宗金鉴·外科心法要诀·神灯照法歌》）：用朱砂6g，雄黄6g，血竭6g，没药6g，麝香1.2g，诸药共研为细末。每次用药末0.9g，以丝棉纸滚药末搓成长23cm的棒，麻油浸透，用时点燃烟熏患处，每日2～3次。

②桑柴火烘法（吴谦等《医宗金鉴·外科心法要诀·桑柴火烘法歌》）：取新桑树根数根劈条，各长30cm，大如指粗。将桑柴条的一端点燃后吹灭，以阴火向患处烘烤，火尽再换，仍依前法。每次用3～4条，每日烘2～3次。

（2）针刺疗法：取阿是穴、足临泣、曲池。以毫针直刺用泻法，留针30分钟。以锋针点刺病灶周围处，放血清热；如疮口已溃，久治不愈合者，以火针速刺局部或疮口周围，以化腐生肌。

（3）隔蒜灸：取大蒜切片如硬币厚置疮头上，用黄豆大艾炷置于蒜上，灸三壮换蒜，痛者灸至不痛，不痛者灸至痛。若疮头多或肿大者，可用大蒜捣烂摊患处，用艾铺灸。具有拔毒泻火、消肿散结功效，适用于乳疽初期。

【诊治思路】

乳房部痈系发生于体表皮肉之间的化脓性感染性疾患。其发病迅速，易肿，易化脓，易溃，易敛。病情轻者，可单用外治疗法，以清热散结、消肿止痛为基本原则；较重者可分期论治，初期治宜清热利湿、和营托毒，中期治宜滋阴生津、清热解毒，溃脓期宜扶正托毒。外用药物，初期以清热散结消肿之箍围药为主，成脓期可切开引流或加用提脓祛腐药物，溃后用生肌收口药物以加速疮面愈合。病情较重者，可采用抗生素治疗。

【名医经验】

1. 唐汉钧经验

唐汉钧教授认为，七情内伤，气郁化火；或恣食膏粱厚味，脾胃运化失常，湿热火毒内生；或恣欲伤肾，真阴亏损，相火炽灼，均可导致脏腑蕴毒，再加上外感六淫，风温湿热邪毒入侵，客于经络，以致内外毒凝聚肌肤，营卫不和，经络阻隔，气血失常，毒邪凝聚而成有头疽。疽症后期由于正气内虚，火毒炽盛，举托无力，不能化腐成脓、托毒外泄，反走窜入里，客于营血而成。若阴虚之体，每因水亏火炽，则热毒蕴结更甚；若气血虚弱之体，每因毒滞难化，不能透毒外出，甚至疽毒内陷，使病情加剧。其辨证多为正虚邪盛，其治疗多采用扶正托毒法，促使毒邪移深就浅，疮毒顶透高突，易于溃脓，使毒随脓泄，不致向外扩散，或走窜入里，才能化逆为顺。

唐教授认为，临证不论阴阳、寒热、虚实，均应以扶正托毒，透脓达邪外出为宗旨，并宜根据其症状，审其病程，划分阶段，同时结合发病部位及其热毒的轻重、气血的盛衰、年龄大小等情况而异。初期宜散风透表，清热化湿托毒，选用荆芥、牛蒡子、桑叶等祛风透表，紫地丁、银花、连翘、野菊花、蒲公英、黄连、黄芩、山栀等清热解毒以达邪外出；中期宜和营托毒，选用桃仁、当归、赤芍、丹参、泽兰等促其瘀散腐脓，载毒外泄；后期则视其虚弱程度不同而用扶正托毒之法，如益气托毒、养阴托毒、温补托毒，使正气渐复，气血充盈，托毒外达，正胜邪退而收功。临证常喜用生黄芪、皂角刺、穿山甲等托毒。生黄芪功能补气托疮生肌，必须重用30～60g以扶正托毒；皂角刺功能消肿排脓。此外，唐教授认为胃气的盛衰是疾病转机的重要环节，故临证时总以顾及胃气为本，胃气复苏，则生化有源，化腐溃脓，载毒外泄，自能转逆为顺，达正盛邪却，疾病遂愈的目的。

"外科之法，最重外治。"外治精当与否，常可决定病势之进退、转归。唐教授认为，临证必须加强内外治协同，尤其重视局部辨证施治。必须根据疾病不同阶段或不同症状，采用不同外治处理。早期初起未溃，局部红肿，脓头尚未溃破，用金黄膏加千捶膏外敷以箍围聚肿；中期若疮肿局限，中央高起，触诊有波动感，疮周按之已软，可做"＋"或"＋＋"字形切开手术，外掺八二丹，切开时切口宜小，不超过疮肿红肿范围，并注意尽量保留皮角，既不破坏护场，又有利于早日生肌长肉，并且愈合后瘢痕也小；后期疮面脓腐已净，新肉渐生，予生肌散、白玉膏。此外，对脓成但溃脓不畅，状似蜂窝者，以药线外裹提脓祛腐丹药，插入多个疮口，蚀脓引流；对因筋膜间隔形成的脓腔，可用大小适中的脱脂棉球蘸五五丹或八二丹，轻轻填于脓腔，可加速祛腐进程；切开后如大块坏死组织一时难脱，可蚕蚀清疮，分次切除，以不出血为度；若脓腐尽，疮口有空腔，皮肤与新肉一时不能黏合者，可用垫棉法加压包扎；脓腐将尽，疮周频发疖肿、皮炎，可用75%酒精棉球擦拭，或以生肌散或青黛散或九一丹扑于患部。

2. 贺普仁经验

国医大师贺普仁用火针在临床上治疗痈、疽等多种病证，突破热病不用火针的禁忌，借火力激发经气、疏通气血，多取良效。患者取俯伏坐位，肿块周围火针散刺（选择结块外围处），中央部点刺。

操作：局部消毒后，医者左手持酒精灯，右手持特制的三头粗火针，在酒精灯上将针尖烧红后，立即垂直刺入肿块，深至基底的 $1/3 \sim 1/2$ 时，迅速出针后立即用无菌棉球压按 10 秒以减少疼痛，随后继续点刺其他部位，将肿块外围用火针散刺 8 针、肿块中央点刺 1 针，直刺 $1 \sim 1.5cm$。嘱其患处 3 天不能沾水，以防感染。正如《景岳全书·卷之四十六圣集·外科钤上·论灸法》所述，"痈疽为患，无非气血壅滞，留结不行之所致。凡大结大滞者，最不易散，必欲散之，非借火力不能速也"。

【预防与调护】

1. 饮食宜清淡、易消化，忌食鱼腥、辛辣等刺激发物及甜腻食物。气血两虚患者，可适当增加营养食品，如鸡、瘦肉等类。

2. 疮口皮肤保持经常清洁，可用黄柏溶液或生理盐水洗涤拭净，以免并发湿疹、丹毒。疮口切忌挤压，以免毒邪走散。

3. 有糖尿病者，应积极治疗，控制血糖。

（刘丽芳　周亮）

第六节　乳房部真菌感染

乳房部真菌感染是由真菌引起的乳房部皮肤感染性疾病，属于真菌性皮肤病。因病原菌不同，临床表现各异。发生在乳房部的主要有念珠菌病、体癣、花斑糠疹，马拉色菌毛囊炎亦可发生于乳房部。临床以乳房部皮肤色斑、丘疹或丘疱疹，伴有不同程度的瘙痒为特征。

乳房部真菌感染属于中医"癣"的范畴。体癣相当于中医的"圆癣""铜钱癣"；花斑糠疹又称花斑癣，相当于中医的"紫白癜风"，俗称"汗斑"。

【源流】

1. 病名

中医典籍中虽无直接对乳房真菌感染的记载，但本病在中医学中属"癣"的范畴，中医学对体癣记载较早，隋代《诸病源候论·疮病诸候》曰："圆癣之状，作圆文隐起，四畔赤，亦痒痛是也，其里亦生虫。"而紫白癜风之名，见于明代《外科正宗》卷之四"紫白癜风"中云："紫白癜风乃一体二种。"唐宋时期，对癣的症状有了进一步的认识，如《外台秘要》卷三十"癣疮方一十一首"云："病源癣病之状，皮肉瘾疹如钱文，渐渐增大，或圆或斜，痒痛，有匡郭，里生虫，搔之有汁。"

2. 病机

《诸病源候论》卷之三十五"癣候"中曰："癣病之状……有匡郭，里生虫，搔之有汁。此由风湿邪气，客于腠理，复值寒湿，与血气相搏，则血气否涩，发此疾也。"此处阐明了外因与内因的作用。明代《外科正宗》卷之四"杂疮毒门"中曰："顽癣乃风热湿虫四者为患，其形大小圆斜不一，有干湿新久之殊。"明代《医学入门·外集卷五》指出："疥癣皆血分燥热，以致风毒客于皮肤，浅者为疥，深沉者为癣，疥多夹热，癣多夹湿。"《证治准绳·疡医》则曰："夫疥癣者，皆由脾经湿热及肺经风毒，客于肌肤所致也……盖癣则发于肺之风毒，而疥则因于脾之湿热而成也……其状不一，二者皆有虫而能传染人。"指出癣具有一定的传染性。而《医宗金鉴·外科心法要诀》总结："此证总由风热湿邪侵袭皮肤，郁久风盛，则化为虫……"

3. 治法

《刘涓子鬼遗方》有用雄黄、矾石、水银、黄柏等治疗癣的记载。明清医家在总结前人基础之上，不仅对病因病机有了更深层的认识，而且还提出了许多施治方案。如《外科证治全书》卷四"癣"中用"槿皮酒"治疗，清代《疡医大全》卷二十九"癫癣部"记载："圈子癣，椿树皮剪如癣样大小，以毛背一面用唾贴癣上，以手不时扑之即愈。"

【病因病机】

中医学认为，本病总属生活起居不慎，外感风湿热邪，湿热生虫，郁于腠理，淫于皮肤所致。或过食辛辣肥甘，湿热蕴积乳房，日久生虫而成；或肥胖痰湿之体，外受风毒湿热之邪而蕴积乳房肌肤引起；或因热体被风湿所侵，郁于乳房皮肤腠理所致；或因汗衣着体，复经日晒，暑湿侵及毛窍而成。

西医学认为，本病主要由真菌感染所致。念珠菌病由念珠菌属的一些致病菌种（白念珠菌、光滑念珠菌、克柔念珠菌、热带念珠菌湿）感染引起，其中白念珠菌毒力最强，最为常见，是大部分念珠菌病的病原菌，感染的发生取决于真菌毒力和机体抵抗力两方面。正常情况下，机体有足够的免疫力，阻止其侵袭，故一般不致病。当全身及局部抵抗力下降时，念珠菌大量生长繁殖而发病。宿主方面常见的易感因素有：①各种原因造成的皮肤黏膜屏障作用降低；②长期、滥用广谱抗生素造成体内菌群失调；③内分泌紊乱；④原发和继发免疫功能下降。

体癣主要由红色毛癣菌、须癣毛癣菌、疣状毛癣菌、犬小孢子菌等感染引起。通过直接或间接接触传染，或通过自身的手、足、甲癣等感染蔓延而引起。

花斑糠疹由马拉色菌侵犯皮肤角质层所致。马拉色菌（糠秕孢子菌）为常见的人体寄生菌，仅在某些特殊情况下由孢子相转为菌丝相并致病。发病与多脂多汗、营养不良、高温潮湿、慢性疾病等因素有关，可能具有一定的遗传易感性。

马拉色菌毛囊炎由马拉色菌引起。马拉色菌在促发因素影响下（长期使用糖皮质激素或广谱抗生素），在毛囊内大量繁殖，其脂肪分解酶将毛囊部位的甘油三酯分解成游离，后者刺激毛囊口产生较多脱屑并造成阻塞，使皮脂潴留，加之游离脂肪酸的刺激所致毛囊扩张破裂，导致毛囊内容物释放入周围组织，产生炎症反应。

【诊断】

1. 疾病诊断

（1）临床表现

①乳房部念珠菌病：乳房下出现群簇针头大小的淡红色丘疹或丘疱疹，逐渐扩大融合成边界清楚的红斑。水疱破裂后，脱屑或形成糜烂面，有时可见少量渗液，偶有皲裂或疼痛。自觉瘙痒或疼痛。皮损偶见于哺乳期妇女乳头、乳晕及其周围。

②乳房部体癣：初起为丘疹或水疱，逐渐形成边界清楚的钱币形红斑，其上覆盖细薄鳞屑。病灶中央皮疹消退，呈自愈倾向，但向四周蔓延，有丘疹、水疱、脓疱、结痂等损害。皮损特征为环形或多环形、边界清楚、中心消退、外周扩张的斑块。自觉瘙痒。

③乳房部花斑糠疹：皮损为大小不一、边界清楚的圆形或不规则形的无炎症性斑块，色淡褐、灰褐至深褐色，或轻度色素减退，或附少许糠秕状细鳞屑，常融合成片。有轻微痒感。

④马拉色菌毛囊炎：皮损为炎性毛囊性丘疹、丘疱疹或小脓疱，呈半球形，直径2~4mm，周边有红晕，可挤出粉脂状物质，常数十至数百个密集或散在分布。有不同程度的瘙痒，可合并花斑糠疹。

（2）辅助检查

①直接镜检：方法简单快速，但仅能确定菌丝和孢子的有无，阳性代表真菌存在，且一次阴性不能完全否定。

②真菌培养：可鉴定菌属种类。

③组织病理学检查：可见分支分割的菌丝、假菌丝或芽孢。感染通常限于上皮层，其下方组织有轻到中度炎症。

2. 症状诊断

（1）色斑：念珠菌病为圆形、椭圆形或者不规则的炎性红斑疹；体癣为边界清楚的钱币形红斑；花斑糠疹为大小不一、边界清楚的圆形或不规则形的无炎症性斑块，色淡褐、灰褐至深褐色，或轻度色素减退。

（2）丘疹与水疱：念珠菌病为红斑边缘呈细小的丘疹、水疱；体癣为红斑边缘常有丘疹、丘疱疹和水疱；马拉色菌毛囊炎为炎性毛囊性丘疹、丘疱疹或小脓疱，半球形。

（3）鳞屑：念珠菌病为水疱破裂后脱屑；体癣为红斑上覆盖细薄鳞屑；花斑糠疹的鳞屑为糠秕状。

（4）皮损特点：念珠菌病为局部皮肤潮红、浸渍、糜烂，边界清楚，边缘附着鳞屑，外周散发丘疹、丘疱疹及脓疱；体癣皮损特征为环形或多环形、边界清楚、中心消退、外周扩张的斑块；花斑糠疹以紫白相兼的斑片，上覆糠秕状鳞屑为特征；马拉色菌毛囊炎以密集或散在的炎性毛囊性丘疹、丘疱疹或小脓疱为特征。

（5）瘙痒：本病均有不同程度的瘙痒。

【治疗】

1. 治疗原则

本病的治疗目的是治愈皮损，解除痛苦，阻止传染。一般常规采用西药抗真菌治疗，以外用为主；严重者，口服抗真菌药。对于免疫力低下、复发或西药疗效不佳者，及早予以中医中药治疗，分别选用清肝和胃、除湿祛风法，或益气健脾、除湿清热法。配合中医外治，内外合治，收效更好。

本病发病与风毒湿热蕴结皮肤，湿热生虫，虫侵肌肤有关，一般不需内治，以外治为主。对于皮疹顽固患者，治以清热利湿、祛风止痒，药用黄芩、黄连、苦参等；兼见虚象时，加以扶正，加用补脾益气扶正之品，如党参、茯苓、白术等；局部瘙痒明显时，可加白鲜皮、地肤子等祛风止痒。

2. 辨证论治

（1）肝胃湿热证

证候：乳房下皮肤潮红、糜烂、丘疹或水疱，瘙痒，口苦而黏，大便秘结，小便黄赤。舌红，苔黄腻，脉弦滑数。

分析：平素过食肥甘厚味，或久居湿热之地，或湿积化热、湿热蕴积于乳房下，出现皮肤潮红、糜烂、丘疹或水疱，瘙痒；肝经湿热则见口苦而黏；舌红，苔黄腻，脉弦滑数为实热之证。

基本治法：清肝和胃，除湿祛风。

选方：龙胆泻肝汤加减。

常用药物：龙胆草、栀子、柴胡、生地、车前子、泽泻、黄芩、益母草、木通、大黄等。

加减法：大便干者，加大黄；皮损有脓疱或糜烂化脓者，加金银花、连翘；瘙痒较甚者，加白鲜皮、桑白皮；大便溏者，去大黄，加薏苡仁。

（2）脾虚湿困证

证候：乳房下皮肤红斑或水疱较多，瘙痒；伴有面色无华、食少纳差、乏力，大便溏。舌淡红，苔薄黄腻，脉虚滑。

分析：饮食不节，嗜食肥甘厚味，脾失健运，湿浊内生，蕴湿化热，复加久居湿热之地，内外相得出现乳房下皮肤红斑或水疱、瘙痒；脾失健运，则食少纳差、乏力、大便溏；舌淡红，苔薄黄腻，脉虚滑为脾虚湿困之证。

基本治法：益气健脾，除湿清热。

选方：健脾除湿饮加减。

常用药物：白术、苍术、茯苓、泽泻、陈皮、薏苡仁、厚朴、白鲜皮、黄芩等。

加减法：渗出明显者，加六一散、生地榆；纳差者，加山楂、麦芽；腹胀者，加枳实、大腹皮；大便溏薄者，加砂仁以助止泄之功；神疲乏力明显者，加黄芪、党参。

（3）湿热蕴肤证

证候：红色丘疹或丘疱疹或小脓疱，挤压可出粉刺，瘙痒；口干，大便干结，小便短黄。舌质红，苔薄黄或厚腻，脉滑数。

分析：痰湿之体，外受风毒湿热之邪，化生湿热，湿热蕴结，血随热行，壅于乳房皮肤，出现红色丘疹或丘疱疹或小脓疱、挤压可出粉刺、瘙痒；湿热内蕴，故见口干、大便干结、小便短黄；舌质红，苔薄黄或厚腻，脉滑数为脾胃积热之象。

基本治法：清热利湿，祛风散结。

选方：防风通圣散加减。

常用药物：防风、生石膏、黄芩、连翘、山栀、川芎、当归、赤芍、大黄、滑石、生甘草等。

加减法：皮疹密集者，加白花蛇舌草；瘙痒较重者，加白鲜皮、地肤子。

3. 外治疗法

（1）皮损为水疱、红斑为主者，选用朱仁康癣药水外涂。

（2）若皮损糜烂流滋，可选用二矾汤、苦参汤、三黄洗剂等渍渍；干燥后外擦雄黄膏、硫黄软膏等。

（3）花斑糠疹可选用朱仁康癣药水或1%土槿皮酊外搽。

（4）生地榆30g，黄柏15g，柿蒂7个，马齿苋30g。水煎，药液放凉，外敷患处，每日3~4次，每次30分钟。

（5）苦参、蛇床子、地肤子、黄柏各30g，白矾、射干、苍耳子各15g，煎水微温湿敷，每日2次，每次15分钟。

（6）公丁香15g，黄精30g，吴茱萸10g，樟脑10g（后下），冰片10g（后下），乌梅15g，煎水外洗患处，每日1剂。

（7）丁香10g，吴茱萸5g，75%酒精250mL，浸泡1周后过滤取液备用，外搽患处，每日2~3次。

【诊治思路】

本病属于真菌性皮肤病，皮损可呈现鳞屑、丘疹、丘疱疹、脓疱、鳞屑、苔藓样变等特征，需与玫瑰糠疹、银屑病、乳房湿疹等鉴别，真菌直接镜检与真菌培养可明确诊断。本病以杀虫止痒为主要治法，须彻底治疗。以外治为主，若皮损广泛，自觉症状严重，则以内治、外治相结合为宜。抗真菌西药治疗有一定优势，可中西药合用。

【名医经验】

1. 朱仁康用"癣药水方"治疗癣病

组成：土荆皮三两，斑蝥七只，尖槟榔七个，木鳖子七个（以上三药打碎），巴豆五个，川乌二钱，白鲜皮二钱，雄黄二钱，蟑螂二钱。

用法：用烧酒二斤半，与上药同浸小口瓶内，封口浸七日，滤出，将癣刮破搽之。

2. 梁圣杰以制霉煎联合复方康纳乐霜治疗皮肤擦烂性念珠菌病

组成：大黄、川椒各15g，萹蓄、蛇床子、白鲜皮各20g，土槿皮、苦参、百部各30g。

用法：1日1剂，煎取药液1500~2000mL，分两次外洗；并外擦复方康纳乐霜，每日2次，连续治疗7日。

3. 徐宜厚多用单验方外治体癣

（1）生半夏或生南星1~5枚，醋磨汁，外涂。

（2）丁香9g，生大黄15g，食醋90g。将药浸泡在醋中，5~7天后，滤取药汁，作外搽之用。

（3）明矾6g，白凤仙花12g，共研细末，食醋调成糊状，外涂。

（4）鲜羊蹄根压榨取汁，作外搽之用。

【临床研究】

随着西医学的发展，抗真菌药物在控制致病真菌感染方面发挥了巨大的治疗作用，但还存在一些不足，如产生肝肾毒性或耐药性等临床都有报道。多年来，研究已发现多种中药具有抗真菌活性，中药具有副作用小、来源广、价格低廉、耐药率低等优点，抗真菌中草药的研究开发具有良好的前景。

中草药抗真菌的作用机制可分为抗真菌细胞壁、细胞膜；抑制芽管形成，生物膜形成；抑制DNA、蛋白质合成；损伤细胞器，抑制能量代谢等途径来抗真菌。抗真菌中草药的形式分为中药单药、中药复方制剂、中药单体、协同抗真菌作用。

1. 中药单药

经过数十年研究，目前已发现数百种具有抗真菌作用的中药，如蛇床子、大蒜、土槿皮、黄连、黄芩、黄柏、苦参、地肤子、苍术、大黄、虎杖、白鲜皮、藿香、龙胆草等，均有明显的抗真菌活性。如于军等测定射干、金银花、土槿皮、蛇床子、苦参、虎杖、黄连、黄芩对新型隐球菌、镰刀菌、白念珠菌、曲霉等9种临床分离的致病性真菌的MIC值，发现除黄连无抗菌作用外，其余7种中药对9种致病真菌均有疗效。

2. 中药复方制剂

有较多研究表明，部分单药本身无明显抗真菌作用，但通过中药配伍、添加抗真菌西药成分以及联合抗真菌西药使用等，具有抗真菌疗效，且比单一使用抗真菌西药疗效好。如复方苦楝皮霜、癣净散、复方二矾浸液、癣洗剂、肤疾安喷雾剂、中药香莲复方、复方黄芩喷雾剂、藿香散洗剂、消炎抗癣霜、白莲洗剂、硝矾洗药等。如张平等进行的体外抑菌试验结果表明，复方土槿皮霜剂（土槿皮、黄柏）对须癣毛癣菌和红色毛癣菌均有明显的抑菌作用，MIC、MFC 值分别为 0.391mg/mL、0.5625mg/mL 和 1.641mg/mL、6.536mg/mL。动物实验结果显示，30%、40%、50%的复方土槿皮霜对由须癣毛癣菌引起的家兔皮肤真菌病的痊愈率分别为 94.1%、89.2%、80.1%，说明复方土槿皮霜疗效确切且药物浓度高低与疗效存在量效关系。

3. 中药单体

目前已发现的单体中药有脂肪类化合物、萜类、挥发油、醛类、酮类、皂苷等几类，这些单体主要通过水提、醇提、氯仿提取、乙酸乙酯提取、乙醚提取、石油醚提取、超声波提取等不同工艺对药物进行提纯。研究较多的有丁香酚、小檗碱、肉桂醛、黄芩苷、苦参碱、茴香醛、大蒜素、土槿乙酸、白鲜碱、丹皮酚、大黄酚等。如李姝毅等观察丁香酚对阿萨希毛孢子菌的体外抑菌效果的结果显示，丁香酚对 13 株受试菌株的 MIC 值与 MFC 值分 99.75～399.00μg/mL、199.50～798.00μg/mL，使阿萨希毛孢子菌的生长明显受抑制，并表现为较强的浓度依赖性。电子显微镜观察结果表明，丁香酚的作用机制是损伤及破坏真菌的细胞壁及细胞膜。

4. 协同抗真菌作用

目前，临床主要应用的抗真菌药物有多烯类（两性霉素 B、制霉菌素）、唑类（氟康唑、酮康唑）、嘧啶类（氟胞嘧啶）、丙烯类（特比萘芬）等。由于这些药物自身具有的不良反应及真菌耐药菌株的出现，在一定程度上限制了药物的进一步使用。而中药虽然可以较好控制真菌感染，但起效慢，疗程较长。研究发现，部分中草药与现有的抗真菌药物具有协同抗真菌作用，可以提高其抗真菌活性，并降低真菌的耐药性。如佟盼琢等对临床分离的 30 株红色毛癣菌进行体外药敏实验，发现盐酸小檗碱与不同浓度伊曲康唑为无关作用；与不同浓度特比萘芬、伏立康唑联合，均为拮抗作用；与 16.6μg/mL 氟康唑联合时，FICI≤0.5 所占比例为 83.33%，协同作用最强；与 2.0～8.0μg/mL 卡泊芬净联合时，FICI≤0.5 所占比例最高，均为 63.33%，协同作用最强，差异具有统计学意义（P 均<0.05）。

【预防与调护】

1. 少食肥甘厚味之品。

2. 本病容易反复，有的经年不愈，鼓励患者对本病的治疗树立信心，耐心治疗。

3. 注意保持乳房部皮肤清洁干燥，预防本病的发生。如肥胖者、乳房下汗多者，应及时用清洁干燥的毛巾擦拭并外扑爽身粉。哺乳期妇女哺乳后，应及时清洁乳房并擦干。

4. 避免长期应用大量抗生素、皮质类固醇激素及免疫抑制剂。

（刘丽芳　范洪桥）

第七节　乳房大汗腺炎

大汗腺炎又名化脓性大汗腺炎、大汗腺脓肿。化脓性汗腺炎是一种顶泌汗腺慢性化脓性炎症，为少见的慢性、复发性、痛性皮肤和皮下组织的感染，多见于大汗腺分布区域如腋窝、腹股沟、生殖器、会阴、乳房等。乳房大汗腺炎特指发于乳房的大汗腺炎。临床以乳晕部发生硬性结节，红肿疼痛，潜行性溃疡，交通性瘘管为特征。多发于青中年女性。其发生与出汗过多、乳房脏污、摩擦、搔抓继发细菌感染有关。

古代中医文献无类似疾病记载，但根据其临床表现，乳房大汗腺炎与中医"漏腋""腋痈""多发性疖"相类似。

【病因病机】

中医学认为，本病多由恚怒抑郁，嗜食辛辣肥甘，损伤脾胃，湿热蕴积，加之多汗潮湿，搔破皮肤，感染毒邪；或病久脾气虚弱，化源不足，气血已亏，湿毒结聚于内，难以自化，经脉瘀滞，不能托毒外出所致。

西医学认为，本病因局部顶泌汗腺发生角质性阻塞，加之细菌感染所致。病原菌主要为金黄色葡萄球菌，也可有化脓性链球菌及其他革兰阴性菌感染。多汗多油体质、乳房污染、摩擦、局部摩擦刺激等为本病诱因，其他诱因包括雄激素过高、内分泌疾病、免疫功能不全、肥胖等。家族性因素亦系其促发因素。

【诊断】

1. 疾病诊断

（1）临床表现：初起为乳晕部一个或几个皮下红色结节，并逐渐增多，高出皮面，显著红肿，并形成脓肿，伴疼痛或发热等全身症状。日久溃破，局部有脓液或浆脓液溢出，形成深溃疡或瘘管。病程迁延，反复发作，常可导致硬化或瘢痕形成。可同时伴发腋窝、腹股沟大汗腺炎以及聚合性痤疮、脓肿穿掘性毛囊周围炎，称为毛囊闭锁三联症。

（2）辅助检查

①血常规：白细胞总数及中性粒细胞可升高。

②细菌学检查：脓液细菌培养可见葡萄球菌、链球菌、大肠杆菌，慢性者可见变形杆菌或绿脓杆菌。

③组织病理学检查：毛囊和皮脂腺被破坏，形成以中性粒细胞为主的浅表或深在性毛囊周围炎或脓肿，波及大汗腺。脓腔内有中性粒细胞为主的炎性细胞浸润，也可形成异物肉芽肿。真皮形成窦道和广泛纤维化，边缘处表皮呈假上皮瘤样增生。

2. 症状诊断

（1）乳房硬结：初起为乳晕部一个或几个皮下红色结节，并逐渐增多，高出皮面，显著红肿，并形成脓肿。可同时伴发腋窝、腹股沟大汗腺炎以及聚合性痤疮、脓肿穿掘性毛囊周围炎。

（2）溃疡与瘘管：乳晕部脓肿日久溃破，局部有脓液或浆脓液溢出，形成溃疡或瘘管，溃疡较深呈潜行性，瘘管多为交通性，难以愈合。

（3）局部纤维化：病程迁延，反复发作，常可导致纤维化或瘢痕形成。

【治疗】

1. 治疗原则

本病早期湿热毒邪互结，正盛邪实，治疗清热利湿、解毒散结为主，配合中医外治法，必要时配合西医治疗；后期正虚邪滞，脾虚毒结选用健脾利湿、托毒祛瘀法。

疾病早期，毒热较甚，加强清热解毒之力；疾病后期，正气虚弱，邪毒未清，扶正祛邪并重。

2. 辨证论治

（1）肝胃湿热证

证候：乳晕部红色硬结，并逐渐增多，表皮焮红，灼热疼痛，溃破脓水；常伴有发热恶寒，口干，溲赤便结。舌红苔黄腻，脉弦滑数等。

分析：恚怒抑郁，肝气不得疏泄，木郁乘土，脾为太阴湿土，脾虚生湿，日久蕴而生热；或素体脾虚或嗜食辛辣肥甘，损伤脾胃，湿热蕴积，外发于乳房；口干，溲赤便结。舌红苔黄腻，脉弦滑数为湿热蕴结之证。

基本治法：清肝利湿，和营散结。

选方：龙胆泻肝汤加减。

常用药物：龙胆草、栀子、黄芩、柴胡、泽泻、当归、车前子、生地、甘草等。

加减法：恶寒发热者，加荆芥；毒热盛，脓欲出者，加皂角刺、桔梗；便秘者，加大黄、枳实。

（2）脾虚毒结证

证候：红肿结块溃破，脓水臭秽，疮面新肉不生，或皮肤串空形成瘘管，或形成肥厚性瘢痕；伴有精神萎靡，饮食少思，面色少华。舌淡红，苔薄黄或苔淡薄，脉虚无力。

分析：脾气虚弱，化源不足，气血已亏，湿毒结聚于内，难以自化，经脉瘀滞，不能化腐成脓、托毒外泄，而见红肿结块溃破、脓水臭秽、疮面新肉不生、或皮肤串空形成瘘管、或形成肥厚性瘢痕；精神萎靡，饮食少思，面色少华，舌淡红，苔淡薄，脉虚无力为正气亏虚之证。

基本治法：健脾利湿，托毒祛瘀。

选方：健脾除湿汤合四妙汤加减。

常用药物：薏苡仁、扁豆、怀山、枳壳、萆薢、黄柏、大豆黄卷、白术、茯苓、黄芪、银花、甘草等。

加减法：神疲乏力明显者，加党参；腹胀纳差者，加厚朴、麦芽等。

3. 外治疗法

结节初起时，用颠倒散洗剂外搽，或选用如意金黄散掺冲和散外敷；形成脓肿后，宜切开排脓；溃后，用九一丹等药线提脓祛腐。如形成瘘管者，可用扩创术，可用小升丹药线腐蚀；如脓腐已尽，新肉未生者，可用生肌散掺其布上，外敷白玉膏或玉红膏；硬结不消者，用蟾酥丸醋磨取汁，外涂患处。

【诊治思路】

乳房大汗腺炎是发生在乳房部的慢性、复发性、痛性皮肤和皮下组织的化脓性感染，愈后常留瘢痕，临床上较少见，需与乳房部疖肿和乳晕部大汗腺痒疹相鉴别。治疗当以清肝利湿，和营散结，健脾利湿，托毒祛瘀为主。同时根据初起、成脓、溃后等病程阶段不同，使用箍毒消肿、切开排脓、生肌收口等外治方法。创面久不愈合，瘢痕瘘管形成者，需行手术治疗。

【名医经验】

徐宜厚强调内治与外治相结合治疗腋痈（汗腺炎），认为本病由于肝经血滞，脾经气肿，共结为肿；或忧思恚怒，气结血滞而成。内治分为肿疡期和溃疡期论治，并配合局部用药。

（1）肿疡期：见病初结核，状如桃李，肤色正常或微红，略有压痛。治以散血清肝，方用柴胡清肝散加减。外用冲和膏（青葱一把，共捣如泥），外敷，每日1次。

（2）溃疡期：疮顶肤色微肿微红，穿溃脓液不稠，根盘硬结不化。治以托里排脓，理气散结。方用八珍汤加减。溃后硬结未化，用阳和解凝膏外贴，3～5天换1次；或蟾蜍丸醋磨取汁，外涂患处，每日2～3次。

【预防与调护】

1. 本病系细菌感染性疾病，但病程慢性，反复发作，愈后可形成瘢痕或窦道，治疗及时、正确，可减少瘢痕形成。

2. 忌食鱼腥发物、辛辣刺激等食物，宜食清淡易消化食品。

3. 注意调节情志，保持心情舒畅。

4. 加强皮肤清洁卫生，保持乳房部皮肤干燥。

（刘丽芳　范洪桥）

第八节　乳房梅毒

梅毒是由梅毒苍白螺旋体引起的一种全身慢性传染病，主要通过性接触传染和血液传播。临床表现极为复杂，可侵犯全身各器官，造成多器官损害。早期主要侵犯皮肤黏膜，晚期可侵犯血管、中枢神经系统及全身各器官。可通过胎盘传染给胎儿。女性梅毒患者可导致流产、早产、死产或先天性梅毒儿。临床以乳房皮肤出现软骨样硬度的结节，表面溃疡，周边水肿隆起为特征。

乳房梅毒属于中医"梅疮""疳疮""花柳病""杨梅疮"等范畴。

【源流】

1. 病名

本病是一种外来性疾病，它在我国历史普遍认为是由葡萄牙商人进入广州之后，在华南一带首先出现，以后蔓延，从南至北，遍及各地。在我国现存的医书中，最早记载"杨梅疮"是1513年释继洪编著的《岭南卫生方》，其云："治杨梅疮方，一名木绵疔，一名天疱疮……"在本书中不仅提到了杨梅疮这一病名，还提出了一些相关的治法。陈实功的《外科正宗》对本病有着较详的论述，在其《杨梅疮论第三十六》一章节中提出："夫杨梅疮者，以其形似杨梅；又名时疮，因时气乘变，邪气凑袭；又名绵花疮，自期绵绵难绝。有此三者之称，总由湿热邪火之化……"在这里，陈实功提出了本病的多种病名，解释了命名原因，并且提出了总体病机。1632年，陈司成所著的《霉疮秘录》是我国第一部论述梅毒最完善的专著。

2. 病证

《外科正宗》卷之三"下部痈毒门"中载："杨梅疮看法：初起无头疼，筋骨不作痛，小水无涩淋，疮干细者轻。已生头面稀少，口角无疮，项下胸背虽多，谷道无可，初生疮发下疳，次生鱼口，复作筋骨疼痛，疮发，非痒。疮生红紫坚硬，手足多生，形如汤泼泡生，害非轻浅……"该书对梅毒的症状描述得较为详细，用于具体诊断临床多奏效。《霉疮秘录》中指出："余家业医，已历八世，方脉颇有秘授，独见霉疮一证，往往处于无法，遂令膏粱子弟，形殒骨枯，口鼻俱废，甚至传染妻孥，丧身绝育，深可怜惜……"体现了该病的传染性及危害性。此外，还描述了该致病之毒与五脏的关系："毒中肾经，始生下疳，继而骨痛……毒中肝经，发发便毒，嗣作筋疼……毒中脾经，疮标发际口吻，或堆肛门，形似鼓钉……毒中肺经，疮标腋下、胸膛面颊，形如花朵……毒中心经，疮标肩臂、两手，紫黑酷似杨梅……"

3. 治法

（1）内治：《岭南卫生方》中提出："治杨梅疮方……胡麻、蔓荆子、枸杞子、荆芥、牛蒡子、山栀子、防风、黄连、大黄各二钱，黄柏、苦参、山豆根、轻粉、白蒺藜各一钱。上精制为末，水煮面为丸，如梧桐子大，每服重二钱半，用茶五更吞服，午时又一服……"韩懋的《韩氏医通》卷下"方诀无隐章第八"亦记载了治疗本病的选方："白僵蚕略炒三钱，全蝎一钱五分（酒洗、瓦焙），大黄生用五钱，上为细末，鸡未鸣时，蜜汤调下三五匙。午后粥补，明日又服，以虫出疮干为度。以蜜汤旋和末为丸亦可。"根据不同的病情，陈实功在《外科正宗》中提出了不同的治疗方法："初起先从涩淋，次传筋骨作疼，后发其疮，亦宜攻利。生此外无疳疮，内无筋骨作痛，时气所感者，微散之。疮从交媾不洁，乃生下疳，小水涩滞不通，当行导利。上部作痒，疮多，消风清热；下部作疼，痒甚，泻湿为先。红紫毒盛疮高，凉血解毒。淡白毒轻疮薄，攻利兼行……"陈司成在其《霉疮秘录》中提出了解毒、清热、杀虫为主的治法，并首创砷剂治疗梅毒，在世界医学史上，开创了使用丹砂、雄黄等含砷药物治疗梅毒之先河。

（2）外治：《岭南卫生方》提出将银朱、轻粉同黄蜡、清油和匀成膏以外敷。《外科正宗》云："治杨梅疮溃烂成片，脓秽多而疼甚者，宜将煅石膏、轻粉、黄柏等分为细末，干掺烂上，即可生泡，再烂再掺，毒尽乃愈。此三药换作鹅黄散，乃解毒、止痛、收干之效药也。"《霉疮秘录》中也提到熏洗和点药的方法，将番打麻、雷丸、朴硝、地骨皮、黄芩用河水煎出，先熏后洗，再将杏仁、胆矾、轻粉共研为膏，点患处。每日先熏后洗，再点药，效果甚速。

【病因病机】

中医学认为，梅疮的发病由梅疮毒气侵犯人体，循经入脉，血毒蕴结，外溢肌肤，或滞留筋骨，或内犯脏腑，以致病情缠绵。梅疮毒气侵犯人体的途径：①精化染毒，即直接染毒，由于性交不洁、阴器直接感受梅疮毒气。②气化染毒，即间接染毒，由于接受梅疮患者，或同厕、同寝、共食等感染梅疮毒气，毒从外入。③胎中染毒，系父母患梅疮，遗毒于胎儿所致。

乳房梅毒则多由口乳相交，淫毒侵入，毒热蕴结于乳房而致。

西医学认为，本病由梅毒苍白螺旋体导致。其在体外不宜生存，煮沸、干燥、肥皂水以及一般的消毒剂如升汞、苯酚、酒精等很容易将其杀死。梅毒的唯一传染源是梅毒患者，患者的皮损、血液、精液、乳汁和唾液中均有 TP 存在。其常见传播途径，有性接触传播、垂直传播、其他途径传播等。

【诊断】

1. 疾病诊断

（1）临床表现：因仅发生在乳房的一期梅毒，故主要表现为硬下疳。多发生于不洁性交后 2~4 周，往往由于吸吮或手指玩弄，单侧乳头、乳晕处出现单个或多个（常为单个）丘疹、硬结或浸润性红斑。初起以丘疹或浸润性红斑为主，继之轻度糜烂或呈浅表性溃疡。其上有少量黏液性分泌物或覆盖灰色薄痂，边缘隆起，边界较清楚，直径为 1~2cm，圆形，呈牛肉色，周边及基底部呈软骨样硬度，无疼痛及压痛，仅在合并细菌感染后才会有轻度疼痛不适，伴有局部和腋下淋巴结肿大。皮损在 3~8 周内可不治而愈，留下暗红色浅表瘢痕，而淋巴结肿大持续较久。硬下疳消退后 1~2 个月，即进入二期梅毒。

2. 辅助检查

（1）梅毒螺旋体检查：适用于硬下疳或扁平湿疣者，通常采用暗视野显微镜、镀银染色、吉姆萨染色或直接免疫荧光检查等方法。其中，暗视野显微镜观察对早期梅毒的诊断有十分重要的意义。

（2）梅毒血清试验：硬下疳发生后 2~3 周开始阳性，7~8 周后全部阳性，是梅毒主要的检查方法和确诊的主要依据。

①非梅毒螺旋体血清试验：包括梅毒反应素试验（PRP）、甲苯胺红不加热血清试验（TRUST）、性病研究实验室玻片试验（VDRL）。可用作临床筛选，并可做定量疗效观察。

②梅毒螺旋体血清试验：包括荧光螺旋体抗体吸收试验（FTA – ABS）、梅毒螺旋体血凝试验（TPHA）、螺旋体明胶颗粒凝集试验（TPPA）。此类试验特异性高，主要用于诊断试验。

（3）组织病理学检查：基本改变是血管内膜炎和血管周围炎。硬下疳表面常有溃疡形成，其下真皮内为致密、弥漫以浆细胞为主的浸润，嗜银染色在表皮及真皮乳头血管周围常可见梅毒螺旋体。

（4）梅毒螺旋体抗体 – IgM 抗体检测：抗体阳性的一期梅毒患者经过青霉素治疗后 2 ~ 4 周，梅毒螺旋体 – IgM 消失。

（5）脑脊液检查：检查项目应包括细胞计数、总蛋白测定、VDRL 试验及胶体金试验。

2. 症状诊断

（1）乳房部丘疹或红斑：多有不洁性交史，且常常为单发，圆形，边界清楚；随后会出现糜烂溃疡，边缘隆起，并伴有少量浆液性分泌物渗出，触之有软骨样感，患者常无明显自身症状。

（2）疼痛：一期梅毒，即有硬下疳的患者，常常不伴有疼痛、瘙痒等症状，患者几乎没有痛苦感。而病情继续发展之后，则可出现头痛、肌肉痛、关节痛等全身不适。

（3）淋巴结肿大：一期梅毒患者的淋巴结肿大多见于局部淋巴结，且肿大不硬，无化脓。病情进展后，则可出现全身浅表淋巴结的肿大。

【治疗】

1. 治疗原则

本病的治疗原则为及早、足量、规范治疗。抗生素特别是青霉素类药物疗效确切，为首选。中医治疗梅毒以驱邪解毒、养护自身为基本治疗原则，以驱邪为主，兼顾扶正，使邪毒去，元气充而奏效果。中医治疗一般是作为驱梅治疗中的辅助疗法。

（1）一期梅毒：这一阶段，一般以肝经湿毒为主，故宜清肝利湿、解毒散结。若皮肤溃烂，也可配合使用止痛收湿，去腐生肌的药物外涂，以促进溃口愈合。同时应及早配合使用青霉素类抗生素以控制病情进展，甚至达到治愈目的。

（2）二期梅毒：这一阶段，一般以血热蕴毒为主，故宜凉血解毒、泄热散瘀。同样，也应积极配合抗生素治疗，以免病情累及内脏，造成不可挽回的后果。

（3）三期梅毒：此时的患者多少已有了一些内脏损害的表现，中医辨证多为肝肾阴虚，宜滋阴降火。配合西医治疗，可以保证患者的基本生命体征平稳。

2. 辨证论治

（1）肝经湿毒证

证候：多见于一期梅毒。疳疮质硬而润，或伴有横痃；兼见口苦口干，小便黄赤，大便秘结。舌质红，苔黄腻，脉弦滑。

分析：因房事不洁，或承胎毒，或传感湿热，湿积化热变毒，热毒盛而肉腐，故出现丘疹或硬块、质硬而润，继之焮肿；肝经湿热，故见口苦口干；有热则小便黄赤，大便干结。舌红，苔黄腻，脉弦滑皆为湿毒之舌苔脉象。

基本治法：清肝利湿，解毒散结。

选方：龙胆泻肝汤加减。

常用药物：龙胆草、黄芩、栀子、泽泻、木通、车前子、当归、生地黄、柴胡、甘草、土茯苓等。

加减法：大便干结者，加大黄以泻热通便（后下）；小便黄赤者，加车前子、瞿麦以清热利尿。

（2）血热蕴毒证

证候：多见于二期梅毒。周身起杨梅疮，色如玫瑰，不痛不痒，或见丘疹、脓疱、鳞屑；兼见口干咽燥，口舌生疮，小便短赤，大便秘结。舌质红绛，苔薄黄或少苔，脉细滑或细数。

分析：素体血热，湿毒侵袭，入里化热，郁而化火，火毒炽盛，燔灼营血，外发肌肤，则周身起疮、色泽鲜红如玫瑰、不痛不痒；热毒内盛，则致口舌生疮、小便短赤、大便秘结。舌质红绛、苔薄黄或少苔、脉细滑或细数乃血热蕴毒，或伤阴精之舌苔脉象。

基本治法：凉血解毒，泄热散瘀。

选方：清营汤合桃红四物汤加减。

常用药物：水牛角粉、生地黄、玄参、竹叶心、金银花、连翘、黄连、丹参、麦冬、当归、赤芍、川芎、桃仁、红花等。

加减法：尿短赤者，加通草、滑石以清热利尿；热毒炽盛者，加虎杖、土茯苓、茵陈等。

（3）肝肾阴虚证

证候：多见于三期梅毒。结毒处皮色变褐，但无疼痛；或将溃而皮色暗红；或溃后疮口凹陷，边缘整齐，腐臭不堪，经年累月，难于收口；兼见腰腿痿软，颧红颊赤，心烦失眠，口干唇燥。舌绛无苔，脉细数。

分析：湿毒火毒伤津耗气，灼伤肝肾之阴，阴液亏虚，阴不制阳，虚内生热，则皮色暗红、溃后溃口难敛；肝肾阴虚，不能濡养腰膝，则腰腿酸软；虚火上炎，心神不宁，则心烦失眠；虚火内炽，则口干唇燥；颧红颊赤、舌绛无苔、脉细数乃阴虚之象。

基本治法：滋阴降火。

选方：地黄饮子加减。

常用药物：生地黄、巴戟天、山茱萸、肉苁蓉、石斛、炮附子、五味子、肉桂、白茯苓、麦冬、石菖蒲、远志、生姜、大枣等。

加减法：大便干结甚者，加玄参、火麻仁，以滋阴润便；兼有气虚者，加西洋参或太子参以益气养阴；兼有阳虚者，可加吴茱萸、肉桂以温阳散寒；肝风内动者，可加入钩藤、白僵蚕以祛风解痉；痰湿阻滞者，可加入半夏、竹茹以化痰祛湿。

3. 外治疗法

（1）疳疮：可选用鹅黄散或珍珠散敷于患处，每日 3 次。

（2）横痃：未溃时，选用冲和膏，醋、酒各半调成糊状外敷；溃破时，先用五五丹掺在疮面上，外盖生肌玉红膏，每日 1 次；待其腐脓除尽，再用生肌散掺在疮面上，盖生肌玉红膏，每日 1 次。

（3）杨梅疮：可用苦参 30g，土茯苓 30g，蛇床子 30g，蒲公英 15g，莱菔子 30g，黄柏 30g。煎汤外洗，每日 1 次。

【诊治思路】

乳房为梅毒的少见发病部位，应详细询问病史，仔细辨别皮损，以免误诊漏诊。一旦确诊后，首选青霉素类药物，须足量、规范用药。中医药在祛邪的同时兼以扶正，增强机体抗病康复能力。同时对性伴侣亦应予以相关检查，若有感染者须同时治疗观察。

【名医经验】

徐继尧用黄升丹丸（黄升丹、雄黄、白矾、大米）治疗梅毒。将黄升丹、雄黄、白矾混合研成细粉，将大米蒸熟，待凉，然后搅拌成软泥状；再将三味药粉加入米饭中搅拌均匀，搓成蚕豆大小的药丸，晾干备用。用治梅毒，口服，每次 20 粒，每日 2 次，15 天为 1 个疗程，用 2 ~ 3 个疗程。服药期间停用一切抗生素及其他药物。

【临床研究】

1. 中医辨证联合西药治疗梅毒血清抵抗

通常经过驱梅治疗，大部分梅毒会转阴。然而，付曼妮等分析了部分患者血清反应素滴度当降低到某种程度后会出现停滞，长时间稳定在某一滴度范围内，进而产生梅毒血清抵抗。Taylor MM 等在研究中发现，梅毒血清抵抗发生率在 16% 左右，其中有 25% 左右为潜伏期梅毒患者发生血清抵抗。如周蜜等在常规青霉素治疗基础上对梅毒血清抵抗患者给予扶正解毒方治疗，组方为太子参 30g，何首乌、白芍、生槐花及白鲜皮各 15g，苍耳子、露蜂房、茯苓各 10g，雄黄冲剂 0.3g，对患者的免疫功能具有显著的改善作用，能够促进血清转阴，降低血清抵抗复发率。

2. 中西医结合治疗梅毒血清固定

梅毒出现血清固定的确切原因目前尚不清楚，目前认为与机体细胞免疫功能受抑制或神经系统受累有关。目前治疗梅毒血清固定患者多以提高免疫功能为主。中医药在此方面有较独特之处，且较多的中药在实验上已证实具有提高免疫功能的作用。如陈红君等评价中药复方（驱梅方：北芪20g，白术15g，熟地15g，山萸肉10g，白花蛇舌草15g，土茯苓30g，怀山药15g，蒲公英15g，玄参15g，甘草6g）治疗梅毒血清固定患者的效果，提示能提高梅毒血清固定患者的免疫功能。

3. 土茯苓作为治疗梅毒的专病专药

姚文轩等回顾自明代医学家薛己开始，就使用以土茯苓为君药的方剂治疗杨梅疮（梅毒），并且认为"若患久，或服攻击之剂致伤脾胃气血等症者，以此一味为主，而加以兼症之剂"。国医大师禤国维教授认为，梅毒的发病与淫秽疫毒有关，应用土茯苓，能够清利湿热、利尿解毒。杨文林等采用中医辨证论治早期梅毒46例。分为疫毒发斑蕴结型，用清热解毒凉血之土茯苓汤；脾肾两虚型，用健脾益气、滋肾养肝之扶正解毒汤（不含土茯苓）。两型均合并苄星青霉素治疗。对照组50例，单用苄星青霉素治疗，两组治疗后临床症状均消失，1年后治疗组RPR转阴率65.2%，对照组为52%，差异无统计学意义。

【预防与调护】

1. 加强梅毒危害及其防治常识的宣传教育。严禁卖淫、嫖娼，对旅馆、浴池游泳池等公共场所加强卫生管理和性病监测。做好孕妇胎前检查工作，对梅毒患者要避孕，或及早终止妊娠。对高危人群定期进行检查，做到早发现、早治疗。做到洁身自爱，避免不洁性交，保持乳房清洁。坚持查出必治、治必彻底的原则，建立随访追踪制度，夫妻双方共同治疗。

2. 忌烟酒及辛辣刺激食物。患病期间暂停性行为，并注意个人卫生，保持乳房清洁。

（刘丽芳 范洪桥）

参考文献

[1] 徐宜厚. 徐宜厚（跟名师学临床系列丛书）[M]. 北京：中国中医药出版社，2013.

[2] 周宝宽. 30年临证实验录 [M]. 北京：人民军医出版社，2012.

[3] 金宇安. 屠金城老中医50年临床经验集粹 [M]. 北京：中国中医药出版社，2012.

[4] 柳学洙. 医林锥指 [M]. 北京：中国中医药出版社，2013.

[5] 杨佼. 许铣教授治疗湿疹经验 [J]. 环球中医药，2015，8（1）：66-68.

[6] 中华中医药学会皮肤科分会. 湿疹（湿疮）中医诊疗专家共识（2016年）[J]. 中国中西医结合皮肤性病学杂志，2018，17（2）：181-183.

[7] 李邻峰，刘巧，顾恒，等. 外用中成药治疗湿疹皮炎的专家共识（2014）[J]. 中华皮肤科杂志，2014，47（6）：440-441.

[8] 王欣. 刘育敏，王峰. 王峰运用消风散治疗湿疹临床经验 [J]. 中西医结合研究，2018，10（4）：220-221，224.

[9] 王欣. 禤国维教授治疗慢性湿疹经验介绍 [J]. 新中医，2005，37（2）：9-10.

[10] 阎景东，王玉玺. 王玉玺教授治疗湿疹的经验 [J]. 中医信息，2005，22（3）：43-43.

[11] 许娟，王雨，黄晓枫，等．中医内外合治乳房湿疹63例观察［J］．四川中医，2009，27
　　（3）：94－95．

[12] 李晓涛．中西医结合治疗乳房湿疹临床分析［J］．内蒙古中医药，2014（18）：48－49．

[13] 佟彦丽．中西医结合治疗乳房湿疹36例［J］．吉林中医药，2011，31（7）：660－661．

[14] 林毅，唐汉钧．现代中医乳房病学［M］．北京：人民卫生出版社，2003．

[15] 顾伯华．顾伯华论外科［M］．上海：上海科学技术出版社，2009．

[16] 贺菊乔．贺菊乔老中医临床经验荟萃［M］．太原：山西科学技术出版社，2015．

[17] 贾煜．戴裕光教授治疗丹毒经验［J］．中国中医急症，2018，17（6）：798－799．

[18] 王盛隆．张晓兰治疗急性期丹毒经验［J］．吉林中医药，2013，33（10）：1006－1007．

[19] 郭敏．王耀光运用薏苡附子败酱散治疗外科疾患经验［J］．中医杂志，2012，53（10）：
　　884－885．

[20] 陈晓萌．黄蜀教授运用温阳法治疗皮肤病经验撷要［J］．四川中医，2016，34（22）：111－
　　112．

[21] 贾连城．吕培文学术思想总结及应用回阳生肌法治疗阴证皮肤溃疡的临床研究［D］．北
　　京：北京中医药大学，2016．

[22] 高兆旺．慢性复发性丹毒从瘀论治浅析［J］．陕西中医，2008（3）：382－383．

[23] 徐阳，王军．温阳法在治疗外科慢性炎性疾病中的应用［J］．中国中西医结合外科杂志，
　　2018，24（5）：662－664．

[24] 王亚瑜．金黄散醋调外敷治疗下肢丹毒效果观察［J］．中医药临床杂志，2013，25（2）：
　　151－152．

[25] 邵岩，韩向莉，王涓涓．如意金黄散外敷联合抗生素治疗糖尿病合并下肢丹毒30例［J］．
　　内蒙古中医药，2015，34（9）：68－69．

[26] 郑娜，王芸．联合鲜马齿苋膏治疗丹毒的疗效观察［J］．中国老年保健医学，2015，13
　　（2）：89－90．

[27] 韦志琴．中药贴敷治疗下肢丹毒临床研究［J］．亚太传统医药，2014，10（24）：79－80．

[28] 沈玉珍，陈嫚妮．痰热清湿敷治疗丹毒的疗效观察与护理［J］．湖北民族学院学报（医
　　学版），2014，31（3）：83－84，86．

[29] 武娜，刘文明．中西医结合治疗下肢丹毒22例［J］．中国民间疗法，2015，23（4）：52．

[30] 吴定泉，杨明芳，聂慧，等．加味冰芒膏贴剂治疗外科感染性疾病的临床应用［J］．中国
　　中医急症，2013，22（9）：1591－1592．

[31] 朱春红，刘巧，吴伟伟，等．金黄散洗剂治疗丹毒和疖或痈的疗效观察［J］．中国热带医
　　学，2014，14（7）：837－839．

[32] 薛志宏，陈汉其，王雷．中西医结合治疗老年下肢丹毒55例临床观察［J］．湖南中医杂
　　志，2014，30（11）：77－78．

[33] 陈俐，郑艺．三黄洗剂湿敷联合哌拉西林舒巴坦治疗下肢丹毒的疗效观察及护理［J］．
　　广西中医药大学学报，2014，17（1）：41－42．

[34] 杨宁．如意金黄散凝胶治疗早期下肢急性丹毒的疗效观察［J］．云南中医中药杂志，
　　2014，35（4）：43．

[35] 舒朝霞，吴颖．头孢曲松钠联合水调散外敷治疗下肢丹毒48例［J］．中国实用医药，
　　2015，10（29）：110－111．

[36] 张盼，王遵来，黄朋涛，等．火针刺络放血治疗下肢复发性丹毒临床疗效［J］．吉林中医

药，2015，35（2）：206 – 207，211.

[37] 朱仁康. 中医外科学 [M]. 北京：人民卫生出版社，2003.

[38] 徐宜厚. 中医皮肤科诊疗学 [M]. 武汉：湖北科学技术出版社，1986.

[39] 中医研究院广安门医院. 朱仁康临床经验集 [M]. 北京：人民卫生出版社，1979.

[40] 毛佳琳. 陆德铭治疗带状疱疹经验 [J]. 中医文献杂志，1999，25（2）：35 – 36.

[41] 廖承志，尹瑞文，赵丽娟，等. 刘复兴教授治疗带状疱疹的运用体会 [J]. 云南中医药杂志，2017，20（4）：3 – 4.

[42] 唐伟，李里. 从"火郁发之"论治带状疱疹后遗神经痛 [J]. 针灸临床杂志，2010，26（12）：20.

[43] 李元文，王京军，孙占学，等. 从"络"探讨带状疱疹后遗神经痛的中医治疗 [J]. 中医杂志，2019，60（8）：653 – 655.

[44] 张剑，邓永琼，杨茜，等. 从伏邪学说探讨带状疱疹的发病及治疗 [J]. 新中医，2012，44（3）：7 – 8.

[45] 李粉兰. 皮脂腺囊肿的健康教育 [J]. 医学信息，2015，28（18）：318.

[46] 陆德铭，陆金根. 实用中医外科学 [M]. 2 版. 上海：上海科学技术出版社，2010.

[47] 顾伯华. 实用中医外科学 [M]. 上海：上海科学技术出版社，1985.

[48] 朱仁康. 中医外科学 [M]. 北京：人民卫生出版社，1987.

[49] 唐汉钧，潘群. 顾伯华治外科疑难症 [J]. 上海中医药杂志，1988，10（5）：7 – 8.

[50] 邢捷，唐汉钧. 唐汉钧重视扶正法治疗外科病的学术思想 [J]. 上海中医药杂志，2016，10（10）：1 – 4.

[51] 王桂玲. 贺普仁与火针疗法 [J]. 中国中医药报，2016，9（8）：12 – 13.

[52] 张学军. 皮肤性病学 [M]. 北京：人民卫生出版社，2017.

[53] 李彪，龚景林. 新编中医外科学 [M]. 北京：人民军医出版社，1999.

[54] 范瑞强. 中医皮肤性病学（临床版）[M]. 北京：科学文献技术出版社，2010.

[55] 王永炎，王沛. 今日中医外科 [M]. 北京：人民卫生出版社，2000.

[56] 朱仁康. 朱仁康临床经验集——皮肤科 [M]. 北京：人民卫生出版社，2005.

[57] 梁勇才，梁圣杰. 皮肤病辨证施治妙方 [M]. 北京：科学技术文献出版社，2007.

[58] 姜淼，黄欣，施伟民. 抗真菌中草药的研究现状 [J]. 中国中西医结合皮肤性病学杂志，2011，10（1）：66 – 68.

[59] 于军，苏学今，王丽. 射干、金银花等八种中药抗真菌实验研究 [J]. 军医进修学院学报，2007，28（4）：299 – 300.

[60] 张平，向俊琳. 复方土槿皮霜剂体外抗真菌活性研究 [J]. 黑龙江畜牧兽医，2013（7）：128 – 130.

[61] 李姝毅，马秋华，杨蓉娅，等. 丁香酚体外抗阿萨希毛孢子菌作用研究 [J]. 中药药理与临床，2013，29（4）：61 – 63.

[62] 佟盼琢，王冰心，冯琴，等. 盐酸小檗碱联合抗真菌药物对红色毛癣菌的体外药敏试验 [J]. 中国皮肤性病学杂志，2011，25（5）：351 – 354.

[63] 徐宜厚. 中医皮肤科诊疗学 [M]. 武汉：湖北科学技术出版社，1986.

[64] 赵晓香. 黄升丹治疗梅毒40例疗效观察 [J]. 浙江中医学院学报，1994，18（3）：27.

[65] 禤国维. 皮肤性病中医治疗全书 [M]. 广州：广东科技出版社，1996.

[66] 龙振华. 实用梅毒学 [M]. 北京：中国人口出版社，1991.

［67］付曼妮，解翠林，石年. 苄星青霉素治疗梅毒硬下疳的效果及血清 IL－27 和 IL－33 水平影响分析［J］. 中国性科学，2016，25（7）：69－72.

［68］Taylor M M，Nurse－Findlay S，ZhangX，et al. Estimating Benzathine Penicillin Need for the Treatment of Pregnant Women Diagnosed with Syphilis during Antenatal Care in High－Morbidity Countries，Plos One，2016，11（7）：e0159483－e0159483.

［69］周蜜，徐萍，卢忠明. 中医辨证联合青霉素治疗梅毒血清抵抗的可行性与安全性［J］. 中国性科学，2018，27（6）：137－140.

［70］陈红君，邱洁英，温惠娟，等. 中药疗法对梅毒血清固定的干预研究［J］. 中国性科学，2008，30（4）：633－634.

［71］姚文轩，刘桂荣. 回顾明代医学家薛己对杨梅疮（梅毒）的诊治［J］. 中国皮肤性病学杂志，2013，27（1）：108－109.

［72］杨贤平，张子圣，黄焕杰，等. 国医大师禤国维应用土茯苓治疗皮肤病经验［J］. 环球中医药，2019，12（1）：137－139.

［73］杨文林，黄新宇，杨建，等. 中西医结合治疗梅毒血清反应素抗体阴转的研究［J］. 岭南皮肤性科杂志，2009，16（1）：65－67.

第十五章　乳房其他疾病

乳房其他疾病主要包含了难以归入前面章节的病种，多为临床少见病。包括乳头皲裂、产后缺乳、产后乳汁自出、排乳后乳痛等产后疾病，与垂体泌乳素水平升高有关的泌乳－闭经综合征，以及临床罕见病种如乳腺假血管瘤样增生、乳头雷诺症、乳房血栓性浅静脉炎、乳房寄生虫病等。有关本章节内容的古代文献记载较少，故结合现代临床研究及名医经验等进行论述。

第一节　乳头皲裂

乳头皲裂是指发生在乳头或乳晕部位的裂口或浅表溃疡。临床以乳头或乳晕表面有裂口、溃疡，哺乳时疼痛剧烈如刀割，局部皮肤开裂、溃破、渗液、结痂，有时伴同侧腋窝淋巴结肿大、压痛为特征，严重者乳头开裂出血。可同时伴有乳头炎、乳汁淤积，甚至急性乳腺炎，偶有发热表现。一般发生于哺乳期妇女，初产妇多于经产妇，为产后最常见疾病之一，在产后哺乳一周左右即可发生本病。

乳头皲裂属中医"乳头风"范畴，又称"奶头风""乳头破碎""乳头溃疡"，俗称"乳癣"。

【源流】

清代高秉钧《疡科心得集》卷中"辨乳痈乳疽论"有载："乳头风，乳头干燥而裂，痛如刀割，或揩之出血或流黏水，或结黄脂。此由暴怒抑郁，肝经火邪不能疏泄所致，胎前产后俱有之。""内服加味逍遥散；外以白芷末，乳汁顿熟调敷。"对"乳头风"的症状特征、病因病机以及治疗方法皆做了精辟论述。

【病因病机】

中医学认为，乳头皲裂多由妇人肝血亏虚，乳头娇嫩易伤，加之肝郁化火与阳明胃经湿热熏蒸乳头所致。明代陈实功《外科正宗》明确指出乳房的脏腑经络归属："夫乳病者，乳房阳明胃经所司，乳头厥阴肝经所属。"清代《疡科心得集》认为，"此由暴怒抑郁，肝经火邪不能疏泄所致……"产后妇人情志不畅，抑郁或暴怒伤肝，肝气不疏郁久化火；加之产后过食肥甘厚味，运化失司，肝胃不和，湿热蕴蒸，外发于乳头肌肤而成乳头皲裂。

（1）肝血亏虚：妇人新产血伤，肝血亏虚，乳头失养，乳头娇嫩，易受损伤。加之患者乳头先天发育不良（乳头凹陷、过大、过小或扁平）及乳管畸形，哺乳过程中婴儿吮吸困难，或因乳汁偏少，婴儿吸奶用力过大、时间过长引起乳头损伤；或婴儿出牙，含咬牵拉乳头而致乳头破碎皲裂；或因过度催乳、暴力挤奶、吸奶器使用太过，造成乳头乳晕溃破皲裂。乳头皮肤干燥粗糙，裂口深浅不一，甚至干裂出血，疼痛难忍。

（2）肝郁化火：妇人新产后初为人母，焦虑抑郁，加之哺乳辛劳，如若亲人关怀不足，或与家人意见不合，甚或细小生活琐事皆可导致其情志抑郁不舒，久则恼怒愤懑。肝气郁结失于疏泄，气机不畅，以致乳汁分泌及排泄失常；肝郁日久化火，血热火毒博结于乳头，致乳头红肿溃破，甚至出血。

（3）肝经湿热：妇人产后过食滋腻厚味，饮食化生之精微超过机体所需，积而酿为湿热痰浊，阻塞阳明胃经及足厥阴肝经，致乳房气血凝滞，乳络不畅，乳汁淤积，日久湿热蕴结熏蒸，致乳汁外溢浸淫乳头，使其红肿起泡，继而糜烂溃破形成溃疡。加之婴儿口腔不洁，外毒乘袭，致溃疡滋水涟涟，乳晕部可出现湿疹，严重者乳房出现红肿热痛症状。

西医学认为，其发生主要因乳头部皮肤娇嫩、哺乳姿势不正确、乳头发育不良、婴儿吮吸咬破乳头、乳汁分泌过多浸淫乳头所致。部分产妇可因婴儿口腔不洁有细菌，或因哺乳疼痛而减少哺乳时间和次数，导致乳汁淤积，加之细菌感染而发生急性乳腺炎。

【诊断】

1. 疾病诊断

（1）临床表现：本病一般发生在产后哺乳一周左右的哺乳期妇女，尤其是初产妇。多同时伴有先天性乳头发育不良（乳头凹陷、过大、过小或扁平）及乳管畸形。病变部位主要在乳头部位，亦可出现在乳头颈部或乳晕部。多表现为乳头表面开裂皲裂（附彩图30），严重者，可形成竖形裂口，或在乳头与乳晕交界处形成环形裂口，裂口深者可引起出血。部分患者乳头表面红肿起疱，继而溃破糜烂形成溃疡，渗液较多，可结黄色痂盖。衣物摩擦或哺乳时，痛剧如刀割。有时伴同侧腋窝淋巴结肿大，部分患者可伴有乳头炎、乳汁淤积、甚至急性乳腺炎，偶有恶寒、发热、周身酸痛表现。若婴儿吮吸时，出血较多可引起婴儿腹泻或出现假性黑便。

（2）辅助检查

①实验室检查：发生急性乳腺炎者白细胞及中性粒细胞可增多，CRP升高；乳头表面分泌物、脓液或乳汁细菌培养可见金黄色葡萄球菌或其他杂菌生长。

②B超检查：发生急性乳腺炎者，可见积乳囊肿或脓肿形成。

2. 症状诊断

（1）乳头裂口：初始乳头皮肤干燥发紧，弹性减低，经衣物摩擦或乳儿久吸，致乳头皮肤粗糙，出现深浅不一、大小不一之裂口，部分患者可形成乳晕颈部之环形裂口，或严重的纵向裂口，甚至可形成将乳头分成两半的竖形裂口；发生在乳头颈部者多表现为乳头基底与乳晕交界处出现一个环形裂口，甚至导致乳头部分断离。裂口较深者可引起出血，痛如刀割，可因此被迫停止哺乳。

（2）乳头溃疡：产后婴儿吮吸不当或暴力挤奶、持续使用吸奶器等致乳头红肿起泡，若不能及时诊治，加之局部护理不当、婴儿口腔不洁、乳汁偏多外溢浸淫，致乳头表面溃破，形成大小、深浅不一之溃疡，滋水涟涟，或结黄痂。常伴乳晕部甚至乳房湿疹，若婴儿口腔不洁或乳头护理不当，导致乳头细菌感染，可引起乳头炎，甚至急性乳腺炎。

（3）乳头疼痛：乳头素本娇嫩敏感，故乳头开裂破碎后疼痛异常剧烈。因婴儿频繁吮吸，乳头不能得到及时、足够时间的休息和治疗，所以呈持续性疼痛，间隙性加重。严重者可影响产妇情绪和休息而导致产后抑郁症的发生；部分患者因疼痛难忍而停止哺乳引起外吹乳痈；患儿也可因此被迫中断母乳喂养。

（4）乳晕部湿疹：若乳头过小或扁平，婴儿过度吮吸乳晕部皮肤，加之乳汁外溢侵淫，致乳晕部皮肤瘙痒、皲裂、溃破、渗液、结痂，形成湿疹。合并湿疹首当病理确诊，排除湿疹样乳癌。

（5）发热：乳头疼痛剧烈影响哺乳时间和频率，导致乳汁淤积，严重者发生外吹乳痈。可伴有发热，常为恶寒发热甚或高热。此时必须结合血常规检查、乳头分泌物细菌培养及药物敏感试验及超声影像学检查，及时了解有无细菌感染及乳房脓肿形成。

（6）舌象：舌淡，舌体胖嫩，舌边有齿痕，为产后气血亏虚；伴乳头粗糙皲裂，面色苍白无华，头晕目眩，脉细涩或细弦。舌边尖红，苔薄白或薄黄，乃肝经郁热；伴乳头溃破出血，乳房肿痛，情绪抑郁，喜泣多虑，脉弦。舌红而苔腻，属湿热蕴结；伴喜食肥甘厚腻，乳头溃破流黏水，或结黄色痂盖。舌见紫气或瘀斑，为产后有瘀血；可伴恶露色暗滞，淋漓难净。

【治疗】

1. 治疗原则

治疗乳头皲裂，着重于外治，以滋养生肌为主。若外治无效，则需结合内治。总以局部辨证为主，结合全身辨证，审症求因，辨证论治，内外兼治。

初起单纯裂口阶段，外以滋养生肌之品，肝血亏虚者结合柔肝养血之品；乳头红肿破碎者，外以凉血消肿、生肌收口之品；肝郁化火者，结合清肝解郁之剂；溃疡流滋水结痂者，外宜清热利湿、生肌敛疮之品，结合清肝利湿之剂以促创面愈合。

2. 辨证论治

（1）肝血亏虚证

证候：乳头干燥皲裂，疼痛难忍，甚至乳头开裂出血；头晕目眩，少气懒言，动则汗出，健忘失眠，恶露色淡难净。舌淡，苔薄，脉细涩或细弦。

分析：产妇产后伤血，血虚则肝失所养，无以上荣，故见头晕目眩；产时气随血泄，气血亏虚，则少气懒言，动则汗出；心失所养则健忘、失眠多梦；肝血不足，冲任气血虚损，则恶露色淡难净；营血虚滞，则脉细涩或细弦。

基本治法：补血养肝。

选方：四物汤加减。

常用药物：白芍、当归、川芎、熟地等。

加减法：动则汗出者，加黄芪、人参、甘草；健忘失眠者，加茯神、酸枣仁；恶露色淡难净者，加益母草、肉桂、生姜、大枣。

（2）肝郁化火证

证候：乳头红肿破碎，甚至出血，疼痛剧烈，急躁易怒，乳房胀满疼痛；大便干结甚至伴肛裂出血，恶露量多色鲜。舌边尖红，苔薄白或薄黄，脉弦。

分析：情志不畅，郁久化火，血热火毒博结于肝经乳头，致乳头红肿溃破；肝热内郁不能条达，气机逆乱，则急躁易怒、乳房胀满疼痛；里热内结则大便干结甚至大便出血，恶露量多色鲜。舌边尖红，苔薄白或薄黄为蕴热之象；脉弦属肝。

基本治法：清肝解郁，调血和营。

选方：丹栀逍遥散加减。

常用药物：柴胡、山栀、丹皮、白芍药、当归、茯苓、炙甘草等。

加减法：大便干结者加生地黄、玄参、枳实等；恶露量多色鲜，加生地黄、益母草、茜草炭。

（3）肝经湿热证

证候：乳头红肿糜烂溃破，或流黏水，或结黄痂，乳汁淤积，甚至乳房红肿热痛；口气重浊，大便干结，可伴恶寒发热。舌红苔腻，脉滑。

分析：产后恣食厚味，湿热痰浊壅滞阳明胃经及足厥阴肝经，乳汁外溢浸淫乳头，致乳头红肿溃破；气血凝滞，乳络不畅，致乳汁淤积；毒热内蕴，则乳房红肿疼痛；胃经热盛，故口气重浊、大便秘结；邪热内盛，正邪相争，营卫失和，故而恶寒发热。舌红苔腻，脉滑为湿热内蕴之象。

基本治法：清肝利湿。

选方：龙胆泻肝汤加减。

常用药物：龙胆草、黄芩、炒山栀、车前草、益母草、当归、生地黄、柴胡、生甘草等。

加减法：乳汁淤积不通者，加鹿角霜、漏芦、路路通；乳汁壅滞外溢者，少佐生山楂、生麦芽；大便干结者，加枳实、瓜蒌；恶露未净者，加当归、川芎、益母草，去龙胆草、生地黄等寒凉药；恶寒者，去龙胆草、生地黄等寒凉药，加荆芥、紫苏。

3. 外治疗法

（1）乳头裂口：一般产后初起乳头皮肤粗糙时，即可以自身乳汁、10% 的鱼肝油铋剂、蛋黄油、橄榄油、高纯度羊脂膏或维生素 E 油、维生素 AD 油乳等外搽乳头以滋润乳头，防止乳头皲裂。此类乳、油、膏等虽然对婴儿无特殊副作用，但有可能因久敷变质或感染细菌导致婴儿腹泻，故在哺乳前必须将乳头清洗干净。

如果乳头或乳晕干燥出现开裂，可先予上述各种乳、油、膏剂外搽。效果不佳者，可予青石软膏、青黛散膏、青吹口散油膏、黄芩油膏、黄连油纱条、生肌玉红纱条等涂敷乳头；亦可以黄柏及白芷各等分研末，加入香油或蜂蜜中调匀，涂搽患处。此类油膏具有清热解毒、生肌收口作用，可以有效预防细菌感染，促进乳头愈合，防止乳头炎及急性乳腺炎的发生，一般 3～7 天即可愈合。

（2）乳头溃疡

①乳头溃疡，滋水涟涟者，可以新鲜芦荟叶汁涂抹乳头，或白芷、蒲公英、苦参、硼砂、生甘草等煎汁湿敷乳头；亦可用青黛散、青吹口散或滑石粉 6g，赤石脂粉 4g，冰片 1g 混匀干撒于患处；亦可用复方安息香酊、稀（弱）蛋白银等外搽，溃疡面分泌物减少后，可以予各类油膏外敷，一般 3～7 天即可愈合。

②结黄色痂盖者，可予治疗乳头裂口之各类油剂、膏剂外敷 2～3 天，痂盖脱落后，以温开水或生理盐水清洗乳头，继续以油膏外敷，一般 3～7 天也可愈合。

③合并乳头炎者，青霉素油膏、黄芩油膏、黄连油纱条等持续外敷。乳头炎合并发热或并发急性乳腺炎者，应做脓培养及药敏试验，结合敏感抗生素治疗。

（3）注意事项

①以上各类油剂、膏剂外敷或外涂时，如果能在哺乳间隙以厚层药物持续外用，效果将会更加明显。

②以上各种外治、外用药物，在哺乳前当以温开水或生理盐水将乳头彻底清洗至无异味、无药物残留为止，防止婴儿因异味而拒绝吮吸乳头，避免残留药物被婴儿吸入。

【诊治思路】

乳头素体娇嫩柔软，哺乳期初期乳头经频繁吮吸极其易破。外治总以滋养生肌为主，多以油、膏之剂外敷以护之，溃疡滋水涟涟者可以汤剂清洗或散剂外拍。不可以酒精、碘酊等刺激之品外搽消毒。乳儿期间，尤其要注意内服、外用药物的用药安全，在哺乳之前务必将乳头乳晕处的外用药物彻底清洗干净，确保无异味及对婴儿无毒副作用。

【临床研究】

1. 中医验方蛋黄油，古籍中称为"雏凤膏"，性平味甘，具有解毒消肿、敛疮生肌之效，用于乳头皲裂有一定疗效。魏莹莹等通过基础研究发现，雏凤膏能显著促进乳腺正常上皮细胞的增殖。其机制可能与加快细胞周期转换、促进 EGFR/Erk 通路活化有关，说明蛋黄油可成为一种潜在的治疗乳头皲裂的药物。

2. 取白及干品适量，捣烂研细过筛，装瓶备用。用时取白及粉和猪油（用微火化开），取适量调成膏状，涂于患处，每天 3～4 次。流血、渗液多者，可干撒白及粉，待渗出减少后再涂膏，一般 3～5 天痊愈。

3. 王媛等选用天花粉 30g，研细末，用鸡蛋清调和制成"复方白玉散"。用时将乳头用 1∶5000 高锰酸钾液洗涤，再涂上天花粉调和膏。每次哺乳前要洗净乳头，7 日为 1 个疗程。将 60 例临床乳头皲裂的患者分为 2 组，30 例在常规治疗的基础上加用

"复方白玉散"，发现其止痛时间及皮损愈合时间短于对照组，差异有统计学意义（$P < 0.05$）。说明中药"复方白玉散"有明显的止痛作用，可促进乳头皲裂愈合，治疗期间不影响哺乳。这是少有的中药治疗乳头皲裂的临床随机对照实验，其结果明确可信。

【预防与调护】

1. 产前护理

（1）孕前纠正乳头凹陷：此法宜在孕前进行。怀孕后，尤其在中、晚期妊娠时有导致早产的可能，不宜进行。

①手法牵引法：一只手拇食两指平行放在乳头两侧，慢慢由乳头向两侧方向拉开，牵拉乳晕皮肤及皮下组织，使乳头向外突出；另一只手拇指、食指和中指捏住乳头轻轻向外牵拉数次。每天多次重复练习数分钟，使乳头突出。

②负压吸引法：可以将 20mL 或 50mL 注射器做成简易负压矫正器，或购买乳头矫正器对乳头凹陷者进行矫正。因为矫正器负压较大，为防止乳晕部皮肤受伤，在矫正前可在乳晕部皮肤表面涂抹橄榄油、芝麻油或其他润滑剂。

③手术治疗：乳头凹陷矫形术可能会损伤乳腺一、二级导管，导致哺乳障碍。

（2）产前乳头护理：平时保持乳头清洁卫生，在妊娠 5 个月后，常用温水或 75% 酒精棉球擦洗乳头，使乳头皮肤增厚坚韧，增强耐磨力。

2. 产后护理

（1）饮食护理：指导产妇先进食清淡、易消化、富含维生的食物，待排乳通畅后再适当进食鱼肉类易消化之荤汤、酒酿。对于乳汁偏多、乳汁浓稠的患者，鼓励其适量饮水、进食素汤，使乳汁变稀，以利排出。

（2）情志护理：母乳喂养对保障婴幼儿的身体健康、促进婴幼儿的健康成长具有非常重要的意义。乳头皲裂引起的疼痛是早期纯母乳喂养失败的最主要原因之一。对疼痛的恐惧、对母乳喂养的担心、初产后频繁哺乳导致的疲劳以及来自家庭不同成员间的诸多意见，使患者紧张焦虑，严重者可导致产后抑郁症的发生。因此，医护人员应该积极主动、及时指导产妇哺乳方式，同时还需耐心细致地地向产妇及家属讲解母乳喂养的重要性；调动产妇亲属的力量，让产妇的家属理解产妇焦虑、抑郁的情绪，鼓励产妇继续哺乳，努力创造一种爱婴、爱母的家庭氛围。在医护人员的指导和家人的关怀下，使产妇树立继续治疗和哺乳的信心，确保母乳喂养顺利进行。

（3）哺乳护理：每位产妇的乳头大小、长短有别，不同宝宝的口腔大小也不一致，所以产后初期阶段，产妇可尝试不同哺乳体位，以找到最舒服的哺乳体位。产妇侧卧位哺乳最易发生乳头皲裂，在产妇身体条件允许情况下，鼓励产妇尽量采用坐位哺乳。

指导产妇协助新生儿正确含接乳头：喂养前进行乳房按摩 1 分钟，并挤出少量乳汁涂抹在乳头乳晕处，不但可以滋润乳头乳晕皮肤，而且可以促进乳腺管通畅，刺激乳头勃起有利于婴儿含接；用手托乳房，将全部乳头及大部分乳晕放在婴儿口中，可以避免婴儿咬伤，注意防止乳房堵住新生儿口鼻；哺乳时，抱起婴儿，使婴儿紧贴母亲身体，以免过度牵拉乳头。注意婴儿口腔清洁，及时治疗口腔炎症，切不可让婴儿含乳而睡。

（4）乳头护理：哺乳前用温水清洗乳头，切忌用肥皂、酒精清洗乳头，因为肥皂和酒精可除去乳头周围皮脂腺所分泌的保护皮肤的油脂，使乳头过于干燥。每次哺乳后，用温水清洁乳头，保持乳头清洁干燥；同时用温水热敷乳头及周围组织，每次20分钟，每天1次，可预防乳头疼痛。

乳头皲裂后，病情轻者，可在哺乳后用各类油、膏、乳剂涂抹乳头，哺乳前洗净；病情严重者，为减少产妇疼痛，防止乳头皲裂加重，应避免婴儿直接吮吸乳头，可以用辅助乳头哺乳或手、吸奶器等挤出乳汁喂养。

（任晓梅）

第二节　产后缺乳

产后乳汁甚少或全无，称为产后缺乳。临床以产后乳房不胀，乳汁稀少甚或基本全无为特征；部分患者乳房略胀，可伴乳房结块。此病多发生在产后数日至半月内，亦可发生在整个哺乳期。其发病与先天性乳腺发育不全、哺乳方法不正确、精神因素、营养不良等有关。

中医称产后缺乳为"乳汁不下""乳汁不行""乳汁不足""缺乳"和"产后无乳汁"。

【源流】

1. 病名
早在隋代巢元方的《诸病源候论·卷四十三》即载有"产后乳无汁候"。

2. 病证
《内经》云"女人以血为本"，妇女的经、孕、产、乳无不依赖于气血。《诸病源候论·卷之四十四》"产后乳无汁候"中云："既产则水血俱下，津液暴竭，经血不足者，故无乳汁也。"首次提出了"无乳汁"的病机为"津液暴竭，经血不足"。

宋代陈无择《三因极一病证方论·卷十八》"下乳治法"中，将缺乳分为虚实二类论治，认为"产妇有二种乳脉不行，有气血盛而壅闭不行者，有血少气弱涩而不行者"。南宋陈自明《妇人大全良方·产后乳汁或行或不行方论第十一》则进一步分析了缺乳的原因，指出"妇人乳汁，乃气血所化。若元气虚弱，则乳汁短少，初产乳房焮胀，此乳未通。若怒气乳出，此肝经风热；若累产无乳，此内亡津液"。薛己《校注妇人良方》指出"血者，水谷之精气也，和调五脏，洒陈六腑，在男子则化为精，在妇人上为乳汁，下为血海"，认为母乳为气血所化生，脏腑健旺，血气充沛，则乳汁分泌正常而旺盛。

金代张子和《儒门事亲》卷五"乳汁不下"中提出，缺乳还有一种为"夫妇人有天生无乳者，不治"，相当于因先天性乳腺乳头发育不良所致之缺乳，此类缺乳药物治疗常难奏效；张氏同时指出"或因啼哭悲怒郁结，气溢闭塞，以致乳脉不行"，提出肝气郁结亦可导致乳汁不行。元代罗天益《卫生宝鉴》卷十八"产后扶持荣卫"中论述"治妇人因气，奶汁绝少"，认为气影响乳量。

明代张介宾《景岳全书·卷之三十九人集·妇人规（下）》在前人经验基础上，进一步阐述了不同程度的缺乳在发病机理上的区别"若产后乳迟乳少者，由气血不足；而犹或无乳者，其为冲任之虚弱无疑也"，并提出"肥胖妇人痰气壅盛，乳滞不来"的观点，进一步丰富了有关缺乳的理论。清代傅山《傅青主女科》云"凡病起于血气之衰，脾胃之虚，而产后尤甚"，认为妇人产后多虚，如果调摄不慎，更将损伤脾胃引发缺乳等多种疾病。

3. 治法

唐代孙思邈之《千金要方》列出了"治妇人乳无汁共二十一首下乳方"，其中所用通草、漏芦、瓜蒌根及猪蹄、鲫鱼等药物和食物一直沿用至今。《儒门事亲》对于情志致抑郁造成气滞，影响乳汁在乳脉中的运行而淤积乳管中，使得乳汁排出量减少时，应采用食疗、按摩疏导及针灸同时进行治疗。宋《三因极一病证方论》卷十八中明确提出缺乳的治则"虚当补之，盛当疏之"。元代罗天益在《卫生宝鉴》卷十八"产后扶持荣卫"中论述："治妇人因气，奶汁绝少，用涌泉散，热酒调下。后食猪蹄羹少许，投药。用木梳左右乳上梳三十来梳。一日三服。食前服三次羹汤，投三次梳乳。"认为气影响乳量，采用综合治疗包括涌泉散、酒当药引促血循、猪蹄羹食疗和按摩乳房疏导乳汁。清代《傅青主女科》在本病的治则和方药上有所创新，对气血虚弱所致之缺乳，认为"血之化乳，又不若气之所化为尤速……乳全赖气之力，以行血而化之也……治法宜补气以生血"；对肝气郁结所致之缺乳，则提出"治法宜大舒其肝木之气，而阳明之气血自通，而乳亦通也，不必专去通乳也。方名通肝生乳汤"。傅氏反对一味通乳，而是寓通于补、疏之中，对临床治疗缺乳具有重要指导意义。

【病因病机】

中医学认为，乳汁来源于脾胃化生的水谷精微，与气血同源，赖乳脉、乳络输送，经乳头泌出。乳汁的分泌和输出，还依赖于肝气的条达疏泄。肾藏精，肾经入乳内，冲为血海，任主胞胎，任脉为阴脉之海，冲任二脉起于胞中，上至胸中，故中医学认为乳汁的分泌与气血、冲任、肝气、脾胃等关系密切。

（1）气血亏虚：妇人乳汁乃气血所化，若元气虚弱则乳汁短少。妇人脾胃本虚，或产后失养，或思虑过度伤脾，致脾虚气血生化乏源；或产后亡津失血，气随血泄，均可导致气血亏虚，乳汁生化乏源，乳房柔软无胀感，乳汁清稀量少或全无。

（2）肾气不足：患者先天肾气不足，天癸至而不盛，精血亏虚，冲任虚衰不满，上不能煦养乳房，致乳头乳腺发育不良。患者常表现为乳房发育不全，乳头乳晕偏小，腺体体积较小，平素月经不调，部分患者青春期发育前有乳腺手术史或炎症史。或产后伤血，加之妇女累产肾精亏竭，或高年产妇素体癸水不足，或产后惊恐伤肾，致阴血亏耗，肾失蒸化，不能上达乳房酿乳。

（3）肝郁气滞：足厥阴肝经入期门穴，穴在乳下。若妇人产后突然为情志所伤，肝气失于疏泄，气滞血瘀，气血运行及疏布失常，以致乳汁分泌及排泄骤然失常，乳汁骤减。

（4）痰气壅阻：妇人素嗜肥甘厚味，日久痰浊内生，阻塞阳明胃经及足厥阴肝经，致气机升降失常，气血疏布不畅，经脉失养，乳汁无以为化；痰气壅阻，更使乳脉、乳络运行不通，乳汁运行失畅，致产后乳汁无以为下，乳汁稀少或全无。产后妇人形体肥胖，乳房硕大却空虚绵软，挤之乳汁点滴难出。

西医学认为，产后缺乳与乳腺发育不良、哺乳方法不正确、长期乳汁淤积、产妇体质虚弱或产后调理不当致营养不良，以及产后受焦虑、抑郁等不良情绪的刺激影响有关。

【诊断】

1. 疾病诊断

（1）临床表现：常见产后开始哺乳时乳房即无胀感，乳汁清稀或稠白、量少，后乳汁稍多，但仍不足以喂养婴儿；或产后哺乳全程基本没有乳汁；也有新产后乳汁正常，因产妇情志抑郁或其他疾病等原因导致乳汁骤然减少；乳房可无任何不适，也可有乳胀隐痛，或乳房结块。可伴有面色少华，神疲乏力，食少便溏等症状。

（2）辅助检查：B超检查有时可见积乳囊肿形成。

2. 症状诊断

（1）乳汁的质与量

①乳汁全无：产后 2~3 日，产妇自觉乳房不胀，无乳汁排出，检查乳房空虚不充盈，挤压时仍无乳汁排出，婴儿需全代乳品喂养。

②乳汁稀少：产后 2~3 日，产妇自觉乳房不胀，乳汁稀少，新生儿需频繁长时间吸吮，持续超过 20 分钟，间隔时间 <1 小时。检查时，乳房充盈不明显；挤压时，有少量乳汁，乳汁质稀色清或稠白，点滴淌出，量少；乳头勃起时，无乳汁喷射现象，此乃乳汁产生不足所致。此后虽经调理，乳汁可渐渐增多，但仍需添加用代乳品方足以喂养婴儿；亦有产后 2~3 日，乳房胀硬疼痛，乳头肿硬，乳汁稠而出少，此乃乳管畸形或乳管堵塞等原因导致的排乳障碍。若能正确护理，排乳通畅后，部分产妇 6 月内足以全母乳喂养婴儿。

③乳汁从正常到减少：新产后乳汁量原本正常，因产妇自身因素如突然高热或剧烈的情绪波动等导致乳汁骤然减少，此时乳汁常清稀量少，甚至全无。亦可因婴儿因素，如因新生儿黄疸、湿疹、腹泻等暂停哺乳后，乳汁渐少。另尚有患者因产后哺乳或乳房护理不当，因乳头破碎疼痛暂停哺乳，或乳房胀痛结块久未处理，导致乳汁渐少，经积极处理和正确护理，可使部分产妇乳汁恢复正常。

（2）乳房的质地：质地柔软空虚，挤之无乳或乳汁清稀量少者，此乃乳汁分泌不足；乳房质硬疼痛，或局部结块，挤之乳汁溢出，此乃乳汁排泄障碍。

（3）乳房胀痛：产后乳房皆有不同程度的胀痛，尤其在产后1~2个月内及回奶前，此乃正常生理现象。若新产后乳房不胀，提示乳汁分泌不足；若乳房疼痛剧烈，胀硬如板或伴结块，甚至乳房皮肤潮红，常提示乳汁淤积或伴感染。

（4）发热：患者发热伴周身酸痛，常因乳头皲裂或乳汁淤积导致感染。

（5）舌象：舌质淡，舌体胖嫩，舌边有齿痕。若妇人面色无华，神倦懒言，自汗出，失眠健忘，腰膝酸软，此为气血亏虚或肾气不足之征；产妇乳房不胀，乳汁清稀量少，苔薄白，脉沉细弱或迟缓。若产后妇人形体肥胖，寡欲怕动，食多乳少，此乃痰气壅堵，乳滞不来之象；妇人乳房空虚绵软，挤之乳汁点滴难出，苔白腻，脉濡或沉细。舌边尖红，妇人抑郁寡欢，喜泣多虑，或急躁易怒，胸胁胀痛，此因肝气郁结，久郁化火，乳汁难下所致；常伴乳房肿硬疼痛，或伴结块，乳汁量少质稠或稀，甚至点滴皆无，苔薄白或薄黄，脉弦。

【治疗】

1. 治疗原则

治疗产后缺乳，当局部辨证与全身辨证相结合，审证求因，辨证论治。虚则补之，实则疏之；虚实夹杂者，疏补并用。

2. 辨证论治

（1）气血亏虚证

证候：乳房空虚无胀感，乳汁清稀量少或全无；面色苍白少华，神疲倦怠，头晕目眩，失眠健忘，少气懒言，动则汗出，纳少，恶露色淡难净。舌淡或淡胖，苔薄白，脉细弱。

分析：妇人产后气血亏虚，乳汁生化乏源，乳汁清稀量少或全无；血虚则肝失所养，无以上荣，故见头晕目眩；气随血泄，则少气懒言，动则汗出；心失所养则健忘、失眠多梦；营血不足则脉细无力。

基本治法：益气养血，生乳通络。

选方：通乳丹加减。

常用药物：党参、黄芪、当归、白芍、熟地、桔梗、路路通、甘草、猪蹄等。

加减法：动则汗出者，加酸枣仁、浮小麦、大枣；健忘失眠者，加柏子仁、茯神、生地；恶露色淡难净者，加王不留行、益母草、肉桂、生姜。

（2）肝郁气滞证

证候：妇人产后或抑郁不欢或急躁易怒，乳房胀硬疼痛或伴结块，乳汁量少质稠或稀或乳汁骤减，甚至点滴皆无；大便干结，甚至伴肛裂出血，恶露量多色鲜。舌淡或边尖红，苔薄白或薄黄，脉弦。

分析：妇人产后为情志所伤，肝气失于疏泄，气血运行及疏布失常，以致乳汁分泌及排泄骤然失常，乳汁骤减，量少质稠或稀，甚至点滴皆无；肝郁气滞则抑郁不欢，化火则急躁易怒；气机逆乱，乳络不畅，乳汁淤积则乳房结块、胀硬疼痛；肝热内郁不能条达，里热内结则大便干结甚至大便出血，恶露量多色鲜。舌边尖红、苔薄白或薄黄为化火之象；脉弦属肝。

基本治法：疏肝解郁，通络下乳。

选方：通肝生乳汤加减。

常用药物：柴胡、当归、白芍、香附、丹皮、穿山甲、王不留行、甘草等。

加减法：急躁易怒，乳房胀满疼痛，甚至结块者，加山栀、蒲公英、漏芦、丝瓜络；大便干结者，加生地黄、玄参、丝瓜络、瓜蒌等；恶露量多色鲜者，加生地黄、益母草、茜草炭。

（3）痰气壅阻证

证候：产后妇人形体肥胖，乳房硕大却空虚绵软，乳汁量少或清稀或白稠，挤压乳房点滴难出；慵懒寡欲，倦怠怕动，四肢胖重，胸胁痞满，食多乳少，大便秘结，舌质胖，苔白腻，脉濡或脉滑有力。

分析：产后痰气壅阻乳脉、乳络，气血运行不通，乳汁无以为酿、无以为下，乳房虽硕大但却空虚绵软，挤之乳汁点滴难出；痰湿遏阻阳气，则慵懒寡欲、倦怠怕动；中焦湿困，致胸胁痞满；痰气遏阻，气失升降，大便秘结。痰湿内生，则苔白腻、脉濡或滑；阳气受遏则舌质胖。治当健脾化湿通乳，药用黄芪、白术、当归、茯苓、穿三甲、王不留行、陈皮、生姜等。

基本治法：健脾化痰，利湿通乳。

选方：漏芦散加减。

常用药物：漏芦、瓜蒌、黄芪、当归、茯苓、白术、姜半夏、陈皮。

加减法：慵懒寡欲，倦怠怕动者，加桔梗、海藻、干姜；胸胁痞满者，加葱白、香附、王不留行；四肢胖重者，加路路通、通草；大便秘结者，加瓜蒌皮、肉苁蓉。

3. 外治疗法

（1）葱白若干，煎汤熏洗乳房，每日1次。

（2）乳房胀硬肿痛或结块者：①局部用金黄膏外敷，每日1次。②局部用鲜蒲公英捣烂外敷，每日2次。③生马铃薯捣烂成糊状外敷患处，干则更换，不可中断，一二天内肿痛可消。

4. 其他疗法

（1）按摩法

①穴位按摩：取穴乳根、擅中、少泽等，采用揉、按手法，按摩每次2～3分钟。

②乳腺导管按摩：沿输乳管走向，由乳根向乳头方向按摩，用拇、食指挤压乳晕，由输乳管口将乳汁挤出，每天2次。

③排乳按摩：适用于乳汁淤积，郁乳明显者。手涂无刺激润滑剂，可用水、乳汁或橄榄油等，提拉乳头→按揉肿块→向乳头方向推捋→再次提拉乳头。此为一个手法单元，单侧乳房操作4～5个手法单元。注意掌握适应证，力量适中，手涂无刺激润滑剂以减少对乳房的摩擦刺激。

（2）针灸治疗：主穴膻中、乳跟、肩井等。配穴：虚证配脾俞、足三里，用补法；实证配期门穴，用平补平泻法。留针15～20分钟，每日1次。

（3）耳穴压豆疗法：选取胸、交感、皮质下、内分泌、肝、脾作为耳穴，将王不留行籽放于 0.6cm×0.6cm 的胶布中心，通过镊子将其贴附于上述所选耳穴中。告知产妇每日自行按压 3~5 次，每个穴位按压 1 分钟，以耳部出现轻微酸胀感为宜，双耳交替进行，耳穴敷料 3 天更换 1 次。

（4）推拿疗法

①背部推拿：产妇取俯卧位，医师从上到下推拿膀胱经 3~5 遍；拇指按揉脾俞、胃俞、天宗，每个穴位按揉 3~5 分钟；捏拿脊柱，重复 2~3 次；捏拿肩颈 5 遍。

②胸部、四肢推拿：产妇取仰卧位，医师按照从上到下的顺序，用双手多个手指从前正中线分别推向两侧推拿，重复 6~8 遍；采用手指指腹按揉乳房及其周围 5~6 分钟，与产妇呼吸配合，采用"米"字形，点按膻中、步廊、灵墟、神封、屋翳、膺窗、天池、天溪、食窦、乳根；指腹从乳房周围向乳头梳抹，重复 3~5 遍。推拿时，不可用力过猛。拇指指腹按揉三阴交和少泽，弹拨足三里和梁丘，每次 3~5 分钟。推拿结束后，清洁乳房。

（5）西药治疗

①催产素，每日 0.5~2U，皮下或肌内注射。

②甲状腺素，每次 0.03g，每日 2~3 次，连服 3~5 天。

【诊治思路】

产后缺乳不外乎虚、实两方面，主要观察乳房有无胀痛之感，再结合全身症状辨其虚实，辨证论治。

妇人产后多气血亏虚，对肝郁气滞及痰气壅阻者，忌破气化瘀及大寒大凉等杀伐太过之品，宜补而不腻、疏不伤正；乳络以通为用，以堵为逆，疏通乳络当贯穿治疗始终；提倡药食同源。

产后哺乳将维持 6~12 个月，甚至更长时间。对于产后缺乳，在予中药汤剂治疗的同时，主张结合药膳、针刺疗法、推拿按摩等综合治疗。

对于产后天生无乳者，非药物所能奏效。

【名医经验】

陆德铭验方：黄花菜根 50g，水煎送服胡桃肉 25g，一日 2 次，连服 7 日。

【临床研究】

1. 中药内服

王桂花等给予 120 例产后缺乳患者参芪归甲通乳汤治疗，总有效率为 96.7%，提示党参、黄芪、穿山甲等中药配伍，可形成疏肝解郁、补血益气等功效。

宋克诚采用参芪增乳汤治疗气血虚弱型产后缺乳，同时给予相应健康指导。结果提示，其治疗总有效率 95.3%。

阎霞观察了滋乳汤加减治疗产后乳少的临床疗效，总有效率为 93.33%。于少伟等治疗组在服用猪蹄汤的基础上加服益气养血生乳汤，治疗气血亏虚型产后缺乳取得较好临床效果。

2. 中医综合治疗

杜善淑等使用 RevMan5.3 统计软件对推拿按摩治疗产后缺乳的文献进行了 Meta 分析，结果提示在治疗产后缺乳时应用中医推拿按摩，有利于提高产妇血清催乳素水平和治疗有效率，也有利于降低产妇乳房胀痛发生率。

李莺等采用催乳汤联合穴位按摩治疗产后缺乳患者，临床疗效显著，有效恢复通畅泌乳，增加泌乳量，减少补授乳量。

李露洁等分析了穴位推拿与益气养血通乳方联用的价值，以具有促泌乳作用为要求，选择足三里、膻中穴等穴位，给予产妇适宜力度的推拿按压；同时给予产妇口服由当归、黄芪、王不留行等药材组成的益气养血通乳方治疗。结果提示，其治疗后泌乳量评分及乳房充盈度评分，均较治疗前产生显著改善。

赵艳萍等研究认为，中药联合穴位按摩治疗产后缺乳效果优于单一用中药或穴位按摩治疗。张彤等研究发现，口服自拟催乳汤联合穴位按摩，总有效率优于对照组食用鲫鱼汤、中药组及穴位按摩组。

刘炜等研究发现，联用催乳汤和经络穴位按摩催乳疗法治疗产后缺乳的临床效果确切，可有效增加患者的泌乳量。

张菁云等用自拟通乳汤加针刺联合治疗产后缺乳，疗效满意；与对照组、中药组比较，乳汁分泌量明显增多，临床症状评分明显减少。

李燕明采用腹针联合口服补血生乳颗粒以引气归原治疗气血亏虚型产后缺乳，疗效较好。

崔敏等用王不留行耳贴按压耳穴疗法（选取内分泌耳穴、胸耳穴和胸椎耳穴为主穴，再根据中医辨病辨证，有肝气郁滞者加肝耳穴，脾气亏虚者加脾耳穴）治疗产后缺乳，具有促进泌乳素分泌，增加泌乳量作用，能显著改善产后缺乳情况。

许娟等使用中药口服与耳穴埋豆治疗产后缺乳，前者参照产后缺乳患者的中医证型（肝郁气滞、痰湿阻滞等），以基础组方（柴胡、生黄芪、白芍等）加减治疗；而后者经内分泌穴、胸穴、乳腺穴，以王不留行籽按压刺激。二者联用一段时间后，产后缺乳患者的有效率为 96.67%。

赵玲玲等自拟通乳汤结合耳穴贴压疗法在产后缺乳临床治疗中可有效改善患者各项临床症状，疗效显著。

蓝面如等研究发现，乳房穴位按摩联合耳穴埋豆，可促进乳汁分泌，并缩短患者产后泌乳始动时间。

王美兰等用穴位按摩推拿及耳穴压豆法治疗产后缺乳，总有效率为 86.67%。

【预防与调护】

1. 指导患者多进食猪蹄、鲫鱼、鸡汤、排骨汤、淡菜、酒酿等食物，待产后排乳通畅后再进食；注意避免过度油腻，鼓励患者适量饮水，促使乳汁变稀，以利排出。

2. 指导产妇保持乐观、愉悦的心情，建立母乳喂养的信心。起居有规律，保证充足睡眠。

3. 妊娠5个月后，尤其是初产孕妇，应经常用温水擦洗乳头，使其皮肤坚韧，以免因产后乳头皲裂暂停哺乳而致乳汁渐少。如若乳头破损，可用蛋黄油、麻油、橄榄油、青吹口油膏或白玉膏等涂抹乳头，哺乳前用温水洗净。保持局部清洁，及时纠正乳头凹陷，防止因乳头内陷、乳汁不畅而反复发作。指导患者每天2~3次乳房热敷按摩，以促进乳汁顺利排出。

4. 哺乳期要有良好的哺乳习惯，及早开乳，定时哺乳。每次哺乳前，可触压乳窦部，进行热敷按摩，以促进乳汁顺利排出。哺乳时，尽量排空乳汁，预防乳汁淤积于乳房内，形成结块。

（任晓梅）

第三节　产后乳汁自出

产后乳汁自出是指产后哺乳期，乳头不经挤捏，也不经婴儿吸吮而乳汁自然流出者。临床以产后乳汁自出，质薄如水或质稠，滴沥不止为主要特征。若乳母身体健壮，气血旺盛，乳汁充沛，乳房饱满，由满而溢，或断乳之时乳汁难断自出者，不属病态。若溢出乳汁为血性液，乳房有块者，应警惕恶性病变。本病的发生可能与泌乳素调节乳汁分泌的功能失调有关。

产后乳汁自出属中医"漏乳""乳漏""乳汁自出"范畴。

【源流】

1. 病名

"产后乳汁自出"首见于唐代《经效产宝·产后乳汁自出方论》："产后乳汁自出，盖因身虚所致，宜服补药以止之。"

2. 病证

本病始见于隋代《诸病源候论》，书中列出"产后乳汁溢候"，但其多指"经血盛者，则津液有余"的生理性乳汁自溢。本文所提乳汁自出乃宋《妇人大全良方》所记载之"产后乳汁自出，乃胃气虚。"临床上此类患者多气血亏虚，产后乳溢，乳汁清稀，滴漏不止或随化随出，乳房柔软无胀感。明代《景岳全书·妇人规》中记载："产后乳汁自出，乃阳明胃气之不固，当分有火无火而治之。无火而泄不止，由气虚也。"

3. 治法

（1）内治：宋代《妇人大全良方》记载："产后乳汁自出，乃胃气虚，宜服补药止之。"书中首次提出了"补虚"治疗乳汁自出的治法，为后世《济阴纲目》等书承袭。明代《景岳全书·妇人规》中记载："产后乳汁自出，乃阳明胃气之不固，当分有火无火而治之。无火而泄不止，由气虚也，宜八珍汤、十全大补汤。若阳明血热而溢者，宜保阴煎或四君子汤加栀子。若肝经怒火上冲，乳胀而溢者，宜加减一阴煎。"清代《疡医大全·乳汁自流不禁门主论》："其有乳汁自出者，若气血大虚，气不卫外，血不荣里而为妄泄者，宜调补荣卫以止之。若产妇劳役，乳汁涌下，此阳气虚而厥也，独参汤主之。"清代《医宗金鉴·妇科心法要诀》云："产后乳汁暴涌不止者，乃气血大虚，宜十全大补汤，倍用人参、黄芪。若食少乳多，欲回其乳者，宜兔怀散，即红花、白尾、赤芍、牛膝也。"

明代《普济方》卷三百四十七"产后诸疾门"云："治产后乳汁多无故流出方，其乳汁冷，然后吃此方。出护命方：当归、五味子、续断、白术、萆薢各半两，细辛、官桂、人参、杜仲、防风、炙艾叶、苁蓉、川芎各一分，川椒三铢。上为细末，炼蜜丸如桐子大。空心盐汤、盐酒任下三十丸。吃至半月后，自然安痊，平复如故也。亦可吃金液丹。""治产后乳汁多，其乳汁无故自流出，喉中干渴非常，不辍思饮方，宜服此方。病皆由虚冷所致，但色黄瘦，吃食减少，忽未经数月后行脉气微弱，即吃此方。但世多以喉干，误下凉药，盖乳汁无故流出，则其喉干并渴，从可知也。出护命方：舶上硫黄细研、当归各一两，石斛、艾叶、五味子、白芷、牡蛎火煅、川芎、山茱萸各半两，防风、藁本、茯苓、豆蔻、吴茱萸各一分。上为细末，炼蜜丸如梧桐子大，清晨空心盐汤送下五十丸。"

《校注妇人良方·产后漏乳方论》曰："气血俱虚，用十全大补汤（党参、白术、茯苓、炙甘草、当归、熟地黄、川芎、白芍、黄芪、肉桂）；肝经血热，用丹栀逍遥散（炙甘草、当归炒、芍药酒炒、茯苓、白术炒、柴胡、丹皮、山栀炒）；肝经怒火，用四物加参、术、柴、栀（生地、白芍、当归、川芎、党参、白术、柴胡、栀子）；肝经郁怒，用加味归脾汤（人参、白术、黄芪、白茯苓、龙眼肉、当归、远志、酸枣仁、木香、炙甘草、山栀、柴胡）。"

（2）外治：明代《景岳全书·妇人规》曰："若乳多胀痛而溢者，宜温帛熨而散之。"此指气血旺盛，乳汁满溢者。现代医家李永虞认为，产妇气血亏损，胃气不固，血虚乳汁量少而清稀，气虚固摄无权，故乳汁随生随出。内关为心包络之要穴，针之能开胸益气、醒脑宁心、养血固流；足三里为足阳明胃经之合穴，又是强壮固本之常用要穴，尤善健运脾胃，助生气化血之功；三阴交属脾经之穴，又为肝脾肾三阴经之交会穴，有益肝补脾肾而助统摄之功。三穴合用，有益气补血、固摄止流之效。

【病因病机】

中医学认为，产后乳汁自出多因产妇新产，气血耗损所致。乳房属足阳明经，乳汁乃为气血所化，营卫亦为胃气所生。营卫不固，气虚失密，则统摄无权，阴不内守，故乳汁自溢。"阳明胃气之不固"为总的病机。因个人体质不同，还会与肝郁、血热等共相为病。

1. 气血虚弱

乳房属足阴明胃经，乳汁为气血所化，源于脾胃。产妇脾胃素虚，或产后饮食不节或思虑劳倦伤脾，或产时产后耗气伤血太过，均可导致气虚摄纳无权，乳汁自出，甚则随化随出。

2. 肝经郁热

乳头属足厥阴肝经，肝主疏泄，能调节乳汁的分泌和排出。产妇情志抑郁，或怒气伤肝，肝郁化热，疏泄太过，迫乳自出。

3. 肝肾不足

产后精血耗损，肾水不足，肝失涵养，同时血去阴伤，阴液不足，肾阴亏虚，阴虚火旺，迫乳外溢。

4. 肝郁脾虚

产后气血耗伤，产妇既有中气不足失于固摄的一面，又有肝血不足化火生热的一面。《胎产心法》曰："肝经怒火上冲，乳胀而溢。"孙宁铨认为："乳泣发生，可能由于阳明血热，肝经怒火上冲之因。"中气及胃气不足则乳汁不能固摄，肝血不足，化生火热则迫乳自出。

西医学认为，产后乳汁自出与泌乳反射尚不规律、泌乳反射活跃相关。

【诊断】

1. 疾病诊断

（1）临床表现：产后乳汁自出，淋漓不止，乳汁量少而清稀，质薄如水，甚者有如屋漏，滴沥不止；伴有心悸头晕，自汗，气短懒言，周身乏力，饮食无味，胃纳不佳，寐欠佳，舌淡，苔薄白，脉细弱。或产后乳汁自出，乳汁量少而质稠；伴有精神抑郁，口苦咽干，急躁易怒，乳房胀痛，甚则心烦少寐，便秘溲赤，舌边尖红，苔黄，脉弦数。

（2）辅助检查

①血常规检查：血红蛋白、红细胞数值较低。

②B超检查：排除乳腺导管内病变。

③脱落细胞学检查：如产后乳汁中夹杂血液，可行脱落细胞学检查。

2. 症状诊断

产后乳汁自出：不在哺乳时，乳汁自然流出，滴沥不止是本病的特点。产后乳汁自出，乳汁量少，质薄如水或质稠，应与妇人产后"经血盛者，则津液有余，故乳汁多而溢出"加以鉴别。乳汁中有血液，需与乳腺癌相鉴别。

【治疗】

1. 治疗原则

本病治疗多从肝脾入手。气血亏虚证，治疗宜健脾补气养血为主，佐以固摄。肝经郁热证，治疗宜清肝解郁为主，佐以固摄。

2. 辨证论治

（1）气血虚弱证

证候：产后乳汁自出，量少而清稀；乳房柔软，乳房不胀；面色苍白，心悸头晕，自汗，气短懒言，周身乏力，饮食无味，胃纳不佳，寐欠佳，二便调。舌淡，苔薄白，脉细弱。

分析：乳汁为精血津液所形成的特殊物质。新产之妇，气血大亏，生化乏源，或脾胃素虚，或产后饮食不节，或思虑劳倦伤脾，脾失健运，不能化生气血，故见乳汁匮乏、乳汁量少、乳房柔软、乳房不胀；乳汁赖气以固摄贮存，运行疏泄，产后气血大亏，气虚不摄，故见乳汁自出、质清晰、质薄如水、自汗。气血亏虚，不能滋养全身皮肤及脏器，故见面色苍白、心悸头晕、气短懒言、周身乏力、饮食无味、胃纳不佳、寐欠佳。舌淡，苔薄白，脉细弱，属于虚证。

基本治法：补气养血，佐以固摄。

选方：十全大补汤加减。

常用药物：当归、白芍、熟地黄、党参、白术、茯苓、黄芪、芡实、五味子、炙甘草。

加减法：如腰背酸痛，头晕耳鸣者，加用枸杞子、山茱萸、杜仲、补骨脂。如大便溏泻者，加用补骨脂、诃子。如寐差者，加用夜交藤、酸枣仁、合欢花。胃纳欠佳者，加用鸡内金、砂仁。

（2）肝经郁热证

证候：产后乳汁自出，量少而稠；乳房胀痛，急躁易怒，口苦咽干，心烦少寐，便秘溲赤。舌红，苔黄，脉弦数。

分析：情志内伤，肝气郁结，郁久化热，乳汁为肝火所迫，妄行自出，量少而稠。肝火旺盛，则见乳房胀痛、急躁易怒、口苦咽干等症状。肝火扰心，则见心烦少寐。肝火灼伤津液，可见便秘溲赤。舌红、苔黄属肝火旺盛，弦脉属肝，数脉主热。

基本治法：清肝解郁，佐以固摄。

选方：丹栀逍遥散加减。

常用药物：柴胡、白芍、当归、白术、茯苓、丹皮、栀子、蒲公英、炙甘草。

加减法：如颜面潮红，白睛红赤，口臭者，加用生地黄、麦冬、玄参、黄芩、知母。便秘严重者，加用火麻仁、郁李仁、肉苁蓉。

（3）肝肾不足证

证候：产后乳汁自出，质黏量少；乳房柔软，口干欲饮，手足心热，寐差梦多，腰酸。舌质偏红，苔薄少，脉细数。

分析：产后耗气伤血，血去阴伤，阴液不足，肾阴亏虚，阴虚火旺，迫乳外溢。

基本治法：滋阴养血，清热疏肝。

选方：滋水清肝饮。

常用药物：当归、熟地黄、白术、白芍、山萸肉、煅龙骨、煅牡蛎、山药、牡丹皮、栀子、柴胡、泽泻。

加减法：伴心烦失眠者，加酸枣仁、莲子心；汗多者，加碧桃干、浮小麦。

（4）肝郁脾虚证

证候：产后漏乳，乳房胀痛，情绪抑郁烦躁，口干口苦，神疲食少，脘腹饱胀，大便偏溏。舌质淡红，苔薄，脉虚弦。

分析：产后气血耗伤，产妇既有中气不足、失于固摄的一面，又有肝血不足、化火生热的一面。

选方：丹栀逍遥散合四君丸加减。

常用药物：牡丹皮、栀子、柴胡、当归、白术、白芍、茯苓、薄荷、党参、煅龙骨、煅牡蛎、乌梅。

加减法：脾虚食少便溏者，去当归，加炒山药、砂仁；气郁化火出现口苦、头痛、烦躁者，加川黄连、香附。

3. 针灸疗法

虚证，针刺气海、膻中、足三里，用补法；实证，针刺阳陵泉、行间、支沟，用泻法。

【诊治思路】

产后乳汁自出的治疗，遵循虚则补之、实则泄之的原则，但用药应平缓，补之太过易生内热，泄之太过易生内寒。

【临床研究】

卞立攀等重用党参30g，炙黄芪30g治疗产后乳汁自出，以达补气升阳、健脾养血之效。

张善扬提出治疗产后乳汁自出，用药宜补，但忌蛮补；若有少许郁热，只宜疏而兼清，不宜寒凉；宜药性平和而不过于燥热，运用疏调并用法治疗产后乳汁自溢，疗效显著。

陈乃巩等用补气敛乳汤加减治疗产后乳汁自出症54例，疗效显著，治愈率100%。补气敛乳汤由党参、黄芪15g，玄参、芡实米、五味子、山药、麻黄根、麦冬、山萸肉各10g，桔梗、柴胡各5g组成。抑郁胸闷者，加川朴、陈皮、佛手、苏梗；食欲不振者，加砂仁、鸡内金；便秘者，加火麻仁、郁李仁、肉苁蓉；脾虚便溏者，去玄参、麦冬，加补骨脂、诃子、炒白术；失眠胆怯或夜眠不宁者，加炮附片、远志、酸枣仁；阴虚潮热者，加银柴胡、白薇。

吴品琮将产后乳汁自出分为气血耗损、胃经血热、肝经郁热等证型，用归脾汤、保阴煎、丹栀逍遥散等治疗，疗效好。

【预防与调护】

1. 产前、产后均宜加强营养，注意休息，合理安排饮食。
2. 情绪稳定，乐观开朗，避免动怒。
3. 勤换衣服，避免乳汁浸渍皮肤，发生炎症或湿疹等。

（张晓清　薛静娴）

第四节　泌乳—闭经综合征

泌乳—闭经综合征系非产褥期妇女或产妇在停止哺乳 1 年后，出现持续性泌乳，且伴有闭经。大多数患者合并高催乳素血症，是一种常见的下丘脑—垂体—性腺轴疾患，是由于多种因素引起垂体前叶嗜酸性细胞分泌过多的泌乳素所致。泌乳素升高，可使下丘脑—垂体—性腺轴功能紊乱，临床表现以泌乳、闭经或月经稀发为特征。

本病属中医"乳泣""闭经"等范畴。

【源流】

1. 病名

中医历代文献中未查到与本病相关的记载。根据其临床表现特点，近代有医家将本病归入"乳泣""闭经"范畴。一般认为，妊娠期乳汁自出者，谓之乳泣。宋代陈自明《妇人良方·产后乳出方论》记载："未产而乳汁自出，谓之乳泣。"闭经，最早见于《内经》，称为"不月""月事不来""血枯"。

2. 病证

《内经》云："冲脉为病，逆气里急。"中医认为，乳汁由精血、津液所化，赖气以行。《景岳全书·妇人规》云："妇人乳汁，乃冲任气血所化。"此指精血、津液充沛，方能化生足够的乳汁。若肝肾亏虚，肾水不足，则胞宫失养，胞宫虚则有藏无泄、气血紊乱、胞脉不利，气血逆入乳房化为乳汁，故见闭经、溢乳。清代《王旭高医案精华》亦记载："乳房属胃，乳汁血之所化，无孩子而乳房膨胀，亦下乳汁，此非血之有余，乃不循其道以下归冲脉而为月水，反随肝气上入乳房变为乳汁。事出反常，非细故关……"此医案记录了非孕期溢乳症，并指出溢乳是血不循道为月经，而反随肝气上入乳房而变化乳汁。清代闵纯玺《胎产心法》云"肝经怒火上冲，乳胀而溢"，指出心情、郁怒情志不遂，可致肝郁气结，因乳头属足厥阴肝经，肝气郁结化火，疏泄太过，致乳汁妄行而自溢。肝阳偏亢，甚则头痛，故每每情绪激动时症状突出，如愤怒或性交时均可引发头痛。

《内经》指出，"忧思郁结，损伤心脾""失血过多，肝血亏损""寒邪凝滞"均可致闭经。隋代巢元方《诸病源候论》称闭经为"月水不通"，认为寒邪内侵、血为寒凝、房劳过度、血气枯竭、吐血、下血、津血枯竭，均可致经闭不行。元代朱丹溪《丹溪心法》则首次提出了"躯脂满经闭"，补充了痰阻为经闭之因。清代傅山《傅青主女科》则强调了闭经与肾的关系，指出："经水出诸肾……经水早断，似乎肾水衰涸。"《医学正传》云："月水全借肾水施化，肾水既乏，则经水日以干涸。"

3. 治法

明代张景岳《景岳全书·妇人规》云："妇人乳汁，乃冲任气血所化。"因此，肾气充盈，肝气调达，冲任通调，则经乳如常。故肾—冲任—胞宫之间的平衡才能维持正常月经及生殖生育。书中亦将经闭的病因分为血枯与血隔两大类，对血枯的治则提出"欲其不枯，无如养营""欲以通之，无如充之"，反对不论有滞无滞妄行通利，对闭经的治疗至今仍有指导意义。

【病因病机】

中医学认为，本病病位在冲任二脉，本性属本虚标实，以肝、脾、肾虚为本，气滞、痰湿、血瘀为标；冲任失调，气血逆乱为发病之根本。

（1）气虚血亏：明代医家薛立斋曰："血者，水谷之精气也，和调于五脏，洒陈于六腑，在男子则化为精，在妇人则上为乳汁下为月水。"脾胃素虚，或产后劳倦、思虑伤脾，或饮食不节伤脾，气虚摄纳无权，则乳汁自溢；脾胃虚弱，气血生化乏源，或因产后失血，复加有限之气血又上行为乳，均可导致冲任血海空虚而成闭经。

（2）肝郁气滞：情志抑郁或暴怒伤肝，肝气郁结，气机失常，或郁久化热，迫乳上行而外溢，如《胎产心法》云："肝经怒火上冲，乳胀而溢。"肝郁气滞，血运不畅，冲任瘀滞，胞脉阻隔，导致经血不行。

（3）肝肾阴虚：先天禀赋不足或房劳伤肾，精血亏虚，肾阴不足，冲任虚损，不能汇集诸经之血而下，故经闭不行。如《医学正传》云："月水全借肾水施化，肾水既乏，则经水日以干涸。"肝肾同源，肾阴不足，可致肝阴亏虚，阴虚火旺，迫乳外泄，故而溢乳。

（4）痰湿壅盛：素体阳虚，或房劳过度，久病伤肾，肾阳不足，温阳失权，气化失司，水湿不得温化则聚而成痰。素喜膏粱厚味，饮食不节，脾失健运，致痰湿内生。痰湿壅塞冲任，气血运行受阻，气血紊乱，胞脉不利致闭经，气血逆入乳房化为乳汁则为溢乳。

西医学认为，泌乳素分泌增多导致泌乳—闭经综合征的发生，而引起 PRL 分泌增多的原因较多，现分述如下。

（1）分泌 PRL 的肿瘤：①垂体腺瘤：可使 PRL 分泌增加；②异位分泌催乳素癌，如支气管癌或肾癌。

（2）下丘脑障碍：①下丘脑及附近的病变，如颅咽管瘤、组织细胞增生症、淋巴瘤、结节病、癌转移、垂体柄切断等压迫或刺激下丘脑，使催乳素抑制因子分泌减少或催乳素释放因子分泌增多；或压迫垂体柄，影响门脉血运，催乳素抑制因子不能到达垂体，而使垂体催乳素分泌增多。②下丘脑催乳素抑制因子功能紊乱，使垂体前叶失去抑制，导致催乳素分泌增加。③甲状腺及其他内分泌腺病变，如原发性甲状腺机能低下者常伴有血催乳素增高。此外，分泌雌激素的卵巢或肾上腺瘤可能通过雌激素的过量分泌而抑制下丘脑功能，引起泌乳—闭经。

（3）药物作用：①多巴胺能受体阻断剂和耗尽剂，如氯丙嗪、胃复安、舒必利、吗啡及利血平等，通过阻断多巴胺能神经，使泌乳素抑制因子释放减少，从而增加催乳素的分泌；②五羟色胺类同剂，如左旋色氨酸能促进催乳素的分泌；③其他如促甲状腺激素释放激素、雌激素、口服避孕药等，可促进催乳素的分泌。

（4）胸壁病变：如胸壁损伤（包括外伤、手术、烧伤、带状疱疹等）刺激胸节段神经，反射性引起的催乳素分泌增多。

【诊断】

1. 疾病诊断

（1）临床表现：主要表现为泌乳和闭经。泌乳量较多，往往不需外力挤压即可溢出。若已出现闭经的患者，可用手挤压出乳汁，也属本病范围。闭经程度也有不同，有表现为月经稀发的，也有长期闭经的。此外，可有头痛、体重增加、水肿、肢端肥大、毛发脱落、月经不调、多毛等伴随症状。

（2）辅助检查

①实验室检查：测定血中泌乳素（PRL）水平升高，促性腺激素水平降低，促卵泡激素（FSH）、黄体生成素（LH）处于正常低限或低于正常水平。

②脑部影像学检查：包括 X 线头颅侧位摄片，蝶鞍正侧位断层摄片，了解蝶鞍有无扩大、破坏，有无垂体肿瘤存在。垂体磁共振平扫加增强，诊断垂体瘤的准确率高。

③乳腺 B 超检查：了解有无乳腺导管扩张或乳腺囊肿。

④眼底和视野检查：了解有无肿瘤压迫引起的眼底或视野的改变。

⑤阴道涂片：常呈雌激素低落的表现，甚或有明显阴道萎缩。

2. 症状诊断

泌乳及闭经：泌乳及闭经是本病的共有主症，同时可伴有月经稀发或闭经、面色萎黄、精神倦怠、头晕心悸、纳少寐差。或胸胁胀满，烦躁易怒或情志抑郁，口干而苦，或少腹隐痛；或形体消瘦，腰膝酸软，头晕耳鸣，盗汗虚烦，溲黄便干；或形体渐胖，面色发白，神疲倦怠，下肢浮肿，胸胁满闷，口中淡腻，小便较频，大便溏垢，舌质淡胖。

【治疗】

1. 治疗原则

本病病因病机复杂，只有针对病因治疗，疗效才好。中医治疗，主要包括益气养血、补肾养肝、疏肝解郁、健脾燥湿、豁痰化浊、活血通经等法，标本同治，正本清源，方能取效。其中活血通经、引血下行为大法。

2. 辨证论治

（1）气血虚弱证

证候：乳汁从乳头溢出或挤出，量多清稀；月经稀发或闭经，面色萎黄，精神倦怠，头晕心悸，纳少寐差。舌质淡，苔薄白，脉细弱。

分析：患者脾胃素虚，或产后劳倦、思虑伤脾，或饮食不节伤脾，使气虚摄纳无权，则乳汁从乳头溢出或挤出、量多清稀。脾胃虚弱，气血生化乏源，或因产后失血，复加有限之气血上行为乳，冲任血海空虚而成闭经；气血亏虚，不能滋养全身，故见面色萎黄、精神倦怠、头晕心悸、纳少寐差。舌质淡，苔薄白，脉细弱，均为气血亏虚之象。

基本治法：益气养血，活血通经。

选方：八珍汤或当归补血汤加减。

常用药物：党参、白术、茯神、熟地黄、当归、白芍、川芎、黄芪、川牛膝、鹿角片等。

加减法：气血虚损明显者，党参可换成别直参；溢乳较多者，可加五味子。如果仍不能控制溢乳，可在服用中药同时，加服溴隐停。

（2）肝郁气滞证

证候：乳汁从乳头溢出或挤出，量少而稠；月经稀发或闭经；伴胸胁胀满，烦躁易怒或情志抑郁，口干而苦，或少腹隐痛。舌质淡或红，苔薄白或黄，脉弦或弦数。

分析：情志抑郁，或暴怒伤肝，肝气郁结，气机失常，或郁久化热，迫乳上行而外溢，乳汁从乳头溢出或挤出、量少而稠。肝郁气滞，血运不畅，冲任瘀滞，胞脉阻隔，导致经血不行；烦躁易怒或情志抑郁，均可致肝气郁结，则见胸胁胀满、少腹隐痛、舌淡、苔薄白、脉弦。肝郁久化热，则致口干而苦、舌红、苔黄、脉弦数等热象。

基本治法：疏肝解郁，活血通经。

选方：柴胡疏肝散加减。

常用药物：柴胡、白芍、生地、当归、郁金、川芎、川牛膝、桃仁、红花等。

加减法：乳房胀痛明显者，加炙乳香、炙没药理气化瘀，通经止痛。少寐眠差者，加夜交藤、合欢皮镇静安神。伴心烦易怒、口苦咽干、便燥溲赤、舌红、苔黄、脉弦数者，为肝经郁热之象，加牡丹皮、栀子、夏枯草清泻肝火。

（3）肝肾阴虚证

证候：乳汁从乳头溢出或挤出，溢乳量少，质清稀；月经稀发或闭经；伴见形体消瘦，腰膝酸软，头晕耳鸣，盗汗虚烦，溲黄便干。舌质偏红少津、少苔，脉细无力或细数。

分析：先天禀赋不足或房劳伤肾，精血亏虚，肾阴不足，冲任虚损，不能汇集诸经之血而下，故经闭不行。肾精亏损则肝木失养，阴虚火旺，迫乳外泄，则乳汁从乳头溢出或挤出，溢乳量少，质清稀。

基本治法：补肾养肝，填精益血。

选方：二至丸合六味地黄丸加减。

常用药物：女贞子、旱莲草、生地黄、熟地黄、山萸肉、怀山药、茯苓、泽泻、牡丹皮、龟甲胶、鹿角胶、益母草、桃仁、王不留行。

加减法：腰膝酸软者，加杜仲、桑寄生以补肾壮腰；小腹冷痛、夜尿频多者，加益智仁、补骨脂益肾固精；手足心热、咽干口燥者，加麦冬、玄参固护肾阴。

（4）痰湿壅盛证

证候：乳汁从乳头溢出或挤出，溢乳量或多或少，质稠；伴形体渐胖，面色发白，神疲倦怠，下肢浮肿，胸胁满闷，口中淡腻，小便较频，大便溏垢。舌质淡胖，苔薄白或白腻，脉弦滑或缓滑。

分析：素体阳虚，或房劳过度，久病伤肾，肾阳不足，温阳失权，气化失司，水湿不得温化则聚而成痰。素喜膏粱厚味，饮食不节，脾失健运，致痰湿内生。痰湿壅塞冲任，气血运行受阻，气血紊乱，胞脉不利致闭经，气血逆入乳房化为乳汁则为则乳汁从乳头溢出或挤出，溢乳量或多或少，质稠。

基本治法：健脾燥湿，豁痰通经。

选方：苍附导痰丸加减。

常用药物：苍术、香附、半夏、陈皮、茯苓、胆南星、枳壳、神曲、石菖蒲、益母草、桃仁、红花。

加减法：面色萎黄、头晕目眩者，加熟地黄、当归、川芎、白芍养血活血治疗。纳呆便溏者，加白术、怀山药健脾渗湿治疗。

3. 电针疗法

取穴：膻中、乳根、足三里、三阴交、肾俞。

操作：使用 0.35mm×40mm 不锈钢毫针，膻中、乳根与皮肤成15°角平刺，进针20mm；足三里、三阴交直刺，进针深度25mm；肾俞向脊柱成45°角斜刺，深度25mm。连接 G6805-Ⅱ型电针仪，连续波，输出电压峰值6V，电流强度2.5mA，频率80Hz，每次30分钟。每日治疗1次，10次为1个疗程，共治疗2个疗程，疗程间休息7天。

【诊治思路】

本病的病机主要是郁、湿、痰、虚、瘀5个方面。气滞、血瘀、痰浊、湿热虽壅于局部，但治疗时要着眼于整体，尤其必须抓住化瘀通经这一环节；再根据辨证分型，配以清化湿热、豁痰化浊、理气畅达等方药，标本同治，正本清源，故能取效。此外，参照西医学理论认识到，本病的发生可在垂体瘤确诊前数年出现，因而本病症状消失后，不应放松警惕，还须嘱患者定期复查，以防他变。

【名医经验】

林毅采用中西医结合治疗泌乳—闭经综合征，强调审因论治，将病因分为3类：①功能性，包括产后及特发性，采用中医治疗为主；②垂体 PRL 分泌瘤，采用中西医结合，手术切除后可予中医药调理康复；③药物性，如服用多巴胺拮抗剂及口服避孕药者，应停用诱因药物后中医调治。林老强调，诊断该病单靠"望、闻、问、切"不能彻底了解其致病原因，需借助现代检查，如 PRL 值、甲状腺功能、垂体 MRI 平扫＋增强检查等。

林老认为，本病病位在冲任二脉，病性属本虚标实，以肝、脾、肾虚为本，气滞、痰湿、血瘀为标，冲任失调、气血逆乱为发病之根本。林老主张该病辨证论治宜脏腑辨证，辅以八纲辨证。证型包括：肝郁气滞证，治则为疏肝解郁、活血通经，常用柴胡疏肝散加减。肾精亏虚证中，如偏阳虚者，治则为温补肝肾，选用二仙汤加减；偏阴虚者，治则为滋肾柔肝，选用二至丸合六味地黄丸加减。脾虚痰阻证，治则为健脾燥湿、豁痰通经，选用苍附导痰丸加减。

【临床研究】

黄媛等自拟通达汤加减治疗药源性闭经泌乳综合征 20 例，总有效率为 95.00%。观察组均明显优于对照组（$P < 0.05$）。

孙玉等用柴胡疏肝散加溴隐亭治疗闭经泌乳综合征，总有效率达 95.65%，优于单纯西药组和中医组（$P < 0.05$）。

焦黎明用血府逐瘀汤加减治疗抗精神病药物所致闭经泌乳综合征 38 例，总有效率为 94.74%。

王战先用疏肝调经化瘀方加减治疗抗精神病药物所致闭经泌乳综合征，疗效显著。治疗前后比较，差异有统计学意义（$P < 0.05$）。

池银归用妇科养荣丸治疗抗精神病药所致闭经泌乳综合征，可明显改善患者性激素水平，效果显著（$P < 0.05$）。

丁瑛等用通达汤系列方治疗抗精神病药物所致闭经泌乳综合征，疗效显著。与对照组比较，差异有统计学意义（$P < 0.05$）。

叶天真用调经回乳汤加减治疗闭经泌乳综合征 15 例，总有效率为 93.33%。

胡纪铭等将药物性闭经泌乳综合征辨证分为肝经湿热，冲任不调；脂痰凝塞，血海滞流；气血瘀结，胞脉阻涩三型。分别用龙胆泻肝汤、导痰汤、逍遥散合膈下逐瘀汤加减治疗，总有效率为 94%。

【预防与调护】

1. 清淡饮食，忌食高粱厚味、冷饮或辛辣刺激食物。

2. 患者应做到情绪稳定，乐观开朗，避免动怒；患者的家人也要掌握相关的医学知识，给予患者关怀和鼓励，以消除各种顾虑，增强战胜疾病的信心。

3. 按时入睡，忌熬夜，养成良好的生活作息习惯。

（张晓清　薛静娴）

第五节　排乳后乳痛

排乳后乳痛是指产妇哺乳后乳房出现疼痛不适的症状，乳房不伴有明显肿块且无炎症等全身症状。临床表现以产妇哺乳后出现乳房掣痛、针刺样疼痛或隐隐作痛，以及无乳房肿块、无皮肤红肿、无皮温升高、无恶寒发热等不适为主要特点，最常见于哺乳期女性。有称之为"哺乳后乳痛"或"吮乳乳痛"或"喂奶痛"。

【源流】

排乳后乳痛，中医、西医均无明确病名。中医古代文献中对此病记载甚少。赵昌宋描述该病为："婴儿吮时，感两乳掣痛钻心，甚则衣服碰上乳头都痛。查乳房无红肿硬结，舌质淡红，苔白微黄腻，六脉微弦。""婴儿吮乳，两乳掣痛难忍来诊。病员面白自汗，乳房无红肿硬结，舌淡，苔薄黄腻，脉浮而稍数。"《灵枢·经脉》云："足少阳之筋……其病……上引缺盆、膺、乳筋急。"肝主身之筋膜，肝气不利而筋脉拘急疼痛，应和解少阳、疏肝解郁。

【病因病机】

中医学认为，排乳后乳痛多由肝郁气滞或气血亏虚所致，使乳络不通则痛或不荣则痛。

1. 肝郁气滞

产后哺乳辛劳，亲人关怀不足，忿怒郁闷；或与家人意见不合，情志抑郁不舒；或因性格使然，思虑太过，细腻焦虑；或因琐事繁多、生活及工作压力大而恼火郁闷等，使肝气郁滞，失于疏泄，气机不畅，以致乳汁分泌及排泄失常；排乳后仍有乳汁淤积，不通则痛。

2. 气血亏虚

产妇脾胃素虚，或产后劳倦、思虑伤脾，或饮食不节伤脾，脾胃虚弱，气血生化乏源；或产中及产后失血过多，气血亏虚，排乳后乳络空虚，不荣则痛，故排乳后出现乳房隐隐作痛。

【诊断】

1. 疾病诊断

（1）临床表现：产妇哺乳后出现乳房掣痛、针刺样疼痛或隐隐作痛，无乳房肿块，无皮肤红肿，无皮温升高，无恶寒发热等不适。

（2）辅助检查

①血常规＋CRP：未见明显异常。

②B超检查：可见乳腺导管扩张，未见明显异常增生或肿块。

2. 症状诊断

（1）疼痛：排乳后乳房可针刺样疼痛，部位固定不移，或隐隐作痛，可伴有情绪闷闷不乐或急躁易怒，易哭，喜叹气，或面色苍白，心悸头晕，自汗，气短懒言，周身乏力，饮食无味，胃纳不佳，寐欠佳。

（2）肿块：往往无乳房肿块，无皮肤红肿。

（3）温度：无皮温升高，无恶寒发热等不适。

【治疗】

1. 治疗原则

本病从病机分析，主要有肝郁气滞或气血亏虚两方面。一责之肝，一责之脾，治疗多从肝脾入手。遵循塞则通之，虚则补之的原则。

2. 辨证论治

（1）肝郁气滞证

证候：产妇排乳后乳房针扎样疼痛，乳汁量中，乳房肿胀；伴胸胁胀满，烦躁易怒或情志抑郁，易哭多虑，喜叹气。舌质淡，舌边有瘀斑，苔薄白，舌下脉络迂曲，脉弦。

分析：情志抑郁，或暴怒伤肝，肝气郁结，失于疏泄，气机不畅，以致乳汁分泌及排泄失常，排乳后仍有乳汁淤积，不通则痛。气滞则血瘀，故疼痛性质为针刺样疼痛，乳汁量中，乳房肿胀。胸胁为肝经循行之处，肝郁气滞则胸胁胀满。肝气郁结，肝失疏泄，可见烦躁易怒或情志抑郁，易哭多虑，喜叹气。舌质淡，舌边有瘀斑，苔薄白，舌下脉络迂曲，脉弦，为气滞血瘀之象。

基本治法：疏肝理气，活血化瘀。

选方：柴胡疏肝散加减。

常用药物：柴胡、白芍、香附、生地、当归、郁金、青皮、陈皮、八月札、川芎、川牛膝、丹参、益母草。

加减法：少寐眠差者，加夜交藤、合欢皮镇静安神。伴心烦易怒，口苦咽干，便燥溲赤，舌红，苔黄，脉弦数者，为肝经郁热之象，加牡丹皮、栀子、夏枯草清泻肝火。

（2）气血亏虚证

证候：产妇排乳后乳房隐隐作痛，乳汁量少，乳房柔软，乳房不胀；面色苍白，心悸头晕，自汗，气短懒言，周身乏力，饮食无味，胃纳不佳，寐欠佳，二便调。舌淡，苔薄白，脉细弱。

分析：新产之妇，气血大亏，生化乏源，或脾胃素虚，或产后饮食不节或思虑劳倦伤脾，脾失健运，不能化生气血，排乳后乳络空虚，不荣则痛。气血亏虚兼见乳汁匮乏，乳汁量少，乳房柔软，乳房不胀；气血亏虚不能滋养全身皮肤及脏器，故见面色苍白、心悸头晕、气短懒言、周身乏力、饮食无味、胃纳不佳、寐欠佳。舌淡，苔薄白，脉细弱，属于虚证。

基本治法：补气养血。

选方：十全大补汤加减。

常用药物：当归、白芍、熟地黄、党参、白术、茯苓、炙黄芪、阿胶、炙甘草。

加减法：如寐差者，加用夜交藤、酸枣仁、合欢花。胃纳欠佳者，加用陈皮、鸡内金、砂仁。如腰背酸痛，头晕耳鸣者，加用枸杞子、山茱萸、杜仲、补骨脂。

【诊治思路】

排乳后乳痛症的治疗，首先要辨明病因，审因求证，辨证论治。遵循塞则通之，虚则补之的原则。

【临床研究】

1. 赵昌宋认为，此病发于新产妇，均在哺乳期内。其病机为肝胆湿热，郁滞瘀阻，致厥阴肝经之气不调达。肝主身之筋膜，肝气不利而筋脉拘急疼痛。《灵枢·经脉》云："足少阳之筋……其病……上引缺盆、膺、乳筋急。"小柴胡汤和解少阳，利肝胆；痛泻要方疏肝郁，缓急益脾；佐青皮、郁金利气，红花、川芎通经活血；辅以贝母清热解郁。患者服药一二剂后均痛消痊愈。

2. 梁振营通过临床观察发现，此类患者产后出现哺乳后疼痛，夜晚痛甚，属虚实夹杂证。其病机为肝血不足导致气血瘀滞，蕴结于乳房，致厥阴肝经经气不利而发为乳痛。方用蒲公英、漏芦、通草、王不留行、白芍、醋延胡索、当归、炙黄芪、炙甘草、大枣等随证加减，疗效满意。

【预防与调护】

1. 指导患者进食清淡、易消化、高维生素的食物为宜；产后排乳通畅后，再适当进食荤汤、酒酿等食物；不宜过食生冷瓜果。鼓励患者适量饮水，促使乳汁变稀，以利排出。

2. 产妇应保持情绪稳定，和家人和睦相处，保持乐观的心态，避免动怒。

3. 注意休息，避免劳倦；养成良好的哺乳习惯，按需哺乳，一般 2～3 小时哺乳 1 次，每次哺乳前可触压乳窦部，进行热敷按摩，以促进乳汁顺利排出。哺乳时，尽量排空乳汁，动作轻柔，预防乳汁淤积于乳房内。

（张晓清　薛静娴）

第六节　乳腺假血管瘤样增生

乳腺假血管瘤样增生（pseudoangiomatousstromal hyperplasia，PASH）是乳腺间质瘢痕样纤维化所形成的一种结构复杂、排列不规则、相互吻合的裂隙状假血管瘤样良性病变。临床常以无痛、界清、可移动之包块为特征，临床表现与纤维腺瘤较难区分。本病以育龄妇女和接受激素替代治疗的绝经后妇女多见，男性乳房异常发育患者亦可见。任何年龄均可发生，可单侧、双侧发病，可伴有其他良、恶性病变。本病可能与乳腺间质内肌纤维母细胞发生过度增生相关。乳腺假血管瘤样增生，可形成局限性的乳腺包块，或结节性乳腺假血管瘤样增生。

本病根据其临床表现，可归属于中医"乳癖"与乳房"血瘤"范畴。

【源流】

1. 病名

血瘤亦可称为"血瘿""赤疵""红丝瘤""血痣""血瘀"，其详细描述见于《外科正宗》。《疡医大全》曰："此患由先天肾中伏火，精有血丝，以气相传生子，固有此疾。"

2. 病证

《外科正宗》曰："微微紫红，软硬间杂，皮肤隐隐，缠若红丝，擦破血流，禁之不住。"明确指出了血瘤的特点。血瘤在身体任何部分均可发生，以四肢、面颈部多见，常于出生后即出现，瘤的大小随年龄增长，达到某种程度后可停止发展。

3. 治法

已知较早针对乳癖相关病证的治疗方法见于《诸病源候论·乳结核候》所载导引法："交两脚，以两手从曲脚极挽，举十二通，愈瘰疬、乳痛也。"宋代《太平圣惠方》载录了以清热、散结、化瘀、止痛为主的"治妇人乳结核方"六首外用敷方。自明代以后，对乳癖的治法及方药增多。

对血瘤的治疗，《备急千金要方》和《圣济总录》中均提及用陷肿散治血瘤；《医宗金鉴》用芩连二母丸治血瘤；《外科正宗》用枯瘤方治瘤初起。

本病目前临床治疗以手术切除为主，切除后复发率可高达 28.5%，仍需定期随访。术后可配合凉血解毒、活血化瘀之方巩固疗效。主要治法可归纳整理为以下几类。

（1）内治

①疏肝理气，清肝化火：明代虞抟《医学正传》引述丹溪"单青皮汤"曰："治妇人百不如意，久积忧郁，乳房内有核，如鳖棋子。"明代陈实功《外科正宗》有云："忧郁伤肝，思虑伤脾，结肿坚硬微痛者，宜疏肝行气。"

②温阳化痰，软坚散结：宋代杨士瀛在《仁斋直指方论·诸气》中云："夫冷则生气，调气虽用豁痰，亦不可无温中之剂……不然七气相干，痰涎凝结……"清代王洪绪《外科症治全生集》所载阳和汤，谓"如治乳癖乳岩，加土贝五钱"是以寒凝气滞、痰浊阻络之乳癖，治当以温阳化痰，寒痰既祛，则脉络得以通畅，气血亦行，而癖块可消。乳癖日久，则痰浊血瘀结聚甚坚，难以消散，非软坚散结不能见效，故张璐《本经逢原》卷四"兽部"载述以羚羊角或白羖羊角刮取薄屑为末，酒调服，其"专取宿腐之味，以消陈积之垢也"。《疡科心得集》中所载洞天救苦丹，以及清代顾世澄《疡医大全》中的军门立效散、化圣通滞汤等亦属于软坚散结之剂。

（2）外治：《先醒斋医学广笔记》载"乳癖乳痛方"，以活鲫鱼同生山药捣汁，敷于乳上。《本经逢原》卷三"菜部"记载"鲫鱼脑同鲜山药捣烂，并调入芎末及白糖霜，敷于乳癖结块疼痛处""不过数次即愈"。清代程钟龄《医学心悟》的香附饼方，为当时较为实用的外用治疗方法。薛立斋《女科撮要》中有以隔蒜灸配合治疗乳内硬肿的记载。

【病因病机】

中医学认为，本病多由情绪不舒，肝郁气滞，是瘀血、痰饮、浊气停留于腠理，日久聚而成块，血瘤自血脉肿起，为心所主，故心火妄动，逼血入络，血行失常，脉络扩张，纵横丛集，积聚成形，导致肿块内生。且时与气的运行失常有关。

（1）肝气郁结，血瘀痰凝：清代高秉钧认为，此病"良由肝气不舒郁积而成"，即乳癖的发生主要是由肝气郁结所致。肝气郁结，疏泄失常则气机不畅，蕴结于乳房胃络，经脉滞涩而形成包块。其亦有"以阳明胃土最畏肝木，肝气有所不舒，胃见木之郁，惟恐来克，伏而不扬，气不敢舒，肝气不舒，而肿硬之形成……"的论述，为医家普遍认可。因此，清代医家多以肝郁为理论基础进行辨证与发挥。如清末医家陈莲舫认为："肝气充斥，夹痰入络为乳癖。"痰与气相搏，结聚乳中而成癖块，故见乳房结块。晚清医家余景和根据"气为血之帅，气行则血行"这一论述，进而认为气血相搏亦是本病的病机之一。血属阴主静，气滞则血滞，血滞成瘀，易郁而化热，交结于脉络而成血瘤。

（2）寒凝气滞，痰饮内停：《灵枢·痈疽》曰："寒邪客于经络之中则血泣，血泣则不通，不通则卫气归之，不得反复，故痈肿。"此处痈肿应涵盖肿块的表现；除外感寒邪外，也可因食饮失度，贪于冷饮，或喜食厚味，以致后天之本受损，运化枢机失利，水液无以气化，聚而为痰，痰与气相搏，日久则结聚成块而成乳房血瘤性包块。

（3）冲任失调，肝肾亏损：妇人冲任失和，阳明经热，则风邪乘虚而入，以致乳间结聚，或硬或肿，疼痛有核。肾为先天之本，精元之所藏焉，亦有赖后天之水谷精气充养，若兼情志拂郁，木旺乘土，脾胃受侮而运化无权，肾失所养，久则先天之本不得充养，肾精亏耗而无以滋养冲任，终致乳房瘤样包块产生。

西医学认为，本病是由于乳腺肌纤维母细胞对激素刺激产生过度和异常反应。研究显示，间质细胞的细胞核中可见孕激素受体 PR 呈斑片状强阳性，而雌激素受体 ER 则很不确定和多变，可出现阴性或弱阳性。表明 PR 可刺激 ER 预处理过的乳腺组织中的间质细胞。在黄体期的正常乳腺中也能见到类似乳腺假血管瘤样增生组织学变化。

【诊断】

1. 疾病诊断

（1）临床表现：患病妇女多为绝经前状态，少见绝经后。早期可无明显症状，后期出现单发或多发、实性、边界清晰、可触、移动性好的无痛包块；肿块大小可不变或缓慢增大。临床亦有妊娠妇女患本病后，妊娠期间肿块逐渐增大，流产后肿块缩小，再次怀孕后肿块复发。患者出现双侧乳房弥漫性广泛肿大，累及乳头、乳晕复合体或腋下副乳组织属罕见情况。

（2）辅助检查

①X 线检查：乳腺假血管瘤样增生在乳腺 X 线摄影检查中缺乏特异性。主要可见明显肿块，肿块为边界清楚的类圆形病变，少数不规则，边界模糊，多为明显的高密度肿块，无钙化。

②超声检查：明显的肿块，肿块呈低回声，边界清楚，回声均匀；多为圆形或卵圆形，少数不规则形；边界多清楚，少数边界模糊，有些可见微分叶。可见囊状或假血管腔样低回声腔隙，无钙化，BI－RADS 评估多为 3 类。

③MRI：双乳均可发病，病灶大小不等，边界均清楚；信号多不均匀，T1WI、T2WI 均可表现为高、中等、低各种信号，T1WI 上主要为中等、低信号，部分病灶内

可见穿插的裂隙样更低信号；T2WI 上主要表现为不均匀中等、低信号或混杂信号，部分病灶内可见穿插的裂隙样高信号；钆剂增强 T1WI 上多呈圆形或卵圆形不均匀肿块样强化，多发的弥漫性病变呈多发的小叶样、结节状强化，其中裂隙样低信号区无强化，动态增强曲线多呈 I 型，提示在良性病变范围内。增强后表现为多发成簇"花椰菜"样非肿块强化或巨大明显强化肿块，TIC 曲线可呈平台型。

④病理检查

肉眼观：病灶呈结节状或不规则状增生，边界多清楚，切面呈灰黄或灰白色；有或没有包膜。乳腺组织中或见囊状肿块，囊内含无色透明液体，并可见灰白色细小砂样颗粒。

显微镜下观：病变组织呈结节状或弥漫性增生，分布在小叶间与小叶内，常围绕小叶呈同心圆样排列，把正常乳腺组织向周围推挤，病变内可见复杂、不规则、相互吻合的裂隙状假血管腔，大部分裂隙内衬类似血管内皮细胞的梭形细胞，细胞无明显异型性，无核分裂象，裂隙内无红细胞。免疫组化结果显示 ER、PR 多为阳性，裂隙内衬细胞 CD34 和 Vimentin 阳性，SMA 阳性，CD31 阴性，FViiRag 阴性。

2. 症状诊断

（1）乳房肿块：常无法自觉肿块形成，多需借助检查手段才能发现，体检仅感觉乳腺增生；病程较长者可自觉肿块形成，肿块质地偏硬。

（2）疼痛：多为胀痛、刺痛，可伴两胁胀痛，也可见疼痛，有些患者可无乳房疼痛。

【治疗】

1. 治疗原则

治疗本病，首先以手术切除瘤样包块为根治大法。如患者不愿手术，可以疏为主，缓解症状。审症求因，辨证论治，内外兼施。肝气郁结者，以疏肝解郁为要；若见冲任失调者，需调摄冲任。若气滞痰凝者，则需疏肝理气、化痰软坚。出现血瘀者，需活血化瘀。久郁化热者，同予凉血解毒。气滞久者，易致气虚阴耗，可适当益气养阴。肿块经久不消，长势猛烈者，需予外治切除。

2. 辨证论治

（1）肝郁气滞，血瘀痰热证

证候：患者情志不定，喜怒无常，善郁易怒，乳房肿块大小、疼痛随喜怒消长，多为胀痛、刺痛。舌质淡红，苔薄白，脉弦和细涩。病程后期，亦可见舌红少苔、脉数之热象。

分析：妇人平素郁闷忧思，致肝气郁结，气痰滞结于乳络，演变为核；或情志不遂，受到精神刺激，导致肝气郁结，气机阻滞，阻于乳络而发，故见喜怒无常、善郁易怒、乳房肿块随喜怒消长、舌质淡红、苔薄白、脉弦和细涩。气滞日久则痰生、血瘀，互相交搏，则肿块易生；日久化热，易出现舌红少苔、脉数之热证。

基本治法：理气散结，凉血化瘀，或兼调摄冲任。

选方：理气散结方合芩连二母丸加减。

常用药物：瓜蒌、佛手、代代花、厚朴花、夏枯草、陈皮、苏梗、桔梗、青皮、枳壳、赤芍药、丹参、海浮石、煅瓦楞、木香、莱菔子、建曲、麦芽、桃仁、红花、赤芍、当归、牛膝、川芎、鸡血藤、黄芩、黄连、知母、象贝母、生地黄。

加减法：血瘀有热者，加丹皮、泽兰、地鳖虫、黄药子；心脾积热夹痰者，加山栀、橘红；热盛者，加白芍、紫草、地骨皮、制鳖甲、凤尾草、蒲公英；病久气虚者，加黄芪、党参。

（2）气滞痰凝证

证候：患者曾感寒气外邪或平素贪食冷物，常感形寒肢冷，忧思郁怒，胸闷胁胀，肿块疼痛多见冷痛、木痛、绞痛。舌淡白，苔薄腻，脉弦滑。

分析：妇女内或外受寒邪，囿于经脉，阻滞气血，气血不畅，涩滞不行，加之忧思郁怒，肝旺侮土，思虑伤脾，脾失运化，痰湿内蕴，肝郁痰凝，气血瘀滞，生为肿块，故见胸闷胁胀、苔腻等痰湿证。并见弦滑脉象，弦脉主肝病。

基本治法：疏肝行气，化痰除湿。

选方：逍遥蒌贝散、四物汤加减。

常用药物：柴胡、当归、白芍、茯苓、白术、瓜蒌、贝母、半夏、南星、生牡蛎、山慈菇、川芎、熟地。

加减法：肿块较硬者，加昆布、海藻、白芥子；肿块疼痛者，加乳香、没药；冲任不调明显者，可加仙茅、淫羊藿。

（3）冲任失调，肝肾亏损证

证候：患者常见形体倦怠，身体虚弱，自感困怠无力，乳房轻痛或无痛；月经不调，或提前或推迟，量少色淡，甚者淋漓不尽或闭经；或见腰膝酸软或伴足跟疼痛，头晕耳鸣。舌质淡，苔薄白，脉细。

分析：患者本体虚弱，冲任失养，精血亏损，阳明经热，导致冲任二脉不得充盈，功能失调，月经期、色、质、量均异于常态。劳倦内伤，冲任失养，则乳络失养，易成乳癖；同时，可见腰膝酸软，或伴足跟疼痛、头晕耳鸣等肝肾亏虚之象。素体本虚则疼痛不显。肝气郁结，日久不畅，影响冲任，故见癸水量少色淡、舌淡、苔白、脉沉细。

基本治法：益肝补肾，调摄冲任。

选方：逍遥散、二仙汤加减。

常用药物：柴胡、当归、白芍、白术、茯苓、生姜、薄荷、炙甘草、仙茅、淫羊藿、巴戟天、黄柏、知母。

加减法：肿块较硬者，加昆布、海藻、白芥子；肿块疼痛者，加乳香、没药；冲任不调明显者，可加仙茅、淫羊藿。肝郁气滞较甚者，加香附、郁金、陈皮；血虚者，加熟地；伴妇女更年期综合征者，加苏子、丹参、沉香、白薇；夜卧不安，忧思过度者，加菖蒲、夜交藤，甚者加合欢皮、茯神；懒言少动者，重用菖蒲，加郁金；心烦不寐者，重用夜交藤，加酸枣仁；纳呆畏寒者，去黄柏，加干姜。

3. 外治疗法

本病外治法常以外敷为主，亦见针刺法。需要注意防止局部皮肤过敏；针刺法治疗时，要注意局部皮肤消毒，防止感染发生。

（1）外敷法

①陷肿散（乌贼骨、石硫黄、白石英、紫石英、钟乳、丹参、琥珀、附子、胡燕屎、大黄、干姜）或化瘤散（生石膏、纯碱），均为散，外敷。瘤不消者，可加芒硝，亦可用醋磨山慈菇外敷。

②阳和解凝膏外贴，7天一换。功能温阳化湿，消肿散结。用于脾肾阳虚，痰瘀互结所致。

（2）针刺法：取神门、内关穴常规针刺，第3次后加太冲穴。

4. 手术疗法

以手术切除为主，手术指标视其临床症状而定。若本病伴发于其他病变而偶然被发现，则不需要特殊处理。若独立成瘤，需手术切除肿物并保留足够的切缘距离。持续疼痛不适的弥漫性乳腺假血管瘤增生，可广泛切除病变组织。即便完整切除病灶，术后复发率仍高达22%。

【诊治思路】

治疗当以行气为首，但不可一味地破气，应结合辨证，予以温阳化痰散结或凉血清热解毒。

本病极易与乳腺纤维腺瘤混淆，常需经病理诊断方可定性。

【临床研究】

1. 朱松毅以凉血解毒、活血化瘀、益气养阴为原则治疗血瘤。药用生地黄、牡丹皮、赤芍清热凉血；王不留行、蜀羊泉解毒消肿；当归、川芎、桃仁、红花活血祛瘀。偏气虚或形体娇嫩者，加党参、黄芪、白术、山药益气健脾；情志不舒者，加香附、川楝子疏肝理气；日久者，则加海藻、夏枯草软坚散结。外用桃芥膏（桃仁、白芥子、当归、细辛、红栀、乳香、没药）敷贴以和营活血，消肿散结。

2. 温建余认为，血瘤多因心火妄动，或外受寒凉等，致血脉受阻，气血瘀滞，凝结不散而成。遵"结者散之""留者攻之"之旨，选用大戟、甘遂、芫花消肿散结，冰片行气活血，红花活血化瘀，甘草通调血脉，以适量酸醋调制，意在取其酸性收敛、消肿散结，并助药力导入，共奏活血化瘀、消肿散结之功，俾瘀滞化解，凝结消散，血脉通调，血瘤得消。将药物敷贴于血瘤之上，使药力直达病所。自拟消瘤散（药用大戟、甘遂、芫花、红花、甘草、冰片各等分，研极细末备用），根据瘤体大小，取适量以冷开水、醋各半调成糊状，现调现用，外敷患处，2日1换，15次为1个疗程，连用2个疗程，无效者停用。部分患者在敷药过程中，可能出现局部皮肤红色皮疹、瘙痒或糜烂，可在瘤体上先敷上一层土黄连液纱布或雷佛诺尔液纱布，再敷消瘤散，上述皮肤过敏反应便会很快消失，不必停药，以免影响疗效。

（3）文益华用内服消瘰丸加味治疗，药用玄参、牡蛎、海藻、昆布各 10g，浙贝母 4g，三棱、莪术各 2g。水煎，日服 3 次，每次 10mL，2 日 1 剂。外用解毒散（金龟莲、大黄、蚤休、黄柏各等分，冰片适量，共细末），以水、酒各半调成糊状，敷于肿块上，干后以水、酒各半浸润之，外用敷料盖上。每日换药 1 次，7 次为 1 个疗程。

【预防与调护】

1. 指导患者进食含较低雌激素的食物，减少雌激素的摄入，稳定激素受体表达。不宜食用豆制品、蜂制品及人工饲养的家禽、水产。

2. 乳腺假血管瘤样增生属于乳腺增生，应避免日常生活带来的情绪波动，舒畅心胸，多参与户外活动，避免忧思过度或喜怒无常。

3. 定期进行乳腺 B 超检查，密切观察增生情况，辨证施治。

（姚昶　朱智媛）

第七节　乳头雷诺症

乳头雷诺症是指乳头小血管收缩痉挛或破损而导致的乳头刺痛或针扎样疼痛，即雷诺症状发生于乳头处的一类疾病。本病临床相对少见，常发生在哺乳刚完毕、婴儿口刚离开乳头时，乳头颜色迅速苍白，并伴有灼热、疼痛不适，移时乳头自行恢复如常（乳头血管痉挛缓解，血流恢复），此时会出现乳头抽痛。临床上乳头颜色变化及疼痛可反复发生，持续数分钟至数小时不等。本病好发于初产妇，其发生可能与乳头发育不良、乳头破损、含乳不良等因素相关。

乳头雷诺症可属中医"乳头痹症"范畴。

【源流】

1. 病名

痹有闭阻不通之意。最早的记载见于《内经》，称之为"痹"，并对痹的名称、病因病机、症状都有较为详尽的论述。如《素问·痹论》中言"所谓痹者，各以其时重感于风寒湿之气也"。《内经》不仅提出了痹的概念，根据病机及病位的不同进行分类，如"风寒湿三气杂至合而为痹也。其风气盛者为行痹，寒气盛者为痛痹，湿气胜者为着痹""以冬遇此者为骨痹，以春遇此者为筋痹，以夏遇此者为脉痹，以至阴遇此者为肌痹，以秋遇此者为皮痹"。东汉张仲景在《内经》的基础上，提出"湿痹"和"历节"的概念，两者均以关节疼痛为主要症状，都属于痹证的范畴。隋代巢元方的《诸病源候论》总结痹证的病源和证候，在沿用仲景病名的同时，又将痹病分为历节风候、湿痹候、风湿痹候、风痹候、五体痹候等，并对各候症状进行了详细的论述和鉴别，大大丰富了痹证的内容。本病根据其临床表现，当属"皮痹"。皮痹，病在皮，是以肤冷麻木、刺痛、浮肿，甚则皮肤变硬、萎缩为主要表现的风湿病。

2. 病证

《素问·痹论》谓："以秋遇此者为皮痹……在于皮则寒。"《灵枢·刺节真邪》亦谓："虚邪之中人也……搏于皮肤之间……留而不去为痹，卫气不行，则为不仁。"乳头皮痹，临床可见乳头麻木不仁、刺痛、忽而苍白，或有肢紧发硬、关节不利，或见皮肤虫行感等症。

3. 治法

（1）内治：《素问·痹论》云"风寒湿三气杂至，合而为痹也"，历代医家治疗痹证多以"祛风""除湿""散寒"为基本治法。此外，痹有阻塞不通之意，指由病因致骨、筋、脉、肉、皮阻塞不通，不通则痛，故通法是治疗原则。明代李中梓对痹症治疗有非常具体的记载，其在《医宗必读·痹论》云："治行痹者，散风为主，御寒利湿不可废，大抵参以补血之剂，盖治风先治血，血行风自灭也；治痛痹者，以散寒为主，疏风燥湿亦不可缺，大抵参以补火之剂，非大辛大温不能释其寒凝之害也；治着痹者，利湿为主，祛风散寒亦不可缺，大抵参以补脾益气之剂，盖土强可以胜湿，而气足自无顽痹也。"痹证病程长，反复发作，后世据"久病必瘀""久病必虚"的原理，治痹又参以活血祛瘀、补肝益肾之法。

（2）外治：巢元方在《诸病源候论》中提及了以"汤、熨、针、石"等法治疗痹证，充分说明了外治法在痹证中的重要性。外治和内治用药机制相同，《理瀹骈文》中指出："外治之理即内治之理，外治之药亦即内治之药，所异者法耳。""外治必如内治者……虽治在外，无殊治在内也。所以与内治疗并行，而能补内治之不及者。"说明外治只是采取与内治的方法不同而已。明代名医徐大椿在中医典籍《医学源流论·薄贴论》中就提出："若其病既有定所，在皮肤筋骨之间可按而得者，用膏贴之，闭塞其气，使药性从毛孔而入其腠理，通经贯络，或提而出之，或攻而散之，较服药尤有力。"

中医临床治疗乳头雷诺症以内外兼治为法，内治以益气活血为主、散寒通络为主，外治以温敷、滋润为要。

【病因病机】

中医学认为，其形成是由风、寒、湿三气共同作用的结果，而不是由单一的病因所致。

1. 外邪入侵

《中藏经·论痹》："痹者，闭也。风寒暑湿之气中于人脏腑之为也。五脏六腑感于邪气，乱于真气，闭而不仁，故曰痹也。"它不仅指出风寒湿三气可以致痹病，并首次提出暑邪亦为致痹因素。关于热痹，《素问·痹论》提出其病因为："其热者，阳气多，阴气少，病气胜，阳遭阴，故为痹热。"

随着医家们对痹证认识的不断深化，并结合大量的临床观察，对痹证的外因认识已不再局限于风寒湿三气的范围。凡外感六淫皆可致痹，且具有相互复合侵袭之特点。而六淫之邪的生成与季节气候、居住或工作环境、体质因素、或起居调摄不慎等有密切的关系。

2. 正气亏虚

正气亏虚是痹证发病的内在致病因素和病变的基础。正如《素问·刺法》所言："正气存内，邪不可干。"《素问·评热病论》云："邪之所凑，其气必虚。"《素问·百病始生》又云："风雨寒热，不得虚，邪不能独伤人，卒然逢疾风暴雨而不病者，盖无虚，故邪不能独伤人，此必因虚邪之风，与其身形，两虚相得，乃客相形。"正气亏虚，体虚腠理就空疏，营卫不固，机体无力驱邪外出，以至病邪稽留而病势缠绵。《诸病源候论·风病·风湿痹候》说："由血气虚，则受风湿。"《济生方·痹》也说："皆因体虚，腠理空疏，受风寒湿气而成痹也。"张介宾说："痹证大抵因虚者多，因寒者多，惟气不足，故风寒得以入之；惟阴邪留滞，故筋脉为之不利，此痹之大端也。"说明了邪气是痹证发生的外在因素，是其标；正气虚，精液匮乏，脏腑功能低下，容邪留内，是其本。

3. 痰浊瘀血内生

痰浊和瘀血是气血运行发生障碍时的病理产物。清代王清任在《医林改错》中明确指出瘀血致痹之说，其中"身痛逐瘀汤"是治瘀血痹之名方。唐容川《血证论》、张锡纯《医学衷中参西录》等对痹之属瘀者，亦颇多阐发。叶天士《临证指南医案·痹》说："痹者，闭而不通之谓也，正气为邪所阻，脏腑经络不能畅达，皆由气血亏损，腠理疏豁，风寒湿之气得以乘虚外侵，留滞于内，致湿痰浊血流注凝涩而得之。"

乳头痹证的患者多因乳头皮肤柔嫩，局部神经敏感，或哺乳方式不佳，导致婴儿长时间吮吸乳头，乳头充血过久；或因暴怒或抑郁伤肝，肝失疏泄，久郁化火；或肝经湿热蕴结，外发于乳头肌肤，气血不和，经脉阻塞，亦可导致本病发生。素体阳虚，寒自内生，寒盛则血凝涩，血流不畅，致乳头痹证。《素问·举痛论》曰："寒气入经而稽迟，泣而不行。"故而寒邪外淫经络，令血凝涩而不流，内外合邪，脉络气血瘀阻，则是本病又一病因。本病患者多为新产妇，多产后体虚，属本虚标实之证，气虚、阳虚为本，寒、湿、邪毒、气滞、血瘀为标。

【诊断】

1. 疾病诊断

（1）临床表现：妇女哺乳完毕后，由于外界温度低于婴儿口腔温度，当口腔离开乳头后，环境低温刺激，乳头血管收缩，血流减少，颜色首先变白，接着组织缺氧可变紫，当血管收缩解除，血流再灌注，乳头出现充血色红。乳头苍白时，可出现灼热痛感；乳头色红充血时，可有抽痛、刺痛感，持续时间一般较短，但也有长达 1~2 小时。本病常常迁延不愈，甚至持续整个哺乳期。如伴有乳头发育不全（平塌或内陷）、乳头外伤、含乳不良等症状，可能诱发急性乳腺炎。

（2）辅助检查：皮肤紫外线照射实验，可见乳头皮肤对紫外线照射的红斑反应减弱。

2. 症状诊断

（1）乳头疼痛：疼痛呈游走状，走注无定，则为风痛，因风性善行，《内经》称之为"行痹"，多为风邪偏盛所致。疼痛较剧，得温稍舒，遇寒加重，则为寒痛，因寒性凝滞，并主收引，《内经》称之为"痛痹"，多为寒邪偏盛所致。乳头酸痛，有重着之感，乳头肿胀者，则为湿痛，因湿性重浊和趋下，为有质之邪，《内经》称之为"着痹"，多为湿邪偏盛所致。乳头疼痛，局部红肿灼热，痛不可近，得凉稍舒，遇热加重，则为"热痹"。

（2）乳头肿胀：乳头肿胀者必有湿邪，其病发初期湿气较甚，尚未成痰，故见乳头漫肿、颜色粉白、略透光，触之柔软；若病延日久，肿势不消，湿邪内停，气血不畅，湿凝为痰，血滞成瘀，痰瘀互结，则乳头肿大、颜色紫红、触之较硬。若兼有疼痛，则为痰瘀痛。

【治疗】

1. 治疗原则

本病的治疗，可根据症状轻重分别用药。轻者仅需外治，重者可内服中药，内外合治。气虚血瘀者，多为虚证，患处本身常无破损，治法以调补身体、益气养血为主，患者体力恢复则病情缓解。阳虚寒盛者，多为本虚标实证，产后阳虚、寒盛血凝为本，情志抑郁、肝郁血阻为标，治以疏肝解郁、温阳散寒为主，注意心理疏导。发育不良者，多为外伤刺激，局部肌肤新生，娇嫩敏感，治疗多以外治为主，保护创面清洁，防止创面扩大，预防感染，促进创口尽早痊愈。

2. 辨证论治

（1）气虚血瘀证

证候：乳头疼痛，乳头颜色偏淡，乳汁不足或稀薄，皮肤皱缩干萎，疼痛绵绵；多伴少气懒言，面色萎黄。舌淡，苔薄白，脉细。

分析：妇人新产，耗气伤血，素体本虚，气血不足，则乳汁无生化之源，故乳汁不足、稀薄；气血亏损无以滋养体表，则肤色淡而干萎；舌淡，苔薄白，脉细主虚。

基本治法：益气行血，养血活血。

选方：参芪汤加减。

常用药物：党参、黄芩、黄芪、白术、陈皮、桑寄生、白花蛇舌草、菟丝子、丹参、甘草。

加减法：若以血虚为主，唇舌不荣明显者，可加大熟地黄、白芍用量；若以气虚为主，气短乏力明显者，可加大人参、白术用量；兼见不寐者，可加酸枣仁、五味子。

（2）阳虚寒盛证

证候：乳头疼痛，遇冷更甚，多以刺痛为主；乳头颜色偏紫；多伴有情绪闷闷不乐或急躁易怒，易哭，喜叹气。舌淡紫，苔薄白或白腻，脉弦细。

分析：妇人产后，阳气大损，寒自内生，寒盛则血凝涩，血流不畅而乳头疼痛；舌淡紫、苔薄白或白腻、脉细为阳虚寒盛之象；脉弦属肝。

基本治法：温阳散寒，活血通络。

选方：当归四逆汤加减。

常用药物：当归、白芍、桂枝、乳香、没药、鸡血藤、路路通。

加减法：畏寒甚者，加桂枝以温经通阳；疼痛明显者，加延胡索、地龙。

3. 对症治疗

（1）疼痛：疼痛是痹证的首要症状，迅速缓解疼痛是取得疗效并增强患者信心的关键。根据前述辨证结果，乳头痹证疼痛可分以下 4 种类型进行治疗。

①风痛：治宜祛风通络。轻者用独活或海风藤，重者用乌梢蛇或蕲蛇。独活，《名医别录》谓其"疗诸贼风，百节痛风，无（问）久新"；《本草正义》称"独活为祛风通络之主药……为风痹必不可少之药。"一般用量为 15～30g，阴虚血燥者慎用，或伍以养阴润燥之品，如当归、生地、石斛等。海风藤善治风湿游走性疼痛，用量以 30～45g 为佳。乌梢蛇与蕲蛇俱可搜风止痛，惟蕲蛇之力较强，乌梢蛇次之。蕲蛇以入散剂为佳，每次 2g，每日 2 次，如用于煎剂则需 8～10g。

②寒痛：治宜温经散寒，通络止痛。药用桂枝等，一般成人每日量 6～10g。

③湿痛：治宜燥湿化湿，参以温阳之品。湿去络通，其痛自已。药用薏苡仁、苍术、生白术等。其中，薏苡仁可利湿除痹。若大便调者，用生苡仁；大便溏者，用熟苡仁；若关节肿甚而便溏者，则生熟苡仁合用，或用千年健 30g（善祛风渗湿、疏通经脉止痛）。

④热痛：治宜清络止痛。药用知母、生地、忍冬藤等。痛甚者，加乳香、没药、延胡索等。若常规用药结果不著时，加用羚羊角粉 0.6g（分 2 次吞服）。李时珍在《本草纲目》中曾明确指出："筋脉挛急，历节掣痛，羚（羊）角能舒之。"同时，外用芙黄散（生大黄、芙蓉叶各等分，研细末），以冷茶水调如糊状，取纱布涂敷患处，每日一换。或用鲜凤仙花茎叶捣烂外敷亦佳。

（2）肿胀："湿胜则肿"，早期可祛湿消肿，用苡仁、泽泻、泽兰和土茯苓等。久则湿停生痰，并致痰瘀交阻，肿胀不消，故祛湿之时须参用化痰祛浊、消瘀剔邪之品，始可奏效。此外，七叶莲长于祛风除湿、活血消肿，刘寄奴散瘀消肿，亦可选用。

4. 外治疗法

（1）外敷法

①乳头痹证伴单纯乳头破碎，裂口干燥结痂者，可用 10% 黄柏水或 4% 玉石水溶液将乳头、乳晕部洗涤干净，剥去痂皮，拭干后外涂生肌玉红膏或蛋黄油（用蛋黄置锅中文火漫慢熬油取用），每日 2～3 次。哺乳时，用吸奶器吸出乳汁后，置奶瓶中喂，或用钟形吸奶器置乳晕上，让婴儿间接吸吮。保持患部清洁干燥，哺乳后及时清洁。

②乳头痹证伴乳头皲裂引起乳头炎时，乳头可见多处皲裂溃疡，用 10% 黄柏水或 4% 玉石水将患处洗净拭干，然后外涂蛋黄油。如痒甚。用青黛散加麻油调敷。

③乳头痹证伴乳头皲裂合并乳晕炎时，除按上法处理外，如渗出液较多时，可用

10%乌梅水湿敷，或枯矾粉外撒，以使局部干燥，制止渗出。待局部干燥后，再换青黛散麻油调敷。

（2）外洗法

①乳头风寒湿痹型：药用透骨草、红花、乳香、没药、桂枝、威灵仙、鸡血藤、夏枯草、路路通。将所用中药加水（水量以能够洗浴双乳而定）浸泡1小时，然后煎沸30分钟停火，并把药液滤到盆内。趁热先熏后洗，温度以不烫伤皮肤为度，洗后微发其汗。每次洗浴30分钟，每日洗1~2次。每剂煎液存放洗浴1~3天。

②乳头风湿热痹型：药用透骨草、红花、乳香、没药、蒲公英、威灵仙、夏枯草、路路通、紫花地丁。待药液冷却至微温时洗浴，每次洗浴20分钟，每日洗3~4次。

（3）热熨法：乳头虚寒湿痹型，药用透骨草、红花、鸡血藤、桂枝、狗脊、威灵仙、党参、薏苡仁。将所用中药研为粗末，缝一个白布口袋，其大小以能盖及乳房为宜。把中药末装入口袋里缝合好，然后将药口袋放入蒸锅里蒸8~10分钟取出，待热稍散即喷少量酒（以增强渗透力），以不烫伤皮肤为度，趁热敷于患处；待其温度稍减时，再加热水袋，以保持热力，嘱其微微发汗。每次热敷2~4小时，每日1次，每剂可连用3~6天。注意将药袋放阴凉干燥处，以免发酵变质。

【诊治思路】

乳房处经络以通为主。本病多本虚标实证，常伴情志抑郁、血液凝滞，补不可过猛，防止虚不受补；不可加用活血行血药，应补血养血、补气行血，多用温阳散寒、益气养血之品。外用药与内服药结合治疗，注重心理疏导。

【临床研究】

1. 发病相关因素

雷诺症的特点是双相变色和三相变色。双相变色指白色变为红色，三相变色指白色（苍白）变为蓝色（发绀）再变为红色（红宝石状）。其中双相变色更为典型，三相变色更为严重，它影响了大约20%的健康育龄妇女。

乳头的雷诺症常可导致母乳喂养停止。乳头血管痉挛于1970年由Gunther首次描述，并被认为是心理因素导致。Coates在1992年首次描述了乳头血管痉挛和雷诺症之间的联系。此后，又有病例报告雷诺症与乳头疼痛有关，冷刺激导致极为痛苦的母乳喂养，所有病例都有双相或三相的颜色变化。虽然血管痉挛事件可以通过鉴别和消除诱因以及使用血管扩张剂来减少，但雷诺症并没有治愈的方法。临床上有雷诺症的患者，即使没有全身疾病，也可以作为风湿病进行治疗。

有研究发现，情绪、压力、吸烟、酒精、咖啡因和某些药物可能诱发或加重乳头雷诺症。临床发现，拉贝洛尔治疗妊娠高血压可能导致乳头雷诺症的发病，该病例停药后乳痛症状也明显缓解。

2. 西药治疗

美国的Barrett等回顾性研究了其诊所2004~2010年间的22例母乳喂养患者，这些母亲符合乳头雷诺症的诊断标准。在这些患者中，先口服或局部抗真菌药治疗念珠菌性乳腺炎 20 例（91%）无效。在硝苯地平治疗的 12 名患者中，10 名（83%）报告乳头疼痛减轻或消失。所有患者均经历了适当的治疗，包括治疗雷诺现象，症状明显改善。考虑对比抗真菌药，硝苯地平似乎是治疗乳头雷诺现象的有效药物。硝苯地平（nifedipine）是一种钙通道阻滞剂，通过抑制血管平滑肌细胞对钙的吸收而具有舒张血管的作用。因其不超过 10% 的剂量是通过母乳转移的，这被认为对母乳喂养的妇女是安全的。剂量选择，包括每天 1 次的 30mg 缓释片；或每日 3 次，每次 5mg。这种药物通常为期 2 周的试验，证明 1 ~ 2 周足够使症状消退，但部分患者需更长的疗程。硝苯地平的常见不良反应，包括头晕、潮红和心动过速。维生素 B$_6$ 因其很容易转移到母乳中，降低产奶量，并且治疗效果甚微而不被建议在乳头的雷诺症治疗中使用。其他临床治疗药物疗法，还有 5 - 羟色胺受体拮抗剂和血管紧张素转换酶抑制剂，但后者因在哺乳期妇女中是禁用药，故而不推荐使用。

3. 中医药治疗

（1）岑利族经验方：藤杜仲 12g，五爪风 12g，三角风 20g，八角枫 20g，鸡屎藤 12g，石菖蒲 8g，伸筋草 8g，臭牡丹 12g。以上药物加水 2000mL，煎成药液，浸煮竹罐。将竹罐趁热吸拔于乳房部位上，留置 5 分钟后移除。可用消毒的三棱针在罐印部位轻刺 1 ~ 3 针，再用热竹罐在针刺部位拔罐，10 分钟后移除。拔罐一般 2 ~ 3 天 1 次，10 次 1 个疗程。

（2）熨浴方：宽筋藤、半枫荷、寮刁竹、大罗伞、小罗伞、大风艾、七叶莲。上药粉碎后装入布袋中（大小以可以覆盖乳房为宜）包好，先浸泡水中，然后加热煮沸。将药袋趁热（以能适应的热度为宜）反复熨烫患处，然后用药水浸洗患处。

（3）陆振华经验方：伸筋草 30g，羌活 30g，独活 30g，防风 30g，红花 20g，威灵仙 20g，杜仲 20g，当归 20g，土鳖虫 20g。水煎成浓缩液，用无菌纱布蘸足药液覆盖于乳头周围（不覆盖乳头），将凝固成饼状的液体石蜡加温至熔化后，放置于药物纱布的表面，上面再盖小毛毯保温，治疗时间为 30 分钟。治疗完毕后，用毛巾擦掉治疗部位所出的汗液。每日治疗 1 次。

【预防与调护】

1. 乳头正常发育的女性，怀孕 4 个月以后即可每晚牵拉乳头，并以食、拇两指轻搓乳头。不间断地牵拉搓揉，次数逐渐增加至每晚十几次至 50 次为止，力道逐渐加重。如此操作至将分娩时，乳头伸展充分，乳头皮肤坚韧，待哺乳开始时则不惧婴儿吮吸。如果是平坦、凹陷、过小乳头的患者，如经上法仍未能使乳头伸展，则应及时地使用乳头凹陷矫正器。待乳头初步矫正后，即可采取每晚牵拉揉搓的办法，以求巩固。乳头过大者，每次哺乳时，尽量将乳头完全置入婴儿嘴中，均匀吮吸。

2. 对于新产妇，因给予足够的关心和爱护，于行动不便时给予支持。

3. 哺乳前后均需用温水清洁乳头，过程轻柔，哺乳完毕后注意保持乳头干燥；使用专业的哺乳内衣，清洁、透气；注意避免各种寒冷、潮湿等刺激。

（姚昶 朱智媛）

第八节 乳房血栓性浅静脉炎

乳房血栓性浅静脉炎主要是指发生在乳房部皮肤浅静脉的血栓性、非细菌性炎症。临床以乳房部皮下浅静脉呈条索状肿起、形如蚯蚓、硬而疼痛为特征，可同时伴同侧腋窝淋巴结肿大。本病临床少见，病灶多出现在乳房下皱襞及乳房外侧。乳房近期可有按摩、外伤、手术或炎症等既往史。极少伴四肢游走性浅静脉炎者，多有长期吸烟史，可有低热、周身不适等表现。

乳房血栓性浅静脉炎属中医"恶脉"范畴，血栓性浅静脉炎则类似中医的"赤脉""青蛇毒""黄鳅痈"。

【源流】

晋代葛洪《肘后备急方》对"恶脉"的症状特征、病因病机做出了精辟论述："恶脉病，身中忽有赤络脉起如蚯蚓状，此由春冬恶风入络脉之中，其血瘀所作。"清代《医宗金鉴·外科心法要诀》详细描述了"黄鳅痈"的症状特征及病因病机："此症生在小腿肚里侧，疼痛硬肿，长有数寸，形如泥鳅，其色微红，由肝、脾二经湿热凝结而成。"

【病因病机】

中医学认为，乳房血栓性浅静脉炎乃外伤内损，湿热、瘀血凝滞乳脉，气血不畅，络道瘀阻所致。"夫乳病者，乳房阳明胃经所司，乳头厥阴肝经所属。"患者乳房近期因过度按摩、外伤、手术或炎症等致乳房局部血脉受损，恶血留内，积滞不散，而成恶脉；因长期吸烟，烟毒伤肺，"肺朝百脉"，烟毒瘀滞周身脉络，游走于乳脉；或平素情志不畅，肝气郁结失于疏泄，气机不畅，致足厥阴肝经气血凝滞；或饮食不节，肝脾不和，日久湿热蕴结，气血凝滞乳房脉络。由此瘀血凝滞、湿热瘀阻乳脉，乳脉不通，日久形成条索样肿物，不通则痛，局部疼痛拒按。

西医学认为，乳房的浅静脉在乳房的皮下，经皮肤可透见，在皮下结成静脉网，并在乳晕部形成围绕乳头的吻合环。这些静脉位于浅筋膜浅层的深面，有纵向和横向两种。纵向的静脉多汇集到胸骨柄窝，然后注入颈根部的浅静脉，再到颈前静脉；横向的静脉多汇集到胸骨边缘部位，然后转而穿过胸壁注入内乳静脉，但也有的与对侧的静脉相吻合。这些乳房的浅静脉在有乳房肿瘤生长时会明显曲张，而具有一定的诊断意义；也可因各种原因引起局部血栓形成，发生血栓性前静脉炎。部分血栓闭塞性脉管炎患者，乳房部皮下可出现游走性浅静脉血栓。

【诊断】

1. 疾病诊断

（1）临床表现：本病一般发生于 30～50 岁的女性，表现为一侧或双侧乳房皮下出现条索状肿物，与皮肤粘连，直径 1～3mm，长 5～150mm。急性期，患处疼痛明显，部分皮肤微红，扪之局部发热，按压及牵扯时疼痛加重；慢性期，患处遗有一条索状物，质地略硬，其色黄褐，按之如弓弦，用两手指将条索状肿物两端拉紧时，可出现一条皮肤凹陷性浅沟，伴压痛及牵扯痛，少数可形成硬结，经久不消。极少数伴四肢游走性浅静脉炎者，多发生在男性，多有长期吸烟史，可有低热、周身不适等表现，甚至发生脱疽。

（2）辅助检查

①血常规检查：一般正常，少数可有白细胞计数增高，部分患者可出现血沉加快。

②B 超检查：可见局部浅静脉血管堵塞。

③病理检查：局部活体组织检查可明确诊断。

2. 症状诊断

局部症状

①急性期：初起在乳房浅层脉络径路上出现条索状肿物，与皮肤粘连，直径 1～3mm，长 5～150mm，部分患者局部皮肤略红，触之微热，疼痛拒按，活动时加重，有明显牵扯痛。

②慢性期：患处遗有一条索状物，质地偏硬，有时有结节感，其色黄褐，按之如弓弦，用两手指将条索状肿物两端拉紧时，可出现一条皮肤凹陷性浅沟，疼痛固定，较急性期减轻，伴压痛及牵扯痛。

极少数长期嗜好吸烟史者，可伴四肢游走性浅静脉炎者，或有低热、周身不适等表现。

【治疗】

1. 治疗原则

治疗乳房血栓性浅静脉炎，内以行气活血、化瘀通络为主，佐以清热化湿。急性期，外以清热之剂，箍围消肿；慢性期，外以温经之剂，通络散结。总以局部辨证为主，结合全身辨证，审症求因，辨证论治，内外兼治。

2. 内服治疗

基本治法：行气活血，化瘀通络。

选方：桃红四物汤加减。

常用药物：桃仁、红花、川芎、赤芍、当归、莪术、柴胡、泽兰、丹参等。

加减法：皮肤微红，扪之局部略热者，加丹皮、玄参、金银花、蒲公英；舌红，苔黄腻，脉滑者，加黄芩、蒲公英、生薏苡仁等；痛甚加延胡索、乳香、没药；局部质地偏硬，经久不消者，加三棱、水蛭、地龙、桂枝等。

3. 外治疗法

（1）急性期疼痛明显，条索状肿物发热微红者，可外敷金黄散、青敷膏。

（2）慢性期局部肿硬疼痛，经久不消者，局部红灵酒外擦或阳和解凝膏外贴。

4. 其他疗法

（1）通塞脉片，每次 5 片，每天 3 次。

（2）阿司匹林内服，每次 10mg，每晚 1 次。

【诊治思路】

本病的病理产物主要为瘀血、湿浊。瘀血、湿浊皆为阴邪，得温而化、得寒则凝，故治疗本病，活血通络为要，可佐温通之剂，切不可太过寒凉。

【预防与调护】

1. 急性期宜减少活动，以减轻疼痛，助消退；慢性期可以局部理疗、湿毛巾热敷。

2. 忌食辛辣鱼腥之品，避免主动或被动吸烟。

（任晓梅）

第九节　乳房寄生虫病

乳房寄生虫病是寄生虫在乳房皮肤或腺体中的特定寄生而出现的乳房疾病。临床较为少见，多以乳房内肿块为发病特征，没有特定的发病时期，易发生误诊。其发病多与环境受寄生虫污染及饮食生水、生肉等不良习惯有关。诱发乳房寄生虫病的病虫主要以丝虫、包虫为主，临床亦可见裂头蚴虫、肺吸虫、血吸虫、线虫、囊虫等寄生。我国常见的乳房寄生虫病有 8 种，即乳房丝虫病、乳房棘球蚴（包虫）病、乳房裂头蚴病、乳房卫氏并殖吸虫（肺吸虫）病、乳房血吸虫（益虫）病、乳房颚口线虫病、乳房猪囊尾蚴（囊虫）病、乳房蜱虫病。

随着人们生活环境的改善和饮食习惯的优化，乳房寄生虫病见于偏远欠发达地区或有进食生肉食品风俗地区。因此，为了本专业医务工作者对本病初步了解，减少临床误诊率，现按乳房不同来源的寄生虫感染资料分述如下。

一、乳房丝虫病

丝虫病是世界范围内的一种致残性寄生虫病，特别是在世界热带和亚热带国家。这种疾病在印度相当普遍。最常见的致病因子是两种密切相关的线虫，Wuchereria bancrofti 和 Brugia malayi 占 98% 的病例。丝虫以蚊子作为中间宿主，以人类作为终宿主。寄生乳房较少见，至今为止，约 4 例在乳房肿块吸出物中显示成年雌性蠕虫。超声波检查显示囊性病变可呈皮下平面的"丝虫舞"态，是除放射学、细胞学和组织病理学以外的诊断手段，临床较易诊断，以手术切除配合二乙基咔嗪柠檬酸盐（DEC）治疗为主。

丝虫病流行于我国东南沿海和长江流域湖泊地区，主要传染媒介为蚊虫。临床症状多见淋巴管阻塞和感染，常伴有腹股沟和腋淋巴结炎及淋巴管炎、下肢象皮肿、乳糜尿、精索炎及附睾炎等。乳腺丝虫病国内报道 400 余例，以成年女性多见，其原因可能与成年女性乳腺部淋巴管丰富有关。

丝虫病于乳房发生率约为 1.62%（97/5974），乳房丝虫性肉芽肿发生率为 0.42%（25/5974）。一般预后良好。

【源流】

1. 病名

丝虫病，虽在中医学文献里未见此名，但本病日久可形成"象皮腿"，文献中有其临床症状相关记载，如"膈病""足膇""膏淋""癫疝""脚气""冬瓜腿""大脚风""溜胶""沙木胲"以及"红丝瘤""流火""瘴筋"等。这些文献所记载的病名，与丝虫病感染伴发的淋巴管炎、乳糜尿、象皮肿等症状很相似。而在汉代《诗经》小雅巧言篇中记载有"既微且膇"，膇者即下肢粗肿的意思；《左传》有"民愁垫隘，于是有沉溺而重膇"。隋代巢元方《诸病源候论》也有类似丝虫病的原因和症状的记载。清代王孟英在《潜斋医案》中也说："凡水乡农人，多患脚肿，俗名'大脚风'，又名'沙木胲'，一肿不消，与寻常脚气发过肿消者迥异，治之辄无效。"可见丝虫病在我国发现的历史很早。

2. 病证

本病病证特点主要有二：其一，"喜著四肢"，以下肢为甚。"其状赤脉起如编绳，急痛壮热。其发于脚者，喜从鼠蹊起至踝，赤如编绳，故谓膈膈病也。发于臂者，喜从腋下起至手也，可即治取消，其溃去脓，其热歇，气不散，变为膇肿，缓涩（指脉象）相搏，脚肿已成脓也。""膇病者，自膝以下，至踝及趾俱肿直是也。皆由气血虚弱，风邪伤之，经络否涩而成也"（隋代《诸病源候论》）。唐以后的记载更为详尽，如："膈病喜着四肢，其状赤脉起如编绳，急痛发热……喜从鼠蹊起至踝。"（唐代孙思邈《千金要方》）"两足胫红肿，寒热如伤寒状，从此或一日一发，半月数月一发，渐渐四肢挛缩转筋，脚膝肿大。"（清代梅启照增辑《验方新编·卷八》）其二，累及生殖和泌尿系统。"阴囊肿缒，如升如斗，不痒不痛""女子阴户突出"（金代张子和《儒门事亲》）。隋唐时期有关描述更为具体："小便白如米汁，如豆羹状"（唐代孙思邈《千金要方》）。"膏淋……溺与精混，或沉在溺下如糊状，或浮在溺上如脂膏状"（明代戴思恭《证治要诀》）。"癫疝重坠，囊大如斗"（清代梅启照《验方新编·卷八》）；"初起胯间结核而痛，增寒壮热，渐而下行，至脚即肿，肿胀木硬，终身不便，诚可悯也。"（清代赵学敏《串雅》）；"阴囊肿大，如斗如栲栳，或顽麻不仁"，即所谓"癫疝"（《中国医学大辞典》）等。因此，丝虫病具有易流行、易郁结，并时发时愈、缠绵难愈等特点。

3. 治法

乳房丝虫病的病虫寄生部位以乳头为主，其余症状同常见丝虫病表现，可伴发局部或其他部位淋巴管炎，并可能伴有乳糜尿、鞘膜积液及下肢、阴囊象皮肿等病变。

（1）内治法：单方验方防治研究发现，杀虫祛湿、清热利尿为主要治法之一，常选用射干、萆薢、桑叶、榧子等中药及其复方验方。

射干：本品苦、寒，归肺经。具有良好的杀虫、破瘀血、消痰结的作用。射干治疗乳糜尿确有较好疗效。用法为鲜者约10g，切细，与鸡蛋一个搅匀，再加糯米酒一小杯（约50mL），久蒸，日服3次，连服七天；或射干15g，水煎后加适量白糖，1日分3次服；或制成水丸，每次4g，每日3次，治疗乳糜尿。病程长者，酌加川芎、赤芍。乳房丝虫病可仿此方以杀灭丝虫。

萆薢：性味苦平，归肾、胃经。善利湿祛浊，为中医治疗膏淋、尿浊（相当于西医学的乳糜尿、丝虫性乳糜尿）的常用药。《滇南本草》言本品："利膀胱水道，赤白便浊。"现在常用于丝虫病所致小便混浊，淋沥。乳房丝虫病出现膏淋、尿浊时，可用之。

榧子：甘平质润，入肺、胃、大肠经。具有杀虫消积而不伤正的特点，甘香可口，方便易食，为安全有效的驱虫良药。本品治疗丝虫病，用榧子肉五两，血余灰一两，研末共蜜调制150丸，每次2丸，日服3次，4天为1个疗程，以微丝蚴转阴为度。

桑叶：本品甘、苦，寒。归肺、肝经。能祛风清热，润肺凉血。《神农本草经》中记载说其作用为"除寒热，出汗"。《唐本草》中说水煎取浓汁，能除脚气、水肿，利大小肠。现代报道，桑叶治疗丝虫性象皮肿和乳糜尿具有明显效果。桑叶注射剂，有抗丝虫病的作用。

马鞭草（《名医别录》）：本品苦，凉，归肝、脾经。能截疟杀虫，清热解毒，利尿消肿，通经散瘀。治疗丝虫病，马鞭草18g，苏叶15g，青蒿12g，加水煮沸浓缩至50~80mL。每日1剂，分早晚2次空腹服下。1~10岁和11~15岁儿童的剂量，约为成人总量的1/3和2/3，连服10天为1个疗程。治疗血检阳性但无明显体征的丝虫患者。

（2）外治法

①针灸治疗：早在隋代杨上善注《黄帝内经太素》第二十二卷"杂刺篇"中就有"为胕胀中不便，取三里，盛泻之，虚补之"之说，提出了丝虫病后期的象皮肿病可用针灸治疗。丝虫病引起淋巴阻塞，中医证属血气壅蔽，络脉不通，治疗可以疏通其血脉络道。现代临床对于淋巴管炎症、阻塞等，多针刺大椎、合谷、间使、血海、足三里、阳陵泉等。发于下肢，常针刺足三里、下巨虚、阴陵泉、三阴交、昆仑、承山、复溜、光明、悬钟等。

②中药外洗：轻者可用麻黄、透骨草、木瓜、荆芥、防风、槟榔、桑枝、花椒枝，煎水烫洗。重者，洗后可采取桑绑疗法，即用25%桑叶注射液，肌肉注射，每日1次；自第3、4日开始，用氯丁（或布质）胶松紧带或布带，自下而上绑扎患处，3

个星期为 1 个疗程。疗程结束后，应坚持绑扎至少 2 年以上。重者洗后亦可采取烘绑疗法，即将患处高温（60～100℃）热烘 30～60 分钟；烘后绑扎，每日或隔日 1 次，1 个月为 1 个疗程，间隔 10 天后可做第 2 个疗程，直到局部病变基本消退。另有报道，用络石藤、泽兰、萹蓄、地肤子各 15g 煎水，熏洗患处。以五苓散加小茴香，水煎内服，外用玄明粉敷局部。

【病因病机】

1. 感染湿毒

丝虫病的发生与湿邪有关，但又不同于单纯之湿，属于湿毒、风寒湿毒、风湿热毒范畴。本病多发生在热带和亚热带潮湿多雨地区。北宋《资治通鉴》记载："郁雾冥其上，麋水蒸其下，善生流肿。""大脚风，水乡农民多患之。"湿遏脾阳，脾失运化，以足太阴脾经为最常见。《素问·至真要大论》中说："诸湿肿满，皆属于脾。"湿阻中上焦，可见发热恶寒、胸闷咳嗽，以及头痛、关节疼痛等风湿毒郁滞经络、气血阻痹之证，并易郁而化热，热毒内陷而见"红筋胀""流火"等证。

2. 脾肾虚弱

脾胃虚弱，化源不足，气血虚损，易感湿邪发病。如《诸病源候论》云："尰病者……皆由气血虚弱，风邪伤之，经络否涩而成也。"病邪日久，湿毒郁滞，缠绵难去，损及脾肾，气化不行，均可致水湿停滞而为本病。湿毒内蕴，脾失升清降浊，则精微随溺下泄而见白浊。《诸病源候论·水肿候》记载："三焦不泻，经脉闭塞，故水气溢于肌肤而令肿也。"《诸病源候论·虚劳病诸候》云："胞冷肾损，故小便白而浊也。"

总之，丝虫病早期多为湿毒累及脾肺中上焦，而晚期则多为累及脾肾，甚至阴阳俱亏。

西医学认为，本病是因感染丝虫后，虫体的代谢产物或死亡解体引起乳房局部的肉芽肿。

【诊断】

1. 疾病诊断

（1）临床表现：发病年龄为 16～70 岁，以 30～49 岁妇女多见，以农村妇女为主，表现为乳房内 1～3 个结节或肿块，单乳或双乳发病，病位多于乳房皮下或表浅乳腺组织的外上部，其次为中央区和外下部，右侧较左侧多见，直径在 1～5cm。硬块大小不等，可如黄豆大至鸡蛋大，生长速度较慢，软硬适中，偶伴轻度压痛，活动较差，浅表者常与皮肤粘连。少数患者可见橘皮样变、湿疹、水疱，或伴同侧腋窝淋巴结肿大。个别可并发急性炎症。乳房局部弥漫性水肿，表皮微红，轻微胀痛和痒感，伴低热，似早期急性乳腺炎表现。部分患者体内丝虫代谢产物或丝虫死亡解体引起的肉芽肿，肿块常大如鸽蛋，早期偏软，晚期较硬，或略有触痛。

丝虫病分为急性炎症反应期和慢性阻塞病变期。前者除了表现为乳房部位的肿块外，还伴有周期性淋巴管炎、淋巴结炎及丹毒等；后者除了乳房部位的肿块外，常伴象皮肿、睾丸鞘膜积液（男性）和乳糜尿等。

（2）病理检查：细针穿刺可见重度嗜酸性细胞浸润，可查见丝虫成虫、孕卵雌虫和微丝蚴之一或兼而有之。

①病理肉眼观：由致密的灰白色纤维组织及脂肪组织构成无包膜的不规则结节，长径多为 1~3cm，多数质偏硬，偶可见钙化，切面常见小囊腔，内大多有灰白色或灰黄色干酪样物，仔细挑拣可见丝线样成虫或其破碎片段。

②显微镜下观：成虫寄生于乳腺淋巴管内，引起肉芽肿性淋巴管炎，主要表现为淋巴管内外膜炎，可形成嗜酸性肉芽肿，最终发展为闭塞性淋巴管炎。

2. 症状诊断

乳房肿块，中医辨证多分为早期和晚期。

（1）早期：乳房内有结节或肿块，乳房局部弥漫性水肿，表皮微红，轻微胀痛和痒感，伴低热。可见鼠蹊部有条红丝样流注于下肢脚胫，局部臀核肿大，下肢肿胀灼热压痛，肿处按之如泥陷下，早轻午后重。

（2）晚期

①乳房结节粗糙，色深沉晦而滞，局部知觉迟钝不仁；可伴足及胕肿硬不消，步履不便，鼠蹊部臀核肿大，或阴囊肿大，或小便白如米泔汁。

②乳房肿块大如鸽蛋，或偏软，或较硬，生长缓慢，无触痛或略有触痛。

【治疗】

1. 治疗原则

治法除了治疗局部肿块，同时需要控制感染源及辨证治疗伴发的全身症状。早期多为湿毒累及脾肺中上焦，而晚期则多为累及脾肾两虚。处方原则早期以清除湿热为主，晚期以补益脾肾为主。

2. 辨证论治

（1）风毒湿热证

证候：恶寒壮热，自汗或无汗，甚至泛恶呕吐，倦怠乏力；乳房内有结节或肿块，局部弥漫性水肿，表皮微红，轻微胀痛和痒感。鼠蹊部有条红丝样流注于下肢脚胫，下肢红肿灼热压痛，肿处按之如泥陷下，早轻午后重，胯腹部臀核肿痛。小便黄浊，舌苔多厚腻微黄，脉象浮数或弦数。

分析：风毒湿热之邪侵袭机体，患者体内正气与之相搏，激烈处出现红肿热痛的乳房弥漫性水肿，表皮微红，轻微胀痛和痒感；伴低热，小便黄浊，舌苔厚腻微黄，脉象浮数或弦数等表证、实证、热证。

基本治法：祛散风毒，清除湿热。

选方：鸡鸣散或当归拈痛汤加减。

常用药物：槟榔、陈皮、木瓜、吴茱萸、紫苏、桔梗、生姜、羌活、甘草、茵陈、防风、苍术、当归身、知母、猪苓、泽泻、升麻、白术、黄芩、葛根、人参、苦参等。

（2）虚实夹杂证

证候：足胕肿硬不消，乳房结节粗糙，色深沉晦而滞，局部知觉迟钝不仁，步履不便，或阴囊肿大，或小便白如米泔汁。发作时恶寒发热，渴不喜饮。舌苔厚而白滑，脉象濡弱沉涩等。

分析：病程后期，热毒渐退，疾病耗损，本体虚但邪未除，出现恶寒发热，渴不喜饮，舌苔厚而白滑，脉象濡弱沉涩等虚实夹杂之证。

基本治法：温通寒湿，活血消肿。

选方：乌头汤加减。

常用药物：麻黄、芍药、黄芪、甘草、川乌。

加减法：若阴囊肿大者，加橘核；若真元不足，下焦虚寒，小便白浊者，加萆薢分清饮。

（3）脾肾亏虚证

证候：乳房肿块常大如鸽蛋，或偏软或较硬，生长缓慢；或伴尿浊迁延日久，小便乳白如凝脂或冻胶，精神委顿，消瘦无力；或伴面色无华，神疲乏力，舌淡，脉虚数；或伴头晕耳鸣，烦热口干，颧红，舌质红，脉细数；或伴腰膝酸软，头晕耳鸣，面色㿠白，形寒肢冷，舌质淡白，脉沉细。

分析：病程后期，邪耗阴伤阳致机体虚损，出现精神委顿、消瘦无力的虚证。素体不同，可出现脾气虚、肾阴虚、肾阳虚等不同。

基本治法：健脾益气，升清固涩；或滋阴益肾；或温肾固涩。

选方：补中益气汤合苍术难名丹；或知柏地黄丸；或鹿茸补涩丸加减。

常用药：黄芪、白术、陈皮、升麻、柴胡、人参、甘草、当归、苍术、茴香、川楝子、川乌、故纸、白茯苓、龙骨；或知母、熟地黄、黄柏、山茱萸（制）、山药、牡丹皮、茯苓、泽泻；或人参、黄芪、菟丝子、桑螵蛸、莲肉、茯苓、肉桂、山药、附子、鹿茸、桑皮、龙骨、补骨脂、五味子。

加减法：若胃脘胀满，呕吐嗳气者，加陈皮、半夏；兼食积停滞者，加神曲、麦芽、鸡内金、山楂；若气虚及阳，腹痛即泻，手足欠温者，加肉桂、炮姜；腹中冷痛，加高良姜、制香附、吴茱萸温中。若虚火妄动，精关不固，肾虚遗精者，加牡蛎、金樱子、芡实、莲须；精血枯竭而见耳聋、足痿者，加紫河车。若阳虚不能制水，犯溢肌肤而为肿者，加泽泻、白术、车前子；五更泄泻者，加吴茱萸、肉豆蔻、生姜、大枣；若阳虚日久，瘀血内阻者，加桂枝、丹参。

3. 其他疗法

可用海群生试验治疗，也可与卡巴肿合用，临床效果一般良好，可使结节消失。左旋咪唑治疗亦有效。

4. 手术疗法

乳房结节久不消失，可行手术切除。术后应将标本送病理检查，以排除乳腺肿瘤。

【诊治思路】

乳房丝虫病因常见乳房肿块，故常被误诊为乳腺良性肿瘤、乳腺炎性肿块、纤维囊性病、结核、囊肿及乳腺癌等。尤其当局部皮肤出现橘皮样改变及同侧腋淋巴结肿大时，更易被误诊为乳腺癌。本病肿块生长速度慢，长到一定程度即不再增长，临床误诊为乳腺癌高达83%~97%；如切片未见成虫，有时可被误诊为乳腺结核。

对于丝虫流行地区出现的成年女性乳腺皮下结节患者，应考虑丝虫性肉芽肿的可能。穿刺活检确诊率可达90%，应予术前进行。

二、乳房包虫病

包虫病在中国西北牧区高发，严重危害了牧民的健康，由棘球属绦虫的幼虫感染人或动物引起，家犬、狼、狐狸等作为终宿主，通过粪便排出虫卵及成熟节片，使周围环境污染，人和牛羊等作为中间宿主，因误食被虫卵污染的食物而致病。乳房寄生虫病在寄生虫病的报道范畴中较为罕见，但可见乳房复发性孤立性囊肿包虫病患者。

乳房包虫病是由棘球绦虫的幼幼虫（棘球蚴）寄生于乳房内引起，其成虫常寄生于食肉动物（如犬、狼、狐狸等）的小肠上段，孕节及虫卵可随粪便排出，人一旦食入被宿主（如犬）含孕节或虫卵的粪便污染的饮食后，即可被感染，卵中孵出的六钩蚴经肠壁血管进入血循环达全身各器官。寄生人体以肝脏为最常见，肺脏次之，其余尚见于腹腔、脾、脑、骨、肾、纵隔、胸壁、膈肌、胰腺、乳腺、咽、盆腔、淋巴结和肌肉等部位。乳腺包虫病虽常发生于牧羊区，但全球均有零星发现，占人体包虫病的0.27%~1%。

【诊断】

1. 临床表现

本病临床上甚为少见，患者多无自觉症状，常因乳房肿块就诊。肿块生长缓慢，呈球形或椭圆形，多为囊性，活动度大，界限清楚，包膜完整，表面光滑、多不与皮肤粘连，不伴腋窝淋巴结肿大。如果肿块位置浅表，可压迫乳房皮下静脉而引起表皮静脉曲张。在妊娠后期和哺乳期可加快生长。

2. 辅助检查

（1）实验室检查：包虫病免疫学试验，结果为阳性。

（2）影像学检查：乳房X线片下肿块可呈圆形或椭圆形，边缘呈整齐的"包壳"状影像。超声波检查可见典型的液平反射波。

（3）病理检查：肉眼可见乳腺组织中有囊状肿块，囊内含无色透明液体，并可见灰白色细小砂样颗粒。显微镜下可见大量包虫头节。

【鉴别诊断】

乳房包虫病在临床上可能被误诊为乳腺囊肿、纤维腺瘤或乳癌。超声可显示环形结构肿块，边界清楚，回声不均匀，典型液平，此可与纤维腺瘤相鉴别。此类患者多有肝、肺包虫并存或有肝包虫手术史，如肝脏有囊性病变时，需考虑乳腺棘球蚴病。

【治疗】

疑为乳腺包虫病，不可穿刺活检，避免棘球蚴的囊液外流种植，可能发生严重的过敏反应，此时做包虫皮试阳性者，有较大的诊断价值。本病治疗以手术为主，手术应将内囊完整切除，避免破坏内囊，如若不慎破坏内囊，应立即吸净囊液取出内囊，用10%的福尔马林反复涂搽外囊内壁以破坏生发层，同时注意保护周围乳腺组织。若误行穿刺，应尽快手术，需将穿刺部位皮肤及乳腺组织连同囊肿一起切净。

三、乳房裂头蚴病

乳房裂头蚴病主要流行于我国东南沿海及四川等省，尤其是偏远地区。裂头蚴是指裂头科绦虫在第二中间宿主（水生动物、蛙、蛇等）体内的幼虫。在我国，最常见的致病虫种为曼氏迭宫绦虫（Spirometra mansoni，又称"孟氏裂头绦虫"）。此成虫常寄生于犬、猫小肠，人体内也可提供此成虫和裂头蚴寄生的环境。

裂头蚴对人体的危害程度视其移行及寄生部位而异。人体感染裂头蚴的方式有局部贴敷生蛙肉或蛙皮、蛇皮，其中的裂头蚴自伤口、皮肤、黏膜直接侵入人体；或食用生的或未煮熟的蛙肉、蛇、鸟类和猪等其他转续宿主的肉类或生吞蛇胆、蛇血；或饮用生水或游泳时，误食受感染的剑水蚤，原尾蚴也可直接经皮肤侵入或经眼结膜侵入人体；或经母体胎盘感染胎儿。

【诊断】

1. 临床表现

乳腺裂头蚴病临床少见，目前报道数不逾10例。主要表现为乳房肿块，如核桃或鸡蛋大小；一般为圆形，少数为索条或不规则形状。肿块质硬，边界常不清，与周围组织粘连而不能移动，或可伴压痛；多数肿块在早期有迁移性，局部可伴瘙痒和虫爬感。一些患者还伴有腋下或锁骨上淋巴结肿大。

2. 辅助检查

（1）实验室检查：裂头蚴病免疫学试验阳性。

（2）病理检查：肉眼可见白色钉状虫体。

【鉴别诊断】

因一些患者伴有腋下或锁骨上淋巴结肿大，故乳房裂头蚴病容易被误诊为乳房癌和炎性肿块。询问相关病史、行裂头蚴病免疫学试验是明确诊断的主要手段。

【治疗】

乳房裂头蚴病治疗，只有以手术取出虫体，才可根治。当找不到虫体时，应注意有无裂头蚴迁移的隧道，只要切开连通的隧道即可找到虫体；也可以局部注射 40% 的酒精加 2% 奴佛卡因 2～4mL 以杀死虫体。

【临床研究】

邓子夫等认为，口服杀虫药对寄生于人体内脏或某些难以手术部位的裂头蚴病是值得研究的治疗方法。他们曾对 7 位患者予中药治疗。处方为黄芪 100g，党参 10g，雷丸 10g，使君子 75g，槟榔 100g，鹤虱 100g。将上述药物烘干研磨成粉末，加蜜糖混匀制成蜡丸，每个含药 5g，每次 1 个，每日服 3 次，每半月为 1 个疗程。其中 3 例服药 1 个疗程后，眼部症状即消失，随诊 1～2 年不复发。其余 4 例虽连服 1～3 个疗程仍反复发作，最后经手术取虫等治疗后才痊愈。

四、乳房肺吸虫病

乳腺肺吸虫病临床罕见，患者有生食或半生食鱼、虾、蟹史。

【诊断】

1. 临床表现

乳房肺吸虫病的主要临床表现为乳房皮下的游走性肿块，常为单个，偶见多个串联。肿块表面皮肤正常，初期质地偏软，后期稍硬。局部可有轻微瘙痒或疼痛等症。部分患者可出现低热、咳嗽、厌食、乏力及盗汗等全身症状。

2. 辅助检查

实验室检查：周围血嗜酸性粒细胞多有明显升高，常在 10% 以上。肺吸虫抗原皮内试验结果为阳性。

【鉴别诊断】

部分患者可出现低热、咳嗽、厌食、乏力及盗汗等症状，可能误诊为肿瘤或乳腺结核，肺吸虫抗原皮内试验是最方便、明确的鉴别手段。

【治疗】

乳房肺吸虫病治疗的首选药物是硫双二氯酚（别丁），每日 50～60mg/kg，每日 3次，每日或隔日给药，每 20 天为 1 个疗程，大多数患者在 1～2 个疗程后肿块消失。

【临床研究】

刘俊士等认为，肺吸虫病的中医辨证为痰积心包，治以祛痰软坚、活血化瘀开窍，方用消瘰丸合桃红四物汤化裁。药用夏枯草 30g，海藻、昆布、牡蛎、茯苓、当归各 15g，贝母、法半夏、川芎、桃仁、红花、赤芍各 9g，胆南星 12g，三七粉 5g（冲），麝香粉 0.01g（冲），水煎服，共用 60 剂，颇有成效。

五、乳房血吸虫病

本病多发生在血吸虫病流行的地区，患者多有血吸虫或疫水接触史。发生于门脉系统之外的血吸虫感染，称为异位血吸虫病。异位病损有脑、皮肤、肺、睾丸鞘膜、阴囊、卵巢、输卵管、肾上腺皮质、心包和乳腺等。乳腺血吸虫病罕见。进入乳腺的途径可能是虫卵经过肝窦进入肝静脉，随体循环进入胸廓内动脉到乳腺。对有血吸虫病史或有疫水接触史者，伴发无症状性乳房肿块时，可以考虑乳腺血吸虫病的可能。

血吸虫病的一般证候是患者肋下、剑突下有积块，初起按之较软，逐渐坚硬；面色苍黄或晦暗，形体消瘦，上腹饱胀，胁下胀痛；甚或腹部胀大如鼓，腹皮青筋暴露，脐心突起等。此病可归属于中医学中的"蛊胀""癥瘕""积聚"等范畴。

【源流】

本病起因于蛊毒侵袭，如程钟龄《医学心悟·鼓胀》指出："鼓者，中空无物，有似于鼓；蛊者，中实有物，非虫即血也。"《石室秘录》进一步指出，其病机"乃虫积于血之中，血裹于虫之内"。《诸病源候论·水蛊候》谓："此由水毒气血结聚于内，令腹渐大之故。"关于其病变发展，则如清代喻嘉言所说："不病之人，凡有癥瘕积块、痞块，即是胀病之根，日积月累，腹大如箕，是名单腹胀。"《内经》云："邪之所凑，其气必虚。""勇者气行则已，怯者则着而为病也。"《活法机要》说："壮人无积，虚人则有之。"《医宗必读》指出："积之成也，正气不足，而后邪气踞之。"可见本病形成存在着"邪气踞之"和"正气不足"两个方面。

【病因病机】

本病因蛊毒侵袭而起病，以致肝失疏泄，肝络阻塞，气滞血瘀；继则肝病传脾，脾失健运，气血生化无源，加重血瘀；久而肝脾益损，累及肾脏，命门火衰，久病入络，瘀阻更甚。

"邪气踞之"主要指血瘀，"正气不足"主要指脾气虚弱。脾胃乃气血生化之源，后天之本，所以脾气虚弱在本病发生发展中起着重要作用。"知肝之病必当传脾"，脾虚气弱，一方面气血生化无源，正气不足，邪气则易踞之；另一方面，脾气虚弱可致瘀血内生。因气为血帅，血之转输、洒陈全赖气的推动，若气虚鼓动无力则血行滞涩而成瘀。正如《医林改错·卷下》所说："元气既虚，必不能达于血管，血管无气，必停留而瘀。"血瘀和气虚二者间，血瘀在本病中占主导地位，血瘀之证自始至终贯穿于本病全过程，是本病发生发展的关键。

综上所述，缘于蛊毒侵袭而致肝络阻塞、气滞血瘀应是血吸虫病的基本病因病机，但脾气虚弱则作为本病发生发展的内在重要环节。本病病位在肝，累及脾肾。

【诊断】

1. 临床表现

乳房血吸虫病的主要临床表现为无自觉症状的乳房肿块。

2. 辅助检查

（1）实验室检查：粪检、毛蚴孵化试验或免疫学检查结果阳性。

（2）X 线检查：可见无数呈节段性分布的细的钙化灶，是由于血吸虫虫卵钙化所致。

【鉴别诊断】

本病患者 X 线下可见癌样钙化灶，易误诊为乳腺癌。本病易伴发乳腺癌，可能与血吸虫卵的物理或化学刺激而导致乳腺导管上皮和腺上皮异型增生有关，但不排除因病例数较少而出现的巧合。通过粪检、毛蚴孵化试验或免疫学检查及手术活检可确诊。

【治疗】

1. 治疗原则

乳房血吸虫病一旦确诊，应尽早手术。中药治疗为辅助治疗，能缓解症状或以治疗原发病为主。

2. 辨证论治

（1）气滞湿阻证

证候：乳房肿块，胸闷，脘腹作胀，食后尤甚，胁痛或有腹痛，大便溏薄或带脓血，排便不爽。苔腻，脉濡缓。

基本治法：行气导滞，化湿利水。

选方：四逆散加减。

常用药物：柴胡、枳壳、白芍、炙甘草、泽泻、蔻仁、薏苡仁。

加减法：如有黄疸者，可加茵陈、垂盆草；食欲差者，加鸡内金、炒谷麦芽。

（2）肝郁脾虚证

证候：乳房肿块，胁肋胀痛，胸闷腹胀，食欲减退，大便不实或溏，精神不振。舌苔薄白，脉细弦。

基本治法：疏肝健脾，理气和胃。

选方：柴芍六君汤加味。

常用药物：柴胡、白芍、西党参、茯苓、白术、炙甘草、玫瑰花。

加减法：若胁肋疼痛者，则加用延胡索、川楝子；胁下癥块者，加用炙龟甲、地鳖虫、醋制鳖甲。

（3）气滞血瘀证

证候：乳房肿块，胁肋疼痛或刺痛，脘腹闷胀，纳少嗳气，面黑唇紫。舌质暗红，苔薄腻，脉弦数。

基本治法：行气活血，化瘀消积。

选方：柴胡疏肝散合失笑散加减。

常用药物：柴胡、白芍、陈皮、丹皮、山栀、赤芍、五灵脂、蒲黄。

（4）肝肾阴虚证

证候：乳房肿块，腹胀胁痛，口干尿少，心烦失眠，牙龈出血，面色晦滞，形体消瘦。舌质红或绛，少津，脉弦细数。

基本治法：滋养肝肾，活血化瘀。

选方：一贯煎合膈下逐瘀汤加减。

常用药物：沙参、麦冬、当归、生地、枸杞子、川楝子、赤芍、桃仁、红花、川芎、香附、枳壳。

（5）脾肾阳虚证

证候：乳房肿块，腹大胀满，神倦乏力，胸闷纳呆，肢冷畏寒，食少便溏，腰酸膝软，面色㿠白。舌质淡白，脉沉细。

基本治法：温补脾肾，化湿利水。

选方：济生肾气丸加减。

常用药物：附片、山药、牛膝、生地、黄芪、白术、茯苓、白芍、泽泻、车前子、泽兰、桂枝。

（6）瘀血阻络证

证候：乳房肿块，按之坚硬不移；病延日久，肝脾肿大，面黄色暗，疲劳乏力，食少腹胀，形体消瘦，面颈红痣。唇舌紫暗，苔薄白，脉细涩。

基本治法：化瘀软坚，调补脾胃。

选方：膈下逐瘀汤合六君子汤加减。

常用药物：当归、川芎、桃仁、红花、丹皮、香附、赤芍、白术、茯苓、佛手、香橼皮。

3. 外治疗法

（1）灸疗：开通经络、行水利尿灸疗法，常选期门、关元、神阙、足三里、三阴交等穴位交替热敏化灸，每天2次，每次20分钟。

（2）穴位贴敷疗法

①神阙穴以药饼敷贴。药饼制法为甘遂末10g，麝香0.02g，葱白3根，田螺肉一个捣烂，贴神阙穴，2天1剂。具有通络利窍逐水作用。

②对于晚期血吸虫病，自制贴膏贴敷期门、脾俞等穴位。药膏组成为三棱、地鳖虫、蟋蟀、冰片等加赋形剂制成。具有软化肝脾作用。

六、乳房颚口线虫病

人体颚口线虫病在泰国甚为常见，通常由棘颚口线虫的成虫或幼虫寄生人体所致。虫体可在各种器官中移行，如上肢、肩、颈、喉、头皮、脸、腹壁、股部和足背等处，还可侵犯口、咽、肠、肛门、子宫以及脑脊髓、眼、膀胱、呼吸道等器官。乳房处偶见，我国仅在1995年有过1例报道。

【诊断】

乳房颚口线虫病患者的乳房处可触及能移行的无痛包块，随病程发展后局部可见脓点，用针能挑出粉红色虫体，即棘颚口线虫。虫体前端有头球，前突出部见 2 个肉质口唇。头球上有 8 列锥形小钩，颈部皮棘为锯齿状，体后半部无皮棘，末端膨大为假交合伞，可见乳突。

本病的虫体肉眼可见，肿块为移行性包块，与其他乳房疾病肿块差别较大，易于鉴别，找到虫体即可诊断。

【治疗】

对于乳房颚口线虫的防治没有特效药，多采用手术摘除幼虫。某些药物对颚口线虫病可能有一定的治疗效果，有报道服用泼尼松龙或硫酸奎宁可使移行性肿块消退，噻苯咪唑、阿苯哒唑也有一定临床疗效。

七、乳房囊虫病

囊虫病常伴有绦虫病的自身感染。猪囊尾蚴（简称囊虫）在人体寄生部位十分广泛，常见于皮下、肌肉，其次是脑、眼以至心脏、肝、肺等脏器，乳房处罕见。有乳房皮下囊虫病刺激发生乳腺癌的报道。

中医学认为，绦虫为"九虫"之一，称白虫或寸白虫，如《诸病源候论》云："寸白者，九虫之一虫也，长一寸而色白形小扁。"《金匮要略》有"食生肉……变成白虫"的记载。可见，中医学很早就认识到绦虫的发病由食生的或未熟的猪肉而得。至于囊虫病之皮下结节，类似中医的痰核。在中医学文献中，虽无乳房囊虫病的记载，但由于囊虫病引起的癫痫发作，却早有描述。早在《内经》中即有痫证论述，后世医家均有发挥。如《临证指南医案》曰："痫病或由惊恐，或由饮食不节，或由母腹中受惊，以至脏气不平，经久失调，一触积痰，厥气内风。卒焉暴逆，莫能禁止，待其气反然后已。"

【病因病机】

囊虫病主要病变脏腑在脾，主要病机为痰核、痰浊形成。白虫痰浊流注肌肤，形成皮下痰核；白虫痰浊上扰，可见头痛、眩晕、呕吐、视物不清；流注于目，可引起失明；夹肝风上扰，可致抽搐发作；或痰火扰心，可如癫如狂，或痴或呆；痰浊若阻塞络道，可致肢体瘫痪、不仁不用；或痰气暴塞，闭塞心胸，形成痰厥。白虫所致痰浊、痰核是发生本病各种证候的主要病因。本病主要影响脾的功能，所谓"脾为生痰之源"，故主要病位在脾。脾气虚不能运化水谷精微，使精血生化之源不足，导致心血虚，促成心脾两虚；亦可引起肝血虚，肾精不足。

【诊断】

1. 临床表现

乳房囊虫病的患者，可在乳房下触及光滑肿块，自觉无感，无触痛，肿块可移动。乳房囊虫病发生率约为 0.17%（8/4714）。

2. 辅助检查

（1）影像学检查：X 线胸片不易发现异常。

（2）局部穿刺：局部细针吸检法可查见部分虫体。

（3）病理诊断：显微镜下可见囊腔内有囊尾蚴头节。

细针吸检和组织活检是诊断的金标准。

【治疗】

1. 治疗原则

对于乳房囊虫病的治疗，首选手术摘除肿块。

2. 辨证论治

（1）痰核证

证候：乳房下有囊包，大小不等，小者如绿豆、豌豆大，大者如枣。少者 1~2 个。囊包居于皮里膜外。头昏乏力，余无异常。舌质淡红，苔薄白，脉弦滑无力。

基本治法：化痰散结，杀虫软坚。

选方：囊虫丸加减。

常用药物：雷丸、穿山甲、干漆炭、雄黄、丹参。共为细末，水泛为丸，每丸 5g，日服 2 丸。

（2）肝风内动证

证候：乳房皮下囊块，患者或出现痫证发作，突然呼叫，失神跌仆，眼吊口歪，口吐涎沫，手足瘛疭。舌稍胖大，苔白腻，脉沉弦滑。

基本治法：涤痰息风。

常用药物：清夏、陈皮、茯苓、甘草、地龙、钩藤、郁金、蝉蜕、珍珠母、生龙骨、白蒺藜、赤芍。

（3）痰浊侵扰证

证候：乳房肿块，剧烈头痛，头重如裹，目视不明，神情淡漠，痴呆或如癫如狂，眩晕耳鸣，恶心呕吐，脘腹胀闷，四肢困重，食少纳呆。舌胖大，有齿痕，色微兰晦滞；苔白厚腻。

基本治法：涤痰利湿。

常用药物：胆星、陈皮、清夏、泽泻、白术、茯苓、赤芍、牛膝、竹茹、党参、车前子、鸡血藤。

（4）痰火扰心证

证候：乳房肿块，精神错乱，幻视毁物伤人，怒骂不休，每次发作 1~2 小时。舌红绛，苔黄，脉沉弦滑。

基本治法：涤痰泻火开窍。

常用药物：清夏、陈皮、茯苓、胆星、菖蒲、郁金、香附、青皮、柴胡、桃仁、赤芍、红花、栀子、黄连。

八、乳房蜱虫病

蜱属昆虫类，以各种脊椎动物为宿主，暂时体外寄生，是自然疫源性疾病的重要媒介。其危害人类的主要方式，是传播病原体而引起疾病，偶可长期寄生于宿主某一局部，以局部病损为唯一表现，易误诊。人被蜱叮咬后，多发生于暴露部位，寄生于乳腺属罕见，仅见 1 例报道。

【诊断】

本病因蜱叮咬皮肤吸血，故常感皮肤瘙痒。当蜱虫较长时间停留于某一部位时，可致皮肤破损并伴少量出血；虫体若未脱落，还可见虫体。蜱每次吸血时，除口器刺入宿主皮肤及肌肉引起机械性损伤外，为防止宿主血液凝固还要分泌大量涎液，从而使得叮咬处充血、水肿、炎性细胞浸润，形成界限不清的肿块，故本病患者乳房处可见充血水肿、界限不清的肿块。

本病患者的局部肿块红肿不明显，瘙痒较轻时，易与乳腺癌相混淆，主要鉴别方法为病史和活检。

【治疗】

1. 手术治疗

对于乳房蜱虫病的治疗，以局部切除为主。

2. 中药驱虫治疗

中医药治疗乳房寄生虫病，除辨证论治外，还可选加以下驱虫药。

（1）使君子：甘，温。归脾、胃、大肠经。能治疗蛔虫、蛲虫病。用量 6～10g，打碎入煎。

（2）苦楝根皮：苦，寒，有小毒。归脾、胃、大肠经。能治疗蛔虫。用量 10～15g。

（3）槟榔：辛、苦，温。归脾、胃大肠经。能治绦虫、姜片虫。驱蛲虫的效果最好。用量 6～15g，成人可用至 60g。

（4）南瓜子：甘，温。归大肠经。能治绦虫病，用量 30～60g，单味可用至 120g。

（5）鹤草芽：苦、涩，凉。归大肠经。能治绦虫病。用量成人 3g。磨成细粉于早晨空腹时一次顿服，不需服泻药。

（6）雷丸：苦，寒，有小毒。归胃，大肠经。能治绦虫病、钩虫病。研粉用冷开水调服，每次 15～20g，一日 3 次，连服 3 天。不宜入汤剂。

（7）鹤虱：苦、辛，平，有小毒。归脾、胃、大肠经。能治蛔虫病、蛲虫病、绦虫病。用量 10～15g。

（8）贯众：苦，微寒，有毒。归肝、脾经。能治绦虫病、蛲虫病、钩虫病、蛔虫病。用量 10～15g。

（9）榧子：甘、涩，平。归胃、大肠经。能治绦虫病。用量 10～15g。

【临床研究】

1. 流行病学研究

寄生虫病大多常见于世界各地畜牧区或水源充沛区的人畜共患疾病。就我国而言，寄生虫病危害较为严重，虽然经过多年的研究，人畜共患寄生虫病的防治取得了长足的进步，其中血吸虫较 2010 年下降了 90.7%。但由于社会等因素的变化，人们对宠物、野生动物饲养，对生鲜食品的需求逐年增加，新发病种不断出现，原有病种显示出复燃的趋势。2004~2012 年，全国累计报告包虫病的病例 28364 例；2014 年，线虫总感染率为 4.49%，最高地区云南达 20.06%。

2. 中医药治疗丝虫病

可用单、验方防治，以杀虫祛湿、清热利尿为主，常选用射干、萆薢、桑叶、榧子等中药及其复方验方。

针灸辅助治疗由于丝虫病诱发的淋巴系统发炎，淋巴阻塞。中医所谓血气壅蔽，络脉不通，需要针灸刺激，以疏通其血脉络道，这也是主要治疗丝虫病的有效方法。现代临床对于乳房丝虫病引起的淋巴管炎、淋巴结炎多针刺大椎、合谷、间使、血海、足三里、阳陵泉等。

3. 青蒿琥酯治疗包虫病

研究发现，青蒿琥酯（artesunate）作为青蒿素的衍生物，可以起到抗寄生虫、免疫调节及抗血管增生的作用，其通过诱导产生活性氧簇（ROS）损伤包虫 DNA，并抑制其引起的超敏反应。

张宏伟等发现，用 100mg/kg 剂量组抑制包虫病囊效果最好（68.2%）。且病理切片和电镜研究也表明，青蒿琥酯 100mg/kg 对包虫囊的破坏作用更强。青蒿琥酯和阿苯达唑联合用药，能有效抑制包虫囊肿的生长，减少包虫囊肿对机体的刺激和免疫损伤。

（姚昶 朱智媛）

参考文献

[1] 沈敏娟，钱华．生肌玉红纱条治疗乳头皲裂 40 例 [J]．中医外治杂志，2009，18（3）：8－9.

[2] 李林英，王翠茹．芦荟治疗乳头皲裂 30 例 [J]．河北医药，2001，23（10）：755.

[3] 魏莹莹，朱智慧，杨波，等．雏凤膏对乳腺上皮细胞 MCF 10A 增殖的影响及机制研究 [J]．中国民族民间医药，2018，27（18）：17－21.

[4] 张会文，卢艳丽．产后乳头皲裂的预防措施和护理现状的综述 [J]．实用临床护理学电子杂志，2019，4（20）：195－196.

[5] 王媛，陈双双，游婷李，等．中药"复方白玉散"外敷治疗哺乳期乳头皲裂的临床观察与护理 [J]．中西医结合护理（中英文），2018，4（8）：15－17.

[6] 陆德铭．实用中医乳房病学 [M]．上海：上海中医学院出版社，1993.

[7] 王桂花，刘洪峰．参芪归甲通乳汤治疗产后缺乳 60 例临床观察 [J]．中医临床研究，

2017, 9 (2)：112 – 113.

[8] 宋克诚. 参芪增乳汤治疗气血虚弱型产后缺乳临床疗效 [J]. 山东中医杂志, 2015, 34 (10)：758 – 759。

[9] 阎霞, 李蕾, 郭凤荷. 滋乳汤加减治疗产后乳少疗效观察 [J]. 山西中医, 2018, 34 (7)：43 + 45.

[10] 于少伟, 董淑君, 李玲. 益气养血生乳汤治疗气血亏虚型产后缺乳疗效分析 [J]. 实用中医药杂志, 2016, 32 (4)：309 – 310.

[11] 杜善淑, 许裕红, 陈静怡. 推拿按摩治疗产后缺乳临床效果的 Meta 分析 [J]. 循证护理, 2019, 5 (8)：681 – 685.

[12] 李莺, 唐以华. 催乳汤联合穴位按摩治疗产后缺乳临床研究 [J]. 新中医, 2019, 51 (10)：267 – 269.

[13] 李露洁, 金俏俏. 益气养血通乳方联合穴位推拿治疗产后缺乳的临床观察 [J]. 中国中医药科技, 2019 (1)：103 – 104.

[14] 赵艳萍, 何久兴. 中药联合穴位按摩治疗产后缺乳的疗效观察 [J]. 中国医药指南, 2016, 14 (4)：178.

[15] 张彤. 催乳汤联合穴位按摩治疗产后缺乳疗效观察 [J]. 陕西中医, 2016, 37 (7)：788 – 789.

[16] 刘炜, 徐晓红. 联用催乳汤和经络穴位按摩催乳疗法治疗产后缺乳的效果观察 [J]. 当代医药论丛, 2019, 17 (5)：193 – 194.

[17] 张菁云, 崔敏, 姚炜, 等. 通乳汤联合针刺治疗产后缺乳100例临床疗效评价 [J]. 浙江中医杂志, 2016, 51 (8)：567 – 568.

[18] 李燕明, 何淑玲, 黄娜娜, 等. 腹针引气归元法治疗气血亏虚型产后缺乳临床研究 [J]. 陕西中医, 2019, 40 (9)：1281 – 1283.

[19] 崔敏, 胡伟, 董月芳, 等. 耳穴疗法对产后缺乳疗效的临床观察 [J]. 浙江中医杂志, 2019, 54 (8)：599.

[20] 许娟, 张芳芳, 赵华玉, 等. 中药口服配合耳穴埋豆治疗产后缺乳30例 [J]. 中国社区医师, 2018, 34 (35)：104 – 105.

[21] 赵玲玲, 王转红. 自拟通乳汤结合耳穴贴压疗法治疗产后缺乳的临床观察 [J]. 中医临床研究, 2019, 11 (15)：129 – 131.

[22] 蓝面如. 乳房穴位按摩联合耳穴埋豆在产后缺乳当中的应用效果探讨 [J]. 中国实用医药, 2019, 14 (8)：179 – 180.

[23] 王美兰, 胡茜莹. 耳穴压丸法联合乳房按摩治疗产后缺乳产妇临床疗效观察 [J]. 包头医学院学报, 2018, 34 (10)：98 – 99 + 116.

[24] 卞立攀, 王东梅. 中医重用党参炙黄芪治疗产后乳汁自出验案1则 [J]. 世界最新医学信息文摘, 2017, 17 (34)：179.

[25] 张善扬, 罗警艺. 疏调并用治疗产后乳汁自溢 [J]. 光明中医, 2010, 25 (12)：2301 – 2302.

[26] 陈乃巩. 补气敛乳汤治疗产后乳汁自出症54例 [J]. 四川中医, 1995 (5)：40.

[27] 吴品琮, 吴毓骥, 吴素娟. 产后乳汁自出验案三则 [J]. 浙江中医杂志, 2008 (1)：54.

[28] 于澎, 于淼, 张秀琦. 电针治疗泌乳 – 闭经综合征24例 [J]. 中国针灸, 2005 (9)：670.

[29] 司徒红林，陈前军. 林毅乳腺病学术思想与经验心悟. 北京：人民卫生出版社，2013.

[30] 黄媛，高海松. 通达汤方治疗药源性闭经泌乳综合征20例［J］. 中国中医药现代远程教育，2017，15（19）：97－99.

[31] 孙玉. 中西医结合治疗闭经泌乳综合征临床疗效的研究［J］. 中国实用医药，2016，11（11）：15－17.

[32] 焦黎明. 血府逐瘀汤加减治疗抗精神病药物所致闭经泌乳综合征38例［J］. 国医论坛，2012，27（4）：19.

[33] 王战先. 疏肝调经化瘀方加减治疗抗精神病药物所致闭经泌乳综合征36例［J］. 河南中医，2012，32（7）：890－891.

[34] 池银归，朱珍珍，虞如芬，等. 妇科养荣丸治疗抗精神病药所致闭经泌乳综合征的疗效及对性激素水平的影响［J］. 中国现代医生，2012，50（13）：74－75.

[35] 丁瑛，钱惠忠，王义强，等. 通达汤系列方治疗抗精神病药所致药源性闭经泌乳综合征的临床观察［J］. 中国中西医结合杂志，2008（3）：263－265.

[36] 叶天真. 调经回乳汤治疗闭经泌乳综合征15例［J］. 浙江中医杂志，2001（7）：22.

[37] 胡纪铭，周庚生. 辨证治疗药源性闭经泌乳综合征32例［J］. 浙江中医学院学报，1997（2）：21－22.

[38] 赵昌宋. 吮乳乳痛治验［J］. 四川中医，1988（8）：49.

[39] 梁振营. 哺乳后乳痛治验1则［J］. 河南中医，2010，30（9）：919.

[40] 徐利芬，陈佳. 乳腺假血管瘤样间质增生1例报告［J］. 贵州医药，2016，40（4）：402－403.

[41] Radye S, Sloane JP. Pseudoangiomatous hyperplasia of male breast［J］. Histop logv, 2010, 26（5）：463－466.

[42] 伍四春，林善平，谢新梅. 乳腺假血管瘤样间质增生1例［J］. 诊断病理学杂志，2011，18（5）：394.

[43] Tavassoli FA, Devilee P. 乳腺及女性生殖器官肿瘤病理学和遗传学［M］. 程虹等译. 北京：人民卫生出版社，2006.

[44] 李萍，吴林辉. 朱松毅治疗血瘤医案1则［J］. 吉林中医药，2012，32（10）：1067.

[45] 陈奕至，穆颖，刘梅，等. 妊娠期乳腺假血管瘤样间质增生临床病理观察［J］. 诊断病理学杂志，2017，24（3）：206－209.

[46] Ferreira M, Albarracin C T, Resetkova E. Pseudoangiomatous stromal hyperplasia tumor：a clinical, radiologic and pathologic study of 26 cases［J］. Mod Pathol, 2008, 21（2）：201－207.

[47] Yoo K, Woo O H, Yong H S, et al. Fast－growing pseudoangiomatous stromal hyperplasia of the breast：report of a case［J］. Surg Today, 2007, 37（11）：967－970.

[48] Iancu D, Nochomovitz L E. Pseudoangiomatous stromal hyperplasia：presentation as a mass in the female nipple［J］. Breast, 2001, 7（4）：263－265.

[49] Lee J S, Oh H S, Min K W. Mammary pseudoangiomatous stromal hyperplasia presenting as an axillary mass［J］. Breast, 2005, 14（1）：61－64.

[50] Anderson C, Ricci A, Pedersen C A, et al. Immunocytochemical analysis of estrogen and progesterone receptors in benign stromal lesions of the breast：evidence for hormonal etiology in pseudoangiomatous hyperplasia of mammary stroma［J］. Am J Surg Pathol, 1991, 15（2）：145－149.

[51] Vogel P M, Georgiade N G, Fetter B F, et al. The correlation of histologic changes in the human breast with the menstrual cycle［J］. Am J Pathol, 1981, 104（1）：23－34.

[52] 邓小丽，王绍武，张丽娜．乳腺假血管瘤样间质增生的临床表现及影像特征 [J]．国际医学放射学杂志，2015，38（5）：431 – 433 + 445．

[53] 刘耀，岳艳玲．乳腺假血管瘤样间质增生（PASH）的回顾性分析 [J]．内蒙古中医药，2014，33（32）：71 – 72．

[54] 郭玲玲，卢洪胜，甘梅富．乳腺间质假血管瘤样增生的临床病理学特征 [J]．临床与实验病理学杂志，2007，23（5）：623 – 624．

[55] 王照明，魏晓莹，张建民．乳腺间质假血管瘤样增生的组织学观察 [J]．铁道医学，2001，29（4）：232 – 233．

[56] 伊和姿．血管瘤的中医疗法 [J]．上海中医药杂志，1988（5）：22 – 23．

[57] Vuitch M F, Rosen P P, Erlandson R A. Pseudoangiomatous hyperplasia of mammary stroma associated with gynaecomastia [J]. Hum Pathol, 1986 (17): 185 – 191.

[58] Kelten Talu C, Boyaci C, Leblebici C, et al. Pseudoangiomatous stromal hyperplasia in core needle biopsies of breast specimens: how often and when are we confronted with this lesion [J]. Int J Surg Pathol, 2017 (25): 26 – 30.

[59] Rosa G, Dawson A, Rowe J J. Does identifying whetherpseudoangiomatous stromal hyperplasia (PASH) is focal or diffuse on core biopsy correlate with a pash nodule on excision [J]. Int J Surg Pathol, 2017 (25): 292 – 297.

[60] Raj S D, Sahani V G, Adrada B E, et al. Pseudoangiomatous stromal hyperplasia of the breast: multimodality review with pathologic correlation [J]. Curr Probl Diagn Radiol, 2017 (46): 130 – 135.

[61] Johnson K S, Bentley R C, Kelly Marcom P, et al. Pseudoangiomatous stromal hyperplasia (PASH) causing massive breast enlargement: MRI findings [J]. Breast J, 2012 (18): 600 – 601.

[62] Alikhassi A, Ensani F, Omranipour R, et al. Bilateral simultaneous pseudoangiomatous stromal hyperplasia of the breasts and axillae: imaging findings with pathological and clinical correlation [J]. Case Rep Radiol, 2016: 9084820. doi: 10. 1155/2016/9084820.

[63] Kurt E, Turanli S, Markoc F, et al. How to manage pseudoangiomatous stromal hyperplasia: our clinical experience [J]. Turk J Med, 2017 (47): 1410 – 1415.

[64] 李萍，吴林辉．朱松毅治疗血瘤医案 1 则 [J]．吉林中医药，2012，32（10）：1067．

[65] 温建余．自拟消瘤散治疗血瘤 15 例 [J]．广西中医药，1997（1）：28．

[66] 文益华．血管瘤治验 [J]．四川中医，1989（4）：24 – 25．

[67] 李满意，娄玉钤．皮痹的源流及相关历史文献复习 [J]．风湿病与关节炎，2014 3（8）：65 – 72．

[68] 陈雷鸣，包洁，谢志军．中医痹证理论的源流与发展 [J]．中国中医急症，2013，22（11）：1870 – 1872．

[69] 梁振科．痹证中医证治规律研究 [D]．南京：南京中医药大学，2012．

[70] 杨丽萍，张江华，杨剑，等．痹证的病因病机及证型研究现状 [J]．辽宁中医药大学学报，2008（8）：68 – 70．

[71] 谢育和．痹证学术思想源流的探讨与分析 [D]．广州：广州中医药大学，2012．

[72] 巢元方．诸病源候论 [M]．北京：中国医药科技出版社，2011．

[73] 孙振双，刘学华．中医外治法治疗痹证的研究进展 [J]．中医外治杂志，2008，17（6）：48 – 50．

［74］ 张董晓. 中医治乳头风［N］. 中国中医药报, 2010 – 11 – 18（5）.

［75］ Laursen J B, Rørbye C. Raynaud's phenomenon of the papilla mammae caused by breastfeeding. Ugeskr Laeger, 2015, 177（2A）: 18 – 9.

［76］ Anderson J E, Held N, Wright K. Raynaud phenomenon of the nipple: a treatable cause of painful breastfeeding. Pediatrics, 2004; 113: 360 – 364.

［77］ Mc Guinness N, Cording V. Raynaud's phenomenon of the nipple associated with labetalol use. J Hum Lact, 2013, 29（1）: 17 – 9.

［78］ O'Sullivan S, Keith M P. Raynaud phenomenon of the nipple: a rare finding in rheumatology clinic. J ClinRheumatol, 2011, 17（7）: 371 – 2.

［79］ Coates M. Nipple pain related to vasospasm in the nipple? J HumLact, 1992（8）: 153.

［80］ Barrett M E, Heller M M, Stone H F, Murase JE. Raynaud phenomenon of the nipple in breastfeeding mothers: an underdiagnosed cause of nipplepain. JAMA Dermatol, 2013, 149（3）: 300 – 306.

［81］ Garrison C. Nipple vasospasms, Raynaud syndrome and nifedipine. J HumLact, 2002（18）: 382 – 385.

［82］ Gunther M. Infant Feeding. London. UK: Methuen, 1970.

［83］ American Academy of Pediatrics, Committee on Drugs. The transfer of drugs and other chemicals into human milk. Pediatrics, 2001（108）: 776.

［84］ Morino C, Winn S. Raynaud phenomenon of the nipples: an elusive diagnosis. J Hum Lact, 2007（23）: 191 – 193.

［85］ 陈秀珍, 韦金育, 岑利族, 等. 壮医药罐疗法治疗痹病的临床研究［J］. 中国民族医药杂志, 1995（1）: 25 – 27.

［86］ 曾平, 潘天箫. 壮医外治法治疗痹证的研究进展［J］. 中国民族民间医药, 2013, 22（1）: 1 – 2.

［87］ 马新. 内病外治——中药蜡疗治疗痹症［J］. 中国医疗前沿, 2010, 5（12）: 75.

［88］ 吕青, 宁芳, 补彩云. 乳腺寄生虫病［J］. 临床外科杂志, 2000（5）: 309 – 310.

［89］ 薛仕妹. 寄生虫也可引起乳腺疾病［N］. 中国中医药报, 2003 – 02 – 14.

［90］ 陈岩. 乳腺寄生虫感染 1 例报告［J］. 中国社区医师（医学专业）, 2011, 13（11）: 216 – 217.

［91］ 龚秀千. 乳房肿块可由寄生虫引起［N］. 医药经济报, 2002 – 05 – 20（A04）.

［92］ 王中全, 崔晶. 我国乳房寄生虫病概况［J］. 实用外科杂志, 1986（11）: 603 – 604

［93］ 胡康, 徐珂, 周必英, 等. 乳房曼氏迭宫绦虫裂头蚴病分析［J］. 医学研究生学报, 2014, 27（9）: 1006 – 1007.

［94］ 李象复. 射干治疗乳糜尿 104 例［J］. 中医杂志, 1981, 22（5）: 44.

［95］ 宋建华, 邓秀平. 射干治疗乳糜尿临床验证［J］. 中医杂志, 1986, 28（11）: 66.

［96］ 高先德, 莫测. 射干治疗乳糜尿及乳糜血尿验证 44 例报告［J］. 中医临床与保健, 1990, 2（1）: 21.

［97］ 草薢——治疗乳糜尿之王［J］. 中国中医药现代远程教育, 2013, 11（19）: 113.

［98］ 苏方华. 桑叶的化学成分及临床应用研究进展［J］. 中国医药导报, 2010, 7（14）: 9 – 12.

［99］ 姚边初, 朱丽华. 桑叶注射液的研制、质控及临床应用［J］. 现代应用药学, 1996, 13（4）: 48 – 49.

［100］ 张文林, 丁沧清. 196 例乳糜尿辨证初探［J］. 辽宁中医杂志, 1995, 22（9）: 398 – 399.

[101] 邓泽民. 分型辨治乳糜尿 124 例临床总结 [J]. 辽宁中医杂志, 1995, 22 (9): 398.

[102] 邓子夫, 连德润, 邢月花, 等. 眼孟氏裂头蚴病 44 例临床观察和治疗方法探讨 [J]. 海南卫生, 1984 (2): 22 – 26.

[103] 刘俊士. 中医治疗脑型肺吸虫病 1 例 [J]. 北京中医, 1993 (3): 23.

[104] 熊明芳. 血吸虫肝病的中医药治疗 [A]. 首届江西省中西医结合肝病学术研讨会、首届江西省中西医结合肝病新进展学习班资料汇编 [C]. 江西省中西医结合学会、南昌市第九医院 (南昌市肝病医院), 2008.

[105] 朱宏儒, 刘璐, 杨国静. 我国新发人畜共患寄生虫病的流行现状. 中国血吸虫病防治杂志, 2013, 25 (4): 417 – 421.

[106] 孙申田, 曹阳. 象皮肿案 [J]. 中国针灸, 2012, 32 (11): 994.

[107] 畅灵丽, 王光西. 青蒿琥酯抗寄生虫作用研究进展 [J]. 寄生虫病与感染性疾病, 2007, 5 (3): 164 – 166.

[108] 郑海亚, 文丽梅, 吕国栋, 等. 青蒿琥酯体外抗细粒棘球蚴活性氧对 DNA 作用机制影响的研究 [J]. 中国病原生物学杂志, 2017, 12 (8): 751 – 756.

[109] 张宏伟, 彭心宇, 吴向未, 等. 3 种不同剂量的青蒿琥酯抗小鼠细粒棘球蚴疾病作用的比较 [J]. 中国人兽共患病学报, 2015, 31 (1): 41 – 44.

[110] 张宏伟, 彭心宇, 张示杰, 等. 青蒿琥酯联合阿苯达唑预防小鼠囊型包虫病术后复发的研究 [J]. 中国病原生物学杂志, 2010, 5 (5): 368 – 372.

[111] Ayetullah T, Yavuz A, Sevilay OA, et al. Breast Recurrent Hydatid Cyst Disease. Chirurgia, 2017 (4): 482 – 485.

附 录
FU LU

乳房疾病常用内服方剂

一画

一贯煎（《续名医类案》）

    组成：北沙参、麦冬、生地黄、当归、枸杞子、川楝子。

    功用主治：滋阴疏肝。用于肝肾阴虚，肝气不舒证。

    用法：水煎服。

二画

二仙汤（经验方）

    组成：仙茅、淫羊藿、当归、巴戟肉（如无可用菟丝子代）、黄柏、知母。

    功用：调摄冲任。

    用法：水煎服。

二至丸（《证治准绳》）

    组成：女贞子、旱莲草。

    功用主治：调摄冲任。用于白疕、红斑狼疮、油风证属冲任不调者。

    用法：水煎服。

二陈汤（《太平惠民和剂局方》）

    组成：陈皮6g，半夏6g，茯苓6g，甘草3g。

    功用主治：燥湿化痰。用于疮疡痰浊凝结之证。

    用法：水煎服。

二妙散（《丹溪心法》）

    组成：黄柏（炒）、苍术（米泔水浸，炒）各15g。

    功用：清热燥湿。

    用法：上二味为末，沸汤，入姜汁调服。

十灰散（《十药神书》）

    组成：大蓟、小蓟、荷叶、侧柏叶、茅根、茜草根、山栀、大黄、牡丹皮、棕榈皮。

    功用主治：凉血止血。用于血热妄行之上部出血证。

    用法：水煎服。

十全大补汤（《医学发明》）

    组成：当归9g，白术4.5g，茯苓9g，甘草3g，熟地黄9g，白芍4.5g，人参3g，川芎3g，黄芪9g，肉桂1.5g（冲服）。

功用主治：大补气血。用于疮疡气血虚弱，或溃疡脓汁清稀，自汗盗汗，食少体倦者。

用法：水煎服。

八珍汤（《正体类要》）

组成：人参、白术、茯苓、甘草、当归、白芍、地黄、川芎。

功用主治：补气养血。用于气血俱虚，营卫不和，疮疡脓水清稀、久不收敛者。

用法：水煎服。

三画

三子养亲汤（《韩氏医通》）

组成：紫苏子、白芥子、萝卜子。

功用主治：高年咳嗽，气逆痰痞。

用法：上三味，各洗净，微炒去碎。每剂不过9g，布包，煮作汤饮。不宜煎熬太过。

三黄泻心汤（大黄黄连黄芩泻心汤《伤寒杂病论》桂林古本）

组成：大黄、黄连、黄芩。

功用主治：心下痞，按之濡，其脉关上浮大者。

用法：以麻沸汤二升渍之，须臾绞去滓，分温再服。

大补阴丸（《丹溪心法》）

组成：熟地黄180g，龟甲180g，黄柏120g，知母120g。共为末，将猪脊髓蒸熟，炼蜜同捣和为丸，如梧桐子大。

功用主治：滋阴降火，补肾水。用于流痰、红斑狼疮、肾岩等阴虚火旺者。

用法：每次服6g，每日2次，空腹时淡盐汤送下。

大承气汤（《伤寒论》）

组成：生大黄、枳实、厚朴、芒硝（冲服）。

功用主治：通大便，泻实热。适用于疮疡实热阳证，便结里实及肠梗阻等。

用法：水煎服。

大柴胡汤（《金匮要略》）

组成：柴胡、黄芩、大黄、枳实、半夏、白芍、生姜、大枣。

功用主治：和解表里，清泻热结。用于急性胆囊炎、胆石病、急性胰腺炎、溃疡穿孔中期、肝脓肿等。

用法：水煎服。

小建中汤（《伤寒杂病论》桂林古本）

组成：桂枝、芍药、甘草、生姜、大枣、饴糖。

功用主治：伤寒，阳脉涩，阴脉弦，腹中急痛；或伤寒二三日，或心中悸而烦；诸黄，小便自利；或虚劳里急，悸，衄，腹中痛，梦失精，四肢酸疼，手足烦热，咽干口燥；或妇人腹中诸病痛。

用法：以水七升，先煮五味，取三升，去滓，纳胶饴，更上微火消解，温服一升，日三服。

小柴胡汤（《伤寒论》）

组成：柴胡、黄芩、半夏、人参、甘草、生姜、大枣。

功用主治：和解少阳，扶正祛邪。邪在少阳，寒热往来，胸胁苦满，不欲饮食，心烦呕恶，口苦咽干，目眩，舌苔薄白或微黄腻，脉弦等症。

用法：水煎服。

四画

开郁散（《外科秘录》）

组成：柴胡、当归、白芍、白芥子、白术、全蝎、郁金、茯苓、香附、天葵子、炙甘草。

功用主治：疏肝解郁，化痰散结。用于乳癖、乳痨等。

用法：水煎服。

五子衍宗丸（《摄生众妙方》）

组成：枸杞子240g，菟丝子240g（酒蒸，捣饼），五味子60g（研碎），覆盆子120g（酒洗，去目），车前子60g（扬净）。各药俱择道地精新者，焙、晒干，共为细末，炼蜜为丸如梧桐子大。

功用主治：填精补髓，益肾种子。用于肾虚腰痛、尿后余沥、遗精早泄、阳痿不育者。

用法：晨服90丸，上床时服50丸，白沸汤或盐汤送下，冬月用温酒送下。

五味消毒饮（《医宗金鉴》）

组成：金银花、野菊花、紫花地丁、天葵子、蒲公英。

功用主治：清热解毒。用于疔疮初起，壮热憎寒。

用法：水煎服。

内疏黄连汤（《医宗金鉴》）

组成：黄连、山栀、黄芩、桔梗、木香、槟榔、连翘、芍药、薄荷、甘草、当归身、大黄。

功用主治：通二便，除里热。用于痈疽热毒在里，壮热烦渴，腹胀便秘，苔黄腻或黄糙，脉沉数有力者。

用法：水煎，餐前服。

化坚汤（《医门补要》）

组成：党参、当归、青皮、玉竹、香附、僵蚕、白芍、佛手、郁金。

主治：男女乳岩。

用法：水煎服。

化岩汤（《疡医大全》）

组成：茜草根二钱，白芥子二钱，人参一两，忍冬藤一两，黄芪一两，当归一两，白术（土炒）二两，茯苓三钱。

功用主治：补益气血，健脾化痰。用于气血不足，乳痈成岩，疮口更加腐烂，似蜂窝之状，肉向外生，终年累月不愈。

用法：水煎服。

化斑解毒汤（《医宗金鉴》）

组成：升麻、石膏、连翘（去心）、牛蒡子（研炒）、人中黄、黄连、知母、玄参。

功用主治：清热解毒。用于内发丹毒。

用法：加用竹叶20片，水煎服。

丹栀逍遥散（《薛氏医案》）

组成：柴胡、当归、白芍、白术、茯苓、炙甘草、生姜、薄荷、牡丹皮、栀子。

功用主治：清肝解郁。用于瘾疹、红斑狼疮属肝郁化火者。

用法：水煎服。

乌头汤（《金匮要略》）

组成：麻黄9g，白芍9g，黄芪9g，川乌6g，甘草9g。

功用主治：逐湿，行痹，助阳。治脚气疼痛，不可屈伸。

用法：以水600mL，煮取200mL，去滓，纳蜜更煎之，服140mL；不知，尽服之。

六神丸（雷氏方录《汤头歌诀详解》）

组成：西牛黄4.5g，朱砂4.5g，麝香4.5g，蟾酥6g，飞腰黄6g，珠粉4.5g。

各取净末，用高粱酒30g化蟾酥为丸如芥子大，百草霜1g为衣，每100丸约干重0.3g。

功用主治：消肿解毒。治咽喉肿痛、痈疽疮疖。

用法：每服7~10丸，食后开水吞服，每日2次；小儿酌减。孕妇忌服。

六君子汤（《医学正传》）

组成：人参9g，白术9g，茯苓9g，炙甘草6g，陈皮3g，半夏4.5g。

功用主治：益气健脾，燥湿化痰。主治脾胃气虚兼痰湿证。食少便溏，胸脘痞闷，呕逆等。

用法：上为细末，作一服，加大枣2枚，生姜3片，新汲水煎服。

六味地黄丸（《小儿药证直诀》）

组成：熟地黄240g，山茱萸120g，干山药120g，牡丹皮90g，白茯苓90g，泽泻90g。上药为末，糊丸如梧桐子大。

功用：补肾水，降虚火。

用法：每日服9g，淡盐汤送下，或水煎服。

五画

左归丸（《景岳全书》）

组成：熟地黄240g，山药120g，山茱萸120g，菟丝子120g，枸杞子120g，怀牛膝90g, 鹿角胶120g, 龟甲胶120g。炼蜜为丸。

功用主治：补肝肾，益精血。用于肝肾精血虚损，形体消瘦，腰膝酸软，眩晕，遗精等症。

用法：每次3~6g，日1~2次，淡盐汤送服。

右归丸（《景岳全书》）

组成：熟地黄240g, 山药120g, 山茱萸90g, 枸杞子120g, 杜仲120g, 菟丝子120g, 制附子60~180g, 肉桂60~120g, 当归90g, 鹿角胶120g。做丸剂。

功用主治：温肾阳，补精血。用于肾阳不足，命门火衰，畏寒肢冷，阳痿，滑精，腰膝酸软等症。

用法：每服3~6g。

龙胆泻肝汤（《兰室秘藏》）

组成：龙胆草（酒炒）3g, 黄芩（炒）3g, 栀子（酒炒）3g, 泽泻3g, 木通1.5g, 车前子1.5g, 当归（酒炒）1.5g, 生地黄（酒炒）1.5g, 柴胡1.5g, 甘草（生）1.5g。

功用主治：清肝火，利湿热。用于肝胆经实火湿热所致乳头破碎、乳发、蛇丹、阴肿、囊痈、耳脓等症。

用法：共研粗末，水煎服。

平胃散（《医方类聚》引《简要济众方》）

组成：苍术4g, 厚朴3g, 陈皮2g, 甘草1g。

功用主治：燥湿运脾，行气和胃。用于脾胃不和，湿滞中阻证。

用法：每服6g, 水一中盏，加生姜2片，大枣2枚，同煎，去滓，餐前温服。

归脾汤（《重订严氏济生方》）

组成：白术、茯神（去木）、黄芪（去芦）、龙眼肉、酸枣仁（炒，去壳）各30g, 人参、木香（不见火）各15g, 甘草（炙）7.5g。

功用主治：健脾益气，补血养心。治思虑过多，劳伤心脾，健忘怔忡。

用法：每服12g, 用水220mL, 加生姜5片，枣子1枚，煎至150mL, 去滓温服，不拘时候。

四君子丸（《中国药典》）

组成：党参200g, 白术（炒）200g, 茯苓200g, 甘草100g。

功用主治：益气健脾。用于脾胃气虚，胃纳不佳，食少便溏。

用法：口服，一次3~6g, 一日3次。

四君子汤（《太平惠民和剂局方》）

组成：人参（去芦）、甘草（炙）、茯苓（去皮）、白术各等分。

功用主治：常服温和脾胃，进益饮食，辟寒邪瘴雾气。治荣卫气虚，脏腑怯弱，心腹胀满，全不思食，肠鸣泄泻，呕哕吐逆。

用法：每服6g, 用水150mL, 煎至100mL, 通口服，不拘时，入盐少许，白汤点亦得。

四妙汤（《外科说约》）

组成：黄芪、当归、金银花、甘草。

功用：扶正托毒。

用法：水煎内服。

四物汤（《太平惠民和剂局方》）

组成：熟地黄、归身、白芍、川芎。

功用主治：养血补血。用于疮疡血虚之证。

用法：水煎服。

四物消风饮（《医宗金鉴》）

组成：生地黄、当归、荆芥、防风、赤芍、川芎、白鲜皮、蝉蜕、薄荷、独活、柴胡、红枣。

功用主治：养血祛风。用于瘾疹、牛皮癣等血虚风燥者。

用法：水煎服。

四逆散（《伤寒论》）

组成：北柴胡6g，枳实6g，白芍6g，甘草6g。

功用主治：透邪解郁，疏肝理脾。用治阳郁厥逆证，症见手足不温、或腹痛、或泄利下重、脉弦；或肝脾气郁证，症见胁肋胀闷、脘腹疼痛、脉弦。

用法：上四味，捣筛，白饮和服方寸匕，日三服。现代多水煎服。

生脉散（《内外伤辨惑论》）

组成：麦冬12g，五味子3~9g，人参3~9g。

功用主治：补肺益气，养阴生津。治热伤气阴，肢体倦怠，气短懒言，汗多口渴，咽干舌燥，脉微；久咳肺虚，气阴两伤，干咳少痰，短气自汗，脉虚者。现用于中暑、小儿夏季热、功能性低热及其他发热性疾病而见气阴两伤者。此外，还用于心力衰竭，休克等危急病症。

用法：水煎，不拘时服。

失笑散（《太平惠民和剂局方》）

组成：五灵脂、蒲黄各等分。

功用：活血，行瘀，止痛。

用法：散剂。每次6~12g，包煎。

仙方活命饮（《医宗金鉴》）

组成：穿山甲、皂角刺、当归尾、甘草、金银花、赤芍、乳香、没药、天花粉、陈皮、防风、贝母、白芷。

功用主治：清热散风，行瘀活血。用于一切痈疽肿疡、溃疡等。

用法：水煎服。

白术泽泻散（《古今医统大全》）

组成：白术、泽泻、陈皮（去白）、木香、槟榔、茯苓各等分。

主治：痰病化为水气，传变水鼓，不能食。

　　用法：上哎咀。每服七钱，水二盏，加生姜三片，煎至八分，食前服。

瓜蒌牛蒡汤（《医宗金鉴》）

　　组成：瓜蒌仁、牛蒡子（炒研）、天花粉、黄芩、陈皮、生栀子（研）、连翘（去心）、皂角刺、金银花、生甘草、青皮、柴胡。

　　功用主治：疏肝解郁，清解邪热。用于乳痈初起。

　　用法：水煎服。

加味归脾汤（《医部全录》）

　　组成：白术（炒）一钱，人参一钱，茯苓一钱，柴胡五分，川芎五分，山栀（炒）五分，芍药（炒）五分，甘草（炒）五分，熟地黄八两，当归八两。

　　功用：内消乳岩。主妇人乳岩初起。

　　用法：水煎服。

加味逍遥散（《外科证治全书》）

　　组成：柴胡二钱，白芍五钱，当归三钱，陈皮五钱，甘草一钱，白术三钱，茯神三钱，人参一钱，川芎一钱，瓜蒌三钱，半夏三钱。

　　主治：乳悬。肝气不舒，痰气郁结，乳内忽大如桃，不觉痛痒，色亦不赤，身体发热，形渐瘦损。

　　用法：水煎服。

六画

地黄饮子（《黄帝素问宣明论方》）

　　组成：熟地黄、巴戟天（去心）、山茱萸、石斛、肉苁蓉（酒浸，焙）、附子（炮）、五味子、官桂、白茯苓、麦冬（去心）、菖蒲、远志（去心）。

　　功用：滋肾阴，补肾阳，开窍化痰。

　　用法：水煎服。

百合固金汤（《慎斋遗书》）

　　组成：熟地黄、生地黄、当归身各9g，白芍、甘草各3g，桔梗、玄参各2.4g，贝母、麦冬、百合各1.5g。

　　功用主治：养阴清热，润肺化痰。治肾水不足，虚火刑金，咳嗽气喘，咽喉燥痛，痰中带血或咯血，手足烦热，舌红少苔，脉细数。现用于肺结核、气管炎、支气管扩张、肺炎中后期、肺癌、咽炎等属肺肾阴虚者。

　　用法：水煎服。

托里消毒散（《医宗金鉴》）

　　组成：人参、川芎、当归、白芍、白术、金银花、茯苓、白芷、皂角刺、甘草、桔梗、黄芪。

　　功用主治：补益气血，托毒消肿。用于疮疡体虚邪盛，脓毒不易外达者。

　　用法：水煎服。

托里透脓汤（《医宗金鉴》）

　　组成：人参、白术、穿山甲、白芷、升麻、当归、甘草、黄芪、皂角刺、青皮。

功用主治：滋补气血，托里透脓。用于肿疡脓成不溃者。

用法：水煎服。

当归饮子（《济生方》）

组成：当归、白芍、川芎、生地黄、白蒺藜、防风、荆芥穗、何首乌、黄芪、甘草。

功用主治：养血润燥，祛风止痒。用于各种皮肤病血虚致痒者。

用法：水煎服。

当归补血汤（《内外伤辨》）

组成：黄芪30g，当归（酒洗）6g。

功用主治：补气生血。主劳伤血虚，产后血脱，疮疡溃后脓血过多，外伤大出血等，阴血亏虚，发热烦躁，口渴引饮，目赤面红，脉洪大而虚，重按无力者。现用于各种贫血、过敏性紫癜等血液病属血虚气弱者。

用法：用水300mL，煎至150mL，去滓，空腹时温服。

当归拈痛汤（《医学启源》）

组成：羌活15g，防风9g，升麻3g，葛根6g，白术5g，苍术9g，当归身9g，人参6g，甘草15g，苦参（酒浸）6g，黄芩（炒）3g，知母（酒洗）9g，茵陈（酒炒）15g，猪苓9g，泽泻9g。

功用主治：利湿清热，疏风止痛。用治湿热为病，肢节烦痛，肩背沉重，胸膈不利，遍身疼，下注于胫，肿痛不可忍。

用法：水煎服。

全虫方（《赵炳南临床经验集》）

组成：全虫、刺蒺藜、威灵仙、黄柏、槐花、猪牙皂、苦参、蒺藜。

主治：慢性湿疹，慢性阴囊湿疹，神经性皮炎，结节性痒疹等慢性顽固瘙痒性皮肤病。

用法：水煎服。

血府逐瘀汤（《医林改错》）

组成：当归、生地黄、桃仁、红花、枳壳、赤芍、柴胡、甘草、桔梗、川芎、牛膝。

功用：活血祛瘀，理气止痛。

用法：水煎服。

安宫牛黄丸（《温病条辨》）

组成：牛黄30g，郁金30g，水牛角30g，黄芩30g，黄连30g，栀子30g，雄黄30g，朱砂30g，冰片7.5g，麝香7.5g，珠粉15g。研极细末，炼蜜和丸，每丸3g，金箔为衣，以蜡护之。

功用主治：清热解毒，化秽开窍，安神宁心。用于疔疮走黄及疮疡毒邪内陷，神昏谵语，狂躁，痉厥抽搐者。

用法：每服1丸。脉虚者人参汤送下，脉实者银花薄荷汤送下。病重体实者，每日 3 服。

阳和汤（《外科证治全生集》）

组成：麻黄、熟地黄、白芥子（炒研）、炮姜炭、甘草、肉桂、鹿角胶。

功用主治：温经散寒，化痰补虚。用于流痰及一切阴疽，漫肿平塌，不红不热者。

用法：水煎服。

防风通圣散（《宣明论方》）

组成：防风 15g，荆芥 15g，连翘 15g，麻黄 15g，薄荷 15g，川芎 15g，当归 15g，白芍 15g（炒），白术 15g，山栀 15g，大黄 15g（酒蒸），芒硝 15g，石膏 30g，黄芩 30g，桔梗 30g，甘草 6g，滑石 9g。上药共研细末。

功用主治：解表通里，散风清热，化湿解毒。用于内郁湿热，外感风邪，表里同病，属于气血实者。

用法：每服 6g，开水送下。或用饮片，水煎服（剂量可用近代常用量）。

七画

芩连二母丸（《外科正宗》）

组成：黄连、黄芩、知母、贝母、川芎、当归、白芍、生地、熟地、蒲黄、羚羊角、地骨皮各等分，甘草减半。

功用主治：清心凉血，化瘀散结。治心火妄动，逼血沸腾，外受寒凉，结为血瘤，患处微紫微红，软硬间杂，皮肤隐隐缠如红丝，皮破血流，禁之不住者。

用法：每服 70 丸，灯心汤送下。或作煎剂服之，亦效。

芩部丹（经验方）

组成：百部 5500g，丹参沉淀粉 1350g，黄芩沉淀粉 3600g，百部浸膏 2500g，将百部浸膏拌入药粉内成颗粒，轧片，每片含生药 0.3g。

功用主治：清热杀虫。用于皮肤结核、流痰、瘰疬等病。

用法：成人每日 2～3 次，每次 5 片，温开水送服。

苍术难名丹（《仁斋直指》）

组成：苍术（杵，去粗皮）500g，小茴香（炒）90g，川楝子（蒸，去皮取肉，焙干）90g，川乌（炮，去皮、脐）60g，木蝴蝶（炒）60g，白茯苓 60g，龙骨（别研）60g。

功用主治：温补元阳，收敛脾精。主元阳气衰，脾精不禁，漏浊淋沥，腰痛力疲。

用法：上药研末，酒调面糊为丸，如梧桐子大，朱砂为衣。每服 50 丸，空腹时用缩砂煎汤，或粳米汤送下。

苍附导痰丸（《叶天士女科诊治秘方》）

组成：苍术 9g，香附 6g，枳壳 9g，陈皮 9g，茯苓 15g，胆南星 6g，甘草 3g，姜汁 3g，神曲 12g。

功用：燥湿化痰。

用法：淡姜汤送服。

连翘金贝煎（《景岳全书》）

组成：金银花、贝母（土者更佳）、蒲公英、夏枯草各三钱，红藤七八钱、连翘一两或五至七钱。

主治：治阳分痈毒，或在脏腑肺膈胸乳之间者。

用法：用好酒二碗，煎一碗服。服后暖卧片时。火盛烦渴乳肿者，加天花粉；若阳毒内热，或在头项之间者，用水煎亦可。

龟鹿二仙胶（《医宗金鉴》）

组成：鹿角（血者）十斤，龟甲（自败者）五斤，枸杞子（甘州者）三十两，人参十五两。

功用：大补精髓，益气养神。

用法：以上用铅坛，如法熬胶。初服酒化一钱五分，渐加至三钱，空心下。

补天大造丸（《医学心悟》）

组成：人参、白术、当归、枣仁、炙黄芪、远志、鹿角、龟甲、白芍、山药、茯苓、枸杞子、紫河车、熟地黄。

功用：滋补阴阳，补虚除烦。

用法：吞服。

补中益气汤（《脾胃论》）

组成：黄芪、人参、炙甘草、当归身、橘皮、升麻、柴胡、白术。

功用主治：补中益气。治疮疡元气亏损，肢体倦怠，饮食少思，内痔脱垂和脱肛等。

用法：共研粗末，水煎服。

补气敛乳汤（陈乃巩经验方）

组成：党参15g，黄芪15g，玄参10g，芡实米10g，五味子10g，山药10g，麻黄根10g，麦冬10g，山萸肉10g，桔梗5g，柴胡5g。

功用主治：补气敛乳，滋养津血。治神疲乏力，面色少华，体虚多汗（自汗或盗汗），乳汁缺少及乳汁自下症。

用法：水煎服。

鸡鸣散（《朱氏集验方》）

组成：槟榔7枚，陈皮30g，木瓜30g，吴茱萸6g，桔梗15g，生姜15g，紫苏梗（叶）9g。

功用主治：行气降浊，化湿通络。治湿脚气，症见足胫肿重无力、行动不便、麻木冷痛、或挛急上冲，甚则胸闷泛恶。

用法：上药为粗末，分作八服。隔宿用水750mL，慢火煎至375mL，去滓；再用水500mL煎滓，取200mL。两次煎汁相和，安顿床头，次日五更分二三次服。只是冷服，冬月略温亦得。服了用饼饵压下。如服不尽，留次日渐渐吃亦可。服此药至天明，大便当下一碗许黑粪水，即是原肾家感寒湿毒气下来。至早饭前后，痛住肿消。等药力过，方吃食物。

附子理中汤（《阎氏小儿方论》）

　　组成：附子、人参、干姜、白术、炙甘草。

　　功用主治：温补脾肾。治疮疡脾肾阳衰，神疲纳呆，便泄肢冷者。

　　用法：水煎服。

八画

青蒿鳖甲汤（《温病条辨》）

　　组成：青蒿、鳖甲、生地黄、知母、牡丹皮。

　　功用主治：养阴清热。用于疮疡、肛漏、肛周脓肿等见夜热早凉，热退无汗，热自阴来者。

　　用法：水煎服。

和乳汤（《外科真诠》）

　　组成：公英五钱，银花三钱，当归一钱，川芎七分，青皮七分，香附七分，浙贝一钱，甲珠一片，桔梗一钱，甘草五分。

　　功用主治：肝气郁结，胃热壅滞之乳痈初起；或乳痈好后内结一核，如桃如李，累月不消者；或形寒饮冷加以气郁痰饮，流入胃络，积聚不散所致之乳癖，乳房结核坚硬，始如钱大，渐大如桃如卵，皮色如常，遇寒作痛者。

　　用法：水煎服。乳痈好后结核，加附片七分；乳癖，加附子七分，爆姜一片；有寒热头痛，加防风一钱，前胡一钱；气虚者，加生黄芪一钱；内脓已成者，再加皂角刺一钱。

知柏地黄丸（《医宗金鉴》）

　　组成：熟地黄、山茱萸、山药、泽泻、茯苓、牡丹皮、知母、黄柏。

　　功用主治：滋阴降火。用于复发性口疮、红斑狼疮阴虚内热证。

　　用法：制成丸剂。每日9g，分2次吞服。

参芪汤（《类编朱氏集验医方》）

　　组成：人参6g，桔梗6g，天花粉6g，甘草6g，白芍药12g，绵芪（盐汤浸）6g，白茯苓9g，北五味子9g。

　　功用主治：养阴益气。主治消渴。

　　用法：水煎服。

参苓白术散（《太平惠民和剂局方》）

　　组成：白扁豆（姜汁浸，去皮，微炒）450g，人参（或党参）600g，白术600g，白茯苓600g，炙甘草600g，山药600g，莲子肉300g，桔梗（炒令深黄色）300g，薏苡仁300g，缩砂仁300g。

　　功用主治：健脾补气，和胃渗湿。用于脾胃虚弱，饭食不消，或吐或泻，形体虚羸等症。

用法：用枣汤调服。

九画

荆防汤（《古今医彻》）

组成：防风一钱，荆芥一钱，生地一钱，枳壳一钱，葛根一钱，细辛三分，蔓荆子（焙，研）七分，黄柏（酒炒黑）五分。

主治：外感风寒，齿痛寒热。

用法：水煎服。

荆防四物汤（《张皆春眼科证治》）

组成：荆芥6g，防风3g，酒生地15g，当归12g，酒白芍9g，川芎3g。

功用主治：养血活血除风。主真睛破损，伤眼剧痛，羞明难睁，流泪或流血，视物不清，重者不能见物。

用法：水煎服，日1剂。

荆防败毒散（《医宗金鉴》）

组成：荆芥、防风、柴胡、前胡、羌活、独活、枳壳、炒桔梗、茯苓、川芎、甘草、人参、生姜（或薄荷）。

功用主治：解表达邪。用于风寒相搏，邪气在表，发生疮疡，头痛，无汗，恶寒重发热轻者。

用法：水煎，食后缓缓温服。

茵陈蒿汤（《伤寒论》）

组成：茵陈蒿18g，栀子（劈）15g，大黄（去皮）6g。

功用主治：清热利湿退黄。治湿热黄疸，一身面目俱黄，色鲜明如橘子，腹微满，口中渴，小便不利，舌苔黄腻，脉沉实或滑数。

用法：上三味，以水1.2升，先煮茵陈减600mL；纳二味，煮取300mL，去滓，分三服。小便当利，尿如皂荚汁状，色正赤，一宿复减，黄从小便去。

香贝养营汤（《医宗金鉴》）

组成：香附、贝母、人参、茯苓、陈皮、熟地黄、川芎、当归、白芍、白术、桔梗、甘草、生姜、大枣。

功用主治：养营化痰。用于瘰疬、乳岩、石疽等。

用法：水煎服。

香砂六君子汤（《古今名医方论》）

组成：人参3g，白术6g，茯苓6g，甘草2g，陈皮2.5g，半夏3g，砂仁2.5g，木香2g。

功用主治：益气补中，化痰降逆。治脾胃气虚，痰饮内生，呕吐痞闷，不思饮食，消瘦倦怠，或气虚肿满。

用法：上加生姜6g，水煎服。

复脉汤（《医门补要》）

组成：炙甘草、西洋参、火麻仁、生地、麦冬。

功用：益气扶正，养阴复脉。

用法：水煎服。

顺气导痰汤（《李氏医鉴》）

组成：橘红、茯苓、半夏（姜制）、甘草、胆星、木香、香附、枳实。

主治：痰结胸满，喘咳上气。

用法：水煎服。

保元汤（《外科正宗》）

组成：人参、黄芪、白术、甘草、生姜、红枣。

功用：益气培元。

用法：水煎服。

保阴煎（《景岳全书》）

组成：生地6g，熟地6g，芍药6g，山药4.5g，川续断4.5g，黄芩4.5g，黄柏4.5g，生甘草3g。

功用主治：凉血滋阴，清热止血。主妇带浊遗淋，色赤带血，脉滑多热，便血不止，及血崩血淋，或经期太早，一切阴虚内热动血。

用法：水400mL，煎至280mL，空腹时温服。

济生肾气丸（《济生方》）

组成：干地黄、山药、山茱萸、泽泻、茯苓、牡丹皮、桂枝、炮附子、牛膝、车前子。

功用主治：温肾利水。用于泌尿系结石、前列腺肥大肾阳虚者。

用法：水煎服。

祛风胜湿汤（《中医外伤科学》）

组成：黄柏、苦参、银花、白鲜皮、茯苓皮、羌活、防风、荆芥、陈皮。

功用主治：清热利湿，祛风止痒。治湿热型瘙痒。

用法：水煎服。

除湿胃苓汤（《医宗金鉴》）

组成：苍术（炒）、厚朴（姜炒）、陈皮、猪苓、泽泻、赤茯苓、白术（土炒）、滑石、防风、山栀子（生研）、木通、肉桂、甘草（生）。

功用主治：清热燥湿，理气和中。用于缠腰火丹、湿疮属湿阻中焦者。

用法：水二盅，加灯心草五十寸，煎八分，温服。

十画

桂枝汤（《伤寒论》）

组成：桂枝、芍药、甘草、生姜、大枣。

功用主治：解肌发表，调和营卫。用于风疹块等因风寒外袭、营卫不和所致者。

用法：水煎服。

桂附八味丸（即桂附地黄丸）

组成：六味地黄丸加肉桂、附子。

功用主治：温补肾阳。用于命门火衰，脾肾阳虚证。

用法：每服1丸，一日2次。

桂枝茯苓丸（《金匮要略》）

组成：桂枝、茯苓、丹皮、桃仁（去皮尖）、赤芍各等分（各6g）。

功用：活血化瘀，缓消癥块。

用法：炼蜜为丸，如兔屎大，每日食前服一丸（3g）；不知，加至3丸。口服，一次1丸，一日1~2次。

桂枝麻黄各半汤（《伤寒论》）

组成：桂枝、芍药、生姜、甘草、麻黄、大枣、杏仁。

功用主治：发汗解表，调和营卫。用于太阳病发热恶寒，热多寒少者。

用法：水煎服。

桂麝散（《药蔹启秘》）

组成：麻黄15g，细辛15g，肉桂30g，牙皂9g，生半夏24g，丁香30g，生南星24g，麝香1.8g，冰片1.2g。

功用主治：温化痰湿，消肿止痛。用于一切阴证疮疡未溃者。

用法：研极细末，掺膏药内贴之。

桃红四物汤（《医宗金鉴》）

组成：当归、赤芍、生地黄、川芎、桃仁、红花。

功用主治：活血调经。用于妇女月经不调、痛经，或由于瘀血所致的各种肿块。

用法：水煎服。

桃核承气汤（《伤寒论》）

组成：桃仁（去皮尖五十个）12g，大黄12g，桂枝（去皮）6g，炙甘草12g，芒硝6g。

功用：破血下瘀。

用法：水煎服。

柴芍六君子汤（《医宗金鉴》）

组成：人参15g，白术（土炒）15g，茯苓12g，陈皮6g，半夏（姜制）6g，甘草（炙）6g，柴胡9g，白芍（炒）15g，钩藤9g。

功用主治：健脾平肝，化痰祛风。主治慢惊，脾虚肝旺，风痰盛者。

用法：加生姜、大枣，水煎服。

柴胡加龙骨牡蛎汤（《伤寒论》）

组成：柴胡12g，龙骨、黄芩、生姜、铅丹、人参、桂皮（去皮）、茯苓各4.5g，半夏（洗）6g，大黄（切）6g，牡蛎（熬）4.5g，大枣（擘）6枚。

功用主治：和解清热，镇惊安神。主伤寒往来寒热，胸胁苦满，烦躁惊狂不安，时有谵语，身重难以转侧。

用法：上药除大黄外，以水800mL，煮取400mL；再纳大黄，更煮一二沸，去滓，每次温服100mL。

柴胡桂枝汤（《伤寒论》）

　　组成：柴胡、桂枝、黄芩、人参、甘草、半夏、芍药、大枣、生姜。

　　功用：和解少阳，调和营卫。

　　用法：水煎服。

柴胡清肝汤（《医宗金鉴》）

　　组成：生地黄、当归、白芍、川芎、柴胡、黄芩、山栀、天花粉、防风、牛蒡子、连翘、甘草。

　　功用主治：清肝解郁。用于痈疽疮疡由肝火而成者。

　　用法：水煎服。

柴胡疏肝散（《证治准绳》引《统旨》）

　　组成：柴胡、陈皮、川芎、芍药、枳壳、甘草、香附。

　　功用主治：疏肝理气。用于肝气郁结证。

　　用法：水煎服。

柴胡枳实芍药甘草汤（《伤寒杂病论》桂林古本）

　　组成：柴胡、芍药、枳实、甘草。

　　主治：风病若流于腑则口苦，呕逆，腹胀，善太息。

　　用法：以水一斗，煮取六升，去滓；再煎取三升，温服一升，日三服。

柴葛解肌汤（《伤寒六书》）

　　组成：柴胡、干葛、甘草、黄芩、羌活、白芷、芍药、桔梗。

　　功用主治：解肌清热。用于外感风寒，郁而化热证。恶寒渐轻，身热增盛，无汗头痛，目疼鼻干，心烦不眠，咽干耳聋，眼眶痛，舌苔薄黄，脉浮微洪。

　　用法：加生姜3片，大枣2枚，石膏12g，水煎温服。

柴葛解肌汤（《医学心悟》）

　　组成：柴胡6g，葛根6g，黄芩6g，赤芍6g，甘草3g，知母5g，生地9g，丹皮3g，贝母6g。

　　功用主治：解肌清热。主治外感风热，里热亦盛证，不恶寒而口渴，舌苔黄，脉浮数。

　　用法：水煎服。

逍遥散（《太平惠民和剂局方》）

　　组成：柴胡、白芍、当归、白术、茯苓、炙甘草、生姜、薄荷。

　　功用主治：疏肝解郁，调和气血。用于肝郁不舒所致乳癖、失荣、瘰疬等。

　　用法：水煎服。丸剂，每次4.5g，每日2次，温开水送下。

逍遥蒌贝散（经验方）

　　组成：柴胡、当归、白芍、茯苓、白术、瓜蒌、贝母、半夏、南星、生牡蛎、山慈菇。

　　功用主治：疏肝理气，化痰散结。用于乳癖、瘰疬、乳癌初起。

　　用法：水煎服。

透脓散 (《外科正宗》)

组成：当归、生黄芪、炒山甲、川芎、皂角刺。

功用主治：透脓托毒。用于痈疽诸毒，内脓已成，不易外溃者。

用法：水煎服。本方一般适用于实证，故可去黄芪，以免益气助火。

健脾除湿汤 (《赵炳南临床经验集》)

组成：生薏米 15g，生扁豆 15g，山药 15g，芡实 9g，枳壳 9g，草薢 9g，黄柏 9g，白术 9g，茯苓 15g，大豆黄卷 9g。

功用主治：健脾除湿利水。用于亚急性及慢性湿疹、阴囊湿疹、下肢溃疡、女阴溃疡、糜烂性龟头炎，以及脂溢性脱发等。

用法：水煎服。

健脾润肤饮 (《中医症状鉴别诊断学》)

组成：党参、茯苓、苍术、白术、当归、丹参、鸡血藤、赤芍、白芍、陈皮。

功用主治：健脾燥湿，养血润肤。主治脾虚血燥皮肤肥厚。

用法：水煎服，每日 1 剂。

益气养营汤 (《景岳全书》)

组成：人参、黄芪 (盐水炒)、当归、川芎、熟地、芍药 (炒)、贝母、香附、茯苓、陈皮各一钱，白术二钱，柴胡六分，甘草、桔梗各五分。

主治：怀抱抑郁，或气血损伤，四肢颈项等处患肿，不问软硬，赤白肿痛，或日晡发热，或溃而不敛。

用法：姜、水煎服。

凉血地黄汤 (《外科大成》)

组成：细生地、当归尾、地榆、槐角、黄连、天花粉、生甘草、升麻、赤芍、枳壳、黄芩、荆芥。

功用主治：清热凉血。用于内痔出血、血栓痔属于血热妄行者。

用法：水煎服。

消风散 (《医宗金鉴》)

组成：荆芥、防风、当归、生地黄、苦参、苍术 (炒)、蝉蜕、胡麻仁、牛蒡子 (炒研)、知母 (生)、石膏 (煅)、甘草 (生)、木通。

功用主治：散风，清热，凉血，理湿。用于风疹块、疮疡因风湿血热所致者。

用法：水煎服。

消瘰丸 (《许履和外科医案医话集》)

组成：生牡蛎、玄参、川贝母、夏枯草。

功用：滋阴降火，化痰软坚。

用法：水煎服。

海藻玉壶汤 (《医宗金鉴》)

组成：海藻 (洗)、陈皮、贝母、连翘 (去心)、昆布、半夏 (制)、青皮、独活、川芎、当归、甘草、海带 (洗)。

功用主治：化痰，消坚，开郁。用于肉瘿、石瘿。

用法：水煎，食前后服之。

通气散坚丸（《外科正宗》）

组成：陈皮、半夏、茯苓、甘草、石菖蒲、枳实（炒）、人参、胆南星、天花粉、桔梗、川芎、海藻、当归、贝母、香附、黄芩（酒炒）各等分。

功用主治：理气活血，化痰软坚。主治忧郁伤肺，浊气痰瘀，聚结为瘤，色白不赤，软而不坚，随喜怒消长者。

用法：每服3g，饭前灯心草、生姜汤送下。

通肝生乳汤（《傅青主女科》）

组成：白芍（醋炒）15g，当归（酒洗）15g，白术（土炒）15g，熟地黄0.9g，甘草0.9g，麦门冬（去心）15g，通草3g，北柴胡3g，远志3g。

功用主治：疏肝解郁，养血通乳。治产后郁结，乳汁不通。

用法：水煎服。一剂即通，不必再服。

通乳丹（《傅青主女科》）

组成：人参30g，黄芪30g，当归（酒洗）60g，麦门冬（去心）15g，桔梗0.9g，木通0.9g，猪蹄（去爪壳）2个。

功用主治：补气血，通乳汁。治产后气血两虚，乳汁不下。

用法：水煎服。两剂则乳如泉涌。

十一画

理中汤（《伤寒论》）

组成：人参、干姜、白术、炙甘草。

功用：温中祛寒，补气健脾。

用法：水煎服。亦可作丸剂口服。人参可用党参代替。

理气散结方（经验方）

组成：瓜蒌45g，佛手9g，代代花6g，厚朴花6g，陈皮9g，苏梗6g，桔梗6g，青皮9g，枳壳9g，赤芍药9g，丹参20g，海浮石12g，煅瓦楞15g，木香9g，莱菔子12g，建曲9g，麦芽15g。

功用：疏肝理气，软坚散结。

用法：每日1剂，水煎2次，早晚分服。

黄连解毒汤（《外台秘要》引崔氏方）

组成：黄连、黄芩、黄柏、山栀。

功用主治：泻火解毒。用于疔疮及一切火毒热毒所致发热、汗出、口渴等实证者。

用法：水煎服。

萆薢分清饮《医学心悟》）

组成：川萆薢、石菖蒲、黄柏、茯苓、车前子、莲子心、白术。

功用主治：清心利湿。用于膏淋、白浊。

用法：水煎服。

萆薢渗湿汤（《疡科心得集》）

组成：萆薢、薏苡仁各 30g，赤茯苓、黄柏、丹皮、泽泻各 15g，滑石 30g，通草 6g。

功用主治：清热利湿。主治丹毒、湿疹。

用法：水煎服，每日 1 剂。

银花甘草汤（《外科十法》）

组成：金银花、甘草。

主治：一切内外痈肿，皆可立消，但宜早服。

用法：水煎，清酒冲服。

银翘散（《温病条辨》）

组成：银花、连翘、牛蒡子、桔梗、薄荷、鲜竹叶、荆芥、淡豆豉、生甘草、鲜芦根。

功用主治：疏风清热。用于疮疡掀红肿痛，邪气在表，头昏少汗，发热重，恶寒轻者。

用法：水煎服。

麻子仁丸（《伤寒论》）

组成：麻子仁、芍药、枳实、大黄、厚朴、杏仁。

功用主治：润肠通便。用于胃强脾弱，津亏便秘。

用法：上为末，炼蜜为丸，如梧桐子大。每服 30 丸，每日 3 次。

麻黄加术汤（《伤寒杂病论》桂林古本）

组成：麻黄、桂枝、甘草、杏仁、白术。

功用主治：发汗。主治风寒夹湿，留着肌表，身体烦疼。湿家，身烦疼。慎不可以火攻之。

用法：上以水九升，先煮麻黄，减二升，去上沫，纳诸药，煮取二升半，去滓，温服八合，覆取微似汗。

麻黄汤（《伤寒论》）

组成：麻黄、桂枝、杏仁、甘草。

功用主治：发表宣肺，平喘止咳。用于感冒风寒，怕冷发热，无汗，咳嗽气喘，肢体疼痛者。

用法：水煎服。

麻黄连翘赤小豆汤（《伤寒论》）

组成：麻黄、连翘、杏仁、赤小豆、大枣、生梓白皮、生姜、甘草。

功用主治：解表清热，利湿退黄。用于湿热蕴结证。

用法：水煎服。

麻黄附子甘草汤（《伤寒杂病论》桂林古本）

组成：麻黄二两，甘草二两（炙），附子（炮，去皮，破八片）一枚。

功用：少阴病，得之二三日，麻黄附子甘草汤微发汗。

用法：上三味，以水七升，先煮麻黄一二沸，去上沫；内诸药，煮取三升，去滓，温服一升，日三服。

麻黄附子细辛汤（《伤寒杂病论》桂林古本）

组成：麻黄、附子、细辛。

主治：少阴病，始得之，反发热，脉沉者。

用法：以水一斗，先煮麻黄，减二升，去上沫，纳诸药，煮取三升，去滓。温服一升，日三服。

鹿茸补涩丸（《杂病源流犀烛》）

组成：人参、黄芪、菟丝子、桑螵蛸、莲肉、茯苓、肉桂、山药、附子、鹿茸、桑皮、龙骨、补骨脂、五味子。

功用主治：温肾固涩。治下元虚冷，小便混浊不清，茎中不痛，脉来无力。

用法：上药研磨，制成丸剂，每服10g，温开水送下。

羚角钩藤汤（《重订通俗伤寒论》）

组成：羚角片4.5g（先煎），霜桑叶6g，京川贝12g（去心），鲜生地15g，双钩藤9g（后入），滁菊花9g，茯神木9g，白芍9g，生甘草2.5g。

功用主治：平肝息风，清热止痉。治肝风上扰，头晕胀痛，耳鸣心悸，手足躁扰，甚则瘛疭，狂乱痉厥；及肝经热盛，热极动风，孕妇子痫，产后惊风。

用法：用鲜淡竹茹15g与羚羊角先煎代水，再煎上药服。

清肝解郁汤（《外科正宗》）

组成：当归、白芍、茯苓、白术、贝母、熟地黄、山栀、半夏、人参、柴胡、丹皮、陈皮、香附、川芎、甘草。

功用主治：清肝解郁。用于暴怒伤肝，忧思郁结，肝火妄动所致痛疽。

用法：水煎服。

清营汤（《温病条辨》）

组成：水牛角（磨粉冲服）、生地黄、玄参、竹叶心、银花、连翘、黄连、丹参、麦冬。

功用主治：清营解毒，泄热养阴。用于有头疽、发颐、丹毒等有热邪内陷之象者。

用法：水煎服。

清骨散（《证治准绳》）

组成：银柴胡、鳖甲、炙甘草、秦艽、青蒿、地骨皮、胡黄连、知母。

功用主治：养阴清热。用于流痰溃久，骨蒸潮热者。

用法：水煎服。

清解片（经验方）

组成：大黄500g，黄芩500g，黄柏500g，苍术500g。

功用：清热解毒，化湿通便。用于疮疡湿热内盛、便秘里实之证。

用法：上药共研细末和匀，轧片，每片含量0.3g。每日服2~3次，成人每次服5~10片，温开水送下。

清瘟败毒饮（《疫疹一得》）

组成：生石膏、生地黄、犀角、川黄连、生栀子、桔梗、黄芩、知母、赤芍、玄参、连翘、竹叶、甘草、牡丹皮。

功用主治：泻火解毒，凉血救阴。用于一切火热之证，表里俱盛者。

用法：水煎服。

十二画

葶苈大枣泻肺汤（《金匮要略》）

组成：葶苈（熬令黄色，捣丸）15g，大枣12枚。

功用主治：泻肺去痰，利水平喘。治肺痈，胸中胀满，痰涎壅塞，喘咳不得卧，甚则一身面目浮肿，鼻塞流涕，不闻香臭酸辛；亦治支饮不得息者。

用法：先以水600mL，煮枣取400mL，去枣，纳葶苈，煮取200mL，顿服。

蒌贝二陈汤（经验方）

组成：二陈汤加瓜蒌、贝母等。

功用：燥湿化痰。

用法：水煎服。

紫金锭（即玉枢丹，《鹤亭集》）

组成：山慈菇、五倍子、大戟、朱砂、雄黄、麝香。

功用：消肿解毒。

用法：用麻油或饴糖或醋或蜂蜜调成糊状，外敷。

痛泻要方（《丹溪心法》）

组成：白术90g，白芍（炒）60g，陈皮（炒）45g，防风60g。

功用主治：补脾泻肝。治肝旺脾虚，肠鸣腹痛，大便泄泻，泻必腹痛，舌苔薄白，脉两关不调，弦而缓。

用法：或煎或丸或散皆可用。

普济消毒饮（《东垣试效方》）

组成：黄芩（酒炒）、黄连（酒炒）、陈皮（去白）、甘草（生）、玄参、连翘、板蓝根、马勃、鼠黏子、薄荷、僵蚕、升麻、柴胡、桔梗。

功用主治：散风温，清三焦，解热毒。用于锁喉痈、发颐、抱头火丹等。

用法：水煎服。如热毒重者，可加大黄。

滋水清肝饮（《医宗己任编》）

组成：熟地、当归身、白芍、枣仁、山萸肉、茯苓、山药、柴胡、山栀、丹皮、泽泻。

功用主治：滋阴养血，清热疏肝。治阴虚肝郁，胁肋胀痛，胃脘疼痛，咽干口燥，舌红少苔，脉虚弦或细软。

　　用法：水煎服。

犀角地黄汤（《奇效良方》）

　　组成：犀角（如无升麻代之）、生地黄、牡丹皮、芍药各一钱半。

　　主治：治血证，大便黑，衄后脉微，发狂发黄当汗下，汗内有瘀血。

　　用法：上作一服，水二钟，煎至一钟，食远服。

犀黄丸（即西黄丸，《外科证治全生集》）

　　组成：犀黄三分，麝香一钱半，乳香、没药（各去油，各研极细末）各一两，黄米饭一两。

　　主治：乳岩、横痃、瘰疬、痰核、流注、肺痈、小肠痈等症。

　　用法：捣烂为丸，忌火烘，晒干，陈酒送下三钱。患生上部，临卧服；下部，空心服。

疏风养血汤（《伤科补要》）

　　组成：荆芥、薄荷、防风、秦艽、川芎、白芍、红花、当归、花粉、羌活。

　　功用主治：疏肝解郁，化瘀溃坚。用于筋瘰、石疽等证。

　　用法：水煎服。

疏肝溃坚汤（《医宗金鉴》）

　　组成：夏枯草、僵蚕、香附子、石决明、当归、白芍、陈皮、柴胡、抚芎、穿山甲、红花、片姜黄、甘草。

　　功用主治：养血祛风。伤后复感风寒，症见关节疼痛、恶寒发热、舌淡苔白，脉浮紧者。

　　用法：水煎服。

十三画及以上

解悬汤（《青囊秘诀·上卷·乳痈论》）

　　组成：人参二两，川芎二两，当归四两，荆芥三钱，炮姜一钱，麦冬一两，益母草三钱。

　　功用主治：急救胃气，补益气血。用于乳悬证。

　　用法：水煎服。

膈下逐瘀汤（《医林改错》）

　　组成：五灵脂6g，当归9g，川芎6g，桃仁9g，牡丹皮6g，赤芍药6g，乌药6g，延胡索3g，甘草9g，香附4.5g，红花9g，枳壳4.5g。

　　功用主治：活血逐瘀，破癥消结。主治积聚痞块，痛不移处，卧则腹坠，及肾泻、久泻由瘀血所致者。

　　用法：水煎服。病轻者少服，病重者多服；病去药止，不可多服。

漏芦散（《圣济总录》）

　　组成：漏芦（去芦头）一两，地锦一两，蔓荆实（去白皮）一两，黄芪（锉）一两，当归（切，焙）一两，威灵仙（去土）一两。

功用主治：行气活血，消痈通乳。治乳妇气脉壅塞，乳汁不行，及经络凝滞，乳内胀痛，留蓄邪毒，或作痈肿。

用法：温酒调服。

增液汤（《温病条辨》）

组成：元参30g，麦冬（连心）24g，细生地24g。

功用主治：增液润燥。治阳明温病，无上焦证，数日不大便，其阴素虚，不可用承气汤者。

用法：上药用水1.6升，煮取600mL，口干则与饮令尽。不大便，再服。

橘叶散（《外科正宗》）

组成：柴胡、陈皮、川芎、栀子、青皮、石膏、黄芩、连翘、甘草、橘叶。

功用主治：疏肝清热，理气散结。用于妇人乳房结块肿痛。

用法：水煎服。

蠲毒流气饮（《疮疡经验全书》）

组成：白芷、防风、陈皮、连翘、人参、香附、川芎、当归、玄参、天花粉、枳壳、甘草、桔梗、柴胡、鼠黏子、山栀仁。

主治：伤寒喉闭。伤寒遗毒不散，热毒入于心经脾经，致八九日后喉闭。

用法：急服四七气汤2~3帖，次用冰片散，后服蠲毒流气饮。

（王冰）

乳房疾病常用外用制剂

二画

二味拔毒散（《医宗金鉴》）

组成：白矾、明雄黄各等分为末。

功用主治：杀菌化腐，燥湿敛疮，止痒。用于风湿热毒引起的疮疡、湿疹出现红肿痒痛，以及毒虫咬伤等。

用法：茶水调化，搽擦患处。

二黄煎（经验方）

组成：黄柏30g，土黄连30g。

功用主治：清热燥湿，泻火解毒。用于乳腺癌术后切口感染，皮瓣坏死，放射性皮炎或化疗药物静脉外漏引起的局部红肿或溃烂。

用法：煎水外洗或冷湿敷，每日2次。

七三丹（经验方）

组成：熟石膏7份，升丹3份，共研细末。

功用主治：提脓祛腐。用于流痰、附骨疽、瘰疬、有头疽等。

用法：掺于疮口上，或用药线蘸药插入疮中，外用膏药或油膏盖贴。

八二丹（经验方）

组成：煅石膏8份，升丹2份，共研极细末。

功用主治：排脓提毒。用于一切溃疡脓流不畅、腐肉不化者。

用法：将药粉掺入疮口中，或黏附于药线上，插入疮口中。

八宝丹（《疡科大全》）

组成：珍珠9g，牛黄1.5g，象皮、琥珀、龙骨、轻粉各4.5g，冰片0.9g，炉甘石9g。

功用主治：生肌收口。用于溃疡脓水将尽，阴证、阳证都可通用。

用法：上药研极细末，掺于患处。

九一丹（《医宗金鉴》）

组成：熟石膏9份，升丹1份，共研极细末。

功用主治：提脓祛腐。用于一切溃疡流脓未尽者。

用法：掺于疮口中，或用药线蘸药插入，外盖膏药或药膏，每日换药1~2次。

三画

三石散（经验方）

　　组成：制炉甘石90g，熟石膏90g，赤石脂90g。

　　功用：收敛生肌。用于一切皮肤病，滋水浸淫，日久不止；烫伤腐肉已化，新肌不生者。

　　用法：上药共研细末，干扑或麻油、凡士林调搽患处。

三黄洗剂（经验方）

　　组成：大黄、黄柏、黄芩、苦参各等分，共研细末。

　　功用主治：清热解毒，止痒收涩。用于放射性皮炎及皮肤破溃，流水，瘙痒。

　　用法：上药10~15g加入蒸馏水100mL、医用石炭酸1mL，备用。冷湿外敷，每日4~5次。

千捶膏（经验方）

　　组成：蓖麻子肉150g，嫩松香粉300g（在冬令制后研末），轻粉30g（水飞），铅丹60g，银朱60g，茶油48g（冬天需改为75g）。

　　功用主治：消肿止痛，提脓祛腐。用于一切阳证，如痈、有头疽、疖、疔等。

　　用法：上药须在大伏天配制。先将蓖麻子肉入石白中捣烂，再缓入松香末；俟打匀后，再缓入轻粉、铅丹、银朱；最后加入茶油，捣数千锤成膏。隔水炖烊，摊于纸上，盖贴患处。

小升丹（《疡医大全》）

　　组成：水银30g，白矾24g，火硝21g。

　　功用主治：具有提脓祛腐的作用，能使疮疡内蓄之脓毒得以早日排出和腐肉迅速脱落。凡溃疡脓栓未落，腐肉未脱，或脓水不净、新肌未生的情况，均可使用。

　　用法：先将硝、矾研成粗末，再入水银，共研细末，以不见水银星为度（不研细末也无妨）；然后放于生铁锅内，再用粗料大瓷碗一只盖合（事先须用生姜普遍擦过，以防止因高温而致碎裂），用上浆的纸条（即以棉纸裁成3cm阔的纸条，加面浆搓成绳状）结实地嵌塞缝口，再用煅石膏细末醋调封固，务使不令泄气。再将黄砂铺压碗旁，露出碗底，碗底内置棉花一团，上用铁锤压紧。将生铁锅移置火炉上烧40~60分钟，见碗底棉花焦黑为度。取下待冷约1小时，除去砂泥及烧成焦炭样的棉纸，缓缓揭开瓷碗，则锅底中为三药的渣滓，此为升药底；在碗内所升之药为黄色或红色的如霜物质，就是升丹。此时将升药刮下，以色红者为红升丹，色黄者为黄升丹。收贮备用。此外，一料所得升药的数量可有57~81g不等，这需要炼制者经常看火候掌握方法。疮口大者，可掺于疮口上；疮口小者，可黏附于药线上插入，亦可掺于膏药、油膏上盖贴。纯粹升丹因药性太猛，在临床应用时须加赋形药使用，阳证一般用10%~20%、阴证一般用30%~50%的升丹含量。凡对升丹有过敏者，必须禁用，在唇部、眼部附近的溃疡也宜慎用。升丹如能陈久后应用，则可使药性缓和而减少疼痛。

四画

五五丹（经验方）

　　组成：熟石膏5份，升丹5份。

　　功用主治：提脓祛腐。用于流痰、附骨疽、瘰疬等溃后腐肉难脱，脓水不净者。

　　用法：上为细末，掺于疮口中，或用药线蘸药插入，外盖膏药或油膏，每日换药1～2次。

太乙膏（《外科正宗》）

　　组成：玄参、白芷、归身、肉桂、赤芍、大黄、生地、土木鳖各60g，阿魏9g，轻粉12g，柳槐枝各100段，血余炭30g，铅丹1200g（别名东丹），乳香15g，没药9g，麻油2500g。

　　功用主治：消肿清火，解毒生肌。适用于一切疮疡已溃或未溃者。

　　用法：上药除铅丹外，将余药入油煎，熬至药枯，滤去渣滓，再加入铅丹（一般每500g油加铅丹195g），充分搅匀成膏。隔火炖烊，摊于纸上，随疮口大小敷贴患处。

升降散（《伤寒温疫条辨》）

　　组成：白僵蚕（酒炒）、全蝉蜕（去土）、姜黄（去皮）、川大黄（生）。

　　功用：升清降浊，散风清热。

　　用法：共研细末，和匀。据病之轻重，分2～4次服，用黄酒、蜂蜜调匀冷服，中病即止。

六神丸（雷氏方录《汤头歌诀详解》）

　　组成：西牛黄4.5g，朱砂4.5g，麝香4.5g，蟾酥6g，飞腰黄6g，珠粉4.5g。

　　功用主治：消肿解毒。治咽喉肿痛、痈疽疮疖。

　　用法：上药各取净末，用高粱酒30g化蟾酥为丸如芥子大，百草霜1g为衣，每100丸约干重0.3g。每服7～10丸，食后开水吞服，每日2次；小儿酌减。孕妇忌服。

五画

玉露散（经验方）

　　组成：芙蓉叶不拘多少，去梗茎。

　　功用主治：凉血，清热，退肿。用于一切阳证疮疡。

　　用法：上药研成极细末，可用麻油、菊花露或凡士林调敷患处。

玉露膏

　　组成：凡士林8/10，玉露散2/10调匀成膏（每300g油膏中可加医用石炭酸10滴）。

　　功用主治：清热解毒。用于丹毒、疮痈等。

　　用法：外敷。

四黄膏（四黄散，经验方）

　　组成：黄连、黄柏、黄芩、大黄、乳香、没药各等分。

功用主治：清热解毒，活血消肿。用于阳证疮疡。

用法：上药共研细末或做成膏剂。用水或金银花露调成厚糊状敷疮上，或作围药敷，或以药末20%加80%凡士林调成油膏摊敷。

生肌玉红膏（《外科正宗》）

组成：当归60g，白芷15g，白蜡60g，轻粉12g，甘草36g，紫草6g，血竭12g，麻油500g。

功用主治：活血祛腐，解毒生肌。治痈疽、发背等疮，溃烂流脓，以及疔疮、疔根脱出需长肉收口者。

用法：用时先用甘草煎汤，甚者用猪蹄1只，先水煎至软，去蹄及浮油，温洗患处，软绢挹净，挑膏于掌中，撩化，搽新腐肉上，外以太乙膏盖之。大疮，早、晚洗换2次，兼服大补脾胃暖药。

生肌散（经验方）

组成：制炉甘石15g，滴乳石9g，滑石30g，血珀9g，朱砂3g，冰片0.3g。

功用主治：生肌收口。用于痈疽溃后脓水将尽者。

用法：上药共研极细末，掺疮口中，外盖膏药或药膏。

白玉膏（亦名生肌白玉膏，经验方）

组成：尿浸石膏90%，制炉甘石10%。

功用：润肤，生肌，收敛。用于溃疡腐肉已尽，疮口不敛者。

用法：石膏必须尿浸半年（或用熟石膏），洗净，再漂净2个月；然后煅熟研粉，再加入制炉甘石粉和匀，以麻油少许调成药膏，再加入黄凡士林（配制此膏时用药粉约3/10，油类约7/10）。将膏少许匀涂纱布上，敷贴患处，并可掺其他生肌药粉于药膏上同用，效果更佳。

白降丹（《医宗金鉴》）

组成：朱砂6g，雄黄6g，水银30g，硼砂15g，火硝45g，食盐45g，白矾45g，皂矾45g。

功用：腐蚀、平胬。治溃疡脓瘀难去。或已成漏管，肿疡成脓不能自溃，及赘疣、瘰疬等证。

用法：先将雄黄、皂矾、火硝、明矾、食盐、朱砂研匀，入瓦罐中，微火使其烊化，再和入水银调匀，待其干涸。然后用瓦盆一只，盆下有水，将盛干涸药料的瓦罐覆置盆中，四周以赤石脂和盐卤层层封固。如有空隙漏气处，急用赤石脂和盐卤加封，再将炭火置于倒覆的瓦罐上，约过3炷香（约3小时）即成。火冷打开看，盆中即有白色药粉。疮大者，用0.15～0.18g；小者，用0.03～0.06g。以清水调涂疮头上，亦可和米糊为条，插入疮口中，外盖膏药。

六画

回阳玉龙膏（《外科正宗》）

组成：草乌（炒）90g，干姜（煨）90g，赤芍（炒）30g，白芷30g，南星（煨）

30g，肉桂15g。

　　功用主治：温经活血，散寒化痰。用于一切阴证疮疡。

　　用法：上药共研成细末，用热酒调敷，亦可掺于膏药内贴之。

回阳生肌散（《赵炳南临床经验集》）

　　组成：人参15g，鹿茸15g，雄黄15g，乳香30g，琥珀75g，京红粉3g。

　　功用主治：回阳生肌，止痛收敛。用于慢性顽固性溃疡及属于阴疮久不收口者。

　　用法：上药共研成粉末，薄撒于疮面上或制药捻用。

冲和膏（《外科正宗》）

　　组成：紫荆皮（炒）150g，独活90g，赤芍60g，白芷30g，石菖蒲45g。

　　功用主治：疏风活血，定痛消肿，祛寒软坚。用于疮疡半阴半阳证。

　　用法：共研成细末，用葱汁、陈酒调敷。

如意金黄散（《外科正宗》）

　　组成：天花粉（上白）5kg，黄柏（色重者）、大黄、姜黄各2.5kg，白芷2.5kg，紫厚朴、陈皮、甘草、苍术、天南星各1kg。

　　主治：治痈疽发背，诸般疔肿，跌仆损伤，湿痰流毒，大头时肿，漆疮火丹，风热天泡，肌肤赤肿，干湿脚气，妇女乳痈，小儿丹毒。

　　用法：上药为末。凡遇红赤肿痛发热未成脓者，以及夏月诸疮，俱用茶汤同蜜调敷；如微热微肿，及大疮已成，欲作脓者，葱汤同蜜调敷；如漫肿无头，皮色不变，湿痰流毒，附骨痈疽，鹤膝风者，葱、酒煎调敷；如风热恶毒，皮肤亢热，红色光亮，游走不定者，蜜水调敷；如天疱火丹，赤游丹，黄水漆疮，恶血攻注等，用大蓝根叶捣汁调敷，或加蜂蜜；汤泼火烧，皮肤破烂，麻油调敷。

红灵丹（经验方）

　　组成：雄黄18g，乳香18g，煅月石30g，青礞石9g，没药18g，冰片9g，火硝18g，朱砂60g，麝香3g。

　　功用主治：活血止痛，消坚化痰。用于一切痈疽未溃者。

　　用法：除冰片、麝香外，共研细末，最后加冰片及麝香，瓶装封固，不出气，备用。掺膏药或油膏上，敷贴患处。

红油膏（经验方）

　　组成：凡士林300g，九一丹30g，东丹（广丹）4.5g。

　　功用主治：防腐生肌。用于溃疡不敛。

　　用法：先将凡士林烊化，然后徐徐将两丹调入，和匀成膏。将药膏匀涂纱布上，敷贴患处。

阳和解凝膏（《外科证治全生集》）

　　组成：鲜牛蒡子根叶梗1500g，鲜白凤仙梗120g，川芎120g，川附子60g，桂枝60g，大黄60g，当归60g，川乌60g，肉桂60g，草乌60g，地龙60g，僵蚕60g，赤芍60g，白芷60g，白蔹60g，白及60g，乳香60g，没药60g，续断30g，防风30g，荆芥30g，五灵脂30g，木香30g，香橼30g，陈皮30g，苏合油120g，麝香30g，菜油 5000g。

功用主治：温经和阳，祛风散寒，调气活血，化痰通络。用于一切疮疡阴证（如贴于背脊上第三脊骨处，可治疟疾）。

用法：白凤仙熬枯去渣，次日除乳香、没药、麝香、苏合油外，余药俱入锅煎枯，去渣滤净，秤准斤两，每油 500g 加黄丹（烘透）210g 熬至滴水成珠、不黏指为度，撒下锅来，将乳、没、麝、苏合油入膏搅和，半月后可用。摊贴患处。

阳毒内消散（《药蔹启秘》）

组成：麝香、冰片各 6g，白及、南星、姜黄、炒甲片、樟冰各 12g，轻粉、胆矾各 9g，铜绿 12g，青黛 6g。

功用主治：活血、止痛、消肿、化痰解毒。用于一切阳证肿疡。

用法：研极细末，掺膏药内敷贴。

阴毒内消散（《外科正宗》）

组成：麝香、轻粉、丁香、牙皂、樟冰、腰黄、良姜、肉桂、川乌、穿山甲、白胡椒、乳香、没药、阿魏。

功用：温经散寒，散结消肿。

用法：研极细末，用时掺膏药上，贴患处。

伤疬膏（中成药）

组成：黄芩 300g，生天南星 100g，冰片 120g，水杨酸甲酯 30g，连翘 200g，白芷 100g，薄荷脑 60g。

功用主治：清热解毒，消肿止痛。用于热毒蕴结肌肤所致的疮疡，症见红、肿、热、痛、未溃破。亦用于乳腺炎、静脉炎及其他皮肤创伤。

用法：外用，贴于患处，每日更换 1 次。

七画

抗癌消水膏（中日友好医院）

组成：黄芪、桂枝、莪术、牵牛子、泽泻、冰片等。

功用主治：益气活血利水。适用于恶性胸腔积液。

用法：药物制膏，将无纺膏药布贴于恶性积液在体表的投射区域。

八画

青石软膏（即青吹口散油膏，经验方）

组成：青吹口散。

功用：同"青吹口散"。

用法：上药加适量凡士林调制而成。将药膏涂于纱布上贴之，或蘸药搽患处，或再加热烘疗法，则疗效更好。

青吹口散（经验方）

组成：煅石膏 9g，煅人中白 9g，青黛 3g，薄荷 0.9g，黄柏 2.1g，川黄连 1.5g，煅月石 18g，冰片 3g。

功用主治：清热解毒，止痛。用于口、舌、咽喉疼痛之痛疮。

用法：先将煅石膏、煅人中白、青黛各研细末，和匀，水飞（研至无声为度），晒干，再研细；又将其余五味各研细后和匀，用瓶装，封固不出气。漱净口腔，用药管吹敷患处。

青敷膏（江苏省中医院）

组成：青黛、大黄、姜黄、甘草、白及、黄柏、赤芍、天花粉、白芷。

功用主治：清热解毒，消肿止痛。用于一切痈疽疮疖初起，红肿热痛。

用法：以上诸药研成粉状，取适量用饴糖调成稠膏状外敷患处。

青黛散（经验方）

组成：青黛 60g，石膏 120g，滑石 120g，黄柏 60g。

功用主治：收湿止痒，清热解毒。用于一般皮肤病肿、痒、痛、出水者。

用法：上药各研细末，和匀。干掺，或麻油调敷患处。

青黛膏（《实用中医外科学》）

组成：青黛散 75g，凡士林 300g。

功用：同"青黛散"，兼有润肤作用。

用法：先将凡士林烊化冷却，再将药粉徐徐调入即成。将药膏摊敷料上，贴患处或涂患处。

季德胜蛇药片（经验方）

组成：重楼、干蟾皮、蜈蚣、地锦草等。

功用主治：清热解毒，消肿止痛。用于毒蛇、毒虫咬伤。

用法：外用。被毒虫咬伤后，以本品和水外搽。亦可口服。

乳增宁贴膏（经验方）

组成：九香虫、白附子、延胡索、橘核、皂角刺、香附等。

功用：行气止痛。

用法：药渣水提、醇沉后，将药物均匀涂于胶布上晾干，制成 3cm×3cm 贴膏，穴位敷贴。

金黄散（《医宗金鉴》）

组成：大黄 2500g，黄柏 2500g，姜黄 2500g，白芷 2500g，南星 1000g，陈皮 1000g，苍术 1000g，厚朴 1000g，甘草 1000g，天花粉 5000g。

功用主治：清热除湿，散瘀化痰，止痛消肿。用于一切疮疡阳证。

用法：上药共研细末，可用葱汁、酒、醋、麻油、蜜、菊花露、银花露、丝瓜叶捣汁调敷。

金黄膏（《实用中医外科学》）

组成：即用凡士林 8/10，金黄散 1/20。

功用：同"金黄散"。

用法：上药调匀成膏。将药膏摊在敷料上，贴患处，或涂患处。

炉甘石洗剂（《中国医院制剂规范》）

组成：炉甘石粉10g，氧化锌5g，石炭酸1g，甘油5g。

功用主治：燥湿止痒。用于瘙痒性皮肤病。

用法：水加至100mL，煎后去渣备用。用前必须摇匀，每天至少搽5~6次。

九画

珍珠散（《外科正宗》）

组成：青虹花1.5g（如无，用头刀靛花代之，但不及缸花），珍珠3g（入豆腐内煮数滚，研至极细无声），真轻粉30g。

主治：治下疳皮损腐烂，痛极难忍；诸疮新肉已满，不能生皮；汤泼火烧，皮损肉烂，疼痛不止者。

用法：上三味，研细如飞面，方收入罐。凡下疳初起皮损，搽之即愈；腐烂疼痛者，甘草汤洗净，猪脊髓调搽。如诸疮不生皮者，用此干掺，即可生皮。又妇人阴蚀痛，或新嫁内伤痛甚者，亦可搽此极效。汤泼火烧痛甚者，用玉红膏调搽之。

枯痔散（经验方）

组成：白砒60g，白矾60g，月石6g，硫黄6g，雄黄6g。

功用主治：腐蚀。一般用于内痔。

用法：上列各药分别研成细末，除硫黄外，其他各药混合，装入砂罐内，将罐用纸封闭，中间剪一直径1.5cm大的小孔。将砂罐置于炭火上煅制，不久即有黄烟从小孔中冒出，罐内也发出大小不均的响声。待黄烟变成青烟，烟量较少，罐中声响均匀后（即罐中药物全部熔化），再从小孔中放入硫黄粉末，并将火力略为调小。待罐中声响稍逝，青烟出尽后，将砂罐取下，冷却，倒出，置阴凉处约2个月，退尽火毒后，研成粉末，即可应用。将药粉掺涂患处。

十画

桂麝散（《药蔹启秘》）

组成：麻黄15g，细辛15g，肉桂30g，牙皂9g，生半夏24g，丁香30g，生南星24g，麝香1.8g，冰片1.2g。

功用主治：温化痰湿，消肿止痛。用于一切阴证疮疡未溃者。

用法：研极细末，掺膏药内贴之。

桃花散（《医宗金鉴》）

组成：白石灰半升，大黄一两五钱。

功用主治：凉血止血。用于心肺火盛所致肌衄。

用法：上药研为细末，用凉水调敷。

消化膏（经验方，北京市中医院）

组成：炒炮姜、草红花、肉桂、白芥子、麻黄、天南星、法半夏、黑附子。

功用：温阳活血，化痰散结。

用法：煎煮后，外用湿热敷。

陷肿散（《备急千金要方》卷二十四）

组成：乌贼骨一分，石硫黄一分，白石英二分，紫石英二分，钟乳二分，丹参三分，琥珀四分，附子四分，胡燕屎四分，大黄四分，干姜四分。

功用主治：令人不痛。用治20～30年瘿瘤及骨瘤、脂瘤、石瘤、肉瘤、脓瘤、血瘤或息肉，大如杯盂升斗，10年不愈，致有漏溃，令人骨消肉尽，或坚或软，或溃，令人惊悸，寤寐不安，身体瘦缩，愈而复发者。

用法：以韦囊盛，勿泄气。若疮湿即敷；若疮干以猪脂和敷，日3～4次，以干为度。若汁不尽者，至5剂、10剂止。

十一画

黄芩油膏（江苏省中医院）

组成：黄芩提取物。

功用主治：清热解毒，燥湿。用于热疮、黏膜感染、溃疡及各种皮肤干性炎症。

用法：外用，涂敷于患处。一日1次，或遵医嘱。

黄连膏（《医宗金鉴》）

组成：黄连9g，当归15g，黄柏9g，生地30g，姜黄9g，麻油360g，黄蜡120g。

功用主治：润燥，清热解毒，止痛。用于痔疮、烫伤等焮红作痛者。

用法：上药除黄蜡外，浸入麻油内，1天后用文火熬煎至药枯，去渣滤清；再加入黄蜡，文火徐徐收膏。将膏匀涂于纱布上，敷贴患处。

黄柏溶液（2%～10%，经验方）

组成：黄柏流浸膏2～10mL，蒸馏水10mL，尼泊金0.05g。

功用主治：清热解毒，祛腐止痛。用于烫伤糜烂及痈、疽等疮疡溃后，脓腐不脱，疼痛不止，疮口难敛者。

用法：将黄柏捣碎成粗末，用75%酒精渗漉，收集渗漉液，回收酒精，即得流浸膏，每1mL流浸膏等于生药1g。取流浸膏2～10mL，加蒸馏水至100mL，加尼泊金0.05g，稀释即成。用消毒纱布或棉球蘸溶液洗创面，或湿敷疮上。

蛇床子素软膏（《中医皮肤病学简编》）

组成：蛇床子（粉末）30g，白凡士林70g。

主治：湿疹。

用法：调成软膏外用。

蛋黄油（经验方）

组成：煮熟鸡蛋黄3～4枚。

功用主治：润肤生肌。用于乳头破碎、奶癣等。

用法：将蛋黄放入锅内用文火煎熬，炸枯去渣存油备用。外搽患处。

十二画

硫黄膏（经验方）

  组成：硫黄 5~10g，凡士林加至 90~95g。

  功用主治：杀虫，止痒，祛脂。用于疥疮、脓疱疮、癣病等。

  用法：外涂。

黑虎丹（《外科诊疗学》）

  组成：磁石（醋煅）4.5g，母丁香、公丁香（炒黑）各3g，全蝎7只（约4.5g，炒过），炒僵蚕7只（约2.1g），炙甲片9g，炙蜈蚣6g，蜘蛛7只（炒炭），麝香1.5g，西黄0.6g，冰片3g。

  功用主治：消肿提脓。用于痈、疽、瘰疬、流痰等，溃后脓腐不净，亦可用于对升丹过敏者。

  用法：上药研成细末。掺少许药末在疮头上，外盖太乙膏，隔日换药1次。

黑退消（经验方）

  组成：生川乌15g，生草乌15g，生南星15g，生半夏15g，生磁石15g，公丁香15g，肉桂15g，制乳香15g，制没药15g，制甘松9g，硇砂9g，冰片6g，麝香6g。

  功用主治：行气活血，驱风逐寒，消肿破坚，舒筋活络。用于一切阴证疮疡未溃者。

  用法：上药除冰片、麝香外，各药研细末后和匀；再将冰片、麝香研细后加入和匀，用瓶装，不使出气。将药粉撒于膏药或油膏上敷贴患处。

鹅黄散（《外科正宗》）

  组成：石膏（煅）、黄柏（炒）、轻粉。

  功用主治：清热解毒，驱梅敛疮。治梅毒疳疮等。

  用法：上药各等分，共研极细末，干掺患处。

散结乳癖膏（中成药）

  组成：莪术、姜黄、急性子、天葵子、木鳖子、白芷。

  功用：行气活血，散结消肿止痛。

  用法：外敷双侧乳房疼痛最明显处，每次2贴，贴敷7小时，每天1次。

十三画及以上

颠倒散（颠倒散洗剂，经验方）

  组成：硫黄7.5g，生大黄7.5g，石灰水100mL。

  功用主治：清热散瘀。用于酒齄鼻、粉刺等病。

  用法：将硫黄、大黄研极细末后，加入石灰水（将石灰与水搅浑，待澄清后取中间清水）100mL混合即成。应用时，先将药水充分振荡，再搽患处，每日3~4次。

蟾酥丸（蟾酥条、蟾酥饼，《外科正宗》）

  组成：蟾酥6g（酒化），轻粉1.5g，麝香3g，枯矾3g，寒水石（煅）3g，制乳香3g，制没药3g，铜绿3g，胆矾（绿矾）3g，雄黄6g，蜗牛21个，朱砂9g。

功用主治：驱毒发汗。外敷化腐消坚，内服治疗疔疮初起。

用法：上药各为末。先将蜗牛研烂，加蟾酥，放入其他药末捣匀，做丸如绿豆大，亦可做饼、做条外用。每服3丸，用葱白嚼烂，包药在内，取热酒1杯送下，被盖卧，出汗为效。重证可再进一服。孕妇忌服。外用时。蟾酥条可插入疮口中，蟾酥饼可盖贴疮口上。

（孟畑 仲芜沅）

乳房疾病常用中成药

内服

二画

七制香附丸

组成：炒白术、白芍、醋香附、地黄、茯苓、当归、益母草、艾叶（炭）、黄芩、酒萸肉、天冬、阿胶、炒酸枣仁、砂仁、醋延胡索、艾叶、粳米、盐小茴香、人参、甘草、川芎、熟地黄。

功效主治：疏肝理气，养血调经。用于气滞血虚所致的痛经、月经量少，症见胸胁胀痛、经行量少、行经小腹胀痛、经前双乳胀痛。

用法：一次6g，一日2次。

三画

小金丸

组成：人工麝香、木鳖子（去壳去油）、制草乌、枫香脂、乳香（制）、没药（制）、五灵脂（醋炒）、当归（酒炒）、地龙、香墨等。

功效主治：散结消肿，化瘀止痛。用于痰气凝滞所致的瘰疬、瘿瘤、乳岩、乳癖等。

用法：打碎后口服。每次1.2~3g，一日2次。

小金丹

组成：白胶香45g，草乌头45g，五灵脂45g，地龙45g，马钱子（制）45g，乳香（去油）22.5g，没药（去油）22.5g，当归身22.5g，麝香9g，墨炭3.6g。

功用主治：消痰化坚，活血止血。用于流注初起及一切痰核、瘰疬、乳岩等。

用法：上药各研细末，用糯米粉和糊打千捶，待融合后为丸如芡实大，每料约250粒。每服1丸，每日2次，陈酒送下。孕妇禁用。

小金片

组成：人工麝香15g，木鳖子（去壳去油）75g，制草乌75g，枫香脂75g，醋乳香37.5g，醋没药37.5g，五灵脂（醋炒）75g，酒当归37.5g，地龙75g，香墨6g。

功用主治：散结消肿，化瘀止痛。用于阴疽初起，皮色不变，肿硬作痛之多发性脓肿、瘿瘤、瘰疬、乳岩、乳癖。

用法：口服。一次2~3片，一日2次。

小金胶囊

组成：人工麝香10g，制草乌50g，醋乳香25g，五灵脂（醋炙）50g，地龙50g，木鳖子（去壳去油）50g，枫香脂50g，醋没药25g，酒当归25g，香墨4g。

功用主治：散结消肿，化瘀止痛。用于阴疽初起，皮色不变，肿硬作痛之多发性脓肿、瘰瘤、瘰疬、乳岩、乳癖。

用法：口服。一次3~7粒，一日2次。

四画

牛黄化毒片

组成：制天南星81g，金银花162g，甘草54g，没药27g，连翘162g，白芷81g，乳香27g，人工牛黄5.4g。

功用主治：解毒消肿，散结止痛。用于疮疡、乳痈红肿疼痛。

用法：口服。糖衣片一次8片，薄膜衣片一次4片，一日3次。

丹栀逍遥丸

组成：逍遥散加丹皮、栀子。

功用主治：疏肝解郁，清热调经。用于肝郁化火，胸胁胀痛，烦闷急躁，颊赤口干，食欲不振或有潮热；以及妇女月经先期，经行不畅，乳房与少腹胀痛。

用法：一次6~9g，一日2次。

六画

血府逐瘀胶囊

组成：桃仁、红花、赤芍、川芎、枳壳、柴胡、桔梗、当归、地黄、牛膝、甘草。

主治：气滞血瘀所致的胸痹、头痛日久、痛如针刺而有定处、内热烦闷、心悸失眠、急躁易怒。

用法：一次6粒，一日2次。

红花逍遥片

组成：当归、白芍、白术、茯苓、红花、皂角刺、柴胡、薄荷、甘草。

功用主治：疏肝、理气、活血。用于肝气不舒，胸胁胀痛，头晕目眩，食欲减退，月经不调，乳房胀痛或伴见颜面黄褐斑。

用法：口服。一次2~4片，一日3次。

妇科十味片

组成：香附500g，当归180g，白术29g，大枣100g，赤芍15g，碳酸钙65g，川芎20g，醋延胡索40g，甘草14g，白芍15g，熟地黄60g。

功用主治：养血疏肝，调经止痛。用于血虚肝郁所致月经不调、痛经、月经前后诸证。症见行经后错，经水量少、有血块，行经小腹疼痛，血块排出痛减，经前双乳胀痛、烦躁、食欲不振。

用法：口服。一次4片，一日3次。

七画

连蒲双清片

　　组成：盐酸小檗碱10g，蒲公英浸膏188g。

　　功用主治：清热解毒，燥湿止痢。用于湿热蕴结所致的肠炎、痢疾；亦用于乳腺炎、疖肿、外伤发炎、胆囊炎。

　　用法：口服。一次4片或2片，一日3次。

八画

板蓝根冲剂

　　组成：板蓝根。

　　功用主治：清热解毒，凉血消肿。用于瘟毒发斑、痄腮、喉痹、烂喉丹痧、大头瘟、丹毒、痈肿等。

　　用法：成人每服2袋，儿童每服1袋，每4小时1次，温开水送服或冲服。

乳宁颗粒

　　组成：柴胡、当归、醋香附、丹参、炒白芍、王不留行、赤芍、炒白术、茯苓、青皮、陈皮、薄荷。

　　功用主治：疏肝养血，理气解郁。用于肝气郁结所致的乳癖，症见经前乳房胀痛、两胁胀痛、乳房结节、经前疼痛加重。如乳腺增生见上述证候者。

　　用法：开水冲服。一次1袋，一日3次。

乳块消片（胶囊）

　　组成：橘叶825g，丹参825g，皂角刺550g，王不留行550g，川楝子550g，地龙550g。

　　功用主治：疏肝理气，活血化瘀，消散乳块。用于肝气郁结，气滞血瘀，乳腺增生，乳房胀痛。

　　用法：口服。一次4~6片（粒），一日3次。

乳核散结片

　　组成：柴胡、当归、黄芪、郁金、光慈姑、漏芦、昆布、海藻、淫羊藿、鹿衔草。

　　功用主治：舒肝活血，祛痰软坚。用于肝郁气滞，痰瘀互结所致的乳癖。症见乳房肿块或结节、数目不等、大小不一、质软或中等硬，或乳房胀痛、经前疼痛加剧。如乳腺增生病见上述证候者。

　　用法：每次4片，每日3次。

乳疾灵颗粒

　　组成：柴胡、醋香附、青皮、赤芍、丹参、炒王不留行、鸡血藤、牡蛎、海藻、昆布、淫羊藿、菟丝子。

功用主治：疏肝活血，祛痰软坚。用于肝郁气滞，痰瘀互结所致的乳癖。症见乳房肿块或结节、数目不等、大小不一、质软或中等硬，或经前疼痛。如乳腺增生病见上述证候者。

用法：开水冲服。一次1～2袋，一日3次。

乳康丸（胶囊）

组成：牡蛎75g，乳香30g，瓜蒌75g，海藻60g，黄芪120g，没药30g，天冬60g，夏枯草75g，三棱30g，玄参60g，白术60g，浙贝母30g，莪术30g，丹参75g，炒鸡内金30g。

功用主治：疏肝活血，祛痰软坚。用于肝郁气滞，痰瘀互结所致的乳癖。症见乳房肿块或结节、数目不等、大小形态不一、质地软或中等硬，或经前胀痛。如乳腺增生病见上述证候者。

用法：口服。一次10～15丸（胶囊2～3粒），一日2次。

乳康片

组成：岩陀、鹿衔草、鹿角霜。

功用主治：益肾活血，软坚散结。用于肾阳不足，气滞血瘀所致的乳腺增生。

用法：一次3～5片，一天3次，饭后服用。月经前15天开始服，至月经来时停药。

乳增宁胶囊

组成：艾叶、淫羊藿、柴胡、川楝子、天冬、土贝母。

功用主治：疏肝散结，调理冲任。用于冲任失调，气郁痰凝所致乳癖。症见乳房结节、一个或多个、大小形状不一、质柔软，或经前胀痛，或腰酸乏力，经少色淡。如乳腺增生病见上述证候者。

用法：口服。一次4粒，一日3次。

乳癖消片

组成：蒲公英、昆布、天花粉、鸡血藤、三七、赤芍、海藻、漏芦、木香、玄参、牡丹皮、夏枯草、连翘、红花。

功效：软坚散结，活血消痛，清热解毒。用于痰热互结所致的乳癖、乳痈，症见乳房结节、数目不等、大小形态不一、质地柔软，或产后乳房结块、红热疼痛；乳腺增生、乳腺炎早期见上述证候者。

用法：口服。一次5～6片，一日3次。

乳癖消胶囊

组成：鹿角、蒲公英、昆布、夏枯草、鸡血藤、三七、赤芍、海藻、木香、玄参、牡丹皮等。

功用主治：软坚散结，活血消痛，清热解毒。用于乳癖结节、乳痈初起、乳腺囊性增生病及乳腺炎前期。

用法：口服。一次5～6粒，一日3次。

乳癖消颗粒

组成：蒲公英44.5g，天花粉17.8g，三七44.5g，海藻86.8g，木香35.6g，牡丹皮62.3g，连翘17.8g，鹿角66.8g，昆布173.5g，鸡血藤44.5g，赤芍13.4g，漏芦26.7g，玄参44.5g，夏枯草44.5g，红花26.7g。

功用主治：软坚散结，活血消痈，清热解毒。用于痰热互结所致的乳癖、乳痈。症见乳房结节、数目不等、大小形态不一、质地柔软，或产后乳房结块、红热疼痛。如乳腺增生、乳腺炎早期见上述证候者。

用法：开水冲服。一次1袋，一日3次。

乳癖散结胶囊

组成：夏枯草297g，僵蚕（麸炒）119g，柴胡（醋制）198g，玫瑰花238g，当归（酒炙）198g，牡蛎297g，川芎（酒炙）198g，鳖甲（醋制）297g，赤芍（酒炒）178g，莪术（醋制）178g，延胡索（醋制）178g。

功用主治：行气活血，软坚散结。用于气滞血瘀所致的乳腺增生病，症见乳房疼痛、乳房肿块、烦躁易怒、胸胁胀满。

用法：口服。一次4粒，一日3次。

九画

香附丸

组成：醋香附300g，当归200g，川芎50g，炒白芍100g，熟地黄100g，炒白术100g，砂仁25g，陈皮50g，黄芩50g。

功用主治：疏肝健脾，养血调经。用于肝郁血虚，脾失健运所致的月经不调、月经前后诸症。症见经行前后不定期、经量或多或少、有血块，经前胸闷、心烦、双乳胀痛、食欲不振。

用法：用黄酒或温开水送服。水蜜丸一次13g，大蜜丸一次1~2丸，一日2次。

十画

桂枝茯苓胶囊

组成：桂枝240g，茯苓240g，牡丹皮240g，桃仁240g，白芍240g。

功用主治：活血，化瘀，消癥。用于妇人瘀血阻络所致子宫肌瘤、慢性盆腔炎包块、痛经、子宫内膜异位症、卵巢囊肿见癥块、经闭、痛经、产后恶露不尽者。也可用于女性乳腺囊性增生病属瘀血阻络证，症见乳房疼痛、乳房肿块、胸胁胀闷；或用于前列腺增生属瘀阻膀胱证，症见小便不爽、尿细如线、或点滴而下、小腹胀痛者。

用法：口服。一次3粒，一日3次。饭后服。

夏枯草口服液

组成：夏枯草。

功用主治：清火，散结，消肿。用于火热内蕴所致的头痛、眩晕、瘰疬、瘿瘤、乳痈肿痛；甲状腺肿大、淋巴结核、乳腺增生病。

用法：口服。一次10mL，一日2次。

夏枯草膏

组成：夏枯草2500g。

功用主治：清火，散结，消肿。用于火热内蕴所致甲状腺肿大、淋巴结核、乳腺增生病者，症见头痛、眩晕、瘰疬、瘿瘤、乳痛肿痛。

用法：口服。一次9g，一日2次。

逍遥丸

组成：柴胡100g，当归100g，白芍100g，炒白术100g，茯苓100g，炙甘草80g，薄荷20g。

功用：疏肝健脾，养血调经。

用法：口服。小蜜丸一次9g，大蜜丸一次1丸，一日2次。

调经丸

组成：当归75g，酒白芍75g，川芎50g，熟地黄100g，醋艾炭50g，醋香附200g，陈皮50g，清半夏50g，茯苓50g，甘草15g，炒白术75g，制吴茱萸25g，盐小茴香25g，醋延胡索25g，醋没药25g，益母草100g，牡丹皮50g，续断50g，酒黄芩50g，麦冬50g，阿胶100g。

功用主治：理气活血，养血调经。用于气滞血瘀所致月经不调、痛经，症见月经延期、经期腹痛、经血量少、或有血块，或见经前乳胀、烦躁不安、崩漏带下。

用法：口服。水蜜丸一次6g，大蜜丸一次1丸，一日2次。

通乳颗粒

组成：黄芪44.44g，通草44.44g，天花粉33.33g，漏芦44.44g，当归44.44g，白芍（酒炒）33.33g，柴胡33.33g，鹿角霜22.22g，熟地黄33.33g，瞿麦44.44g，路路通44.44g，党参44.44g，川芎33.33g，王不留行66.67g，穿山甲（烫）3.17g。

功用主治：益气养血，通络下乳。用于产后气血亏损，乳少，无乳，乳汁不通。

用法：口服。一次30g或10g（无蔗糖），一日3次。

通塞脉片

组成：当归、牛膝、黄芪、党参、石斛、玄参、金银花、甘草。

功用主治：活血通络，益气养阴。用于轻中度动脉粥样硬化性血栓性脑梗死（缺血性中风中经络）恢复期气虚血瘀证，症状表现为半身不遂、偏身麻木、口眼歪斜、言语不利、肢体感觉减退或消失等；或用于血栓性脉管炎。

用法：口服。治疗缺血性中风恢复期气虚血瘀证，一次5片，一日3次；治疗血栓性脉管炎，一次5~6片，一日3次。

十二画

舒尔经颗粒

组成：当归、赤芍、醋延胡索、柴胡、桃仁、益母草、白芍、醋香附、陈皮、牡丹皮、牛膝。

功用主治：活血疏肝，止痛调经。用于痛经，症见月经将至前便觉性情急躁、胸乳胀痛或乳房有块、小腹两侧或一侧胀痛、经初行不畅、色暗或有血块。

用法：开水冲服。一次1袋，一日3次。

十三画及以上

新癀片

组成：肿节风、三七、人工牛黄、猪胆粉、肖梵天花、珍珠层粉、水牛角浓缩粉、红曲、吲哚美辛。

功用主治：清热解毒，活血化瘀，消肿止痛。用于热毒瘀血所致的咽喉肿痛、压痛、痹通、胁痛、黄疸、无名肿毒。

用法：一次2～4片，一日3次。

囊虫丸（《古今名方》引吉林省特产研究所制药厂方）

组成：茯苓5000g，水蛭875g，干漆875g，雷丸2500g，丹皮2500g，黄连1250g，大黄1250g，炒僵蚕（或僵蛹）3750g，生桃仁3750g，川乌300g，醋芫花300g，橘红1500g，五灵脂流浸膏6000g。

功用主治：活血化瘀，软坚消囊，镇惊止痛，杀虫解毒。主治虫毒，痰瘀寒湿阻遏经络所致的虫证，以及因其引发的癫痫。主要用于治疗人体的猪囊虫病、脑囊虫病、囊虫性癫痫属于虫毒瘀结之证者。

用法：口服，每服1丸，每日2～3次。

（仲芫沅）

乳腺科常用药物哺乳期、妊娠期用药禁忌

妊娠期与哺乳期，作为女性特殊时期的用药安全问题尤为重要。临床医师针对妊娠期及哺乳期妇女的用药决策需要临床综合考虑，并结合个人因素，叮嘱患者及时寻求专科医师的指导，充分评估药物对母体和胎儿的潜在益处和风险，慎重为之。本文结合美国食品和药品监督管理局（Food and Drug Administration，FDA）标准、2015 版《中国药典》及全国高等院校第 2 版教材等内容，将从西药、中药、中成药三大类分别对孕妇和哺乳期妇女的用药禁忌进行罗列介绍，并整理了目前现有的网络查询平台相关信息以供临床医师查阅。

1. 药物分类参考标准

2015 年之前，世界卫生组织和多数国家采用的妊娠哺乳期用药安全标准基本参考 FDA 根据药物对胎儿的危险性，将其划分为 A、B、C、D、X 的 5 个等级。A 类在妇女控制研究对照中，未发现药物对妊娠初期、中期和后期的胎儿有危险，对胎儿伤害的可能性极小。但仍存在远期胎儿受害的可能。B 类在妇女控制研究对照中，药物对妊娠初期、中期和后期的胎儿危险证据不足或不能证实。C 类的动物实验显示，药物造成胎崽畸形或死亡，但无妇女控制对照研究，使用时应权衡药物对胎儿的潜在危害。D 类药物对人类胎儿危险的证据确凿，孕妇使用应权衡利弊，只有在妇女生命危险或患有严重疾病非用不可时方可使用。X 类在动物或人类的研究中已表明，药物可致胎儿异常，已怀孕或可能已怀孕的妇女禁用。

但由于该分类系统过于简单，并不能反映出有效的可用信息，未能有效地传递妊娠期、哺乳期及潜在备孕期男女的用药风险。因此，2015 年 6 月 30 日 FDA 正式生效了有关人类处方药和生物制品标签的内容和格式中怀孕和哺乳标签的要求，称为"妊娠和哺乳标签规则"及最终规则（Pregnancy and Lactation Labeling Rule，PLLR or final rule）。新规则要求药品生产商需在其药品说明书中提供妊娠期、哺乳期妇女药物风险及获益的详细相关信息，包括药物是否泌入乳汁、是否影响婴儿等。同时，新说明书就药物对妊娠测试、避孕及生育的影响增加了相关信息。

2. 乳腺科常用药物妊娠期、哺乳期用药禁忌

（1）西药：下文将以 FDA 标准作为主要参考，简述几大类临床常用药物在妊娠期、哺乳期的应用评价。结合乳腺科临床诊疗范围及疾病用药特点，其中抗菌药物、抗病毒类药物、解热镇痛药物、维生素类药物以及激素类药物较为多见，故分段列述。

①抗菌药物：是指具有杀菌或抑菌活性、主要供全身应用的各种抗生素，如磺胺类、喹诺酮类等的化学药物。以下将根据常用抗菌药物的分类、常用药物以及药物说

明作简述（附表1）。

附表1　常用抗菌药物 FDA 分类及说明

药品大类	常用药物	说明
青霉素类	青霉素 G、氨苄西林、哌拉西林、美洛西林等	青霉素类药物毒性小，安全性较高，是孕妇及哺乳期最安全的抗感染药物。其中哌拉西林、美洛西林上市时间短，不推荐作为孕期首选
头孢菌素类	第一代：头孢拉定、头孢氨苄、头孢唑啉 第二代：头孢呋辛、头孢克肟 第三代：头孢噻肟钠、头孢曲松钠、头孢哌酮钠等	安全性较高，亦为孕产妇常用的抗生素
氨基糖苷类	链霉素、庆大霉素、卡那霉素	孕期及哺乳期禁用。药物易通过胎盘，对胎儿及新生儿第八对脑神经和肾脏都有损害
大环内脂类	红霉素、罗红霉素和阿奇霉素	孕期可用于青霉素过敏和衣原体、支原体感染者。主要因为此类药物不易通过胎盘，无致畸作用，对胎儿和新生儿影响小 妊娠哺乳期若使用阿奇霉素时，需权衡利弊，因为目前尚无资料证明是否分泌至母乳中。红霉素可进入乳汁，故使用后需暂停哺乳
四环素类	四环素、土霉素、强力霉素、美满霉素	孕期及哺乳期禁用。荧光物质可沉积于牙釉质及骨骼，影响胎儿及新生儿牙釉质及骨骼发育，导致胎儿宫内发育迟缓。易通过胎盘和进入乳汁，为致畸药
酰胺醇类	氯霉素	孕期和哺乳期禁用。可通过胎盘、血、乳屏障，乳汁中含量高。对骨髓有抑制作用，用于早产儿可引起"灰婴综合征"
喹诺酮类	吡哌酸、氟哌酸、环丙沙星、氧氟沙星、司帕沙星等	孕期和哺乳期禁用。对骨和软骨有很强亲和力，可引起动物不可逆的关节病或影响胎儿软骨发育
磺胺类	磺胺嘧啶、磺胺甲恶唑、柳氮磺吡啶、磺胺米隆、磺胺嘧啶银、联磺甲氧苄啶、磺胺二甲嘧啶、磺胺二甲异嘧啶、磺胺异恶唑、磺胺脒、琥珀磺胺噻唑、酞磺胺噻唑等	分娩前及哺乳期禁用。易通过胎盘，动物实验有致畸作用，人类尚无报道。孕晚期应用，可使新生儿血小板减少、溶血性贫血。还可竞争性抑制胆红素与白蛋白的结合，引起新生儿高胆红素血症，孕期慎用
硝基咪唑类	甲硝唑、替硝唑、奥硝唑。	哺乳期慎用。因为此类药物在乳汁中含量较多，长期应用可引起新生儿血液障碍、恶心、呕吐并可致癌
其他抗生素	林可霉素、克林霉素、磷霉素、万古霉素	孕期可使用。但万古霉素孕期慎用
抗真菌药	克霉唑、制霉菌素、咪康唑、氟康唑	孕期可用。但咪康唑孕期慎用。氟康唑妊娠和哺乳期禁用，因可致畸形

②抗病毒类药物

病毒唑（三氮唑核苷）：孕期禁用，动物实验发现有致畸和杀胚胎作用。

无环鸟苷（阿昔洛韦）：孕期用于疱疹病毒感染。

更昔洛韦：慎用。

干扰素：动物繁殖性研究证明，该药品对胎儿有毒副作用。但缺乏对照研究数据，可权衡利弊后谨慎使用。

③解热镇痛药物

阿司匹林：妊娠哺乳期需谨慎使用，与药物剂量相关。可通过胎盘及排泌入乳汁，高剂量可能与增高产期死亡率、宫内生长迟缓和致畸等有关，动物实验表明，在妊娠前3个月应用可致畸胎，孕晚期应用影响孕妇凝血功能并可致羊水过少、胎儿动脉导管过早关闭，现认为孕期小剂量应用是安全的。

扑热息痛：可以使用，相对安全。

消炎痛、布洛芬：孕早中期较为安全，哺乳期可用，但孕晚期禁用。可引起胎儿动脉导管收缩致胎儿肺动脉高压及羊水过少，消炎痛还可引起胎儿脑室内出血，肺支气管发育不良及坏死性小肠结肠炎。

吗啡及杜冷丁：不可长期大剂量使用。该药物能迅速透过胎盘屏障使胎儿成瘾，产时应用可引起新生儿呼吸抑制，应在用药4小时后结束分娩。

④维生素类药物：在孕期，叶酸以及各类维生素的摄入需求增加，维生素类药物的用量需要规范及注意，不可过量、大剂量的补充。

维生素A：建议孕妇每日摄5KU左右，过量可导致流产、胎儿发育异常和出生缺陷。

维生素B：维生素B族对唇腭裂的发生有预防作用，但不能过量长期服用。

维生素C：建议孕妇每日额外补充不超过100mg，大剂量不利于生殖细胞发育。

维生素D：孕妇缺乏维生素D可致胎儿骨质发育不全、出生后佝偻病等。补充大剂量维生素D对后代发育无影响，可降低子代幼年期哮喘的发病危险。

叶酸：在妊娠前3个月和妊娠早期，每日补充0.4mg叶酸，可有效预防大部分的神经管畸形的发生。

复合维生素：孕妇服用包括叶酸在内的复合维生素可以降低神经管缺陷、心血管畸形、肢体缺陷、唇腭裂、泌尿道畸形及先天性脑积水等畸形的发生。

⑤激素类药物（附表2）。

附表2 常用激素类药物 FDA 分类及不良影响

分类	药物	不良影响
甾体类激素	雄激素	女胎男性化
	泼尼松、泼尼松龙	哺乳期可用；妊娠期用药物繁殖性研究证明，该药品对胎儿有毒副作用，但缺乏对照研究数据，可权衡利弊后谨慎使用

续表

分类	药物	不良影响
甾体类激素	地塞米松	流产、畸形、低体重
	倍他米松	胎盘功能不良，死胎
	可的松	胎盘功能不良，死胎
	己烯雌酚	女胎生殖道异常，妊娠早期可致脑积水，脑脊膜膨出及内脏畸形
	雌二醇	大量用药可降低后代繁殖力，雄性胎儿雌性化，其他重要器官畸形（心血管、眼耳、唐氏综合征）
	孕激素	大量用合成孕激素可致女胎男性化，心血管神经系统畸形
	口服避孕药	妊娠早期可致先天心脏缺陷，导致 VACTERL 综合征（V：脊柱；A：肛门；C 心脏；T：气管；E 食道；R：肾或桡骨；L：肢体）
	氯米芬达那唑	胎儿脊髓脊膜突出，出生儿体重减轻
	他莫昔芬	有轻微雄激素作用，女胎男性化可能，对胎儿发育有不良影响
	米非司酮	禁用。流产，致畸

⑥其他：临床常见有妊娠期、哺乳期合并有其他专科疾病，例如心血管疾病、内分泌系统疾病、消化系统、皮肤相关疾病、呼吸道疾病、神经系统疾病、风湿免疫疾病、骨髓造血系统疾病等。

A. 心血管系统用药

洋地黄、地高辛：可用，治疗剂量无影响。

硫酸镁：可用，较为安全，对胎儿无致畸作用，避免分娩前大剂量使用。

甲基多巴：可用，对胎儿无严重不良影响。

钙拮抗剂：妊娠早期慎用。

硝苯地平：妊娠早期慎用。

拉贝洛尔：无胎儿致畸作用，口服不减少子宫－胎盘血流灌注，静脉使用慎用。

酚妥拉明：妊娠期可用。

硝普钠：慎用，代谢可通过胎盘，影响胎盘血流量而危及胎儿。

血管紧张素转换酶抑制剂：妊娠期禁用。

B. 降糖药物

胰岛素：妊娠哺乳期首选。不易通过胎盘，对胎儿影响小，但切勿过量。

口服降糖药：格列苯脲妊娠期可用，对胎儿相对安全。其他药物孕妇慎用，妊娠期用药动物繁殖性研究证明该药品对胎儿有毒副作用，但缺乏对照研究数据，可权衡利弊后谨慎使用；同时因其可通过胎盘，易致新生儿低血糖。其中甲苯磺丁脲有致畸作用，苯乙双胍可使新生儿黄疸加重。

C. 抗甲状腺药及碘制剂

甲状腺素及左甲状腺素：妊娠期可用，因其不通过胎盘，对胎儿无影响。左甲状腺素哺乳期可用。

丙基硫氧嘧啶（PTU）：妊娠期慎用，哺乳期可用。因其可通过胎盘，而乳汁内浓度低，但仍需要谨慎评估。

甲硫氧嘧啶：妊娠期慎用。

他巴唑：禁用。

碘制剂：禁用。

D. 抗凝药物

低分子肝素：妊娠、哺乳期可用，因其不易通过胎盘，但终止妊娠前 24 小时停止使用。

华法林：妊娠期禁用，可致畸。哺乳期应用安全，因为华法林具有较高的血浆蛋白结合率，较少进入乳汁。

E. 胃肠道用药：妊娠期可用，可通过胎盘屏障，排泌入乳汁。

法莫替丁：哺乳期可用，首选。

雷尼替丁：哺乳期可用。

西咪替丁：哺乳期可用。

泻药：酚酞可选用；番泻叶、大黄、蓖麻油禁用。

F. 利尿药

呋塞米：可用，因其无致畸作用，但长期使用对胎儿有影响。

氢氯噻嗪：禁用，对胎儿有危害性。

螺内酯：禁用，对胎儿有危害性。

甘露醇：慎用，短期用对母体、胎儿无明显影响。

G. 抗结核药

乙胺丁醇：妊娠哺乳期首选。

异烟肼、利福平、利福霉素等均慎用，具有不同程度的不良反应。

H. 抗组胺药物：妊娠期间发生过敏性疾病，必须使用抗组胺药物时，优先选择拥有充足安全性数据的氯雷他定和西替利嗪。

I. 神经肌肉系统类药物

异丙嗪、咖啡因：可用。

地西泮：妊娠期及哺乳期应慎用。

巴比妥类：妊娠期及哺乳期慎用。动物实验有致畸性。

哌替啶：妊娠期、哺乳期慎用。

J. 抗精神病药：氯丙嗪对胎儿无影响，可与哌替啶合用。

K. 抗抑郁药：选择性 5 - 羟色胺再摄取抑制剂在 FDA 属 B/C 类药，为孕期抑郁症患者的首选药。抗抑郁及抗精神病药是否对乳儿产生影响尚不明，不宜应用。

L. 抗癌药物：硫唑嘌呤、环磷酰胺、5 - 氟尿嘧啶、甲氨蝶呤等均禁用，对胎儿产生不良影响。

（2）中药：现代根据实际情况，将妊娠禁忌中药分为慎用药、忌用药与禁用药三大类。禁用药大多是剧毒药，或药性比较剧烈，服用后可导致滑胎或死胎等影响的药；忌用药是指避免使用或最好不用的药物；慎用药则主要是指攻下药、温里药、行气药、活血祛瘀药中的部分药，虽没有毒性，但药性猛烈或"下行"，容易损伤胎气，需谨慎使用。如2015年版《中国药典》收载了妊娠期孕妇慎用的单味药60种，忌用单味药2种，禁用单味药37种，总计99种（附表3）。

附表3　2015年版《中国药典》妊娠禁忌中药

慎用药	忌用药	禁用药
艾片（左旋龙脑）、白附子、冰片（合成龙脑）、草乌叶、蟾酥、常山、川牛膝、穿山甲、大黄、代赭石、番泻叶、飞扬草、附子、桂枝、红花、虎杖、华山参、黄蜀葵花、急性子、金铁锁、卷柏、苦楝皮、凌霄花、硫黄、漏芦、芦荟、没药、牡丹皮、木鳖子、牛黄、牛膝、片姜黄、蒲黄、瞿麦、人工牛黄、肉桂、乳香、三七、苏木、桃仁、体外培育牛黄、天花粉、天南星、天然冰片、通草、王不留行、西红花、小驳骨、玄明粉、益母草、薏苡仁、禹余粮、禹州漏芦、郁李仁、皂矾、枳壳、枳实、制草乌、制川乌、制天南星	大皂角、天山雪莲	阿魏、巴豆、巴豆霜、斑蝥、草乌、川乌、丁公藤、莪术、甘遂、干漆、黑种草子、红粉、京大戟、两头尖、马兜铃、马钱子、马钱子粉、闹羊花、千金子、千金子霜、牵牛子、轻粉、全蝎、三棱、商陆、麝香、水蛭、天仙藤、天仙子、土鳖虫、蜈蚣、雄黄、洋金花、罂粟壳、芫花、朱砂、猪牙皂

注：上表内容根据首字拼音字母升序排列。

在全国高等院校第2版教材《中药学》中亦收载了妊娠禁忌中药，并将其分为孕妇慎用（32种）、忌用（63种）以及禁用（5种）药物。其中射干和芒硝在教材中备注为慎用或忌用药，本次统一归类于忌用药范畴（附表4）。

附表4　《中药学》（第2版）妊娠禁忌中药

慎用药	忌用药	禁用药
槟榔、冰片、蝉蜕、赤石脂、川芎、穿山甲、刺蒺藜、大血藤、代赭石、丹参、冬葵子、贯众、桂枝、合欢皮、厚朴、华山参、刘寄奴、牛黄、全蝎、三七、伸筋草、通草、王不留行、五灵脂、鸦胆子、洋金花、禹余粮、郁李仁、月季花、泽漆、珍珠母、枳实	阿魏、巴豆、蟾酥、常山、川乌、大黄、大蒜、丁公藤、莪术、番泻叶、枫香脂、附子、甘遂、瓜蒂、海马、鹤虱、红花、红芽大戟、虎杖、花蕊石、滑石、姜黄、锦灯笼、京大戟、昆明山海棠、雷公藤、凌霄花、硫黄、蝼蛄、漏芦、芦荟、路路通、芒硝、没药、虻虫、礞石、木鳖子、木通、牛膝、砒石、千金子、牵牛子、轻粉、瞿麦、肉桂、乳香、三棱、商陆、射干、水蛭、苏木、桃仁、天南星、土鳖虫、蜈蚣、雪莲花、雪上一枝蒿、血竭、禹白附、芫花、皂荚、樟脑、重楼	斑蝥、马钱子、麝香、雄黄、朱砂

注：上表内容根据首字拼音字母升序排列。

对于哺乳期的中药禁忌，《中药学》中提及忌用大黄、芒硝、番泻叶这三味药，临床使用时需予以注意。

由上述两表可看出，虽然2015版《中国药典》、第2版《中药学》都对妊娠禁忌中药进行了分类，但在药物分类的数目上却有较大的出入。针对妊娠患者在使用活血化瘀药、凉血解毒药、行气驱风药、苦寒清热药这类药物时，临床需辨证施治，对于典籍中提及的妊娠禁忌药物，既往多主张不用为妥，强调"先圣既明有所说，何可不详而避之"，尽可能以同类其他药物代替。但近年来不乏研究报道指出，根据具体的病情权衡利弊，辨证施治，选用性味峻烈的药物或者有毒的药物或西药的研究报道，如王会仍教授对于妊娠期高凝状态，子宫动脉血流阻力高时，常酌情用活血的药物如当归、丹参等；妊娠伴有宫腔积液，又选用三七活血化瘀。施侠威等也利用大数据分析古籍中"妊娠期半夏类方"的分析，发现配伍后可达到增效减毒的作用。对于妊娠期高血压病的治疗，也多有医者运用川芎一药进行配伍组方，但并未出现明显的毒副作用。故而中医药遣方用药，所谓学古不能一味尊古，若对症下药，亦可辨证后"破禁"。《素问·六元正纪大论》中有云："有故无殒，亦无殒也。"故临床妊娠哺乳期用药既应注意"衰其大半而止"，不可孟浪投之，同时应讲求君臣佐使，运用适当配伍以增效减毒。

（3）中成药：中成药种类繁多，目前较多中成药的说明书对于不良反应尚无明确说明。对于中成药的不良反应的临床资料较少，需要厂商根据后期临床试验的更新信息及时修订说明书。2015年版《中国药典》中提及妊娠哺乳期用药相关内容所涉及的药物共计487种，其中妊娠期慎用药物192种、忌用药物有112种、禁用药物183种，哺乳期禁忌的用药共14种。涉及乳腺科常用中成药的妊娠期用药禁忌（附表5），而哺乳期用药禁忌则无涉及。

附表5　乳腺科常用中成药妊娠期用药禁忌

慎用	忌用	禁用
乳癖消片	乳块消片	小金丸
乳癖消胶囊	乳块消胶囊	小金片
乳癖消颗粒	乳疾灵颗粒	血府逐瘀口服液
乳宁颗粒	乳癖散结胶囊	血府逐瘀丸
乳核散结片	桂枝茯苓丸	血府逐瘀胶囊
乳康丸	桂枝茯苓片	新癀片
乳康胶囊	桂枝茯苓胶囊	舒肝颗粒
乳增宁胶囊		
参芍片		
参芍胶囊		
复方青黛丸		
舒肝丸		

3. 用药查询网站及软件

临床用药的多样性一直困扰其他专科医师用药的问题，针对这一矛盾，目前已有许多的药物数据库可作为查询依据之用。为了更加方便大家查询使用，故在此整理如下，以备不时之需。

（1）药品说明书及相关信息查询网站

中国：http：//db. yaozh. com

www. drugfuture. com

http：//www. mims. com. cn

美国：http：//www. fda. gov

http：//dailymed. nlm. nih. gov/dailymed/index. cfm

http：//www. rxlist. com//main/hp. asp

欧洲：http：//www. ema. europa. eu

http：//www. hma. eu

www. eudrapharm. eu

（2）药物查询的相关软件 APP

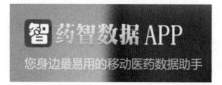

（药智数据）

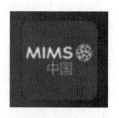

（MIMS 药物查询库）

药品管家

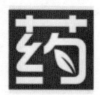

用药助手

用药参考

药品通

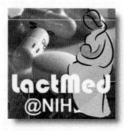

（美国国家医学图书馆提供的母婴用药数据库）

（殷玉莲　陈红风）

参考文献

[1] 杨海卿，王科峰. 妊娠期中药安全性研究及合理应用探讨 [J]. 临床合理用药杂志，2012，5 (2B)：176 – 177.

[2] 傅金英，李淑敏. 对妊娠禁忌药的认识与运用 [J]. 中医研究，2008 (8)：45 – 46.

[3] 国家药典委员会. 中华人民共和国药典：一部 [S]. 北京：中国医药科技出版社，2015.

[4] 高学敏. 中药学 [M]. 2 版. 北京：中国中医药出版社，2007.

[5] 徐先明，梁艳. 妊娠期与哺乳期降糖药物的合理选择 [J]. 中国实用妇科与产科杂志，2008，24 (6)：412 – 414.

[6] Lindhoff – Last E, Bauersachs R. Heparin – induced thrombocytopenia – alternative anticoagulation in pregnancy and lactation [J]. Semin Thro mb Hemost, 2002, 28 (5)：439 – 446.

[7] Blanca Arguello, Teresa M Salgado, Fernando Fernandez – Llimos. Assessing the information in the Summaries of Product Characteristics for the use of medicines in pregnancy and lactation [J]. Br J Clin Pharmacol, 2015, 79 (3)：537 – 544.

[8] 霍记平，孙楚枫，杨树，等. 妊娠期使用抗组胺药物的安全性探讨 [J]. 药品评价，2018，15 (2)：11 – 15.

[9] 齐武强，杨晓婷. 妊娠期及哺乳期合理用药 [J]. 中国现代医生，2013，51 (29)：20 – 22.

[10] 徐俪颖，俞佳，蔡宛如，等. 谈妊娠期肺系疾病患者的中药应用 [J]. 中华中医药杂志，2018，33 (6)：2398 – 2399.

[11] 施侠威，施阳阳，沈悦倩，等. 基于数据挖掘法探析古方中妇人妊娠禁忌药的破禁现象——以半夏为例 [J]. 浙江中医药大学学报，2018，42 (3)：216 – 219.

[12] 李婕，蒋卫民，李海涛，等. 中医药治疗妊娠期高血压疾病的研究进展 [J]. 辽宁中医杂志，2016，43 (5)：1110 – 1112.

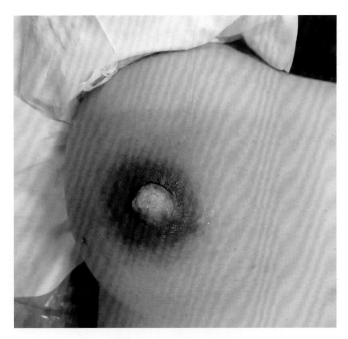

附彩图 1　急性乳腺炎初期

乳头破损、水肿伴见白色乳痂

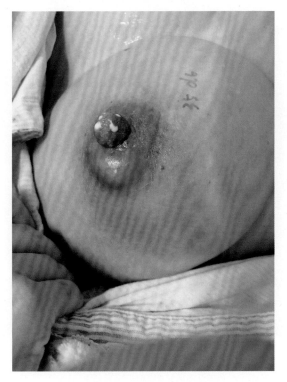

附彩图 2　急性乳腺炎成脓期

乳头外侧皮肤焮红光亮、皮薄，按之质软

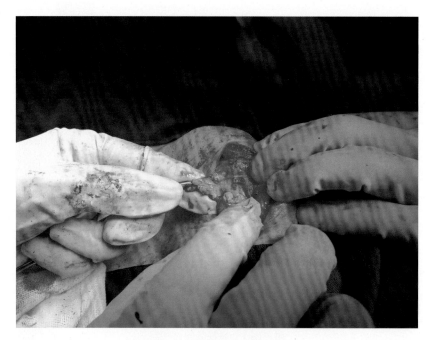

附彩图 3　浆细胞性乳腺炎（1）

术中见导管扩张、导管内见大量深黄色脂质样分泌物

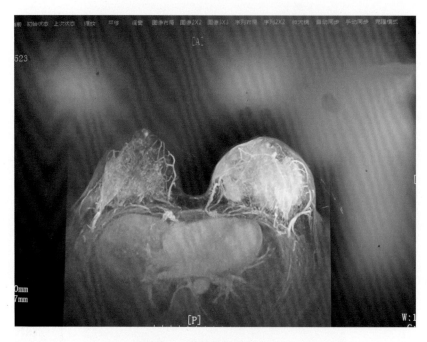

附彩图 4　浆细胞性乳腺炎（2）

乳腺磁共振：病灶几乎累及全乳，炎症累及皮肤、皮下组织和腺体全层，深处达乳房后间隙

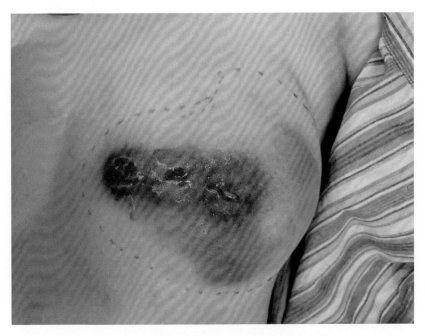

附彩图 5　浆细胞性乳腺炎（3）

病灶几乎累及全乳，炎症累及皮肤、皮下组织和腺体全层，深处达乳房后间隙

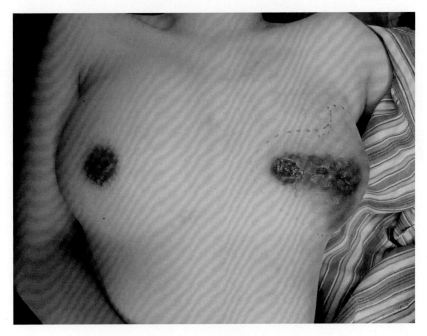

附彩图 6　浆细胞性乳腺炎（4）

患侧乳头先天性凹陷，乳房皮肤多处溃破、乳头孔溢脓

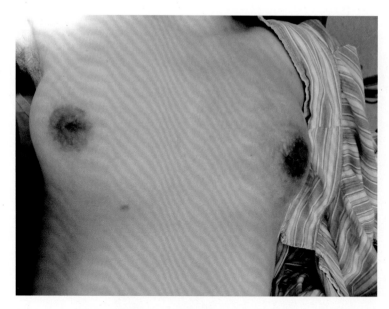

附彩图 7　浆细胞性乳腺炎（5）

局限于乳头乳晕处，乳头先天性凹陷

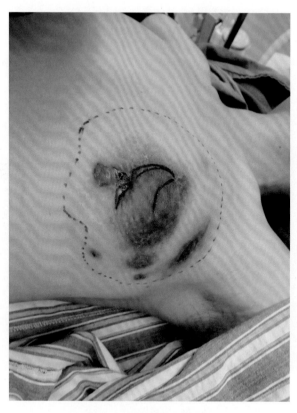

附彩图 8　浆细胞性乳腺炎（6）

累及全乳，乳头先天性凹陷

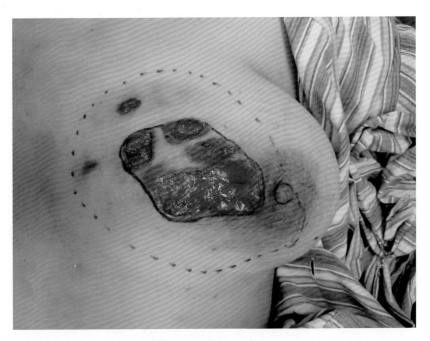

附彩图9　肉芽肿性乳腺炎（1）

病灶累及左乳内上、外上，多处皮肤溃破

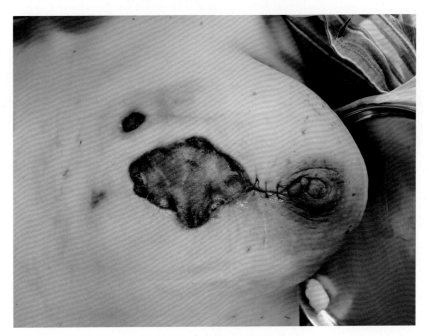

附彩图10　肉芽肿性乳炎（2）

术后第1天

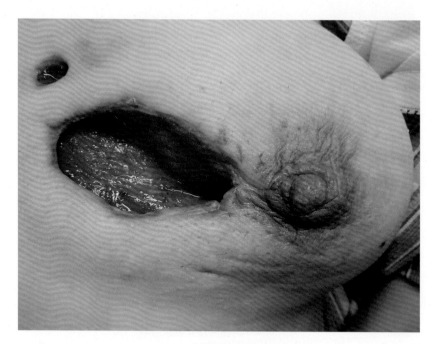

附彩图 11　肉芽肿性乳腺炎（3）

术后第 **14** 天，疮内脓腐脱净、肉芽红活

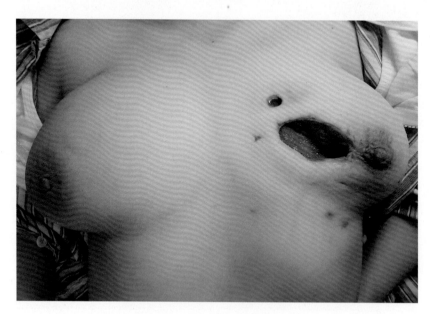

附彩图 12　肉芽肿性乳腺炎（4）

术后第 **14** 天，疮内脓腐脱净、肉芽红活，双乳大小基本对称

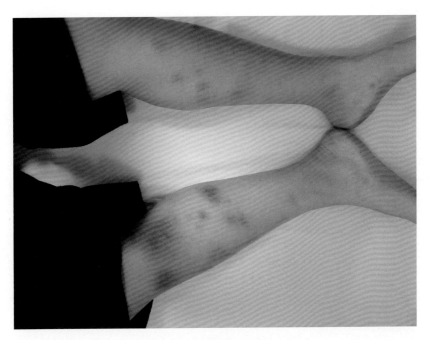

附彩图 13　肉芽肿性乳腺炎（5）

伴发双下肢结节性红斑

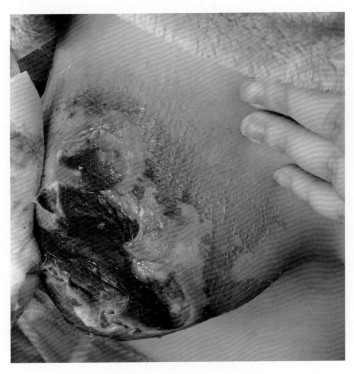

附彩图 14　乳房部蜂窝织炎（1）

大面积湿烂坏死，发黑溃腐

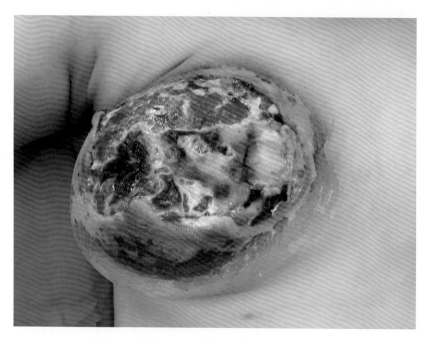

附彩图 15：乳房部蜂窝织炎（2）

部分坏死脱去，露出红色肉芽

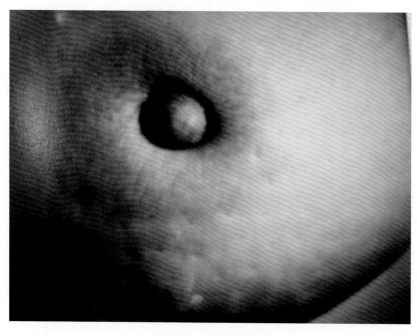

附彩图 16 乳腺癌（1）

乳头内缩

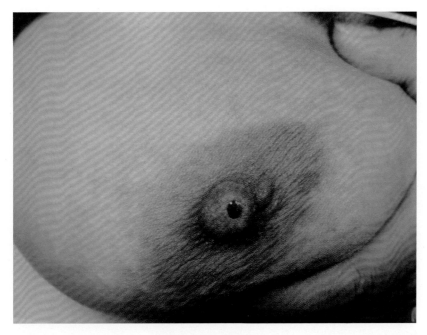

附彩图 17　乳腺癌（2）

中央孔咖啡色溢血

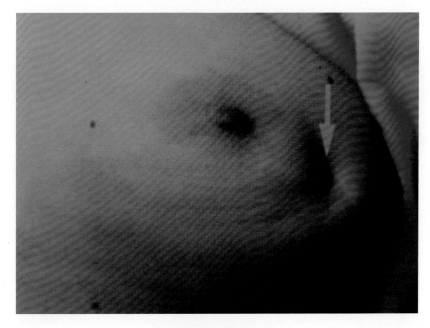

附彩图 18　乳腺癌（3）

局部酒窝征

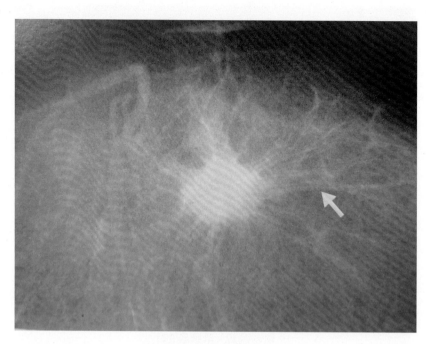

附彩图 19　乳腺癌（4）

钼靶摄片见肿块周围星芒状改变

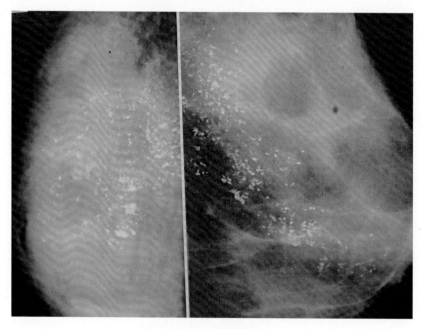

附彩图 20　乳腺癌（5）

钼靶摄片见密集钙化灶

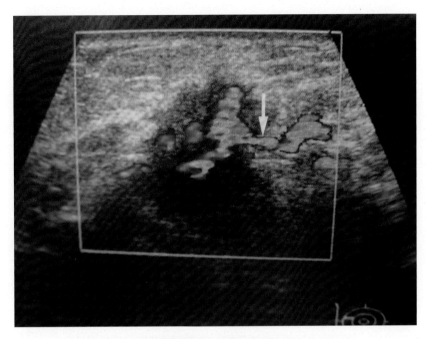

附彩图 21　乳腺癌（6）

B 超见肿块垂直位生长，血流信号丰富

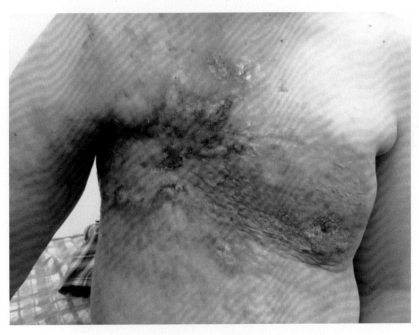

附彩图 22　乳腺癌（7）

病变侵及胸壁，肿物固定不移，铠甲样变

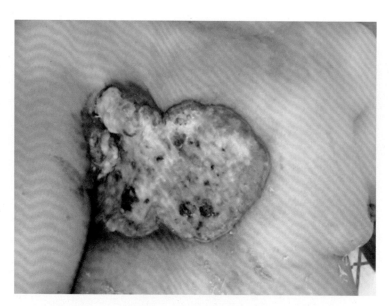

附彩图 23　乳腺癌（8）

局部晚期，肿块溃破腐烂，菜花样变

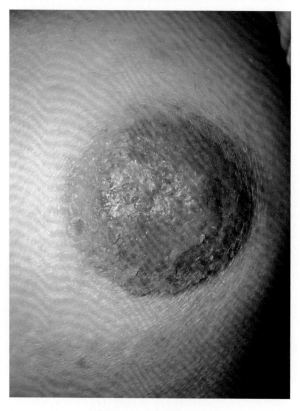

附彩图 24　乳房湿疹（1）

以丘疹为主，鳞屑、结痂较多，渗液减少

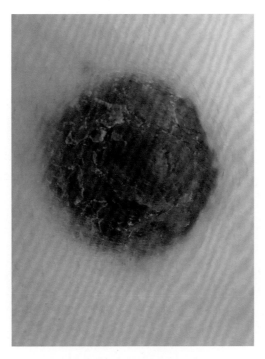

附彩图 25　乳房湿疹（2）

暗红色或棕红色斑或斑丘疹，色素沉着，表面粗糙

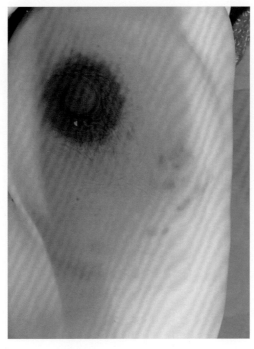

附彩图 26　乳房带状疱疹（1）

带状分布的红色斑丘疹

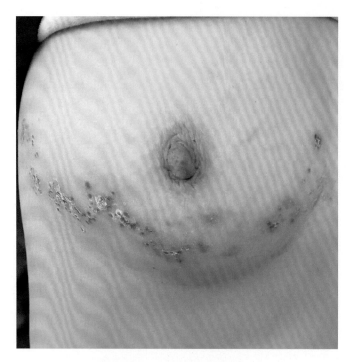

附彩图 27　乳房带状疱疹（2）

皮损消退中，干燥成痂，表面有鳞屑

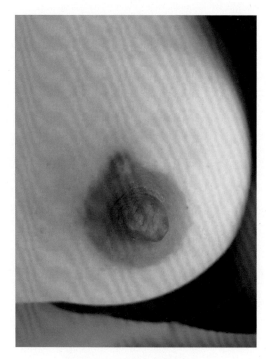

附彩图 28　乳晕腺感染（1）

局部红肿，触之较硬，无波动感

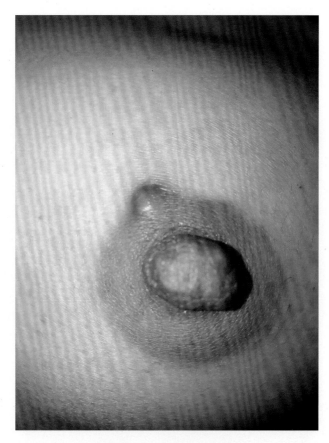

附彩图 29　乳晕腺感染（2）

红肿中央囊性区变黄变软，触之有波动感

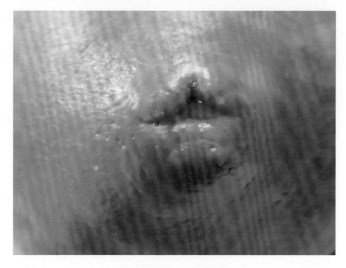

附彩图 30　乳头皲裂

乳头皲裂，见浅表溃疡面